# 发酵中药

发掘传承　创新引领

◎魏中海　主编

主编单位
中国中药协会中药发酵药物专业委员会
山西中医药大学附属医院

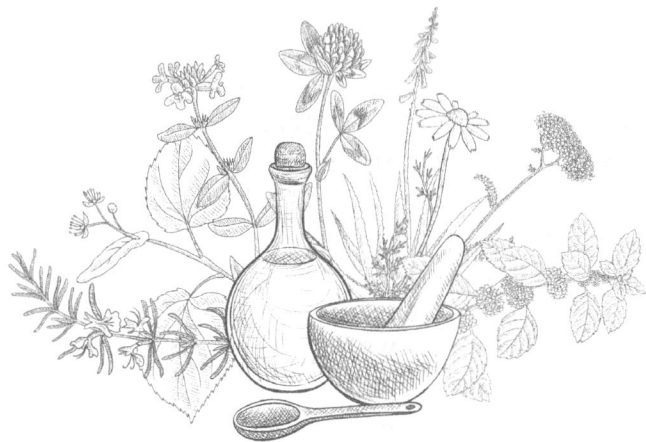

全国百佳图书出版单位
中国中医药出版社
·北京·

**图书在版编目（CIP）数据**

发酵中药：发掘传承　创新引领 / 魏中海主编.
北京：中国中医药出版社，2025.6（2025.10 重印）.
ISBN 978-7-5132-9451-5

Ⅰ. R283.3

中国国家版本馆 CIP 数据核字第 20259C4T40 号

---

**中国中医药出版社出版**

北京经济技术开发区科创十三街 31 号院二区 8 号楼
邮政编码　100176
传真　010-64405721
北京盛通印刷股份有限公司印刷
各地新华书店经销

开本 787×1092　1/16　印张 36.25　字数 708 千字
2025 年 6 月第 1 版　2025 年 10 月第 2 次印刷
书号　ISBN 978-7-5132-9451-5

定价　506.00 元
网址　www.cptcm.com

服 务 热 线　010-64405510
购 书 热 线　010-89535836
维 权 打 假　010-64405753

微信服务号　zgzyycbs
微商城网址　https://kdt.im/LIdUGr
官 方 微 博　http://e.weibo.com/cptcm
天猫旗舰店网址　https://zgzyycbs.tmall.com

如有印装质量问题请与本社出版部联系（010-64405510）

# 《发酵中药——发掘传承 创新引领》

# 编委会

| | |
|---|---|
| **学术顾问** | 陈可冀 陈 坚 高学敏 房书亭 |
| | 吴 刚 张 波 刘 星 |
| **主 编** | 魏中海 |
| **副 主 编** | 史美娟 赵 敏 郝高庭 许 敏 |
| **编 委**（按姓氏笔画排序） | |
| | 任大权 任北大 刘佳迪 李旭斌 |
| | 胡志耕 柏 雪 钱来军 彭宝红 |
| **编写秘书** | 翟雁楠 张 媛 魏学良 |

## 陈序

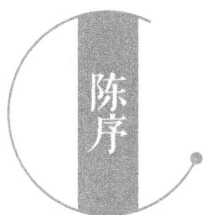

中国中药协会中药发酵药物专业委员会自 2019 年成立以来，认真落实习近平总书记"守正创新、发掘精华"的重要指示，近年来工作迈入快速发展的新阶段。

欣闻中国中药协会中药发酵药物专业委员会魏中海主委主编《发酵中药——发掘传承　创新引领》一书初稿完成，十分惊喜。该书内容丰富，中医特色优势突出，深入发掘并辑录了中医历代名医大家著作和医籍中的发酵经验，详细阐述了经验方的具体做法与功效。魏中海为撰写此书倾注大量心血，反复研读 200 多部名医大家著作和医籍，从数以千计的经验方中精心筛选出各类精方 500 多首，并对其中大部分精方进行深入解析，是一部实用性与可读性俱佳的中药发酵专著。

这些精方为中医科研、临床、教学提供了重要资料，为从事中药发酵的专业工作者提供了理论学习依据，为科研开发者开辟了新途径，也为宣传普及中药发酵常识提供了优秀读本。相信本书的出版，将为促进中药发酵学术水平的进一步提高奠定更为坚实的基础。

中国科学院院士、国医大师

陈可冀

2024 年 1 月

2019 年，中国中药协会决定成立中药发酵药物专业委员会。山西中医药大学附属医院的魏中海多年来专注于发酵中药研究，谈及此事，他表示正中下怀，随即准备编写出版一本专门研究发酵中药的书籍。我深感欣慰，这样一本专著，填补了发酵中药研究领域的空白。但凡编写此类填补空白的书籍，难度都很大。魏中海表示，他早已做好准备，此前已收集了不少相关资料。我固然觉得这是好事，但对于能否迅速成书，心里仍有些疑虑。尤其是此后在全球范围内暴发的新冠疫情，更是打乱了许多原有的计划。没想到一个月前，魏中海告诉我，由他主编的《发酵中药——发掘传承 创新引领》已经完稿，嘱咐我为其作序。拜读之后，感慨颇多，便不揣浅陋，写下一些想法。

众所周知，中医药学拥有数千年应用与发展的悠久历史，在防病治病过程中，形成了我国原创的医学科学，在中华民族的繁衍昌盛进程中，发挥了独特且不可替代的作用。中医药学不仅具备丰富的实践基础，还拥有深邃的理论支撑。《黄帝内经》《神农本草经》《伤寒论》等经典著作，在中医中药发展史上意义极为重大。发酵中药的应用与发展，同样是在中医药基本理论的指导下得以实现的，这些在本书中均有详细介绍。

随着民众医疗保健需求的提升及中医药事业的发展，对发酵中药的研究已逐渐成为"显学"。在当前浩如烟海的中医药研究中，不乏有关发酵中药的内容，其中涵盖了众多理论研究与实践探索。然而，这些研究大多较为零散，尚未形成更为系统、规模更大的研究体系。此前，也曾有学者提出，应将发酵中药与菌物药相结合，形成菌物药门类，使其与中药材中的植物类药、动物类药、矿物类药并列，单独成为菌物类药，以此促进发酵中药和菌物药的发展。当然，这些都是发酵药物研究带来的积极推动作用。

　　本书的出版是一件大好事，它必将进一步推动发酵中药的研究，助力民众防病治病，为推动"健康中国"建设贡献一份力量。从现代科学的发展及中医药守正创新的使命来看，我们理应以此为己任。基于此，乐以为序。

国家中医药管理局原副局长、中国中药协会原会长、

中国中药协会专家委员会主任委员

房书亭

2025 年 5 月

中医药学是中华民族原创的一门伟大科学，为中华民族的繁衍与健康作出了巨大贡献。就发酵中药而言，早在《黄帝内经》中便有"曲糵"入药的记载。古人通过微生物转化，让药材去性存用、增强疗效、降低毒性。从酒制、醋制到神曲、淡豆豉，发酵工艺在中药炮制中一直占据重要地位。魏中海的《发酵中药——发掘传承 创新引领》一书，以"发酵"这一古老而又创新的技术为切入点，系统梳理了发酵中药的历史脉络、科学内涵与现代应用，是一部极具学术价值的专著。

魏中海将发掘传承置于重中之重的位置，首先从发掘古代名医大家的经验和经验方着手。他查阅了200多部中医古代典籍及名家著作，从中精心筛选出上百首经验方，并以"原文""注释""解析""应用启示"为体例，对每一首经验方进行全面剖析，使每个方药的应用要点、实用价值得以清晰展现。例如，对张子和"不老丹"的发掘，该方具有预防中风和延缓衰老的功效，主药仅用三味，却有八味炮制辅药，还创新性地采用新鲜桑椹汁作为溶媒。这种配料和发酵炮制方法显著提高了产品质量，成功生产出多种优质产品。在研究过程中，获得了国家知识产权局4项发明专利，承担3项省部级科研课题，发表4篇食品科研论文，还培育出一批业余发酵创业团队，取得了丰硕成果。

此外，本书从《黄帝内经》《难经》《肘后备急方》《备急千金要方》《千金翼方》《本草纲目》等多部名著，以及孙思邈、李时珍、张子和、朱丹溪、李东垣等多位名医著作的众多发酵中药经验方中，选取59首针对一病一方疗效观察的发酵方，以及30个常见病证的治疗案例，均极具价值。如400年前龚廷贤创立的预防中风复发的"搜风顺气丸"与"竹沥枳术丸"；明代冯时可发明的"口嚼旱莲草乌须方"；"草金丹"

的制作，为保证杏仁质量，将把关环节前移至杏树栽培阶段；武则天的益母草灰驻颜方；永和公主的澡豆方等，都具备良好的开发潜力。

发酵中药是跨越古今的智慧结晶。本书所述发酵中药炮制对中药药性、化学成分、活性成分、药理药效等方面的影响，揭示了发酵技术如何赋予中药"二次生命"——通过微生物的分解与合成，使活性成分更易吸收，甚至产生新的药理作用。这种"以菌促药"的智慧，体现了中医药"天人合一"的哲学思想，也为现代研究提供了宝贵启示。

本书用较大篇幅介绍了百药煎、淡豆豉、胆南星、红曲、神曲等发酵中药的临床应用进展。现代研究表明，结合分子生物学、代谢组学、合成生物学等前沿技术，能够解析发酵过程中菌群互作、成分转化与药效提升的内在关联。以红曲为例，阐释了真菌发酵如何将粳米转化为降脂活性物质莫纳可林K；六神曲通过复合菌群发酵而对消化酶活性的协同增效作用，这些研究为我们揭开了古籍中"发酵增效"的奥秘。

当前，全球对天然药物与绿色疗法的需求日益增长，中医药迎来新的发展机遇。希望充分发挥发酵中药的独特优势，在筛选验证的同时，构建一套科学规范的技术框架，将发酵技术与合成生物学、人工智能等学科交叉融合，以"智能发酵""精准菌群调控"为前瞻方向，加快建立发酵中药的国际标准与知识产权体系，让这一"中国智慧"为人类健康作出更大贡献。

总之，魏中海主编的《发酵中药——发掘传承 创新引领》一书，是一本集实用性、可读性、资料性于一体的佳作，为中医药的发酵研究和中医药的传承发展提供了宝贵思路和经验，对临床、科研和教学都具有较高的参考价值，乐以为序。

中国工程院院士、国医大师

王琦

2025 年 4 月

中医药学源远流长，是中华民族智慧的结晶，在人类健康事业中发挥着举足轻重的作用。在中医药不断发展创新的历程中，发酵中药这一独特领域正逐渐展现出蓬勃生机与巨大潜力。魏中海的《发酵中药——发掘传承　创新引领》一书应运而生，恰似在这片新兴领域点亮了一盏明灯。

初识魏中海，我便被他对中医药事业的满腔热忱和深入钻研的精神所打动。多年来，他深耕于发酵中药领域，积累了丰富的实践经验，拥有深厚的学术造诣。这本著作凝聚着他的心血，也是对该领域的一次全面且深入的系统性梳理。

中药发酵历史悠久，从古代的曲类药物到现代的发酵中药制剂，历经数千年的发展。它并非简单的炮制方法，而是融合了微生物学、中药学、生物工程学等多学科知识的创新领域。在本书中，魏中海以翔实的史料为依据，深入挖掘发酵中药的历史渊源，让我们得以清晰地看到这一独特技艺在岁月长河中的发展脉络。从最初的经验积累到理论的逐步形成，每一步都承载着先辈们的智慧与探索精神。

从科学原理层面，本书深入剖析了发酵中药的独特优势。微生物的参与改变了中药的化学成分，提升了药效，降低了不良反应，拓展了中药的应用范围。这背后蕴含着复杂而精妙的生物转化过程。魏中海凭借其专业知识，将这些晦涩难懂的科学原理以通俗易懂的方式呈现给读者。无论是专业学者还是普通中医药爱好者，都能从中汲取知识养分。

理论的探索最终要回归实践。本书中大量的临床案例充分展示了发酵中药在治疗多种疾病方面的显著疗效，为临床医生提供了宝贵的借鉴经验，也让我们看到了发酵中药在现代医学中广阔的应用前景。

作为长期从事发酵工程和合成生物学的科技工作者，我们始终关注着多学科交叉融合在各领域的创新应用。中医药作为中华民族的瑰宝，与现代生物工程技术的结合是大势所趋。魏中海的这本著作，无疑为两者的融合搭建了一座坚实的桥梁。

衷心期望《发酵中药——发掘传承　创新引领》一书能得到广大读者的关注与喜爱，让更多人了解发酵中药这一独特领域。相信它将在推动中医药现代化、国际化进程中发挥重要作用，为人类健康事业作出积极贡献。

中国工程院院士、江南大学原校长

2025 年 3 月

## 千年发酵　国药新生

魏中海早年就读于北京中医学院（现北京中医药大学），毕业后在山西工作，曾任山西中医学院附属医院（现山西中医药大学附属医院）院长，积累了丰富的中医临床经验，具备出色的组织管理能力。在从事传承和发扬中医药事业的过程中，他对发酵中药情有独钟，于发酵中药领域辛勤耕耘，深入开展理论研究和临床研究，取得了一定成绩。恰逢中国中药协会为促进发酵中药行业发展，成立了中药发酵药物专业委员会，魏中海被聘为主任委员，实至名归。在业内诸多专家学者的支持下，发酵中药的研究工作取得长足进步。魏中海牵头进行系统总结，成功编著《发酵中药——发掘传承　创新引领》一书。本书发皇古义、融汇新知，是一部难得的兼具科学性、先进性与实用性的发酵中药学术专著，引起业内有关专家学者的高度重视与认同。

《发酵中药——发掘传承　创新引领》一书率先对发酵中药的历史沿革进行系统梳理，厘清了发酵中药的概念，介绍其起源与应用历史，从基质、辅料、溶媒等方面阐述发酵中药的制备方法，从化学成分变化、肠道菌群相互影响、代谢途径等方面说明发酵中药的作用原理，从增效、减毒、产生新作用以扩大适用范围、利于吸收、提高生物利用度、节约药材等方面论述发酵中药的优势和使用价值，为传承经典、改革创新发酵中药产业提供了历史经验借鉴。

发酵中药是历代医家在与疾病斗争中积累的用药经验。本书勤求博采，参阅200多部中医典籍，收集了《黄帝内经》《伤寒杂病论》《神农本草经》《肘后备急方》《备急千金要方》《外台秘要》《太平惠民和剂局方》《圣济总录》《妇人良方大全》《儒门事亲》《丹溪心法》《脾胃论》《景岳全书》《本草纲目》《寿世保元》《张氏医通》等历代中医名家名著中的发酵中药经验方和经典医话，为指导当代临床合理使用发酵中药及基于经典名方开展发酵中药新药研究，提供了丰富的方源文献依据。

为指导发酵中药安全合理使用，本书开展了发酵中药与病证治疗的系统研究，针对临床常见的中风、颤证、风湿痹、急性腰扭伤、附骨疽、骨痹、咳嗽、腰肌劳损、面瘫、视瞻昏渺、胃脘痛、消渴、瘾疹、胸痹心痛、痛风、月经不调、痛经、痫病、便秘、不寐、黧黑斑、水疝、疳证、郁证、白发病、白驳风、尪痹、女性更年期综合征、衰老和美容等30个病证，从"原文、注释、解析、应用启示"等方面介绍发酵中药方辨证施治的规律和临床使用路径，这对于推动发酵中药的临床应用具有重要意义。同时，本书对真菌方、宫廷代茶饮方、保健方等养生保健的发酵用药及临床应用也进行了归纳总结，拓宽了我们的视野，为全方位挖掘发酵中药在预防、治疗、康复、养生、保健、食疗中的临床价值明确了方向。

发酵中药的研究是一项十分艰巨复杂的系统工程。发酵中药不仅凝聚着中医学的丰富经验与智慧，还与现代生物制药紧密相连。在发酵中药临床应用的循证依据、临床路径、工艺创新、标准制定、新药研发、产业化发展等方面，仍有大量工作有待完成。路漫漫其修远兮，吾将上下而求索。魏中海《发酵中药——发掘传承 创新引领》一书的出版，是一个良好的开端，为在大数据、智能化、循证医学时代创新发展发酵中药产业擘画了蓝图。因此，我欣然受邀，乐以为序，以与读者分享。愿这部著作成为连接传统与现代的桥梁，让古老的发酵技艺焕发新的生机。

北京中医药大学教授、中医药高等学校教学名师

2025 年 4 月

中医药学博大精深，蕴含着中华民族的智慧与经验。深入发掘中医药宝库中的精华，将中医药这一祖先留给我们的宝贵财富继承好、发展好、利用好，是中医药工作者的重要责任。魏中海主编的《发酵中药——发掘传承 创新引领》，便是履行这一责任的体现。

魏中海曾长期担任山西中医药大学附属医院院长。接任院长之初，医院面临服务规模较小、中医特色优势不够突出的问题，在全国省级同类中医院中处于发展相对滞后的状态。自魏中海担任院长后，医院经历了一场涵盖医疗、医德和文化建设的变革。他在医疗工作中强化突出中医药特色优势，提高医务人员的服务意识。在急诊患者抢救方面，制定了"先看病、后交费"的办法，并向社会公开承诺"有钱没钱、救命第一"，这一举措体现了医疗行为中的人文关怀，赢得了就诊患者的广泛赞誉。同时，他制定了中层干部管理办法，推行孝道文化。此外，他倡导并建成全国中医医院首个中医药文化长廊，打造了一系列独具特色的景观，如葫芦文化、橘井泉、傅山亭、医始轩等。短短几年间，医院在诸多方面发生了显著变化，多家媒体对此进行了报道。

《发酵中药——发掘传承 创新引领》是魏中海经过长期实践、不断探索、辛勤付出才得以完成的成果。为何魏中海如此坚定地要编写这本书？或许，本书开篇所阐述的"发酵中药具有提高疗效、减少毒性、吸收快、见效快、节省药材资源"等优势便是答案。一旦这些优势能够取得实质性突破，有望攻克许多慢性病，这不仅是广大患者的期待，也是医务工作者的追求。或许正是这一点激发了他撰写这本书的决心。结合他在职期间针对急诊者制定的管理办法来看，更凸显出他牢记"患者至上，人命至贵"的理念，展现出强烈的社会责任感。

　　本书中涉及医术精进、医德建设和中医药文化建设的内容，尤其是收录了扁鹊的"利天下"、孙思邈的"大医精诚"、李时珍的"造福生民"等高尚道德理念，展现出开阔的思路。作为医务工作者，无论身处何种岗位，从事何种职业，责任和道德始终至关重要。文化理念对实践有着深远影响，失去文化根基，便失去了发展的源泉。中医药发酵事业的繁荣离不开中医药文化的支撑。因此，我认为作者思虑周全，这是一部内涵丰富的发酵中药专著，是符合当今时代需求的佳作。

　　在这本书即将付梓之际，捧读华章，我受益匪浅，乐以为序！

国家中医药管理局原副局长

吴刚

2024 年 1 月

中医药是中华文明的瑰宝，承载着中华民族数千年来对生命健康的智慧探索。在当代科技与中医学交融并进的新时代，山西中医药大学附属医院魏中海潜心编著的《发酵中药——发掘传承　创新引领》一书付梓问世，这无疑是中医药传承与创新领域的一大盛事。承蒙魏中海邀请，我以晋中市市长的身份，同时作为一名中医药文化的支持者与践行者，为本书作序。

晋中大地自古以来就是中医药文化的重要发祥地之一。这里山川秀丽、物产丰富，孕育了大量道地药材资源。而且，凭借晋商"万里茶道"的开拓精神，晋中在药材炮制与贸易史上留下了浓墨重彩的一笔。魏中海深耕中医药领域数十载，凭借敏锐的学术洞察力聚焦"发酵中药"这一传统技艺，系统梳理其历史脉络，科学验证其现代价值，这是对中医药现代化发展的创新性实践。从本书中对历代名家关于"曲类药"的记载，到当代微生物发酵技术的应用；从民间口口相传的验方，到实验室精准的数据解析，都展现出传统智慧与科技创新的完美融合，堪称一部贯通古今、兼具学术性与实用性的佳作。

身为晋中市市长，我深刻认识到中医药不仅是中华文化的重要载体，更是推动地方经济与民生发展的宝贵资源。近年来，晋中市积极响应"健康中国"战略，以建设中医药强市为目标，全力构建"种植－加工－研发－康养"全产业链。魏中海的研究成果，恰为这一发展蓝图注入了科技动力与文化内涵。发酵中药技术既能提高药材活性成分的生物利用度，又能降低不良反应，其产业化前景不仅关系到中医药现代化，更将为晋中中药材深加工、大健康产业升级提供关键技术支撑。本书的出版，无疑为地方中医药事业的高质量发展提供了理论依据与实践指南。

当今世界，中医学与西医学的交流日益频繁，中医药的国际化进程不断加快。在此背景下，《发酵中药——发掘传承　创新引领》的推出更具时代意义。魏中海以严谨的治学态度，将发酵中药这一"古法新用"的课题置于全球视野下考量，既彰显了文化自信，又秉持开放包容的科学精神。本书中对发酵工艺标准化、作用机制解析、临床适应证拓展等问题的探讨，不仅回应了国际学界对中医药"可重复性""可量化"的关注，也为中医药走向世界提供了新的突破点。

在这部著作出版之际，我衷心希望广大读者能通过本书领略发酵中药的独特魅力，感受中医药守正创新的时代脉搏。更期待魏中海的研究能激励更多学者投身这一领域，共同推动中医药在传承中突破、在创新中发展，为人类健康事业贡献更多中国智慧。晋中市也将持续营造良好的科研与产业生态，让千年药香焕发出新的生机，让传统瑰宝造福千家万户。

山西省晋中市市长

2025 年 4 月

在习近平总书记"传承精华、守正创新"这一中医药发展重要指示精神的指引下,《发酵中药——发掘传承　创新引领》这部专著应运而生。本书聚焦中药发酵,在传承经典知识与技术的基础上,创新性地融入西医学、生命科学及相关交叉学科的前沿成果。编写团队在成书过程中,系统研读了200余部中医典籍和文献,并聘请了多位院士和国医大师担任学术顾问。本书秉持"学习—实践—研究"一体化的研究理念,通过深入挖掘经典发酵中药的传统工艺与现代技术,深刻阐释了中医药的特色与优势,凸显了其在中医药研发与生产中的关键作用,同时也为发酵中药领域理论与实践的紧密结合树立了学术典范。

一、发掘经典:基于中医经典验方的解析与应用

经典验方是历代医学大家潜心钻研的智慧结晶,也是现代中医药创新发展的源动力。为深度挖掘中药发酵的宝贵遗产,本书对中医大家的百余首发酵经方展开了全面解析,清晰呈现出各经方的临床要点、科学价值及研发潜力。尤为值得关注的是,本书从浩如烟海的文献中精心挑选出59个有确切典籍记载的中药发酵方剂,并辅以30个发酵药物治疗各类病症的真实案例。这些发酵方严格遵循中医临床规范,涵盖药物组成、炮制工艺、辅料使用及丸、散、膏、丹等剂型的产品要素,充分彰显了中医药发酵的发展潜力,为中医药创新开拓了思路。

二、创新实践:历史底蕴与现代技术的融合

发酵中药作为中医药传统炮制技艺宝库中的一颗璀璨明珠,蕴含着无限的创新可能。本书以张子和《儒门事亲》中记载的"不老丹"为例,凸显了传承创新的重要价值。"不老丹"以三味主药、八味辅药组方,具有抗衰延年、乌发驻颜及预防中风等

多重功效，特别是选用新鲜桑椹作为辅料进行发酵，体现了中医药发酵的创新之处。《儒门事亲》全文虽未明确提及"发酵"二字，但详细描述了多项创新的发酵方法。西医学研究发现，桑椹中含有大量的花青素，能够预防脑血栓在脑内形成，是中医治疗和预防中风的良药；桑椹中还含有大量的白藜芦醇，是治疗白血病、癌症的重要药物。基于此方，魏中海科研团队取得3项发明专利，开发出22项国家获批食药产品，并立项了3个省部级科研课题。创新成果之一的优质桑椹发酵酒，其"干浸出物"指标超出国家标准80~120倍，风味独特且功效显著，能改善睡眠与体质，成为培育新质生产力和品牌的标杆项目。这些案例表明，借助现代科技手段深入解析传统经方，实现中西医优势互补，是推动中医药守正创新的关键与必由之路。

三、传承突破：中国中药协会中药发酵药物专业委员会的贡献

2019年，在山西中医药大学刘星教授等专家学者的倡议下，经中国中药协会批准，中药发酵药物专业委员会正式成立，这标志着发酵中药进入国家级发展的新阶段。中药发酵药物专业委员会成立6年来，在中国中药协会及山西中医药大学的领导下，秉持"边干边学，合作共赢"的精神，与会员单位齐心协力，取得了一系列成就。例如，团队从腐败变质的桑椹原料中发现内生菌发酵机制，从而揭开了桑椹内生菌的潜力之谜；研发的中药发酵前处理技术获得荷兰发明专利，提升了产品质量标准；以中医"青、红、黑"三色理论结合现代发酵工艺，研制出高端低度桑椹酒；通过对三色桑椹的开发，延长采摘期15~20天，降低了农户损失，促进了产业链增效，彰显了现代科技与传统文化协同发展的力量。

四、引领未来：发酵中药的科学价值与时代使命

习近平总书记关于"健康中国"建设的重要论述及中医药发展的系列讲话指示精神，为新时代促进中医药传承创新发展提供了根本遵循和行动指南。《"十四五"中医药发展规划》指出"推进中医药和现代科学相结合"，为中医药的腾飞创造了历史机遇。山西这片三晋大地，中医药底蕴深厚，名医辈出，典籍丰富。从春秋时期著《难经》的山西高平名医扁鹊，到明清之际撰《傅青主女科》的傅山，都在中医药实践与理论方面留下了深刻的印记。晋南发酵馍、山西老陈醋、杏花村汾酒等享誉世界的发酵类食药同源产品，更是山西在发酵领域有深厚积淀与广阔前景的有力证明。

　　魏中海团队撰写此书，系统总结发酵中药的理论与实践，体现了中医药价值的理性回归，旨在增强中医人的自信，发掘古代技术与丰富资源，为推动中医药现代化、产业化开辟新路径。期待本书的出版能引起学界与社会的广泛关注，吸引更多学者投身研究，助力中医药事业高质量发展，为建设"健康中国"贡献中医学的智慧与力量。

《发酵中药——发掘传承　创新引领》编委会

2025 年 7 月 12 日

# 编写说明

中医药学作为中华民族五千多年文明的璀璨结晶，有着厚重的历史文化积淀与丰富的临床实践智慧。在中医药发展的历史长河中，中药发酵技术以其独特的魅力与卓越的疗效，成为其中一颗耀眼的明珠。它不仅是中药炮制技术的关键组成部分，更是推动中医药创新发展的核心动力。鉴于发酵中药的独特优势和巨大发展潜力，2019年在专家的呼吁下，中国中药协会批准成立了中药发酵药物专业委员会。从此，发酵中药迈入了历史新阶段，进入"国家队"，此举为发酵中药提供了新的发展平台与用武之地，必将为人类健康和疾病防治发挥更大的作用。中药发酵药物专业委员会成立以来，在中国中药协会和山西中医药大学的关心支持下，认真贯彻"发掘精华，守正创新"的指导方针，各项工作取得了显著成绩。

为适应现代科技快速发展的新形势，促进中药发酵专业的发展，提升专业人员的技术水平，为中药发酵专业培养人才创造有利条件，编写一部中药发酵专著显得尤为重要。我们期望通过本书的出版发行，让更多人了解中药发酵、参与中药发酵、支持中药发酵，这也是本书编写的目的之一。

发酵中药涉及中药炮制学、发酵工程学、中医临床学、西医学、微生物生物学、微生物化学、微生物药学等多学科、多门类的领域。为达到预期效果，在编写过程中，我们深入钻研200多部中医典籍和医学发酵相关学科书籍，汲取古人智慧，借鉴现代科研技术成果，同时聘请相关学科专家指导，主要专家有国医大师陈可冀院士，国家中医药管理局前副局长房书亭，国家中医药管理局前副局长吴刚，中医药基础理论国家级学术带头人王琦院士，中药学方剂研究国家级重点学科带头人高学敏教授，发酵工程技术专家陈坚院士，以及中药发酵药物专业委员会发起人之一刘星教授。这些专家从多维度为本书的编写提供了许多宝贵建议。他们的序，既是对本书的肯定与鼓励，也是促进中药发酵快速发展、开发更多优质发酵药物的重要指导。

本书是首部针对中药发酵专业编写的学术专著，由于缺乏可参考的范本与类似著作，编写过程中遇到了很多困难。但是我们秉持发掘传承的理念，在摸索中前行，边创作边改进。通过我们的艰辛努力，在多方的大力支持下，顺利完成了编写任务。

本书中中医传统文化与中药发酵的相关内容，填补了中药发酵学术研究的空白。

早在过去，中药发酵技术便已广泛应用于临床治疗。从《伤寒论》中以"香豉"治病，到"百药煎"中"没食子酸"的发现，更为惊叹的是屠呦呦教授从中药青蒿中成功提取青蒿素，救治了数百万疟疾患者而获得诺贝尔生理学或医学奖，这些伟大成就彰显了发酵中药在中医药发展史上的重要地位。它不仅为人类健康事业作出了重大贡献，更为世界医药领域带来了新的启示与突破。

本书旨在全面、系统地阐述发酵中药的历史沿革、理论基础、技术方法、临床应用及现代研究进展。在编撰过程中，我们始终遵循"发掘精华，守正创新"的原则。一方面，深入挖掘古代医家在发酵中药领域的宝贵经验与经典方剂，传承其精髓；另一方面，积极引入现代科技手段与方法，对中药发酵技术进行创新发展，以契合现代临床需求。

全书共分为八篇十八章。每一篇章都凝聚着众多专家学者的智慧与心血，力求全面、系统、深入地呈现中药发酵技术的临床应用经验与最新研究成果。

1. **发酵中药的引领篇**：深入阐释发酵中药的概念、内涵、定义及其作用机制与治病原理，通过剖析其在提高疗效、拓展药效、节省药源等方面的显著优势，展现发酵中药的独特魅力与巨大潜力。

2. **获批的中药发酵药物概况篇**：呈现当前中药发酵药物的成药使用现状与临床研究进展，介绍老字号珍贵中成药的应用情况，梳理分析现有发酵中药饮片，推动中药发酵药物的创新发展。

3. **20 例中医名家名著中药发酵经验精髓篇**：聚焦 20 位中医名家名著中的中药发酵经验精髓，以及历代中医名家在该领域的研究成果，为临床实践提供丰富指导，指明未来发展方向。

4. **历代中医名家发酵中药成果精髓篇**：从发掘的众多发酵中药方中，筛选出上百首经验方，精心挑选 59 个发酵方与 30 个病证治疗案例，极具实用性、推广价值与广阔发展前景，是本书的重要组成部分。

**5. 传统中药发酵炮制技术发掘成果篇：**介绍古代前贤在中药炮制发酵方面的规范标准，并与现代中药发酵炮制技术相结合，展现跨时代的融合创新为中药发酵技术发展注入的强大动力。

**6. 发酵中药养生防病篇：**关注中药发酵技术在养生健身、治未病领域的应用，挖掘整理历代名家养生保健经验方，为现代人提供科学有效的养生方法。

**7. 现代中药发酵炮制技术篇：**重点介绍现代中药发酵炮制技术，该篇章结合微生物工程学、有机化学、制剂学、药理学等多学科知识，形成全新的交叉学科体系。随着微生物培养与分离技术的不断进步，以及微生物纯种培养技术的成功应用，中药发酵炮制迈入新的发展阶段。

**8. 实践创新发展篇：**展示近年来在发酵领域科研开发、临床观察、新制剂研究等方面取得的成果与经验，这些实践成果既是对过往工作的肯定，也激励着我们在未来不断前行。

本书的编写过程充满挑战，却也充实而有意义。汇聚众多中医药学者的智慧，编委会成员及张媛、翟雁南、居梦瑶、崔新芳、李怡萍、魏学良、尚莉等为本书的出版做了大量工作。在此，谨向所有参与本书编写的专家学者致以最诚挚的感谢与最崇高的敬意！

展望未来，我们将继续秉持"发掘精华，守正创新"的理念，持续推动中药发酵技术的发展与创新。我们坚信，在全体中医药人的共同努力下，中药发酵技术必将为人类健康事业作出更为卓越的贡献！让我们携手并肩，传承中医药精华，坚守正道、勇于创新，为推动中医药事业的繁荣发展不懈奋斗！

《发酵中药——发掘传承　创新引领》编委会

2025 年 5 月

## 第一篇　发酵中药的引领篇

## 第二篇　获批的中药发酵药物概况篇

## 第三篇 20例中医名家名著中药发酵经验精髓篇

# 第四篇 历代中医名家发酵中药成果精髓篇

第五篇 传统中药发酵炮制技术发掘成果篇

## 第六篇 发酵中药养生防病篇

## 第七篇 现代中药发酵炮制技术篇

## 第八篇　实践创新发展篇

第一篇

发酵中药的引领篇

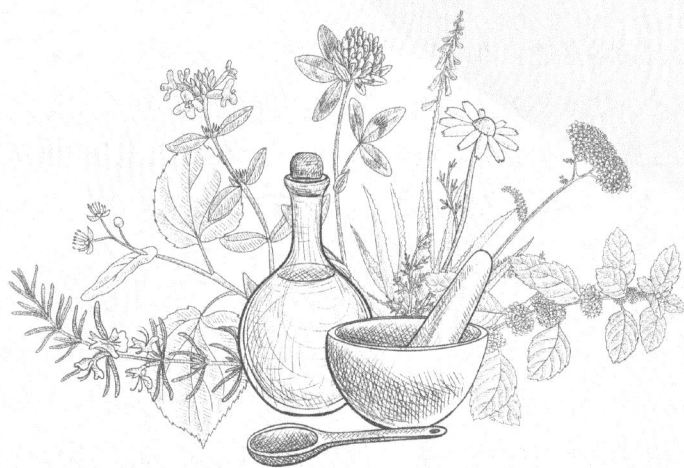

# 第一章　发酵中药的概况

## 一、发酵的概念

"发酵"这个词在生活中往往使人联想到发面制作大饼、油条、馒头、包子，或者联想到食品酸败、物品霉烂。很早以前，人们就在生产实践活动中广泛地自觉或不自觉地运用发酵相关的技术，但是人们真正认识发酵的本质却是近200年的事情。发酵一词最初来源于拉丁语"发泡、沸涌"，是派生词，是用来描述酿酒时酵母菌作用于果汁或发芽谷物（麦芽汁）进行酒精发酵时产生气泡的现象，这种现象实际上是由于酵母菌作用，果汁或麦芽汁中的糖在厌氧条件下代谢产生二氧化碳气泡引起的。人们就把这种现象称为"发酵"，传统的发酵概念只是对酿酒这类厌氧发酵现象的描述。

发酵的内涵实质是指生化和生理学意义的发酵，指微生物在无氧条件下，分解各种有机物质产生能量的一种方式。或者更严格地说，发酵是以有机物作为电子供体（被氧化）和电子受体（被还原）产生ATP（三磷酸腺苷）的代谢过程。如葡萄糖在无氧条件下被微生物利用产生酒精并放出 $CO_2$。

## 二、中药发酵的概念

中药发酵法是指经净制或处理后的药物，在一定的温度和湿度条件下，由于真菌和酶的催化分解作用，使药物发泡、生衣的方法。炮制前后药材性能、治疗作用均大为改变。但是因发酵过程中会产生微生物，且其种类众多、数量巨大，目前的检测方法难以辨清，故2015版《中华人民共和国药典》收载的经发酵方法炮制的中药材仅有淡豆豉一种。

## 三、中药发酵的方式与特点

中药发酵是借助酶和微生物的作用，在一定的温度、湿度、空气和水分等环境条件下，使药物通过发酵过程，改变其原有性能，增强或产生新的功效，扩大用药品种，以适应临床用药的需要。它是中药的炮制方法之一。

1. **传统中药发酵炮制**

传统中药发酵炮制多是在天然的条件下利用空气中微生物进行的自然发酵，是多菌种混合自然发酵，参加发酵的菌种种类和数量都存在一定的波动，一般采用固态发酵，整个发酵炮制的过程是凭主观经验来控制。

2. **现代中药发酵炮制**

现代中药发酵炮制是在继承中药炮制学传统发酵法的基础上，吸收现代微生态学的研究成果，结合现代生物工程的发酵技术而形成的，是从中药（天然药物）制药方面寻找药物的新药效或提高药效的一项高科技中药制药新技术。

根据微生物生长所用培养基状态的不同，现代中药发酵炮制可分为固态发酵炮制和液体发酵炮制两种发酵方式。

3. **先进发酵工艺的特点**

（1）现代固态发酵

以优选的有益菌群中的一种或几种、一株或几株益生菌作为菌种，在整个发酵炮制过程中可以较好地控制参与发酵的菌种种类和数量，同时对温度、湿度、酸碱度、通气等也能较好地实现动态控制，因而通过现代固态发酵炮制的中药，其质量的稳定性得以较大提高。

（2）现代液体发酵

由于液体发酵具有更高的物质传递效率，在中药发酵过程中，易于实现发酵炮制工艺的自动化控制，从而保证发酵炮制后中药质量的稳定性。也可以将优选的菌种加入中药提取液中，再按照现代发酵工艺制成产品，它是一种含有中药活性成分、菌体及其代谢产物的全组分发酵液的新型中药发酵加工制剂，这一领域具有巨大的发展空间。

## 四、中药发酵炮制学的定义与内涵

中药发酵炮制学是中药学的重要组成部分。中药发酵炮制学的定义：运用现代发酵原理、方法和技术，研究中药炮制过程、工艺、参数、质量，解释中药发酵炮制机制、优化中药发酵过程、提高中药发酵效率、提升药材质量的学科。中药发酵炮制学是中药炮制学的新兴交叉分支学科。

中药发酵炮制学属于新兴交叉学科的范畴。它涉及原有基础学科的中医药学、微生物工程学、有机化学、制剂学、药理学等多个学科中的多种专业知识，其重大成果的取得，需要使不同学科的方法和对象有机地结合起来并共同参与完成。中药发酵炮制学是近20年来，一项新兴的、独立的和正在崛起的学科。

# 第二章 发酵中药的起源及历史演变

## 第一节 中药发酵炮制的起源与发展

### 一、中药发酵炮制的起源

早在千余年前，我国已开始将微生物发酵应用于中药炮制技术，是世界上最早利用微生物对天然药物进行生物转化的国家之一。发酵法为中药炮制的有效方法之一，在中药发展史上有着光辉的一页。例如明代李梴的《医学入门》（1575年）中，"五倍子"条下记载"五倍子粗粉，并矾、曲和匀，如作酒曲样，入瓷器内遮不见风，候生白取出"，这里的"生白"就是用发酵法从五倍子中得到"没食子酸"的过程，是世界上最早制得的有机酸，比瑞典化学家舍勒制备"没食子酸"（1786年）早了200多年。

远在4000多年以前的上古时期，我国就已开始利用自然界的微生物制曲、酿酒、做酱、酿醋、制奶酪等。东汉许慎撰写的《说文解字》"酒"条目中，有"古者仪狄作酒醪，禹尝之而美，遂疏仪狄"的记载。到商代，酿酒技术有了很大的进步，曲糵开始出现。《尚书·说命》中记载："若作酒醴，尔惟曲糵。"曲就是微生物发酵的产物，醴是一种甜酒，糵是用发芽的谷物制成的酿酒发酵剂。曲主要是以含淀粉的谷物为原料培养微生物的载体，其中培养着丰富的菌种——曲霉菌、根霉菌、毛霉菌及酵母菌等。以曲酿酒能同时起到糖化和酒化的作用，从而把谷物酿酒的两个步骤——糖化和发酵结合到一起，为我国后来独特的酿酒方法——曲酒法和固态发酵奠定了基础。在3000多年前的商代后期，人们发现可以利用发霉的豆腐治疗外伤。

总之，中药发酵将给中医药带来历史性的突破，中药发酵是一专门科学。发酵中药可以改变中药的性味和状态，在原有功能与主治的基础上，提高临床疗效，扩大治病范围，并有减毒增效的特殊作用，值得大力推广普及。

## 二、中药发酵炮制学发展的历史

中药发酵炮制经历长达数千年的历史发展演变，人类在与自然的斗争中，为了生存，创造了中药发酵炮制技术，历史上它为人类健康作出巨大贡献，大致经历了以下几个阶段。

### （一）"自然发生学说"阶段

19世纪以前，由于人类对微生物缺乏认识，很长时间并未揭开发酵的秘密，随着显微镜的出现，列文·虎克发现了微生物，在这之前"自然发生学说"占主导地位，并没有受到应有的重视，在随后的100多年里，对各种各样微生物的观察一直没有间断，但仍然未揭示微生物与发酵的关系。直到19世纪中叶，法国微生物学家路易斯·巴斯德（Louis Pasteur）经过长期而细致的研究，利用"曲颈瓶实验"否定了"自然发生学说"，揭示了发酵是微生物作用的结果。

### （二）"自然发酵"阶段

最早人们利用微生物发酵来酿酒，随后又将酿造的酒及微生物发酵应用于中药的炮制。

传统的中药发酵炮制是中国特有的微生物发酵工艺，是既古老又年轻的生物科学，其诞生与发展经历了漫长的历程。我国是世界上最早利用真菌防病治病的国家之一，早在《神农本草经》中，就有灵芝、茯苓、猪苓、雷丸等药用真菌的记载，这些药物现仍被广泛使用。

汉晋前后，开始出现了作为中药炮制手段的发酵，张仲景的《伤寒论》中有"香豉"的记载，即淡豆豉。《金匮要略》中有用发酵炮制的方法制得的中药——神曲。

我国利用红曲菌的历史悠久，从汉代起就开始用红曲菌制曲。汉末王粲诗赋《七释》中有"西旅游梁，御宿青粲，瓜州红曲，参糅相半，软滑膏润，入口流散"的记载，证明当时已有红曲并用它做红饭或腐乳了。

北魏时期，贾思勰撰写的《齐民要术》中记录了多种发酵炮制的方法，此后的不同朝代和时期内，如在《肘后备急方》《小品方》《备急千金要方》等多部古典医籍中，都有发酵炮制而成中药临床应用的记载。

唐代政府组织苏敬等人编写的《新修本草》，炮制方法中增加了作蘖、作曲、作豉等新方法。其中作曲、作豉，即为发酵方法，对其功效也有论述，曰："味苦，寒，无毒，主伤寒头痛寒热、瘴气恶毒、烦躁满闷、虚劳喘吸、两脚疼冷，又杀六畜胎子诸毒。豉，食中之常用。"

宋代钱乙的《小儿药证直诀》中创制了中药胆南星的发酵炮制方法，是在制天南星细粉中加入胆汁后发酵制得。

明清时期，中药发酵炮制受到诸医家的广泛重视，其理论和实践水平均有了进一步的提高，《医学入门》（1575年）中"五倍子"条下记载从五倍子中用发酵法制得"没食子酸"的过程，它是世界上最早制得的有机酸。《本草纲目》（1578年）记载"昔人用曲，多是造酒之曲，后医乃造神曲，专以供药，力更胜之"，提示神曲是将酒曲加入药物中进行发酵炮制而成的，说明中药临床应用之曲是在酿酒业发展的基础上出现的，曲与酒相维系。后来人们在酒曲中加入其他药物制成专供药用的各类曲剂。

倪朱谟的《本草汇言》（1624年）中出现了多种发酵炮制的药物，如建曲、半夏曲、红曲、南星曲、沉香曲、采云曲等。缪希雍的《本草经疏》（1623年）记载"曲，其气味甘温，性专消导，行脾胃滞气，散脏腑风冷"，阐明了发酵炮制中药的作用是消食健胃。韩懋的《韩氏医通》（1522年）则根据临床不同的"痰"所致病证，以半夏为主药发明了"韩飞霞造曲十法"。可见古人早已将微生物发酵应用于中药炮制。即将药材与辅料拌和，在一定温度和湿度下通过微生物的发酵达到提高药效、改变药性、降低不良反应等目的。如半夏曲的发酵有如下记载：宋代有半夏合生姜制曲法，"半夏汤浸七次，切，焙干，用生姜三钱，同捣成曲，焙干"（《小儿药证直诀》）；也有用"生姜和半夏末作曲用……微炒"（《圣济总录》）的炮制方法。明代有"半夏细末一斤，白矾半斤，生姜汁合成块，楮叶包，伏日制，阴干"（《仁术便览》）、"半夏研末，以姜汁、白矾汤和作饼，楮叶包置篮中，待生黄衣，晒干用，谓之半夏曲"（《本草纲目》）等炮制方法。

在清代，根据辅料中药及治疗功能的不同，又制出了皂角曲、竹沥曲、麻油曲、牛胆曲、开郁曲、海粉曲、霞天曲等药曲。当时将各种曲类统称为曲药。例如约1733年，闽南地区以谷物、豆类为主要原料，配入50多种道地中药材为底物，用数种至数十种微生物，经过多道工序自然发酵制成中药"神曲"，因其具有显著药效而著名，并沿用至今。

传统的中药发酵炮制，虽然其制曲工艺比较原始粗放，但仍属于生物技术——固态发酵的原始雏形，被称为"第一代生物工程"。直到现在，临床仍在应用的中药发酵炮制品，如六神曲、淡豆豉、建曲、沉香曲、半夏曲、红曲、豆黄等，大多是利用炮制环境中的野生微生物，多为霉菌、酵母、细菌等进行多菌种固态发酵而成。

中医药学数千年的宝贵经验和先进理念，是历代中医人实践经验的总结。在一代又一代人的传承过程中，为人类健康作出了不可磨灭的贡献，中医学学术水平在实践中也得到了不断提高发展。这些经验，是中医药学的精髓，是提高临床疗效的根本。把这些宝贵经验传承好、发展好，促进中医药事业快速发展，是我们义不容辞的责任。

近年来，我们在挖掘名医大家经验过程中，查阅了近百本中医大家的著作，获得了意想不到的多方面收获。发掘是促进传承发展的必由之路，也是落实习近平总书记提出的中药发展"守正创新、发掘精华"指示的具体体现。

名医大家经验大多收集在中医典籍、名家著作及文献资料当中，通过查询、检索这些资料是发掘名医大家经验的一条捷径。

# 第二节　中药发酵炮制的现代发展

传统的中药发酵炮制存在一定的局限性，传统工艺技术对生物体自身或利用生物体转化的产量提高的幅度十分有限；为获得优质高产的菌种，传统的诱变和筛选方法十分烦琐；传统诱变育种只能改良菌种原有的遗传性质，并不能赋予其新的遗传特性。

近几十年来，发酵工程等现代生物技术逐步引入传统中药的研究开发，从现代科学的角度探讨了发酵炮制的作用机制和炮制工艺，极大地丰富和发展了中药的炮制理论。随着微生物培养和分离技术不断提高，微生物纯种培养技术的成功，微生物代谢调控发酵技术及发酵设备（发酵罐）的发展，促进了中药发酵炮制的研究与发展。中药发酵炮制的发展开始迈入一个崭新的阶段。

## 一、现代固态发酵炮制

现代固态发酵炮制的生产是一个庞大的系统工程，包括原料预处理、微生物、发酵工艺、发酵设备及下游工程五大系统。现代固态发酵经历了这样一个发展过程：由敞开式发酵到封闭式发酵；从经验发酵到控制发酵。封闭式发酵的优点是可以彻底灭菌，便于控制发酵罐中的温度。中药固态发酵控制现在也取得了一定的进展，如在固态发酵中，真菌的菌丝穿插于基质间，一般常规方法难以控制菌体量，现在用间接测定方法，如测定菌体氧或蛋白质的摄入、二氧化碳的排出、ATP含量和葡萄糖胶含量、某些酶（同菌体量成正比的酶）的活性等方法。同时，研究发现，固态发酵的一些基质的缓冲性能，可以减少发酵对 pH 控制的需要。另外，从浅盘式发酵到机械化发酵、从堆积发酵到流化态发酵、从固态单菌种发酵到固态混合菌种发酵等，都已发展起来了。

中药的固态发酵工艺研究，主要经历了以下几个过程：①由敞开式发酵到封闭式发酵：敞开式发酵大规模生产有散热困难、易污染等问题。封闭式发酵可以彻底灭菌，同时，便于控制发酵罐中的温度。②从经验发酵到控制发酵。③从浅盘式发酵到机械化发酵。④从固态单菌种发酵到固态混合菌种发酵：混合菌种发酵能完成单菌种发酵难以完成的复杂的转化过程，进行复杂的多种反应，提高基质产率和生产效率。这时的混合培养不再是粗放的，而是可以控制的系统。⑤从堆积发酵到流化态发酵：流化床培养，活力可比堆积发酵提高到 5 倍以上。⑥从上游过程和下游过程分别操作到组合操作：把发酵过程和产物分离纯化过程结合在一起，在同一单元操作中同时进行。其优点是可减少反应产物对反应的反馈抑制，打破反应的平衡态，使反应不断地向生成产物的方向进行，提高原料的利用率和转化率，提高发酵器生产能力，减少产物分离纯化的费用和降低生产成本等。

现代研究以富含碳、氮及矿物质等各种营养成分的农副产品作为发酵基质，用特定的纯种药用真菌作为发酵菌种，双方构成发酵组合，在特定条件下进行发酵。基质经过真菌发酵，终止后即成为固态发酵产物，即为发酵炮制品。

重点提示：中药固态发酵炮制工艺的研究与发展起源于原始的制曲工艺，即第一代固态发酵工程，现已平稳过渡到第二代固态发酵工程，近年已开始趋向并深入到新型（双向型）固态发酵工程，即多样性（第三代）固态发酵工程的研究。尽管它的基质配方及工艺在不断演变，但最终目的还是以菌质（固态发酵炮制品）作为入药原料或提取其有效部位后进行制剂应用，其菌质实际上都属于中药生物技术制品。

## 二、现代液体发酵炮制

液体发酵工程是在抗生素工业发展起来后才运用到药用真菌发酵中的。我国是在 1958 年开始研究蘑菇、侧耳等的液体发酵。1963 年羊肚菌液体发酵开始工业化生产试验。自此以后，大规模采用液体发酵生产药用真菌逐渐开展。当时主要研究灵芝、蜜环菌、银耳等液体发酵应用于医药工业。至 20 世纪 70 年代开始研究冬虫夏草、黑木耳、云芝、安络小皮伞、麦角菌、猪苓等应用液体发酵工程进行商品化生产菌丝体或其代谢产物。研究结果表明，有多种药用真菌液体发酵产物中的蛋白质、氨基酸、核苷类、多糖类及甘露醇等含量远高于天然或人工栽培的大型真菌子实体或菌核。

20 世纪 70 年代以后，基因工程、细胞工程等生物工程技术的开发，使发酵工程进入了定向育种的新阶段，新产品层出不穷。

中药液体发酵炮制研究开始于 20 世纪 80 年代，随着世界生物技术的发展及学科之间的不断交叉和渗透，液体发酵炮制技术有了突飞猛进的进步。人们逐步开始用数学、动力学、化工工程原理、计算机技术对发酵过程进行综合研究，使得对发酵过程的控制更为合理，已经能够自动记录和自动控制发酵过程的全部参数，明显提高了生产效率。基因工程菌发酵、固定化（酶和细胞）技术应用、新型生物反应器的研究与设计、特殊环境微生物的研究、动物和植物细胞培养技术、传统发酵工业向综合生物技术工业发展和发酵工业清洁生产技术等相继发展起来，形成了一个较完整的、利用微生物发酵的工业化生产体系。

由于真菌具有分解纤维素、淀粉、蛋白质、脂类等营养物质的强大酶类，因而对天然培养基有较强的分解利用能力。另外，真菌还具有种类多、次生代谢产物多、培养条件比较简单等特点，因而成为发酵中药的主要功能菌。针对真菌自身发酵的研究已成为研究的热点，如灵芝、冬虫夏草、云芝、灰树花、茯苓等都有大量的相关研究报道，但其发酵研究大都采用单一菌种的纯种发酵。

另外，在发酵培养基中添加适量的中药成分来共同发酵已有报道，可利用真菌对中药的强大分解能力和合成能力来转化中药中的某些成分，提高发酵中药的药效，甚至生成新的活性成分。含有中药成分的培养基对原发酵中药的影响和多菌种混合发酵的研究有望成为未来的研究热点。

# 第三节　中药发酵炮制与相关学科

中药发酵炮制学属边缘学科和新兴学科的科学技术范畴，涉及中医药学、微生物工程学、有机化学、制剂学、药理学等各专科中的多种专业知识，其重大成果的取得需要使不同学科有机地结合起来并且共同参与完成。近年来，中药发酵炮制学作为一项新兴的、独立和正在崛起的学科，正在我国迅速发展起来。

## 一、中药发酵炮制学与生物工程技术领域

现代发酵工程技术是基因工程、酶工程、细胞工程技术等实现产业化的桥梁。中药基因工程、细胞工程和酶工程技术为中药发酵炮制研究及其产业化发展提供了先进的方法和发展空间。现代中药发酵炮制的菌种选育、诱变和改良需要利用基因工程技术，实现发酵产品产量和质量的提升；细胞工程技术中采用发酵技术进行高等药用动、植物细胞培养，具有广泛的前景；中药发酵炮制离不开酶的参与，酶工程的发展，固定化（酶和细胞）技术被广泛应用；发酵法生产单细胞蛋白，将是产量最大、最具广阔前景的产业之一，寄希望于解决人类未来粮食问题；代谢控制技术，在中药发酵炮制中已经开始显示出重要的作用。

## 二、中药发酵炮制学与化学领域

中药发酵炮制技术的典型特点就是生物转化。生物转化具有反应条件温和、高

效、低毒、低残留等优点。与化学转化相比，利用微生物发酵转化有以下优点：①反应定向，不良反应少，产物较单一，因为微生物的酶不仅能识别特定基团的化学性质，而且可以识别基团的特定位置。②酶促反应条件温和。③利用微生物转化可能完成化学方法难以进行或不能进行的化学反应。

生物转化一方面可以按照微生物中所含有的某种酶定向地转化某种药物向预先的方向，如已知某种微生物含有某种酶，而这种酶可使某种化合物的结构发生羟化或脱氢等反应，从而产生新的化合物。另一方面微生物也会形成丰富多样的次生代谢产物，它们有些本身就是功效良好的药物；或以中药中的有效成分为前体，经微生物的代谢可以形成新的化合物，或微生物的次生代谢产物和中药中的成分发生反应形成新的化合物。微生物次生代谢产物可以和中药的有效成分发生协同作用。微生物在中药的特殊环境中也有可能会产生新的代谢反应，因为中药中的某些成分可能对微生物的生长和代谢有促进或抑制作用，从而改变微生物的代谢途径，进而形成新的成分。微生物的分解作用有可能将中药中的有毒物质进行分解，从而降低药物的不良反应。也有可能经微生物的分解作用使原来不易消化吸收的大分子物质变成小分子后易于肠黏膜吸收，使血液中的有效成分迅速达到有效浓度。有些发酵用的微生物本身就是很好的药物，如双歧杆菌。它们本身就可产生对人体有保健作用的物质，再和某些药物作用后就可能达到良好的治疗作用。

微生物容易诱变，可以根据需要，运用现代生物技术对微生物进行改造，使之更适合中药发酵的需要。生物转化规律还可指导新药的结构修饰，从而获得高效长效的下一代新药，例如从硝苯地平到氨氯地平，就说明生物转化研究与新药开发的重要关系。现代生物技术首先在微生物体中得到运用，这也是基因工程等技术的成熟领域。中药发酵过程中，微生物对中药化学成分的转化，是中药发酵炮制的基础。

### 三、中药发酵炮制学与中医药学

中药发酵炮制学是中药学的重要学科分支，是中药炮制学的重要组成部分。中药发酵炮制学的研究需在中医药理论指导下进行。发酵法是一种传统的炮制方法，但现代学者多从微生物学的角度探索酶的发酵生产及发酵工业，较少有人从中药炮制发酵法的角度来探索发酵工艺，因此应该提高这方面的工作。中药发酵炮制学又是创新中药资源、解决中药资源问题的有力途径。中药发酵炮制学与中药药理学的关系密切，在研究中药发酵炮制对药物性、味、归经、功效作用影响时，是重要的研究手段。在进行中药发酵炮制菌种选择、工艺改进、中药发酵炮制品饮片质量标准及其安全性评价研究时，中药药理学的研究指标是十分重要的。

　　总之，中药发酵炮制学需要中药学、微生物学、分析化学、药理学等多学科参与。随着多学科的交叉发展，微生物发酵中药的研究必将取得一个长足的发展，微生物发酵中药也必将在中药现代化进程中表现出强大的生命力。

　　依据现代发酵炮制技术，我们制作了一系列发酵药用于临床观察，取得良好的疗效，并制作了一系列保健产品，用于治未病调养，延缓衰老。

# 第三章　发酵中药的优势

## 第一节　发酵中药的六大作用

### 一、提高药物药效

中药经发酵，所含分子量变小，在人体中吸收较快、较安全。药物进入人体后，一些不能直接被利用的药效成分，通过发酵降解成小分子活性物质而被直接利用。

### 二、增加新药效

中药发酵过程中，由于微生物、酶的转化，产生新的活性物质，从而产生新的药效。

### 三、提高中药有效成分

实验表明，运用生物工程技术发酵，黄芪所含的黄芪多糖是传统工艺的 5 倍。经中国食品药品检定研究院药品检验显示，发酵黄芪只要 1/28 的量，即可与一般煎、煮、熬提取一份的量发挥同等的药效。也就是说，发酵可以提高药效 5~28 倍。

### 四、节省药材资源

研究表明，利用微生物转化技术对中药进行药用菌"双向发酵"与药渣再开发能充分有效地吸收利用大部分营养物质，并能很好地解决废弃物的难题。

### 五、充分保护活性成分

中药发酵在适宜的温度条件下进行生物转化。中药发酵是中药加工工艺的一个创举，有望解决中药传统工艺中，活性成分难以保存的难题。

### 六、为中药新药开发提供新途径

通过微生物生命代谢过程中产生的酶对特定底物进行结构修饰的化学反应，产生了新的活性成分，为中药新药开发提供了新途径。

现代中药发酵技术采用确定菌种，定向发酵，实现中药生产工艺的可控性，能确保所得产物的产品质量，且制剂方便，有利于提高中药现代化水平。以上优势为中药发展提供了生命力和不竭的动力。

## 第二节　中药发酵炮制对中药药性的影响

中药经过发酵炮制，其理化性质、药理作用、临床应用等都会发生改变，发酵方法不同、工艺不同也会导致中药药性、临床作用的变化。如淡豆豉的发酵，它是以黑大豆为原料制成的，性味苦寒，具有解表除烦、宣郁解毒的功能，其工艺为"用黑大豆二三斗，六月内淘净，水浸一宿，沥干蒸熟，取出，摊席上……蒿覆……候黄衣上遍……安瓮内筑实，桑叶盖厚三寸，密封泥……如此七次"。而豆黄也是以黑大豆为原料制成的，则性味甘温，能祛湿痹、健脾益气，其发酵工艺为"用黑大豆一斗，蒸熟，铺席上，以蒿覆之，如盦酱法，待上黄，取出晒干"。未经发酵的黑大豆，则性味苦平，有活血、利水、解毒作用。可见，发酵改变了黑大豆的药性及临床作用；发酵工艺不同，也导致其药性、临床作用发生不同的变化。

中药发酵炮制对中药药性的影响，可以概括为以下 5 个方面。

① 通过发酵改变中药的活性成分，从而导致中药药性及临床作用的变化。

② 不同的培养基经相同的发酵处理后会产生药性的差异，可利用该特性生产不同的中药。

③ 中药可作为药性基质。采用具有一定活性成分的中药材，作为药性基质，它既能提供真菌生长所需营养，又因真菌的酶而被改变组织、成分，从而产生新的性味功能。

④ 中药对药用真菌深层发酵的相互作用。选择与药用真菌菌株搭配恰当的中药，药中的成分与药用真菌生长代谢间的相互作用，能起到增效的作用，这样也有利于生产具多种活性成分的制剂或新药材。

⑤ 产生多种天然微生物活性成分构成中药现代化研究与应用的新领域。研究表明，固态发酵组合中合理地选用药性基质比仅用营养基质所产生的菌质药效提高，这可能与中药材组织原有的活性成分与经真菌发酵后产生新的次生代谢物质有关。真菌

种类较多，中药材的种类更多，因此可以应用复方配伍，经交叉组合可构成无数发酵组合，而产生多种变化复杂、成分不同的药性菌质。复方药性基质或兼有营养与药性两种基质的基质，则属于多样性碳、氨源混合利用，可制备成多样性菌质，为人类提供取之不尽、用之不竭的天然微生物（传统）发酵技术难以获得的珍贵药物及天然健康产品，从而可构成中药现代化研究与应用的一个新领域。

## 第三节　发酵对中药化学成分的影响

中药发酵过程中，由于微生物的生长代谢和生命活动具有强大的分解转化物质的能力，并能产生多种次生代谢产物，可以比一般的物理或化学的手段更大幅度地改变药性，产生新的化学成分。

中药发酵过程中的生物转化原理，可以从以下两个方面概括。

一是从自然现象。中药贮藏不当会发生霉变，主要是被一些真菌（空气中的霉菌类如青霉、曲霉、毛霉等）污染所致，实际上也是发酵。中药霉变后就不能再应用于临床。中药发酵过程中，真菌的酶能分解中药组织改变其成分，有的还产生毒素，从而引起药性、药效的变化。

二是从人体的角度。人体的肠道中有许多正常菌群，这些细菌同样会和进入肠道的中药产生作用，从而可能改变药物疗效或者改变药物的吸收性能。20世纪90年代初，研究发现中草药成分如番泻叶苷，可借助肠道细菌转化为致泻有效成分而起到治疗作用。又有报道，在中药有效成分与细菌的生物转化过程中，许多苷类、香豆素类、黄酮类、黄酮醇类、黄烷酮类等均经过肠道菌进行了化学修饰。

利用微生物生长代谢过程中产生的酶对特定底物进行结构修饰的化学反应，具有区域和立体选择性强、反应条件温和、操作简单、成本较低、公害少等优点，常被用来对天然产物的结构进行修饰，从而获得一些结构更合理或活性更好的先导化合物。

中药发酵炮制过程中化学成分转化的主要反应类型：水解反应、脱水反应、氧化还原反应、酰基化反应（酰基化反应主要是细菌）、降解反应、苷化反应、构象变化。

## 第四节　中药发酵炮制过程对活性成分的影响

中药发酵炮制过程中，微生物转化的本质是利用微生物生长代谢过程中产生的酶对特定底物进行结构修饰的化学反应，利用微生物发酵炮制中药的过程实际上就是一种生物转化反应，中药成分的生物转化是研究开发新药的重要方面。微生物在生长过程中可以分泌几十种胞外酶于培养基中，其生命活动所产生的胞内酶更是成百上千，这些丰富而强大的酶系就可能成为中药发生化学反应的物质基础。

微生物在分裂、生长、繁殖和代谢过程中，可将中草药的成分分解转化，中药的某些物质可能对微生物的生长代谢及活性成分的产生有促进或抑制作用，微生物在中药的特殊环境中也有可能改变自身的代谢途径，在生长过程中产生丰富的初生或次生代谢产物，或以中药中的有效物质或一些非有效物质为前体，经酯化、氧化、葡萄糖基化、异构化、甲基化、去甲基化、乙酰化等多种生物转化形成新的化合物。

## 一、中药发酵产物有降血脂活性成分

对红曲霉属菌株进行筛选，从其中的五个红曲霉属菌种中，得到较强的降血脂成分，对血清胆固醇降低作用显著，并有降低甘油三酯及低密度脂蛋白的作用。

## 二、中药发酵产物有抗菌活性成分

利用能产生 β-葡萄糖苷酶的一株根霉菌种与虎杖共同发酵，将虎杖苷转化为白藜芦醇，将结合蒽醌苷转化为游离蒽醌。研究表明，红曲中得到的主要抗菌活性成分梦那玉红和潘红胺两种色素，对芽孢杆菌属、链球菌属、假单胞菌属有抑菌活性。

## 三、中药发酵产物有类雌激素作用活性成分

大豆中含有多酚类混合物大豆异黄酮，能发挥雌激素作用。大豆发酵成中药淡豆豉，其苷类成分染料木苷和大豆苷，转化为游离的苷元，而游离的苷元生理活性更强。测定结果显示，淡豆豉中染料木素含量比原料大豆高48.3%，大豆黄素含量比原料大豆高94%。

## 四、中药发酵产物有抗氧化活性成分

红曲具有较强的抗氧化作用，能够较好地清除DPPH自由基。研究发现，利用枯草芽孢杆菌S2-13发酵炮制的红花，一些有效成分可能经枯草芽孢杆菌S2-13生物转化，导致红花的抗氧化功效显著提高。通过微生物转化反应炮制中药红花，使其酚羟基的数目大大提高，进一步提高红花的抗氧化活性。

## 五、发酵影响活性成分的含量及提取率

中草药中植物类药材占90%，药材有效成分多存在于胞浆中。植物细胞壁是由纤维素、半纤维素、果胶质、木质素等物质构成的致密结构。在中药有效成分提取过

程中，当胞浆中的有效成分向提取介质扩散时，必须克服细胞壁及细胞间质的双重阻力，使有效成分浸出。由于微生物生长主要消耗的是动植物的蛋白质、糖等常规物质，有可能对有效成分有浓缩作用，如发酵法提取薯蓣皂苷就是通过发酵去除薯蓣中的淀粉。微生物可利用中药中的成分为营养进行分裂、生长、繁殖和代谢，在代谢过程中分泌蛋白酶、纤维素酶、半纤维素酶、果胶酶、淀粉酶等几十种胞外酶进入培养基，使细胞破裂，细胞间隙增加，减小细胞壁、细胞间质等传质屏障对有效成分从胞内向提取介质扩散的传质阻力，提高有效成分提取率。

# 第五节　中药发酵对药理、药效的影响

发酵炮制过程中，发酵原料（包括中药、发酵基质）在化学成分、酶、提取效率等方面发生了一系列的变化，从而导致其药理、药效的变化。主要变化如下。

## 一、发酵炮制产生新的药理作用

中药淡豆豉是由豆科植物黑大豆黑色成熟种子经发酵炮制而成。研究表明，淡豆豉可显著提高卵巢切除大鼠的骨密度及血清钙（Ca）、磷（P）浓度，降低血清碱性磷酸酶的活性，其作用与剂量有关，提示淡豆豉具有改善绝经后骨质疏松的作用。

将六味地黄发酵液连续给药两周，可显著抑制小鼠肝癌 H22 的生长，抑瘤率为30%，而同等剂量的六味地黄煎剂无明显的抑瘤作用，表明抑瘤作用是经发酵产生的。研究结果表明，中药通过发酵炮制能够产生新的药理作用。

## 二、发酵炮制增强某些药理作用

以高脂血症鹌鹑模型研究了红曲 H-40 和 H-18 的血脂调节作用，结果显示，红曲 H-40 和 H-18 均具有降低高脂血症鹌鹑血清总胆固醇（TC）、甘油三酯（TG）、低密度脂蛋白胆固醇（LDL-C）的作用，而红曲 H-18 比红曲 H-40 具有更强的降血脂活性。

对自发高血压大鼠（SHR）、肾血管性高血压大鼠（RHR）及 DOCA-盐型高血压大鼠（DHR）每日口服红曲 3~4 周。结果显示，红曲能够降低 SHR、DHR 大鼠的血压，其中对 DHR 大鼠的降血压作用强于 SHR。

中药复方发酵有利于改善中药药理。如六味地黄发酵液对小鼠免疫功能的影响的研究，结果表明，在免疫调节方面，六味地黄发酵液的功效明显优于六味地黄煎剂。

利用枯草芽孢杆菌对几种中药进行发酵并检测其抗菌活性的变化。由于枯草芽孢杆菌与中药发生相互作用使中药成分发生变化，引起抗菌活性的变化，如射干、杏仁等中药的发酵产物，抗菌活性明显增强。

### 三、发酵炮制改善生物利用度

中药发酵能影响成分的生物利用度。利用微生物发酵过程中产生的酶系，建立苷类中药体外转化模型，将苷类物质转化为相应的苷元，有效提高了活性成分的生物利用度。

### 四、发酵炮制改变中药代谢途径

实验结果显示，红曲各剂量组与洛伐他汀组比较，抗炎作用相似。而洛伐他汀为内酯式，在体内水解为酸式才能发挥药效，该过程需要消耗体内的羟基酯酶，长期使用会增加肝、肾的负担。

### 五、发酵炮制的减毒增效作用

用发酵炮制法生产的中药与未发酵的中药相比，其有效成分在药理、毒理等方面的作用发生了改变。大部分发酵后的中药与未发酵中药相比药理作用增强而毒性降低，其中与中药混合发酵者在部分指标上优于单纯发酵者。

中药发酵炮制改善中药药理和毒理作用的原理可以归纳为以下几点。

1. 微生物可能将中药中的有毒物质进行分解，从而降低不良反应。如通过发酵炮制，可以降低或消除部分患者服用五倍子后食欲不振的不良反应。

2. 原来不易消化吸收的物质，经微生物的分解作用变得易于吸收，如动物血经微生物发酵后，消化吸收率可以成倍地提高。

研究表明，大黄泻下成分主要是结合型蒽醌衍生物，其中以二蒽酮番泻苷的作用最强。在中医临床中，为了缓和大黄的泻下作用及对胃肠道的不良反应，常用不同的炮制方法，使结合型蒽醌分解或破坏，从而缓和泻下作用和其他不良反应。研究表明用酵母菌发酵大黄，结果大黄总蒽醌含量略有降低，结合型蒽醌含量降低，游离型蒽醌含量增加，起到减毒增效的作用。

药用真菌发酵，可将中药的有毒物质进行分解，降低药物的不良反应。如利用灵芝对大豆进行深层发酵可以较完全地去除引起食后胀气的低聚糖。

毒菌是一类对人有强烈作用效果的菌类，可引起人的精神幻觉，极少量的活性物质就可引起人的强烈反应。有学者提出，若采用含有神经毒素的毒蝇鹅膏菌发酵草药制成戒毒中药，可能会收到意想不到的效果。

实验研究结果显示，单纯灵芝发酵液具有止咳、祛痰作用，对慢性支气管炎有较好的疗效，苦参灵芝发酵液可能具有抗乙肝病毒（HBV）的作用，苦参经过灵芝发酵以后降低了毒性。动物实验表明，灵芝与中药混合发酵液在部分指标上优于单纯灵芝发酵液。

国外对于中药发酵的研究报道较少，主要在食品、酶工程，如日本的纳豆，用枯草杆菌发酵大豆，因为枯草杆菌酶系丰富，包括淀粉酶、纤维素酶和蛋白酶，且能增加维生素 K 含量，枯草杆菌还能消除小肠内致病菌，其提取物具有明显的抗癌活性和降压作用。

日本曾用食用乳酸菌发酵甘草，所得到的发酵提取物显示有保肝、抗溃疡、扩张外周血管作用，且安全性极高。

综上所述，中药发酵炮制可以在一定程度上起到减毒增效的作用。

## 六、发酵对中医药效的影响

发酵过程中，微生物能分解、转化中药中的纤维、糖类、蛋白质等，同时，可以对中药细胞进行破壁，促进有效成分溶出。中药中所含的成分与微生物的生长、代谢存在相互作用，生成新的化学成分或改变各成分的比例。微生物的次生代谢产物和中药所含成分发生协同作用，可提高药效、改变药性或产生新的治疗作用。

### （一）发酵炮制，利于中药吸收

中药经发酵，分子量相对较小，在人体中吸收较快、较完全。药物进入人体后不能直接被利用的有效活性组分，可以通过发酵将其降解成小分子活性物质而被直接利用，提高药效。例如，2mg 芥子裂变物的药效等于未提取的芥子 50g 的药效。

中药经发酵炮制，可提高有效成分的吸收和利用。传统中药给药途径多采用口服，小分子活性物质易通过血脑屏障而与人体细胞蛋白结合，因而比大分子物质具有更高的活性。药物中的有效成分在进入肠道后与肠道菌群发生关联，某些成分经细菌的作用发生代谢转化后被吸收，体内环境中肠道菌群是完成中药有效成分代谢的重要因素之一。

研究证明，多种中药有效成分被肠道菌群代谢后发生转化，产生出具有较强药理活性的代谢产物。如大豆异黄酮主要以 9 种异黄酮糖苷和 3 种相应的配糖体（苷类）组成，经肠道微生物作用，部分糖苷脱离释放出游离式的二羟基异黄酮（大豆苷元）和三羟基异黄酮（染料木黄酮），这两种异黄酮更易于被机体有效吸收和利用。

### （二）中药发酵炮制，产生协同作用

通过微生物与中药共同发酵来进行中药炮制，微生物发酵的次生代谢物与药物成

分发生协同作用可增强药效，从而获得药效更强的药物。在发酵培养基中加入中药焦三仙、黄芪、当归、海马、柴胡提取液，探索其对冬虫夏草生长及菌丝体中有效成分含量的影响，结果发现其对冬虫夏草菌丝体生长有明显的刺激作用，且能显著提高冬虫夏草菌丝体中主要有效成分甘露醇的含量，对发酵液中多糖含量也有影响。

### （三）发酵炮制，提高中药有效成分含量

运用生物工程技术发酵中药可使药效提高，它不同于炒、炙、煮、熬、炼、蒸、浸等传统加工工艺。经测定，发酵黄芪所含的黄芪多糖最多为传统工艺的 5 倍。据中国食品药品检定研究院动物实验结果显示，发酵黄芪只需 1/28 的量，即可与一般煎、煮、熬水提物一份的量发挥同等的药效。

### （四）发酵炮制，提高中药生物利用度

进入人体后不能直接被利用的药物有效活性组分，可利用发酵技术在体外完成转化而使之能被机体直接利用，迅速发挥应有效能。20 世纪 90 年代初，人们发现中草药成分如番泻苷、芦荟苷可借助肠道细菌转化为致泻有效成分番泻苷元和芦荟大黄素，从而起到治疗作用。此外，苷类、黄酮类、香豆素类等中药活性成分，通过肠道细菌进行化学修饰而实现生物转化。

### （五）中药发酵炮制，产生新的疗效

大豆经发酵加工成淡豆豉，具有降血脂、抗氧化、抗癌及类雌激素作用等生理功能，可用于治疗心血管疾病、糖尿病、骨质疏松、乳腺癌及女性更年期综合征等。

### （六）发酵炮制，提高中药复方药效

对中药复方玉屏风散煎剂进行发酵，结果玉屏风散发酵液对小鼠的免疫功能有增强作用，疗效要强于玉屏风散煎剂。

另外，用麻黄、莱菔子、金银花、连翘等中药发酵灵芝菌，有明显地促进灵芝菌的生物量增加的作用，而且灵芝发酵液的祛痰、止咳作用高于其与中药混合发酵前。

应该指出，并非所有药材发酵都能增加疗效，筛选针对某一活性功能的可发酵的药材是中药发酵研究的基本工作。如利用枯草芽孢杆菌对 50 种中药进行发酵，检测发酵产物与原料对结核分枝杆菌和榛色青霉菌的抗菌活性。结果表明连翘等中药的发酵产物抗菌活性增加，而苦参等中药的发酵产物抗菌活性降低，部分中药的抗菌活性不变。

中药发酵炮制是中药加工炮制工艺上的一个创举，有望解决中药在煎、煮、熬、炼、蒸、浸等传统工艺中活性成分难以最大限度提取的难题。同时，微生物发酵通常是在常温、常压等较为温和的条件下进行的生物转化，能最大限度地保护中药活性成分免遭破坏，特别是对热敏感的芳香类挥发油、维生素等，活性成分更能有效地加以

保护。微生物在中药的特殊环境中也有可能会产生新的代谢反应，因为中药可能对微生物的生长和代谢有促进或抑制作用，从而改变微生物的代谢途径，形成新的成分或改变各成分的比例。微生物的分解作用也会将中药中的有毒物质进行分解，从而降低药物的不良反应。

发酵技术用于中药生产与研究不仅可以炮制中药，还为改进中药制药工艺提供了新技术，有利于改善中药的药理和毒理作用及有效成分的提取与分析。同时利用中药作为发酵基质能够提高发酵效能，这种新的发酵技术在中药发酵中正成为一种趋势。

综上所述，中药发酵炮制学是中药学与生物学这两门学科的重要结合点之一。发酵影响中药活性成分、药理药效等，可以较大幅度地改变药性，提高疗效，降低不良反应，发现新的药用资源，为中药的发展开辟新的研究领域，具有十分广阔的前景。

中医药，历经了长期的实践积累和历史的沉淀，是十分优越的。不仅需要我们继承这些优秀成果，还应利用现代科学技术，深入研究其原理，掌握其规律性，从而推广到数量巨大的其他中药，为中药的理论和实践发展作出贡献。中药发酵炮制是运用现代生物技术研究与发展中药的理想途径，是现代生物技术和中药研究的完美结合，有利于推进中药现代化进程。

# 第六节　发酵中药的发展现状

20世纪初至今，发酵中药如六神曲、胆南星、青黛、红曲等仍然是中医常用的发酵药物，其传统制备方法和功能主治也在《中国制药学》《饮片新参》《中药炮制经验集成》等中医药著作中被传承和保存下来，各地方炮制规范中也收载了部分发酵中药饮片。但是同一品种的组方和工艺各地各法，基本依赖自然发酵的状况未从根本上改变，生产工艺规范化程度较低，不同制备方法培养出的微生物种类各不相同，质量控制主要靠感官和经验，缺乏与药效相关的质量和工艺控制指标，这些问题长期困扰发酵类中药生产企业，制约发酵中药的临床使用，为其临床效果带来不确定性和安全性隐患。因此，对于发酵中药的深入研究迫在眉睫。从整体上看中药发酵药物还处于发展缓慢起步阶段，几十年来，发酵中药品种总数没有增加，质量技术上没有大的突破，使用数量没有大幅增长。随着中医药事业的快速发展和科研的深入，人们对发酵中药的认识加深，这一现状正在改善。

近年来，中药发酵引起了社会各方面的关注和重视，有不少科技院校、中药企业对发酵中药高度重视，不管在实验研究还是临床研究都做了大量工作，取得了较为显著的成效。尤其是中国中药协会中药发酵药物专业委员会的成立，在相关上级的重视下，会员单位、广大会员积极开展学术科研交流。通过信息交流、校企联合等多种形式，开发出多种药食两用的产品，并取得了科研、专利上的显著成绩，可以说发酵中药进入了新的历史发展阶段。

# 第七节 发酵中药临床应用前景

中药发酵炮制技术是人类药物发展史上一门特殊技术，中药发酵炮制技术能从总体上大幅度提高疗效，减轻不良反应。这一发酵炮制技术生产出的药物，具有吸收充分、起效快的特点，对多种疾病的治疗效果好于一般药物。中药在发酵过程中转化产生的代谢物质和多种次生代谢物活性成分，可用于新药研发，是中医学快速发展，实现临床疗效突破的新途径，也是中医药走向世界的一条新渠道。

中药发酵药物是防治慢性病、疑难病最有希望的新办法、新途径之一。这一办法一旦在临床上有了实质性的突破，将会对人类的健康与疾病走向产生不可估量的影响。发酵技术的核心是通过转化作用提高临床疗效，疗效是中药发酵药物的生命线，也是防治疾病的根本。疗效的提高，必将减轻患者的痛苦，使病情早日痊愈；并且能改善体质，延长寿命，提高生活质量，这就是发酵药物的强大生命力所在。正如中国科学院学部委员魏曦预言："微生态学很可能成为打开中医奥秘的一把金钥匙。"

中药发酵药物的美好前景是广大患者和人民群众的期盼，也是医务工作者的心愿，是造福人类、惠及百姓的大好事。发酵中药被称为"皇冠上的明珠""国之瑰宝"，让我们共同为早日打开瑰宝之门而努力。

# 第四章　具有生物活性的特殊中药发酵药物

《神农本草经》（简称《本经》）是我国第一部中药专著，成书于东汉。书中记载了关于中药发酵药物和具有生物活性动植物发酵药物的使用，该书中酒、曲、豉等发酵药物和动物的分泌物、代谢废物，如尿、便，共计 27 味。可以推断在当时，这些物品之所以能以明确的药名和治疗作用收录在该书中，是因为在当时民间已被广泛使用。这些药物的使用时间，远比本书刊印的时间要久远若干年。

该书记载的涉及动植物药物名称，如猪胆汁、猪胰、猪油、狗胆、羊胆、羊粪、牛乳、牛脑、牛粪、牛胎盘、白马尿、驴尿、驴屎、骆驼脂、阿胶、黄明胶、狗结石（狗宝）、熊胆、老鼠胆、老鼠尿、鸡内金、鸽子屎（左盘龙）、麻雀卵、麻雀屎、蝙蝠屎、蚕（白僵蚕）、原蚕。这些药物很久之前就在民间使用，否则不可能有治疗疾病的记载。该书提出的将药物按照上、中、下三品管理的办法，是在实践中总结出来的，有实用价值。此外，该书还包括四气五味的选择用药法；关于药物及其采摘、炮制、使用方法的论述；且对于药物性质的定位和对其功能、主治的描述总体上是十分准确的。

《本经》对药物性味已有了详尽的描述，指出寒、热、温、凉四气和酸、苦、甘、平、咸五味是药物的基本性情，可针对疾病的寒、热、虚、实性质的不同选择用药。作为最早的一部药物学专著，《神农本草经》对于药物及其采摘、炮制、使用方法等的论述，到了今天，仍是医药工作者的主要理论依据和操作规范。书中对于药物性质的定位和对其功能、主治的描述总体上是十分准确的，其中大部分药物学理论和规定的配伍规则，以及提出的"七情合和"原则在几千年的用药实践中发挥了巨大作用，被誉为中药学经典著作。

葛洪在《肘后备急方》全书 8 卷 73 节中，使用了许多次淡豆豉、黄酒等发酵药。葛洪还重视应用具有生物活性的特殊物品防治疾病，常用的有童子尿、鸽子粪、马尿等具有生物活性的药物。这些经验现代人似乎不可想象，但是，随着西医学的发展和对生物医学认识的深入，利用微生物和具有生物活性的物品治病，必将受到各方面的肯定和欢迎，与其他微生物学一样，也具有广泛的发展前景，如南京某医院用粪菌移植法治疗多种疑难病都收到非常好的效果，还建成了世界上人类第一个粪菌库，供临床使用。

常见的具有生物活性的药物及特殊发酵药物如下。

## 一、人和动物的排泄物

### （一）童便

#### 1. 药性及药物简介

味咸，气寒，无毒。沉也，降也。入足少阴、太阴经。

取童便，必择无病童子，先饮米汤数碗，祛其浊秽，俟转清白，无臊臭者取用。自溺亦可服。

#### 2. 药物功效

既济阴阳。清和血气之良药。性气寒降，唯不利于脾胃虚寒，或大便溏泄，久不实者及阳虚无火，饮食减少者。胃中有寒痰停饮者，咸在所忌。

#### 3. 经验方

（1）《方脉正宗》：治一切呕吐衄血之证。用怀生地、麦门冬、沙参各三钱，茜草二钱，牡丹皮一钱，水二碗，煎七分，和新鲜童便一盏服。

（2）《方脉正宗》：治骨蒸夜热，咳嗽有痰，将成劳者。用本方加地骨皮、青蒿各二钱。

（3）《方脉正宗》：治妇人临产，血晕闷绝垂死，或呵欠，或呕逆，或狂躁，或谵语失笑，及一切危证见者。用炮姜、炮黑豆、当归身各五钱，真川芎、益母叶各一钱，延胡索、牛膝各二钱，水二大碗，煎七分，和新鲜童便一盏服。如血崩不止，本方加黑荆芥、人参各二钱。

（4）《普济方》：治赤眼肿痛。以溲便时时取之。

（5）续补杂方高氏方：治中暍昏倒。以热溲便灌下即苏。

（6）《圣济总录》：治头痛至极。以童便时时饮之。

（7）《备急千金要方》：治火烧闷绝，不省人事。用新鲜溲便，顿灌数碗即苏。

（8）《外科发挥》：治跌仆折伤疼痛。用童便和好酒饮之，能推陈致新，其功甚大。

（9）《通变要法》：治人咬手指。瓶中盛热尿，浸一夜即愈。

（10）《太平圣惠方》：治绞肠痧痛。用童便服之即止。

（11）《太平圣惠方》：治三消消渴。以溲便频频饮之。

（12）成无己：治伤寒少阴证，下利不止，厥逆无脉，干呕而烦、欲饮水者。用溲便、猪胆汁，咸苦寒物于白通、姜、附药中，其气相从，可去格拒之患也。

### （二）人中白

**1. 药性及药物简介**

又名溺白垽。味咸，气寒，无毒。入足厥阴、少阴、太阳经。

人中白系人溺澄下白垽也。以清水搅澄，以烈日干者良。

**2. 药物功效**

疗心肺虚热。止传尸劳热之药。

**3. 经验方**

（1）治诸窍出血，不拘吐、衄、便、溺诸血证。用人中白每早服二钱，白汤调下，立验。

（2）治小儿牙疳。用人中白、枯白矾、川黄连各等分，研细末，用发帚随盐汤，搅洗牙秽净，掺之屡效。

### （三）秋石

**1. 药性及药物简介**

味咸，气温，无毒。

秋石须秋月取童子溺，每缸入石膏末七钱，桑条搅、澄定，倾去清液，如此二次，乃入秋雨水一桶搅澄。如此数次，滓秽涤净，咸味减除。以重纸铺灰上，晒干完全取起，轻清在上者为秋石，重浊在下者刮去。古人立名实本此义。用溺唯取童男女。

**2. 药物功效**

滋肾水，养丹田，润心肺。消痰渴之药也。

系人尿、人中白，王公贵人恶其不洁，方士遂以人中白设法修制为秋石也。治病功力与人中白同，亦无大奇验处。

### （四）鸡屎白

**1. 药性及药物简介**

味苦，气寒，无毒。

腊月收之。白鸡乌骨者更佳。

**2. 药物功效**

消臌胀，通石淋，散风痹之药也。鸡属风木，阳禽也。屎出为白，又得阴金之化耳。故《素问》方主臌胀，且食不能暮食。《别录》方治石淋，闭塞涩痛，溲道欲通不通。藏器方治贼风偏痹，如咬如钻，如剥如裂，疼痛不已，俱用鸡屎白治之。此三证皆风木内甚，米谷不运，气不宣流，故令中满如臌，或溲道淋塞闭痛，或肢体偏痛不仁等证，盖此药能下气消积，通利膀胱，祛风活血也。故前人治此三证，且大有殊功。

**3. 经验方**

（1）《医学正传》：治臌胀，取腊月鸡屎白半斤炒焦，浸酒一日，每日取木香、槟榔各一钱为末，以酒调服。

（2）《古今录验》：治石淋涩痛难忍。用鸡屎白一两炒焦为末，每用一钱，以白萝卜捣汁一碗，调服。

（3）《范汪方》：治四肢偏痹，风疾疼痛，不能举动，并治白虎历节风痛。用鸡屎白一两，浸好酒一壶煮热，每日熏洗痛处。

**（五）驴屎**

熬之，主熨风肿瘘疮。屎汁：主心腹卒痛，诸疰忤。屎：主癥癖，胃反，吐不止，牙齿痛，水毒。

**（六）驴尿**

主湿水，一服五合良。燥水者画体成字，湿水者不成字。乳：主小儿热、急黄等，多服使痢。尾下轴垢：主疟，水洗取汁，和面，如弹丸二枚，作烧饼。疟未发前食一枚，至发时食一枚，疗疟无久新，发无期者。

**（七）白鸭屎**

名通，主杀石药毒，解结缚，散蓄热。肉：补虚除热，和脏腑，利水道。

**（八）鹰屎白**

主伤挞，灭瘢。

**（九）雄雀屎**

疗目痛，决痈疖，女子带下，溺不利，除疝瘕，五月取之良。

**（十）孔雀屎**

微寒。主女子带下，小便不利。

**（十一）鸬鹚屎**

一名蜀水花，去面黑䵴䵟痣。头：微寒，主鲠及噎，烧服之。

**（十二）夜明砂**

**1. 药性及药物简介**

即蝙蝠屎。味辛，气寒，无毒。沉也，降也，入足厥阴经。

蝙蝠形似鼠，灰黑色，有薄肉翅，连合四足及尾。夏出冬蛰，昼伏夜飞，食蚊蚋，自能生育。生石穴者甚大，栖息古庙高屋梁间，常自倒悬。此物善伏气，故能寿。其屎名夜明砂。修治：凡采取，以水淘去灰土恶气，取细砂晒干焙用。其砂乃蚊

— 25 —

蚋眼也。

**2. 药物功效**

消疳明目之药也。

**3. 经验方**

（1）《方脉正宗》：治腹中诸积聚，寒热。用夜明砂三钱，阿魏四钱，花椒五钱，红曲六钱，俱研细末，每服二钱，清晨白汤调下。

（2）《方脉正宗》：治瘰病延缠。用夜明砂三钱，白蛤壳五钱（火煅），共研细末，米饭为丸如绿豆大，每晚服二钱，白汤下。

（3）《全幼心鉴》：治一切疳疾。用夜明砂五钱，入砂罐内，以精猪肉三两，切片入罐内，水煮熟，取肉与儿食，饮其汁，取下腹中胎毒即效。

（4）《仁斋直指方》：治大人小儿内外翳障及青盲雀目。用夜明砂二钱研化，同猪肝煮熟，食肝并饮汁尽，三次全效。

（5）《太平圣惠方》：治五疟不止。用夜明砂一钱，生姜三片，细茶一撮，煎汤调服即效。

**（十三）五灵脂**

**1. 药性及药物简介**

味甘、酸，气平，无毒。气味俱厚，阴中之阴，降也。入足厥阴、手少阴经。

五灵脂乃寒号虫之粪也。出北地极寒处，今河东州郡皆有之。有足之谓虫，裸毛羽鳞介之总称，故曰五灵脂，则以形似也。又名鹖旦。五台山最多，状似小鸡，肉翅四足，夏月毛羽五采，自鸣曰"凤凰不如我"。初冬毛羽脱落，裸形如雏，忍冬而号，夜鸣曰"来朝造个窠"。旦鸣曰"得过且过，日出暖和"。仲冬鹖鸫不鸣，冬至阳生渐暖故也。餐以柏实，先冬噙集。穴居南向，食已而遗，遗已而食。遗屎色黑如铁，形凝如脂，气甚臊恶。修治：用水和，捻去砂石，再用酒浸，飞去砂土，晒干收用。

**2. 药物功效**

散血行瘀，止痛化积，为妇科产后百证之要药也。

**3. 经验方**

（1）《方脉正宗》：治产后一切瘀血为患，为胀、为痛、为呕、为寒热，或儿枕痛，或血晕痛，或卒暴心胃作痛，或男妇疝瘕，酒积作痛，或小儿疳积虫痛，俱能治之。用五灵脂一斤，水浸淘去砂石，再用酒飞晒干，取六两，泽兰叶、益母叶、牡丹皮、当归梢、延胡索、白芍药、白术、川芎，俱酒洗炒，木香、肉桂焙，各二两，共研为细末，配五灵脂末，以米醋打红曲末作糊丸绿豆大。每服三钱。妇人产后诸疾，酒下；疝气瘕气痛，茴香汤下；酒积痛，陈皮汤下；卒暴心胃痛，淡盐汤下；小儿疳积虫痛，花椒白明矾汤下。

（2）《方脉正宗》：治胎衣不下，并恶血冲心。用五灵脂水飞过四钱，温酒下。

（3）《经验方》：治经血不止。用五灵脂去砂土，炒烧尽，二钱，当归身一钱，水煎服。

（4）《普济方》：治伤食成痞。用五灵脂水飞过一两，木香五钱，巴豆肉四颗，去壳煨熟、去油，共为末，米糊丸绿豆大。每服五丸，白汤下。

（5）《全幼心鉴》：治小儿五疳潮热。用五灵脂水飞过一两，胡黄连五钱，於白术八钱，俱炒燥为末，饴糖为丸弹子大。每服一丸，米汤化下。

（6）《普济方》：治酒积黄肿。用五灵脂水飞过一两，入麝香二分，稀糊丸小豆大。每服十丸，米汤下。

（7）《方脉正宗》：治瘀血目翳。用五灵脂水飞过一两，桃仁去皮一两五钱，共研匀，饭捣为丸梧子大。每食后服五十丸，一月痊愈。

（8）《仁斋直指方》：治瘀血齿痛。用五灵脂水飞过三钱，米醋一碗煎滚，候温和，含泔。

（9）治小儿虫咬，心痛欲绝。用五灵脂末二钱，枯矾五分，共为细末。每服二钱，白汤调，不拘时服，当吐出虫即愈。

（十四）晚蚕沙

**1. 药性及药物简介**

味甘，气温，无毒。可升可降，可行可散。入手少阳、足太阴经。

蚕沙即蚕屎也。以晚蚕者良。须晒燥，用清水淘净，再晒燥，可久收不坏。

**2. 药物功效**

祛风暖血之药也。

**3. 经验方**

陈藏器方：治缓风皮肤麻木，手足不遂，腰脚瘫软。又治妇人血闭，经脉不通，或癥瘕血结腹痛。用晚蚕沙一斤炒黄，浸酒十壶，每日早、午、晚随量饮数杯，其渣滤干，再炒燥，用布包熨摸痛处，应效甚捷。

## 二、人和动物的分泌物

（一）口津唾

**1. 药性及药物简介**

味甘、咸，无毒。

口津唾乃人之精气所化也。舌下有四窍，两窍通心气，两窍通肾液。心气流注舌下为神水，肾液流注舌下为灵液，聚于华池，泛为津液，复使下咽，所以灌溉脏腑，润泽肢体，濡养筋脉赖此也。故修养家咽津纳气，谓之返元。人能终日不唾，则精气常留，颜色不槁，若久唾则损精气、成肺病而寿夭。故患天时热疾人，则心肾不交，肾水不上，故真气耗而精液干，故渴也。《难经》云：肾主五液，入肝为泪，入肺为涕，入脾为涎，入心为汗，自主为唾也。

**2. 药物功效**

消疮痍、疥癣、皴疱肿毒之药也。

**3. 经验方**

（1）《眼科方》：每旦漱口擦齿，以水洗目，及常时以舌舐拇指甲揩目，久久令目光明不昏，又能退翳。

（2）《杨氏方》：又治毒蛇咬伤，急以小便洗去毒血，随取口中津唾，频频涂之即解。

（3）治代指肿痛。以口津唾和硇砂数分，再加小麦面少许，搜和作碗子，盛唾令满，再着硇末数分，以指浸之，一日即瘥。

**（二）麝脐香**

**1. 药性及药物简介**

味辛，气温性散，无毒。气味俱厚，可升可降。入足太阴、手少阴经。

麝多生陕西、河东、益州、秦州、文州等处，诸蛮夷中尤多，蕲州、光州或时亦有。形似獐、麇而小，色黑褐，常食柏叶。夏月多啖蛇虫，至冬香满。入春满甚，便自剔去。香生阴茎前，皮内别有膜袋盛之。性多忌，所遗粪常就一处，虽远逐，食必还走之，不敢遗迹他所，虑为人获。人反以是求得，必掩群而获之。修治：向日开之，配他药微研用。

**2. 药物功效**

开经络，通诸窍，透肌骨。辟蛇蛊诸毒之药也。此药辛香走窜，能自内达外，凡毫毛肌肉、骨节诸窍，凡有风寒火气、痰涎血食、郁滞不通者，以此立开。

**（三）牛黄**

**1. 药性及药物简介**

味苦，气凉，有小毒。入手少阴、足厥阴经。

牛黄生陇西及晋地，特牛胆中得之即阴干，百日使燥，无令见日月光。

牛黄有四种：喝迫而得者名生黄，杀死在角中得者名角黄，牛病死后心中剥得者名心黄，初在心中如黄浆汁，取得便投水中，沾水乃硬，如碎蒺藜，肝胆中得者多肝黄。皆不及生黄为胜。西戎有牦牛黄，坚而不香。又骆驼黄极易得，亦能相乱，不可不审。凡用，单捣细研如尘，绢裹定，以黄嫩牛皮裹悬井中一宿，去水三四尺，明早取之。

**2. 药物功效**

祛风化痰，清热解毒之药。

**3. 经验方**

（1）《方脉正宗》：治大人小儿痰热失音，或中风、中热、中气，小儿心热生惊，急惊搐搦诸证。用牛黄一钱另研细，配胆星、天竺黄各二钱，白术、天麻各三钱，俱研细，姜汁为丸如黄豆大。大人服二丸，姜汤化下；小儿服一丸，灯心汤化下。

（2）《方脉正宗》：治小儿惊痫百病。用牛黄一钱，胆星、钩藤、天竺黄、茯神各三钱，丹砂二钱，真珠、犀角、琥珀各一钱五分，俱设法研细，加冰片五分，姜汁打神曲糊为丸，如绿豆大，一岁儿一丸，大儿五丸为率，俱用姜汤调服。

（3）《外科方》：治杨梅结毒。用牛黄一钱，钟乳石火烧、丹砂各五钱，真珠微炒二钱，共研极细末，每服三分，土茯苓汤下。

（4）王氏方：治痘疮黑陷。用牛黄三厘，丹砂一分，同研细末，紫草泡汤调服，并搽痘上。

（5）治一切臌胀。用牛黄一钱，蟾酥一钱，俱用酒润化，生半夏三钱研细末，巴豆肉去油取霜一分，蓖麻子肉去油取霜五钱，冰片五分，共研极细，和匀，调入牛黄、蟾酥拌匀，用蜒蚰五十个，共捣匀为丸如粟米大。每早服十四丸，放舌上，取津唾咽下。

**（四）石蜜**

**1. 药性及药物简介**

味甘，性平，微温。《本草品汇精要》谓："气厚于味，阳中之阴。"

又名石饴、土蜜、崖蜜、山蜜等，其蜂色黑似虻，作房于崖岩高岭处或石岩中，味醇色绿，入药胜于他蜜。

**2. 药物功效**

主心腹邪气，诸惊痫，安五脏诸不足，益气补中，止痛解毒。除众病，和百药，久服强志轻身，不饥不老，延年神仙。养脾气，除心烦，食饮不下，止肠澼，肌中疼痛，口疮，明耳目。

**3. 经验方**

（1）《金匮要略》：甘草粉蜜汤。甘草二两，粉一两，蜜四两。上三味，以水三升，先煮甘草，取二升，去滓，内粉、蜜，搅令和，煎如薄粥，温服一升，瘥即止。

治蛔虫病，吐涎心痛，发作有时，毒药不止。

（2）治失眠、易惊、心神不安：大枣 30g，蜜 15g。水煎常服。

（3）《伤寒论》：蜜煎导方。食蜜七合。上一味，于铜器内，微火煎，当须凝如饴状，搅之勿令焦着，欲可丸，并手捻作挺，令头锐，大如指，长二寸许。当热时急作，冷则硬，以内谷道中，以手急抱，欲大便时，乃去之。治津亏便秘。

（4）《伤寒论》：猪肤汤方。猪肤一斤，上一味，以水一斗，煮取五升，去滓；加白蜜一升、白粉五合，熬香，和令相得，温分六服。（注：白粉，即大米粉）。治少阴病，下利，咽痛，胸满，心烦。

（5）《济急仙方》：治疗肿恶毒：生蜜，隔年葱各适量，研膏，先刺破涂之，疗出后以热醋汤洗之。

## 三、动物脏器

### （一）人胞衣

#### 1. 药性及药物简介

又名紫河车。味甘、微咸，气温，无毒。

人胞衣，古方不分男女，不论首生、次生，唯健壮无病妇人者可用，以紫色者佳。用米泔或清水洗去秽恶血水，用银簪两面穿孔，使胞中秽水尽去，再用清水流净，或用酒煮捣膏，和入药中；或用火烘干燥存贮，临用磨为细末，配入药也。

#### 2. 药物功效

治诸虚不足，五劳七伤，情欲斫丧，咳嗽无痰；或饮食少进，咳嗽有痰，自汗盗汗，形瘦无力，骨痿少气。

#### 3. 经验方

（1）吴球方：大造丸。治虚劳骨蒸，女人无子及多生女，月水不调，小产难产，服之必主有子。危疾将绝者，一二服，可更活数旬，其补气血之功力可见也。久服耳目聪明，须发乌黑，延年益寿，有夺造化之功，故名大造丸。用紫河车一具，龟甲二两（童便浸三日，酒炙酥黄），黄柏、杜仲、牛膝俱盐酒拌炒各一两二钱，北五味子一两，茯苓三两，当归身二两，人参一两五钱，共八味，俱微炒研细末，天门冬、麦门冬俱去心、怀生地各五两，和砂仁末五钱，同酒煮烂捣膏，配入紫河车（或酒煮捣膏，或炙干为末）。共捣和，炼蜜为丸梧子大。每早晚各食前服三钱，白汤下。男子遗精梦泄，妇人赤白漏下，本方并加牡蛎粉一两五钱。

（2）刘氏方：治久癫失志，气血两亏，精神虚散者。用紫河车一具，治净，酒水煮烂，和油酱五味食之。

### （二）白僵蚕

#### 1. 药性及药物简介

味甘、咸、辛，气平，无毒。气味俱薄，浮而升，阳也。入足厥阴，手太阴、少阳经。

蚕虫属阳，喜燥恶湿，食而不饮，三眠三起，二十七日而老。自卵出而为蚴，自蚴脱而为蚕，蚕而茧，茧而蛹，蛹而蛾，蛾而卵，卵而复蚴，亦神虫也。其种东南居多，西方略少，北方则无矣。蚕病风死，其体直僵，其色自白，死且不朽也。今市肆多用中湿死蚕，或用石灰末淹拌令白，服之为害最深，不可不慎也。修治：用米泔浸一日，俟桑涎吐出，浮水上者即掠去之，洗净，微火焙干，净布拭去黄皮毛，并黑口甲，捣细用。

#### 2. 药物功效

祛风痰，散风毒，解疮肿之药也。

#### 3. 经验方

（1）《胜金方》：治一切风痰喘嗽。用白僵蚕七个、直白者，姜汁调服。

（2）寇氏方：治小儿惊风搐搦，并脐风口噤，气促而声不出者。用白僵蚕、蝎梢、天雄尖、附子尖各一钱，微炒为末。每服三分或五分，以生姜汤调灌。

（3）钱氏方：治小儿夜啼。用白僵蚕一钱，微炒为末。每服三分，浓煎灯心汤化下。

（4）《方脉正宗》：治大人中风，痰闭闷绝，人事不省。用白僵蚕一两，人参五钱，俱微炒研细末，生姜十片捣烂，泡汤调服。

（5）《百一选方》：治喉痹肿塞，水谷不通。用白僵蚕五钱，胆星一钱五分，共研极细末，每服三分，姜汁和白汤少许调灌。

（6）《方脉正宗》：治头风齿痛，腮颊硬胀。用白僵蚕一两，薄荷叶、生半夏姜汤泡三次、荆芥、白芷、甘草各五钱，北细辛一钱五分，共研末，白汤调服三钱。

（7）《方脉正宗》：治皮肤风痒，斑沙疙瘩。用白僵蚕一两，连翘、薄荷、荆芥、川芎各五钱，白芷、羌活、黄柏各三钱，共研末。每服三钱，灯心汤调服。

（8）《方脉正宗》：治天行痘疮，起发不透。用白僵蚕、蝉蜕、琐琐葡萄各二钱，红花八分，水煎服。

（9）《方脉正宗》：治麻疹错逆，隐约不红。用白僵蚕、蝉蜕各一钱，连翘、桔梗、黄芩、薄荷、天花粉、玄参、石膏、甘草各七分，水煎服。

（10）《方脉正宗》：治痰痞癥块不散，渐成寒热往来者。用白僵蚕、真紫苏叶各四两炒，生半夏二两切片、姜汁拌炒，延胡索、木香各一两六钱，共研细末，真阿胶五钱，酒化成糊，拌入药内，再加煮红枣肉，为丸梧子大。每服二钱，酒下。

（11）《外台秘要》：治项上瘰疬。用白僵蚕二两炒，研末。每服一钱，白汤调服，日二次。

（12）《普济方》：治小儿龟病，胸腹凸硬如砖。用白僵蚕四两炒研末，用白马尿一碗，和拌晒燥，再用半夏曲一两研末，打糊为丸梧子大。每服一钱，白汤化下。

（13）《保幼大全》：治小儿鳞体，皮肤如蛇皮鳞甲之状，由气血否涩，亦属胎毒。用白僵蚕一斤，蛇蜕四两，共为末。夏月每日取一撮，煎汤浴之。

### （三）百药煎

#### 1. 药性及药物简介

味酸、咸、甘，气平，无毒。

用五倍子鲜者十斤捣细，如干者亦可，配真茶叶一斤，甘草、桔梗各八两，俱焙燥，研为细末，和入五倍子末内，再捣匀，入真酵水五斤，和匀，装入缸，用石压实，七日后取出，再捣再压，计捣压共七次，计四十九日，捏作饼，晒干用。

#### 2. 药物功效

治病功能与五倍子同，但经酿造，其体轻虚，其性浮收，且味带甘，专治上焦心肺痰嗽热渴诸病，较之五倍子更精妙。炼蜜和丸，入口含化数分更善。

### （四）腽肭脐

#### 1. 药性及药物简介

又名海狗肾。味咸，气热，无毒。可升可降，阳也。入足太阴、少阴经。

腽肭脐出突厥、新罗、女直及三佛齐国，今辽西营州及登、莱州时或有之。毛色似狐、似鹿，头似狗，足似犬，尾似鱼而长。入药用外肾，而曰脐者，连脐取之也。试其脐，于冻月冲风处，置水盆中，浸之不冰者为真。或置睡犬头上，其犬忽惊跳狂走者亦真也。修治：取外肾并脐切碎，酒浸一日，烘干捣细用。

#### 2. 药物功效

兴阳补肾。壮精助房力之药也。性热壮阳。如肾气衰弱，精寒髓冷，阳绝茎痿者，服此立振而起。治积年心腹冷痛，或宿血结块，或癥瘕寒疝，或四肢冷麻无力，或腰脊肩背久疼等证，盖因阳气不充，血液衰少，故诸邪缠痓为病也。此药壮助元阳，暖血生精，温润筋骨，近世滋补丸料多用此者，精不足补之以味也。他如阴虚火炽，阳强不倒，或阳事易举，及骨蒸夜热、劳嗽吐痰等候，咸在所忌。

## 四、植物的分泌物

### （一）竹沥

#### 1. 药性及药物简介

味甘，气寒，无毒。可升可降，通手足阴阳十二经，并奇经别络。

取大竹，对劈开，留节居中。按无节处，横截段，竹片仰放，两头用砖石架起，中节间用猛火烘逼，沥从两头流出，以瓷碗盛接，或冲入药内服，或纯用沥，少加生姜汁一二匙服，无寒胃之弊。

#### 2. 药物功效

利窍滑痰，通经走络之药也。故古方主暴中风痰，猝然僵仆，人事昏塞，偏痹不仁及伤寒大热，津液干枯，烦渴昏闷，或产后阴虚发热，口噤失音，并小儿惊风天吊，四肢搐搦，并皆治之。此药甘寒而润，性滑而利，开关窍，走经络，搜剔一切痰结、火结、气结为病，下咽即苏。如服用，必加姜汁数匙。凡诸病果属风火燥热者宜用之。若寒痰湿痰及一切饮食停滞生痰，非所宜也。

#### 3. 经验方

（1）仲景方：治伤寒阳明内热烦躁不寐，枯渴引饮。用竹叶五十片，石膏三钱，知母二钱，甘草一钱，水煎服。

（2）《丹溪心法》：治膀胱火郁，小便不通及淋闭便浊。用竹叶五十片，甘草一钱，滑石一钱五分，车前子三钱，白茯苓二钱，小蓟根四钱，水煎服。

（3）仲景方：治伤寒阳明少阳，传邪热病，身热烦渴，自汗，作呕，或作呃者。用竹茹三钱，川黄连一钱，黄芩、知母、半夏各一钱五分，天花粉二钱。有食，加枳实；腹胀，加厚朴；泄泻，加猪苓、茯苓；元虚，加人参。俱各一钱，水煎服。

（4）《经验良方》：治暴中风痰，卒然僵仆，人事昏塞，偏痹不仁。用竹沥一盅，加生姜汁五匙，再用陈皮、半夏、茯苓各一钱，甘草五分，石菖蒲一钱五分，肉桂、胆星各二钱。水煎，冲入竹沥内服。

（5）《五法方》：治伤寒大热，津液干枯，烦渴昏闷。用竹沥一盅，加生姜汁五匙，再用柴胡、知母、天花粉、川黄连、白芥子、川贝母各一钱，甘草五分，水煎，冲入竹沥内服。

（6）《妇人良方》：治产后阴虚发热，口噤失音。用竹沥一盅，加生姜汁五匙，再用当归身，炮姜各三钱，川芎一钱五分，白芍药酒炒一钱二分，黑荆芥、益母叶各二钱，胆星一钱，茯苓八分。水煎，冲入竹沥内服。

（7）《全幼心鉴》：治小儿惊风天吊，四肢搐搦。用竹沥一盏，加生姜汁三匙，胆星末五分，牛黄二厘，调服。

（8）《外台秘要》：治破伤风，如发痉状，项强口噤，杀人甚速。急取竹沥二三升灌之。如卒难得，可取十数块，并烧取之。

（9）《备急千金要方》：治小儿伤寒热病，发狂谵语。用竹沥半升，徐徐灌之。

（10）《肘后备急方》：治消渴尿多。用竹沥恣饮，数日愈。

（11）李纬手集：治肺痿咳嗽，胸中吸吸，咳出涕唾痰涎，臭秽如脓。用竹沥日服一合，日三五次。

（12）《古今录验》：治丹石毒发，头眩，耳鸣，恐惧不安。用竹沥二三升，频频饮之。

## （二）松脂

### 1. 药性及药物简介

味苦、甘，气温，无毒。

松脂，生太山山谷。中原虽有，不及边塞与衡山者佳。以通明如熏陆香，成颗粒者为上。凡松脂，以老松皮内自然流出聚凝及流结根底，不见风日者为第一。入地深久，化为琥珀。凿取者次之。煮成者亦不堪用。宜六月采。修治：须熔化，滤去松末及沙石，水内冷定，再用麻布袋盛，入沸汤煮一日，取出布袋，浮水面者用，不出袋者不用。

### 2. 药物功效

拔毒消痈，吸脓，去腐肉之药也。其气温燥，其质黏泥，于外科作散子敷涂，或和油炼成膏子，贴盖一切溃烂，败秽腐肉，能排脓血，为必用之物。故前古主痈疽恶疮，白秃瘑疥，虫牙鼠瘘。不过外应敷贴，功尽之矣。

### 3. 经验方

（1）《外科全书》：治痈疽恶毒及背发，一切肿毒，以成脓溃、未破出头者。用炼过松脂四两，香油一两，熔化，用铜绿五钱研细末，和入，用薄油纸摊贴毒上，脓血尽出，俟脓将净，然后以丹粉膏贴之。

（2）《外科全书》：治痈疽肿毒溃破，脓水淋漓，脓头不出。用炼过松脂一两，滴明乳香、真没药，俱放瓦上，焙出油各五钱，樟脑一钱，共为细末，掺入毒内，拔脓散毒。

（3）《简便方》：治小儿白秃疮。用炼过松脂、黄丹各五钱，轻粉三钱，共为细末，菜油调搽。先用米泔汤洗净，搽药，一日一次。

（4）《鬼遗方》：治瘑痒疮疥。用炼过松脂五钱，大黄、荜茇各一两，樟脑、槟榔各五钱，共为极细末，用猪脂油一两，和研为丸，加水银八钱，再研，以水银散，不见点为度。每遇瘙痒疥癣，以药丸疮上摩之，一二次愈。

（5）《梅师方》：治虫蛀牙痛。用炼过松脂一两，菜油三钱，火上熬化，将冷凝，加入真蟾酥末五分，用箸搅匀，取米粒大，内入牙痛隙处，即止。

（6）《太平圣惠方》：治鼠瘘数眼穿破，内溃不收。用炼过松脂一两，菜油三钱，火熬化，加飞过黄丹五钱，用箸搅匀，取膏子捻成细条子，内入孔中，脓水拔出，渐干收口。用人参、黄芪、白术、当归各三钱，水煎服，日一剂。

（7）《集简方》：治风虫牙痛。用松脂一块，滚汤包化，一漱即止。

（8）《太平圣惠方》：治一切瘘疮。用松脂为末，填孔令满，日三四度。

（9）徐姐姐传：治小儿头上软疖，频发不愈，俗名软痰头。用炼过松脂八两，铜绿二两，麻油三两，猪胆汁三个，先将松脂火上熔化，乃下油并胆汁熬匀，倾入水内，扯拔百遍，贮瓷器内。遇此患，每用细布摊贴，不须再换。

（10）《摘玄方》：治妇人白带久不愈。用炼过松脂五两，酒二升，煮干，入木臼内杵细，为丸梧子大。每服百丸，温酒下。

（11）《李楼奇方》：治一切肿毒。用炼过松香八两，铜青八钱，蓖麻子仁六两，同捣成膏，摊贴，未成即消，已成即溃，甚妙。

（12）朱氏家传：治一切脓烂臁疮。用炼过松香四两，葱头二两，入臼内捣烂，加入生猪脂三两，共捣成膏。用油单纸摊，夹纸贴，每日翻换，以米泔温洗。半月愈。

### （三）乳香

#### 1. 药性及药物简介

味辛、苦，气温，无毒。气厚味薄，阳也。入足太阴、手少阴，兼入足厥阴经。

熏陆香，西出天竺国，色黄白；南出波斯国，色紫赤。生沙碛中，树类古松，叶似棠梨。盛夏脂溢皮外，并皮甲剥取，为熏陆；脂流之处，垂滴成乳头者，为乳香；斫凿脂溢成块者，为拣香；流溢自上而下，用瓶接取者，为瓶香；淋漓根底，杂砂石者，为砂塌；色黑者，为土塌；受水浸、色败气变者，为水湿塌；斫削杂屑者，为杂末；播扬如尘者，为粉缠末。

#### 2. 药物功效

活血祛风，舒筋止痛之药也。

#### 3. 经验方

（1）稽圣水方：治跌仆，或斗打，折伤筋骨。用真乳香、真没药各一钱五分，当归尾、红花、桃仁各三钱，水煎服。

（2）稽圣水方：治跌打溃烂疼痛。用乳香三钱，麻油熬化，冷凝。早晚搽疮上。

（3）《简要方》：治难产催生。用乳香、没药各三钱，俱瓦上焙出油，冬葵子三钱，共为末，白汤调服，即产。

（4）李念先手集：治产后瘀滞不清，攻刺心腹作痛。用乳香、没药，俱瓦上焙出油，各三钱；五灵脂、延胡索、牡丹皮、桂枝各五钱，俱炒黄；黑豆一两，炒成烟炭，共为末，每服三钱，生姜泡汤调下。

（5）《外科全书》：治痈疽肿毒，未成可消，已成排脓定痛。用乳香、没药、白芷、连翘、赤芍药、当归尾、皂角刺，俱炒；穿山甲，火烧焦，各一钱二分，金银花二钱，酒水各一碗，煎八分服。

（6）苟完美传：治一切癥块痞积，伏血冷瘕。用乳香、没药，俱瓦上焙出油，各五钱，草乌一钱酒洗炒黄，三棱、莪术各一两，酒炒，於白术一两五钱炒，共为末。阿魏五钱，酒顿化，和为细丸，如黍米大。每早服二钱，酒下。

（7）《方脉正宗》：治心胃痛。用乳香、没药各一两，俱瓦上焙出油，拌水研为细末；延胡索、木香、白牵牛各五钱，俱焙燥，共为细末，与乳、没和匀。每服二钱，白汤调下。

（8）《证治要诀》：治中风口眼㖞斜。用乳香烧烟熏之，以顺其血脉。

（9）王氏《博济方》：治小儿急慢惊风。用乳香瓦上焙出油，甘遂微炒，各五钱，共为极细末。每用五分，薄荷汤调服。

（10）阮氏方：治小儿内钓腹痛。用乳香、没药，俱瓦上焙出油，木香各八分，为细末。用五分，白汤调服。

（11）《梅师方》：治风虫牙痛。用乳香安孔中，烧银簪头烙化即止。

（12）《梅师方》：治诸般漏疮，脓血不止。用乳香、没药各五钱，瓦上焙出油，牡蛎烧炭三钱共为末，黄蜡五钱，香油五钱，共熬匀，和丸如黍米大。每服一钱，白汤下。

**（四）龙脑香**

**1. 药性及药物简介**

味辛、苦，气寒，性热，无毒。阳中之阳，升也，散也。

龙脑香，俗呼为冰片，又名梅花脑。因其白莹如冰及梅花片状，故名。出婆律、抹罗、短叱诸国。今南海深山穷谷亦有之。其液为膏，其脂为香。

**2. 药物功效**

开窍辟邪之药也。性善走窜，启发壅闭，开达诸窍，无往不达。然芳香之气，能辟一切邪恶；辛烈之性，能散一切风热。

### 3. 经验方

（1）《寿世明言》：治暴赤时眼。用冰片五分，硼砂一钱，薄荷二钱，共为极细末。频嗤两鼻。

（2）李氏方：治喉痹痈胀。用冰片二分，灯心三钱，黄柏二钱，二味烧存性，白矾七分煅，共为极细末。每以一二分吹患处，绝妙。

（3）《太平圣惠方》：治头风头痛。用冰片五分，天南星五钱，共为极细末，姜汁调敷痛处。

（4）《集简方》：治鼻生瘜肉垂出，胀塞不通。用冰片一味，点之自消。病头风脑漏之人多患此。

（5）《简便方》：治外痔胀疼。用冰片三分，嫩滑石三钱，共为极细末，不时搽之。

（6）治产难催生。用冰片三厘，温汤调服，立产。

（7）方氏方：治风毒入骨，将成废人。用冰片一钱，天南星、生半夏各五钱，凤仙花子三钱，共研极细末，葱汁调涂痛处。如干落，再以葱汁调湿涂之。

（8）《启微论》：治痘毒内闭不出，狂躁心烦，气喘妄语，或见鬼神，疮色赤，未透者。用冰片一钱细研，旋以猪心血，丸芡实子大。每服一丸，紫草煎汤调下。少顷心神便定，得睡发疮。

（9）《永类方》：治中风牙噤，无门下药。用冰片三分，天南星二钱，共为极细末。每以三分，揩齿二三十遍，其口自开。

（10）《备急千金要方》：治下疳臭烂。用冰片五分，嫩炉甘石四钱，共研极细末，不时掺之。

（11）求死不得。用冰片二钱，热汤吞下，气散立殂。

（12）《万病回春》：牛黄膏治妇人热入血室，发狂不认人者。用冰片二分，牛黄三分，甘草一钱，朱砂、姜黄、牡丹皮各三钱，共为极细末，炼蜜丸，如皂角大。每服一丸，灯心汤化下。此方兼可治男妇癫狂、风痫诸证。

## 五、需特殊炮制的植物发酵药物

### （一）天雄

#### 1. 药性及药物简介

味辛，气热，有毒。

天雄乃种附子而生出或变出，其形长而不生子，故曰天雄。其长而尖者，谓之天锥，象形也。

---

**2. 药物功效**

其主治与附子同，回阳气，散阴寒，逐冷痰，通关节之猛药也。唯治风寒湿痹，较之附子更烈耳。

## （二）天南星

**1. 药性及药物简介**

味苦、辛，气温，有毒。阴中之阳，可升可降，乃肺经本药。欲其下行，以黄柏引之，得防风则不麻，得牛膝则不燥，得火炮则不毒，得牛胆汁拌制则凉润而活利痰结，得生姜汁拌制则温散而通行毛窍，乃急方之燥剂也。

天南星，又名虎掌，因叶形五出如爪，故名。其根圆白，形如老人星状，故名天南星。出汉中山谷及冤句、安东、河北州郡。今近道亦有之。四月生苗，高尺余，独茎，上有叶如鼠尾，中生一叶如匙，裹茎作房，旁开一口，上下尖，中有花，青褐色，结实如麻子，熟即白色，自落布地。一子只一窠，九月叶零取根，但初孕之根，仅如豆大，渐长者似半夏而扁，年久者，始圆及寸，大如鸡卵。周匝生芽三四枝，或五六枝，圆如指顶，宛若虎掌。又冀州一种，二月生苗，高一二尺，茎似荷梗，叶似蒟蒻，两枝相抱，五月开花，黄色，似蛇头，七月结实，作穗如石榴子，二月、八月采根，似芋而圆扁，与蒟蒻相类，人多误采，混不可辨。但蒟蒻茎斑花紫，根大肌粗；南星根小，花黄肌腻，炮之易裂为别。然南星即虎掌，同类而异种。其根大者，周匝亦有圆芽，但不若虎掌茎叶似爪，五出分列也。又江州一种草南星，叶大如掌，面青背紫，三四叶为一本，经冬不凋，不结花实，根之四畔，亦有圆芽。名象虽同，性气迥别，不可不辨。修治：南星取重一两者，气深力倍，用治风痰，须用温汤，洗净去涎，再以白矾、皂角煎汤，浸三四日，每日一换，浸足曝干用。设有急用，用湿纸包裹，埋糠灰火中周匝，绽裂便可用矣。又一法：以酒浸一宿，用桑柴火蒸之，常令酒酒入甑内，令气猛，一时取出剖开，味不麻舌为度。又一法：以生姜杵碎，拌南星，和黄泥封包，煨熟，去泥用。若造曲，用生姜汁及矾汤，和南星末作小饼子，安篮内，用稻草包盖，俟上有黄衣生，取出晒干收之。又造胆星法：将南星研细末，腊月取黄牡牛胆汁和匀，仍纳胆囊内，悬挂有风处干之，年久愈佳。

**2. 药物功效**

开结闭，散风痰之药也。治中风不语，口眼㖞斜。治麻痹不仁，或跌仆损伤，血凝气聚，或打伤头脑，脏器破伤风肿，或瘰疬痰核，红肿坚结。此剂味辛而麻，能治风散血。气热而燥，能胜湿逐涎。

**3. 经验方**

（1）《方脉正宗》：治中风不语。用天南星为末，以指头蘸少许，揩上下两齿间，再用温姜汤数茶匙，灌下。

（2）《仁斋直指方》：治风中经脉，口眼㖞斜，四肢麻痹，或半身不遂。用天南星切片，姜矾水煮二两，白术、黄芪、当归、川芎、川草薢各二两五钱，作十剂服。或作丸亦可。

（3）李德林《方议》：治打扑金刃伤及破伤风，伤湿，其证强直如痫痉状者。用天南星、防风，等分为末，水调敷疮，出水为妙，仍以温酒调服一钱。已死心尚热，用童便调灌二钱。斗殴内伤并坠压者，酒和童便，速灌二三钱，即苏。亦可煎服。

（4）李德林《方议》：治跌仆损伤，血脉凝滞不散，疼痛甚者。用天南星为末，姜汁和酒调涂，如干燥，不时用酒，以鹅羽蘸涂。如跌磕伤肉与骨，血出淋漓，以天南星，为末，干盒伤处，自然生肌收口。

（5）姚氏《日闻录》：治湿痰臂痛。用天南星、苍术等分，生姜减半，水煎服。

（6）《外科正宗》：治痈疽初起红肿。用天南星捣烂，和米醋调敷，留顶。

（7）严子礼方：治痰瘤结核，生皮肌头面，大者如拳，小者如栗，或软或硬，不疼不痒。用天南星为末，米醋调涂。每日频换贴，即消。

（8）《方脉正宗》：治大小气闭昏塞，痰涎上壅。用天南星一两切片，姜汁浸，晒干炒，猪牙皂角去挺五钱，广陈皮八钱，共为末。每服二钱，姜汤调下。

（9）钱乙方：治小儿急慢惊风，痰迷昏塞，手足搐搦。用胆制南星、天竺黄各一钱，朱砂五分，共为末，姜汤调服，一岁二分。

（10）《全幼心鉴》：治小儿痫后喑不能言。用胆南星为末，姜汤调服。

（11）《仁斋直指方》：治冷风入脑，鼻内结硬，遂流髓涕不止。用大天南星切片，姜汤泡一次，焙干，每用二钱，甘草五分，大枣七个，同煎服。服三四剂，其硬物自出，脑气流通，髓涕自止，再以大蒜和荜茇末作饼，布贴囟间，再隔布以熨斗熨之，或以香附、荜茇末，用少许，频吹鼻中。

（12）《杨氏家藏方》：治酒积酒毒。用天南星切片，姜汤泡浸一日，焙干为末，红曲打糊为丸，如梧子大。每早晚各百余丸，白汤下。

（13）《普济方》：治肠风泻血，诸药不效。用天南星一两，生姜五钱，各切片，和石灰三钱，共炒焦黑色，共为末，酒糊丸梧子大。每早服三十丸，白汤下。

（14）钱乙直方：治小儿解颅，囟开不合。用天南星为细末，酒调贴囟门，立效。

（15）《医说》：治解颐脱臼，不能收上。用天南星为细末，姜汁调涂两颊，一夜即上。

（16）《经验方》：治小儿走马疳蚀，透骨穿腮者。用生南星一个，当心剜空，入雄黄末二钱，面裹烧灰，去面为末，入麝香少许，掺疮上，数日甚效。

### （三）柿霜

#### 1. 药性及药物简介

味甘、微涩，气平，无毒。入手少阴、太阴经。

取干柿生霜者，其法用大柿去皮，捻扁，日曝夜露至干，纳瓮中待生白霜。入舌上见津唾自化无滓者佳。

#### 2. 药物功效

清上焦虚火之药也。

#### 3. 经验方

治伤酒内热，多痰、多嗽、多喘及老人痰火为患。用柿霜、黄芩（酒炒）、天门冬（去心酒煮捣膏）、橘红、瓜蒌霜各一两，海石（煅）、桔梗、真青黛各五钱，风化硝三钱，除天门冬捣膏外，余药俱为细末，和入天门冬膏，炼蜜丸弹子大。食后嚼化一丸，化痰定喘如神。

### （四）故锦

#### 1. 药性及药物简介

味苦、辛，气温，无毒。

锦以五色丝织成，故字从帛，从金。

#### 2. 药物功效

烧灰，能止血渗湿。《太平圣惠方》主失血、吐血、下血、血崩。取锦灰一钱，白汤调服，立止。又金疮出血不止，取锦灰掩之，立住。又小儿脐湿生疮，取锦灰敷之，即收。

### （五）络石

#### 1. 药性及药物简介

味甘、酸，微苦，气温，无毒。入足阳明、手足少阴、足少阳、厥阴五经。

络石，贴石包络而生，故名。生太山川谷，或石山之阴，或高山岩石之间。其茎蔓延，回绕石上。叶似橘叶，细厚圆而木强，面青背淡，涩而有光，冬夏常青。茎节着处，即生根须。五月开白花，实黑而圆。有尖叶、圆叶二种。六七月采茎叶日干，揣去毛用。

#### 2. 药物功效

暖血壮筋，健运腰膝之药。

#### 3. 经验方

（1）赵德先家抄：治小便白浊，缘心肾不济，或由酒色，遂至已甚，谓之火淫，盖有虚热而肾水不足者。医者往往峻补肝肾，其疾反甚。唯服博金散，则水火既济，源洁而流清矣。用络石、茯苓各二两，人参五钱，龙骨（煅）一两，共为极细末。每服二钱，食前灯心汤下，日二服，即愈。

（2）赵德先家抄：治筋骨挛拳，遍身疼痛，腰膝无力，行动艰难，不拘风寒湿毒，或精亡研丧，筋骨衰败者，服此即瘥。用络石八两，日干，再炒燥，枸杞子、当归各四两，浸酒，日逐饮。

（3）《外台秘要》：治喉痹肿塞，喘息不通，须臾欲绝。用络石草一两，水一升，煎一大盏，徐徐呷之，少顷即通。

（4）《外科精义》：治痈疽肿毒，焮赤疼痛。用络石茎叶一两，水洗晒干，勿见火，皂角刺八钱，新瓦焙，甘草节五钱，大瓜蒌一个，取仁炒，乳香、没药各三钱，分作十剂，每日服一剂，水煎和酒半盏服。

（5）治一身风毒作痛，或诸疮余毒作痛，或湿痰流饮作痛，或湿痰流饮作核作块，时聚时散，胀痛非常，取一二两并宜酒煎饮之。

（6）治妇人频年小产不育。用络石八两，当归身、白术各四两，俱醋拌炒，共为末，炼蜜丸梧子大。每早晚各服三钱，白汤下，可痊愈。

### （六）白兔藿

#### 1. 药性及药物简介

味苦，气平，无毒。

白兔藿，生交州山谷，今荆、襄亦有。蔓生山南，苗似萝摩，叶圆厚，茎有白毛，与众草异。五月、六月采苗，日干用。此药解毒，今交、广又有黄藤、白花藤，亦善解毒，但用根，不用苗。

#### 2. 药物功效

治蛇虺、蜂虿、狂狗、野菜、鱼肉、蛊毒、鬼疰、风疰，诸大毒不可入口者，皆消除之。如毒入腹，煮汁饮即解。为末，着伤处立清。

### （七）无食子

#### 1. 药性及药物简介

味苦，气温，无毒。

无食子，即没石子，生西戎沙碛间。树似柽，出波斯国，土人呼为摩泽树。高六七丈，围八九尺，叶似桃而长。三月开花，白色，花心微红。子如金弹，虫食成孔者，入药最佳。其树一年生无食子，次年生拔屡子，大如指，长三寸，中仁如栗。凡使，勿犯铁器，并火惊，用颗小无米者，以浆水砂盆研令尽，焙干，再研如乌犀色为度。

#### 2. 药物功效

涩肠固泻，温中止痢之药。

**3. 经验方**

（1）《普济方》：治血痢不止。用没石子一两为末，米糊丸，小豆大。每食前米汤下百丸。

（2）《太平圣惠方》：治大人小儿无故暴泄。用没石子二两为末，每服二钱，人参汤调下。小儿减半。

（3）治大人小儿口疮。用没石子三个，甘草五分，共研末，掺之。如小儿月内生者，以少许涂乳头上，令吮之，入口即活，不过三次愈。

**（八）诃黎勒**

**1. 药性及药物简介**

味苦、酸涩，气温，无毒。味厚，阴也，降也。

诃黎勒，出波斯国，今岭南、广州亦有之。树似木穗，开白色花，作实如栀子、橄榄状，色青黄，皮与肉相着。七八月熟，具六棱，肉厚者佳。入药勿用毗黎勒，若诃黎勒实只有六棱，或棱多棱少者，俱是杂路勒。修治：用酒浸半日，酒湿草纸，包煨片刻，入石臼内捣细。肉、核一总用。

**2. 药物功效**

涩肠止痢之药也。味本苦涩，苦能泄滞，涩能敛脱，主心腹冷气，咳嗽胀满，此取苦以泄滞也。

**3. 经验方**

（1）陆氏《御院方》：治心腹冷气，气逆胀满。用诃黎勒三个，酒润，草纸裹煨熟，肉与核共捣细，砂仁五钱，白芥子四钱，白豆仁三钱，共研末，水发为丸，黍米大。每早晚各服二钱，灯心汤下。

（2）赵府《济急方》：治咳嗽、气虚散不止者。用诃黎勒三个（制法同前），北五味子、川贝母各三钱，杏仁霜一钱，真阿胶五钱，蛤粉拌炒成珠，共为细末。每早晚各服二钱，白汤调下。

（3）徐阿妈家传：治赤白下痢久不止。用诃黎勒三个（制法同前），白芍药五钱（醋炒），甘草（炒），共为末。每早服三钱，白汤调下。

（4）林汝南方：治肠澼久泄血水。用诃黎勒五个（制法同前），白米、莲肉、白芍药各五钱，甘草三钱，俱用米醋拌炒，共为末。每早食前服三钱，白汤下。

（5）治小水频行不禁。用诃黎勒三个（制法同前），益智子、山茱萸肉、山药、茯苓各五钱。分作十剂，水煎服。

（6）治肠风泻血。用诃黎勒十个（制法同前），白芷、防风、秦艽各一两，俱微炒，研为末，米糊丸，梧桐子大。每早晚各服三钱，白汤下。

（7）《医林集要》：治白带白淫，因虚寒者。用诃黎勒十个（制法同前），白术、黄芪、当归、杜仲、蛇床子、北五味子、山茱萸肉各二两，俱炒，研为末，炼蜜丸，梧桐子大。每早服三钱，白汤下。

（8）治口疮经久不愈。用诃黎勒五个（制法同前），配好冰片一分，共研匀细，不时掺入少许口含，徐徐咽下。

（9）治老人气虚，不能收摄，小水频行，缓放即自遗下；或涕泪频来，或口涎不收。用诃黎勒，不用煨制，取肉，时时干嚼化，徐徐含咽，诸证即止。

（10）参苓白术散加减方治气虚泄泻。用诃黎勒、肉豆蔻，俱用面裹煨，人参、白术、茯苓、山药、砂仁、藿香、陈皮、干姜、莲肉、甘草各一钱，加生姜二片，黑枣二个。水煎服。

（11）《方脉正宗》：治大人小儿冷热不调，下痢赤白，或如脓血鱼脑，里急后重，脐腹疼痛，或脱肛下坠，酒毒便红，并皆治之。用诃黎勒（煨去核）、甘草、白芍药、枳壳、白术、肉豆蔻（面裹煨）各一钱，肉桂八分，人参、当归各一钱二分，木香八分，水煎服。脏热者，加黄连一钱。寒者，加便制附子一钱。

### （九）阿魏

#### 1. 药性及药物简介

味辛，气平，无毒。

阿魏，生西番及昆仑国。苗、叶、根、茎，酷似白芷。捣根汁煎成为上，截根曝干为次。是木津液，如桃胶状。其色黄者为上，色黑者次之。其气体极臭，而又能止臭，亦为奇物也。生取其汁熬膏，名阿魏。修治：以热酒溶化，和入药用。验阿魏真假有三法。一法，以半铢安熟铜器中，一昼夜，着处色白如银，永不变色。二法，以一铢置五斗草自然汁内，次早尽变鲜红色。三法，以一铢置橘柚树上，其树立干。

#### 2. 药物功效

化积，堕胎，杀虫疗蛊之药。

#### 3. 经验方

（1）何日中手集：治一切痞块癥瘕，食饮血气成积者。用阿魏五钱，白芥子四两，白术三两，三棱、莪术各二两，四味俱炒燥，研为细末，以阿魏热酒溶化，和入为丸，黍米大。每早晚各服二钱，白汤下。妇人病此，本方加当归、川芎、干漆，俱酒炒，各一两。

（2）何日中手集：贴痞膏：用阿魏、乳香、没药、芒硝各二两，俱研细听用。外用大黄二两，白芥子三两，木鳖子二十一个（去壳），穿山甲、肉桂、川独活各一两五钱，乱发二两，用香油四十两，煎黑，去渣，待油冷凝，入锅内，乘油冷时，加水飞净、细炒燥黄丹二十两，将油煎滚，用铁箸不住手搅，以黄丹黑熟，软硬得所，提起将凝，加入阿魏、乳、没、硝四味细末在内，搅匀即成膏矣。凡贴膏药时，先用芒硝研细，随患处铺半指厚，以纸盖定，用热熨斗熨良久。如硝耗再加，熨之二时许，方贴膏药。

（3）《太平圣惠方》：治尸疰中恶，近死尸恶气入腹，终年常发者。用阿魏二分，清晨热酒吞下。并治瘟疫瘴疠，霍乱痃疟诸病。

（4）《总微论》：治小儿盘肠内吊，腹痛不止。用真阿魏一钱，为末，大蒜一榔，煨熟研烂，和丸，如麻子大。每服五丸，艾汤化下。

（5）《经验方》：治脾积结块。用阿魏五分，鸡子五个，去壳，汤内同阿魏煮，以汤干、鸡子黄白俱老，入石臼内同捣匀细，黄蜡一两溶化，入阿魏、鸡子膏，同熬数十沸，入香油五六茶匙，搅匀，再入石臼内捣百下。为丸如黍米大。每服一钱，白汤下。

### （十）孩儿茶

#### 1. 药性及药物简介

味苦涩，气平，无毒。

孩儿茶，出南番爪哇、暹罗诸国。今云南、老挝、暮云场地方造之。云是细茶末，入竹筒中，坚塞两头，埋污泥沟中，日久取出，捣汁熬制而成。其块小而润泽者为上，块大而焦枯者次之。

#### 2. 药物功效

解山岚瘴热，敛疮生肌之药。服食方鲜有用者，唯入外科收敛疮口掺药中用此。能定痛止血，收湿生肌。又儿科牙疳方中，配川黄连，共为细末，掺牙根处，亦能敛溃收湿，定痛生肌。

### （十一）罂子桐油

#### 1. 药性及药物简介

味甘、微辛，有毒。即油桐也，因其实状如罂，故名。

罂子桐，生江南北大山中，两浙尤多。树如梧桐，早春开淡红色花，状如鼓子花，成筒子。子打造油，即桐油也。试以竹篾作圈，蘸起如鼓面者为真。

#### 2. 药物功效

吐风痰，解喉痹，去虫疮，摩疥癣之药。

#### 3. 经验方

（1）《集简方》：治腿足风疮如癞，有虫者。用桐子油，和人乳各等分，扫数次即愈。

（2）《摘玄方》：治酒齄鼻。用桐子油，调黄丹、雄黄末敷之。

（3）杨氏方：治女人血风臁疮，溃烂如掌大。用桐子油调真铅粉，作隔纸膏贴之。

（4）《华佗方》：治误食砒石。即刻用桐子油半升灌之，得吐，毒即解。

### （十二）罗勒

#### 1. 药性及药物简介

味辛，气温，微毒。可升可降，阳也。入手足太阴，手足阳明经。

罗勒又名兰香菜。南北处处有之。有三种：一种似紫苏叶，一种似生菜叶，一种叶大者极香。三种俱于三月种之乃生，否则不生。常以鱼腥水、米泔水烧灌则香而茂，但不宜粪水也。宜沟旁水侧广种之。其子褐色如蜜，七月收之。

#### 2. 药物功效

调中和胃，消食去恶气之药。能辟飞尸鬼疰，蛊毒。

#### 3. 经验方

治汗出染衣，黄如柏汁，此名黄汗。其证发热汗出而渴，身体浮肿，此因出汗时，受风冷水寒之气，入于汗孔得之。宜服四仙散，用罗勒二钱，桂枝三钱，黄芪、白芍药各五钱，水酒各一碗，煎服。

### （十三）蓝靛

#### 1. 药性及药物简介

蓝叶，气味苦寒，微甘。

#### 2. 药物功效

善解百虫、百药毒及治天行瘟疫，热毒发狂，风热斑疹，痈疡肿痛，除烦渴，止鼻衄、吐血，杀疳蚀、金疮箭毒。凡以热兼毒者，皆宜捣汁用之。

### （十四）靛青

由蓝与石灰制成，性与蓝叶稍异，其杀虫止血，敷诸热毒热疮之功，似有胜于蓝叶者。

第二篇

获批的中药发酵药物概况篇

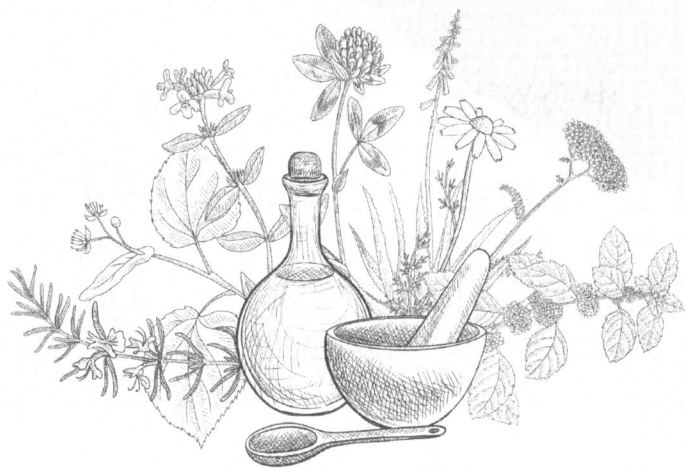

# 第五章　中药发酵药物基本情况与临床应用

中药发酵药物是本书的重点内容之一，中药发酵药物在增强药物疗效、降低不良反应、产生新活性物质、改善药物品质、扩大药用资源、推动中药现代化、研发创新药物等方面具有重要意义，是中医药发展的重要方向之一。现有的中药发酵药物是在传统的炮制技术基础上制作而成并在临床中使用，是临床治疗疾病不可或缺的剂型之一，这些中药发酵药物为人类健康事业作出了巨大贡献。

随着现代生物技术的发展，中药发酵技术也在不断创新，如利用基因工程技术对微生物进行改造，可定向地改变微生物的性状与功能，创造新的物种，使发酵工业能够生产出自然界微生物所不能合成的产物。由于基因工程技术可根据人们的需求构建不同的菌株，这一阶段的特点是产品来源多样化以优化发酵过程和提升产品质量。

本章节通过对中药发酵药物的基本情况和临床应用情况进行系统梳理，可以开拓发掘更多的历代名家经验和经验方，增加中药发酵药物品种的来源，提高中药发酵药物的质量，使中药发酵药物迈上更高的台阶。因此，针对中药发酵药物的研究必将具有广阔的前景，不仅对中医药的发展有重要意义，也为现代生物医药提供了新思路和新方法，值得更深入地研究。

## 第一节　中药发酵药物概述

中药发酵药物是中医药学中的一个重要组成部分，它指的是借助于酶和微生物的作用，在一定温度、湿度、空气和水分等环境条件下，将中药材通过发酵过程制成药物。这种发酵过程可以改变原有药材的性质，增强其药效，降低其毒性，或者产生新的药理作用。一般认为发酵的最佳温度在 30~37℃，相对湿度控制在 70%~80% 为宜。通过发酵可以制造新药，产生新的治疗作用。常用于六神曲、建神曲、半夏曲、红曲、淡豆豉等药物的制备。

# 第二节 中药发酵药物的种类及范围

目前，除了《中华人民共和国药典》和国家卫生健康委员会、政府相关部门批准的 19 味发酵药物外，还没有增加其他发酵药物。直到现在临床仍在应用且有本草文献记载的发酵中药制品近 20 种。发酵类中药沿用至今，品种逐渐减少。《中药炮制学》中发酵炮制的中药载有六神曲、半夏曲、淡豆豉、红曲、建神曲、胆南星 6 种。《中华人民共和国药典》（2015 版）所载的中药发酵制品有 3 种，即淡豆豉、青黛、胆南星。国家卫生健康委员会颁布的药品标准收载有六神曲、半夏曲、建神曲、采云曲、沉香曲 5 种。至今仍在应用的发酵类中药包括六神曲、淡豆豉、半夏曲、建神曲、红曲、胆南星、沉香曲、百药煎、采云曲、臭芜荑、大豆黄卷 11 种。

获批中药发酵药物目录共 16 种，具体如下。

《中药炮制学》6 种：六神曲、半夏曲、淡豆豉、红曲、建神曲、胆南星。

《中华人民共和国药典》（2015 版）3 种：淡豆豉、青黛、胆南星。

部颁药品标准收载 5 种：六神曲、半夏曲、建神曲、采云曲、沉香曲。

传统的发酵类中药 14 种：六神曲、淡豆豉、半夏曲、建神曲、红曲、胆南星、沉香曲、百药煎、采云曲、臭芜荑、大豆黄卷、霞天曲、炮天雄、片仔癀。

经现代研究开发的发酵类中药 1 种：槐耳颗粒。

# 第三节 中药发酵药物临床应用概况

## 一、百药煎

百药煎为五倍子同绿茶叶、酒曲等经发酵制成的块状物。

【别名】五倍子。

【出处】《太平惠民和剂局方》。

【原料】五倍子、茶叶。

【性味归经】味酸、甘，性平。归心、肺、胃经。

【功用】润肺化痰、止血止泻、解热生津。主久咳劳嗽、咽痛、口疮、牙疳、便血、血痢、泄泻、脱肛、暑热口渴。

【用法用量】内服：煎汤，布包；或为丸，噙化；或作散。外用：适量，研末撒或调敷；或煎汤含漱。

【贮藏】置通风干燥处，防蛀。

【成品性状】本品为灰褐色或黑褐色不规则小块，表面有黄白色霉斑，质坚硬，断面粗糙。气微，味酸、涩、微甘。

【临床应用】百药煎治疗呼吸系统疾病和消化系统疾病（如支气管炎、哮喘、咽喉炎、胃肠炎）有显著的疗效。含有百药煎的中成药有金霜煎、清音丸、结肠安胶囊等。金霜煎治疗胃食管反流性咽喉炎，清音丸含化主治慢性咽炎，结肠安胶囊治疗慢性结肠炎，疗效确切，未出现不良反应。

【发酵炮制方法】取五倍子，洗净，干燥，研末，过80目筛，加入酒曲末，混匀，再加茶叶水，揉匀，切成小块，置适宜容器中，上盖湿布，放温暖处发酵，待其表面全部长出白霜时取出，晒干。五倍子每1kg用酒曲0.25kg，茶叶0.063kg（煎水适量）。(《中药炮制学》)

【名家医话及记载】

1.《太平惠民和剂局方》

饮酒齿痛者，以井花水洗漱，或百药煎泡汤冷含咽，或缩砂嚼敷通用。

2.《本草蒙筌》

治肺胀喘咳不休。

3.《本草纲目》

百药煎，功与五倍子不异，但经酿造，其体轻虚，其性浮收，且味带余甘，治上焦心肺咳嗽，痰饮热渴诸病，含噙尤为相宜。

4. 百药煎与五倍子

百药煎是中国传统中药的一种制剂，是由五倍子（一种植物的虫瘿）与茶叶、酒曲等加工而成的发酵药物。而五倍子是漆树科植物盐肤木、青麸杨或红麸杨叶上的虫瘿，主要由五倍子蚜寄生而形成。如果想变成虫瘿，需要经历五代才能成形。因此，称为"五辈子"，俗称五倍子。这些昆虫与漆树类植物之间达成了和谐的共生关系。五倍子非常珍贵，是中药材中的明星，在医疗保健领域有着广泛的应用。此外，五倍子还是一种极富营养的食材。在传统的中餐中，五倍子常被用于制作糕点、酱料等美食，具有独特的风味和营养。无论作为药材还是食材，都为人类带来了极大的益处。百药煎为五倍子与茶叶等经发酵而成，解热、镇痛、镇咳、祛痰及抗氧化作用均增强，临床功能主治有一定区别。多种文献记载，百药煎具有《本草纲目》所述的"清肺化痰，定嗽解热，生津止渴，收湿消酒。止下血，久痢，脱肛，牙齿宣蛋，面鼻疳蚀，口舌糜烂，风湿诸疮"的作用。说明百药煎对多种难治性疾病都有较好的疗效。总的来说，百药煎是一种实用性强、临床疗效显著，在攻克疑难病方面具有巨大潜力的药物，值得进一步挖掘。

【单味复方经验】历代以来，众多的名家在临床研究和使用百药煎的过程中，积累了很多宝贵的临床经验。为了便于临床使用和读者查找，我们从众多的百药煎配伍方中选择了其中的部分临床经验方，收载于此，以供参考，具体如下。

### 1. 百药煎治阴虚咳嗽方

百药煎具有清肺化痰、止嗽退热、生津止渴的作用，尤其适用于肺阴虚咳嗽。

### 2. 百药煎治肾虚咳嗽方

百药煎配诃子、荆芥穗具有敛肺下气、利咽、涩肠止泻的作用，治疗慢性咽炎、肾虚引起的慢性咳嗽。上药为末，姜、蜜丸。噙化。(《丹溪心法》)

### 3. 百药煎蒸饼止咳方

将百药煎、片黄芩、橘红、甘草各等分。共为细末，蒸饼入丸，绿豆大。时时干嚼数丸佳。(《濒湖医案》)

### 4. 百药煎治咽痛方

百药煎五钱，硼砂一钱五分，甘草二钱，为末。每服一钱，米饮调，食后细细咽之。(《医学心悟》)

### 5. 百药煎消暑方

百药煎、腊茶等分，为末，乌梅肉捣和丸，芡子大。每含一丸。(《岁时广记》)

### 6. 百药煎治便血方

百药煎、荆芥穗（烧存性）等分。为末，糊丸桐子大。每服五十丸，米饮下。(《太平圣惠方》)

### 7. 百药煎治脱肛方

百药煎一块，陈白梅三个，木瓜一握。以水一碗，煎半碗，日二服。(《圣济总录》)

### 8. 百药煎治乳结方

百药煎末，每服三钱，酒一盏，煎数沸服之，适用于乳腺结节。(姚垣经验方)

## 二、淡豆豉

淡豆豉为豆科植物黑大豆的成熟种子的发酵加工品。

【别名】豉，黄豆，白豆。

【出处】《名医别录》。

【原料】桑叶、青蒿、大豆。

【性味归经】味苦、辛，性凉。归肺、胃经。

【功用】解表、除烦、宣发郁热。主治感冒、寒热头痛、烦躁胸闷、虚烦不眠。

【用法用量】内服：煎汤，5~15g；或入丸剂。外用：适量，捣敷；或炒焦研末调敷。

【成品性状】加工后的种子呈椭圆形，略扁，长0.6~1cm，直径0.5~0.7cm，外表面黑色，略皱缩，上附有黄灰色膜状物，皮松泡，偶有脱落，种仁棕黄色。质柔软，断面棕黑色。气香，味微甘。

【临床应用】现代临床应用的淡豆豉，以不经炒制的淡豆豉为主。国家卫生健康委员会规定淡豆豉为食用和药用品种，药用淡豆豉，每100kg净大豆，用桑叶、青蒿各7~10kg的煎液浸泡，而食用淡豆豉没有此项要求。一般认为药用淡豆豉可食用，但食用淡豆豉不可药用，临床使用中应加以区别。

施今墨擅长用传统发酵中药治疗各种疾病，将淡豆豉广泛用于外感疾病的风寒外袭案、半表半里案、热入血室案、流行感冒案、温邪内伏案、暑湿案、瘟毒发颐案，呼吸系统疾病的风热咳嗽案，消化系统疾病的湿热痢案、食积兼外感痢疾案，泌尿系统疾病的急性肾炎水肿案，神经系统疾病的脑出血中脏腑案，皮肤疾病的湿热久蕴感受风邪案。另外，淡豆豉亦常与杏仁伍用，可解表透邪，止咳平喘。对外感表证者，无论寒热，有咽之症者均可选用。同时对温热之邪在表郁肺，症见发热、咽痒、胸闷咳嗽者，亦可使用。

东晋葛洪对发酵中药的使用作出了巨大贡献，豆豉是《肘后备急方》中使用频率最高的药物，涉及豆豉治病的篇数为第三、第八、第九、第十、第十一、第十二、第十三、第十四、第十五、第十九、第二十、第二十一、第二十二、第二十三、第二十四、第三十、第三十一、第三十四、第六十九、第七十三，共二十篇，范围相当广泛，为今本《肘后备急方》残存68篇的30%。葛洪用于临床与豆豉配伍的药物：桂、生姜、栀子、酒、吴茱萸、橘皮、甘草、蜜、葱、葛根、升麻、麻黄、乌梅、苦酒、小男溺、大青、胶、赤石脂、韭白、茵陈、羊尿、千苏、鼠屎、大黄、常山、黄连、附子、犀角、牡蛎、龙骨、白矾石、石钟乳、苏子、黄芩、葶苈、杏仁、巴豆、釜月下土、饴糖、干姜、椒目、薤白、枣、枳实、面、麦蘖、杏子，计47种。

经统计，含有淡豆豉的经典方主要有栀子豉汤、葱豉汤、葱豉桔梗汤、栀子甘草豉汤、栀子生姜豉汤、枳实栀子豉汤、栀子大黄汤、豉薤汤等。含有淡豆豉的成方制剂主要有翘伤风胶囊、银翘散、银翘解毒丸（片、胶囊、颗粒）、小儿豉翘清热颗粒、鼻炎灵片、维C银翘片、羚羊感冒片等。

【发酵炮制方法】取桑叶、青蒿各70~100g，加水煎煮，滤过，煎液拌入净大豆

1000g，待汤液被吸尽后，置蒸制容器内蒸透，取出，稍晾，再置容器内，用煎过的桑叶、青蒿渣覆盖，在温度25~28℃，相对湿度80%的条件下，闷至发酵，长满黄衣时，取出，除去药渣，洗净，置容器内，保持50~60℃，闷15~20天，至充分发酵，有香气逸出时取出，略蒸，干燥，即得淡豆豉。每100kg黑大豆，用桑叶、青蒿各7~10kg。

【名家医话及记载】豆豉是古代的食品之一，淡豆豉入药始载于陶弘景的《名医别录》，食药两用开始载于《史记·货殖列传》。汉代以后，史籍及本草文献中存在不少"豉"的记载。张仲景的《伤寒论》中提出了栀子豉汤、栀子甘草豉汤、栀子生姜豉汤、枳实栀子豉汤、栀子大黄汤等13首有关"豉"的方剂，用于治疗太阳病、阳明病、厥阴病、劳复病、黄疸、呕吐下利的病证及多种传染病。明代医家逐渐认识到"咸""淡"豆豉的差异，多数认可"药用淡豆豉"的观点，淡豆豉的发酵炮制工艺有了更为明确的记载。《本草经集注》中收载了豉、酒、醉酒（醋）、酱等发酵品入药，列入米食部，说明当时就是以这些发酵食品直接入药的，并未按照药物性味、归经归到食药类。李时珍《本草纲目》记载造法已较为成熟，采用青蒿、桑叶为辅料的多次发酵工序进行生产。豆豉不仅是副食品，也是生豉汁（即酱油）的重要中间品。至于"豉"的药用价值，汉代亦有明确记载。综上所述，汉代"豉"食药两用已较为普遍，相应文献也有不少记载。

《本草汇言》云："淡豆豉，治天行时疾，疫疠瘟瘴之药也。"

《药性论》载："治时疾热病发汗；熬末，能止盗汗，除烦；生捣为丸服，治寒热风，胸中生疮；煮服，治血痢腹痛。"

【单味复方经验】

**1. 酒煎豆豉防疫方**

将淡豆豉放酒中煎数沸，于东向户中饮之，屠苏之饮，先从小起，多少自在，一人饮一家无疫，一家饮一里无疫，饮药酒得三朝，还滓置井中，能仍岁饮，可世无病。当家内外有井，皆悉着药辟温气也。（《备急千金要方》）

**2. 治热病后生䎃方**

豉二七枚烧为末，内管中，以吹目中。

又方。槐叶（五升）、葱白（切一升）、豉（一合）。上三味以水五升煮取三升，分温三服。（《备急千金要方》）

**3. 豆豉治鼻出血不止方**

干地黄、栀子、甘草（等分）。上三味治下筛，酒服方寸匕，日三，如鼻疼者加豉一合，鼻有风热者，以葱涕和服如梧子五丸。（《备急千金要方》）

**4. 治喉肿痛，风毒冲心胸方**

豉（一升半）、犀角、射干、杏仁、甘草（各二两）、羚羊角（一两半）、芍药（三两）、栀子（七枚）、升麻（四两）。上九味㕮咀，以水九升，煮取三升，去滓，纳豉煮一沸，分三服。喉肿胸胁支满，灸尺泽百壮。（《备急千金要方》）

**5. 栀子丸，治酒鼻疱方**

栀子仁（三升）、川芎（四两）、大黄（六两）、豉（三升）、木兰皮（半两）、甘草（四两）。上六味末之，蜜和，服十丸如梧桐子，日三，稍加至十五丸。（《备急千金要方》）

**6. 栀子豉汤治汗后吐下方**

治发汗吐下后，虚烦不得眠，心中懊恼：栀子十四个（擘）、香豉四合（绵裹）。上二味，以水四升，先煎栀子，得二升半，纳豉，煮取一升半，去滓。分为二服，温进一服，得吐者，止后服。（《伤寒论》）

**7. 治疗传染病、疫病用方**

（1）治温毒发斑（多为传染病），大疫难救：黑膏生地黄半斤（切碎），好豉一升，猪脂二斤。合煎五六沸，令至三分减一，绞去滓，末雄黄、麝香如大豆者纳中，搅和，尽服之，毒从皮中出。（《补缺肘后方》）

（2）治伤寒暴下及滞利腹痛：豉一升，薤白一把（寸切）。上二物，以水三升，煮令薤熟，去滓，分为再服，不瘥复作。（《范汪方》）

**8. 治多年肺气喘急，呴嗽，晨夕不得眠**

信砒一钱半（研，飞如粉）、豆豉（好者）一两半（水略润少时，以纸浥干，研成膏）。上用膏子和砒同杵极匀，丸如麻子大，每服十五丸，小儿量大小与之，并用腊茶清极冷吞下，临卧以知为度。（《普济本事方》）

**9. 治妊娠胎死腹中，若子生，胞衣不出，腹中引腰背痛方**

甘草一尺、蒲黄二合、官桂四寸、香豉二升、鸡子一枚。上五味以水六升，煮取一升，顿服之，胎胞秽恶尽去，大良。（《备急千金要方》）

**10. 治产后虚羸，喘乏，自汗出，腹中绞痛方**

肥羊肉三斤（去脂）、当归一两（姚氏用葱白）、桂心二两、芍药四两（《子母秘录》作葱白）、甘草二两、生姜四两、芎䓖三两（《子母秘录》作豉一升）、干地黄五两。上八味㕮咀，以水一斗半，先煮肉，取七升，去肉，纳余药，煮取三升，去滓，分三服，不瘥重作。（《千金翼方》）有葱白一斤。《子母秘录》有胸中微热加黄芩、麦门冬各一两，头痛加石膏一两，中风加防风一两，大便不利加大黄一两，小便难加葵子一两，上气咳逆加五味子一两）。（《备急千金要方》）

### 11. 葱豉汤治伤寒初起，头痛身热，脉浮大

伤寒有数种，人不能别令一药尽治之者，若初觉头痛、肉热、脉洪起，一二日，便作葱豉汤，用葱白一虎口，豉一升，以水三升，煮取一升，顿服取汗。(《肘后备急方》)

### 12. 银翘散治温病初起，外感风热表证者

金银花一两、苦桔梗六钱、薄荷六钱、竹叶四钱、生甘草五钱、芥穗四钱、淡豆豉五钱、牛蒡子六钱，上为散。每服六钱，鲜苇根汤煎，香气大出，即取服，勿过煎。肺药取轻清，过煎则味厚入中焦矣。病重者，约二时一服，日三服，夜一服；轻者，三时一服，日二服，夜一服；病不解者，作再服。(《温病条辨》)

【文化故事】唐代王勃的《滕王阁序》古今流传，享誉文坛。传说王勃在为滕王阁作序的时候，与豆豉还有一段有趣的故事。唐上元二年间，南昌都督阎某于重阳节为重修滕王阁落成而大宴宾客。这天，"初唐四杰"之一的王勃恰好路过洪州，也被邀请而来。席间阎都督展宣纸备笔墨，请文人学士为滕王阁作序。年少气盛的王勃欣然命笔，一气呵成，阎都督不由为其拍案称绝。翌日，他又为王勃专门设宴。连日宴请，阎都督贪杯又感外邪，只觉得浑身发冷，汗不得出，骨节酸痛，咳喘不已，胸中烦闷，夜不成寐。急得家人、幕僚四处寻医问药，请来了当时十多位名医诊治。众医虽然意见不一，但都主张以麻黄为君药。谁知，这个阎都督最忌麻黄，他说："麻黄峻利之药，岂能乱用，况且我已年近甲子，汗出津少，用发汗之药，就如釜底抽薪，不可，不可！"医生们你看着我，我瞪着你，一筹莫展：不用麻黄，证候难解，药效不佳。正在此时，王勃前来辞行，他听说此事后，不觉想起几天前自己在河旁的情景。

那日，在河滩上，王勃见一位老翁正在翻晒大豆，便问："你晒这大豆干啥？""做菜。"老人头也不抬地说。王勃望着一大片豆豆，抓了一把细细观看，奇怪地问："这么多，做何菜？"

老人指了指茅屋前的两口大缸。王勃迈前几步，见一口缸里浸泡药汁。他在长安跟名医学过草药，能认出是辣蓼、青蒿、藿香、佩兰、荷叶等。老人见他识药，指着另一口缸说："这是麻黄浓煎取汁，两缸翻汁相混。用以浸泡大豆，再煮熟发酵，做成豆豉，便可以做小菜。"老人告诉他："当地老表可爱吃啦，放点葱头、辣椒、大蒜一炒，又辣又咸，香中带甜，下饭好极了。"王勃抓了几粒豆豉，放在口中咀嚼，一股清香直冲鼻窦，他赶紧掏出银钱，买了一大包。

这天，王勃见众医束手无策，心想："都督久霸一方，无法勉强。然而，麻黄是方中要药，不用则无可治疗，古人用大豆黄卷代之称为过桥麻黄，我何不用豆豉

呢？"于是，他把想法说了出来。别说众名医讪笑，连阎都督都直摇头："当地土民小菜，焉能为药。""不妨一试，况且豆豉不过食物，无妨身体。"王勃相劝。阎都督连服3天，果真见效：汗出喘止、胸闷顿减，安然入睡，几天后便痊愈了。不日，阎都督又上滕王阁为王勃饯行，取重金相谢。王勃固辞不受："河旁老翁独家经营豆豉，深受百姓喜爱。都督若要谢我，何不扩大作坊，使其不至失传。"阎都督含笑点头答应。从此，淡豆豉不仅闻名于洪州，而且行销大江南北，不仅是食中美味，而且是药中佳品。

## 三、六神曲

本品为苦杏仁、赤小豆、鲜青蒿、鲜苍耳草、鲜辣蓼等药加入面粉或麦麸混合后经发酵而成的曲剂。

【别名】六曲、神曲。

【出处】《齐民要术》。

【原料】每100kg面粉，用杏仁4kg，赤小豆4kg，鲜青蒿7kg，鲜苍耳草7kg，鲜辣蓼7kg。药汁为鲜草汁或其他药渣煎出液。

【性味归经】味甘、辛，性温。归脾、胃经。

【功用】消食化积，健脾和胃。用于食积不化，脘腹胀满，呕吐泄泻，小儿腹大坚积。

【用法用量】6~12g。或入丸、散。

【成品性状】本品呈方形或不规则块状。表面灰黄白色，粗糙，质脆易断，微有香气。断面黄白色颗粒状，可见未被粉碎的残渣及发酵后的孔洞。质硬脆，易破碎。有发酵气，味苦。

【临床应用】临床上主要用于消食和胃，对饮食积滞、消化不良有较好的作用。不同炮制品功效具有差异性，生神曲健脾开胃，并有发散作用，可以治疗感冒食滞；麸炒后以醒脾和胃为主，用于食积不化、脘腹胀满、不思饮食、肠鸣泄泻等；炒焦后消食化积力强，以治食积泄泻为主。对丸、散剂处方组成中有矿物药、难以消化吸收的药，可以用神曲糊丸，以利于药物的消化和吸收。

六神曲入药方式主要有粉末入药和煎煮入药两种，以粉末入药为主。重用神曲组成的处方治疗青春期乳腺增生、子宫肌瘤、肝大及甲状腺结节等效果明显，且能防止软坚散结药物对脾胃的不良反应，有利于药物的吸收运化。神曲与人参配伍还有治痰的作用；与麦芽、山楂配伍可治疗饮食积滞、小儿便秘等症；与川芎、栀子等配伍可以治疗胸满痞闷、腹中胀满等症；与磁石等配伍治疗肾阴不足、心火偏亢等症；与吴茱萸等配伍可治疗小儿腹泻等症。此外，神曲性味辛温，可制磁石咸寒之性，凡丸剂中有金石、贝壳类药物者，可用神曲糊丸和胃以助消化，使金石之药不碍胃气，利于药力运行。临床观察发现六神曲与一些药物不宜同用，与山豆根同煎口服，可致心慌、恶心、乏力、出汗等不良反应。而与红霉素同用，不仅六神曲酶活性降低，且红霉素抗菌作用大减。六神曲也常被用于健胃消食、调理脾胃的食疗药粥中，如神曲茵陈粥、神曲山楂粥、治疗脾失健运的厌食症神曲粥及治疗儿童疳积的二芽神曲粥等。六神曲还可制成药酒，《本草纲目》记载了具有治疗闪挫腰痛功效的神曲酒。含有六神曲的经典方有越鞠丸、大安丸、消乳丸、健脾丸、保和丸、枳实导滞丸等。在国家标准收载的中成药中，六神曲也是应用最多的发酵类中药之一，如保赤散、保和丸（含水丸）、保和片、保和颗粒、越鞠丸、越鞠保和丸、小儿感冒糖浆、小儿消食片等品种。

**【发酵炮制方法】**

**1. 药料的粉碎和拌匀**

将赤小豆、杏仁研成粉末，与面粉及麦麸拌匀；或将杏仁碾成泥状，赤小豆煮烂，与面粉及麦麸混匀。

**2. 拌曲**

将上述混合粉置一定容器内，陆续加入鲜青蒿、鲜苍耳草、鲜辣蓼压榨出的鲜汁，残渣加水煎汁，合并药液（占原药量的25%~30%）拌匀，搓揉成粗颗粒状，以手握成团，掷之即散为准。

**3. 成形**

将上述拌匀的药料（粗颗粒状），置木制模型中压成扁平方块（长33cm，宽20cm，厚6.66cm，干后重1kg），再用粗纸（或鲜荷麻叶）包严，切方块。

**4. 堆曲**

将包好的曲块，放成"品"字形，再放入木箱或竹席上，各曲块相靠，排间要有一定距离。地面要铺一层一定厚度的蒲包或草垫，否则底部湿气太大，容易散曲。

**5. 发酵**

发酵要注意湿度和温度。进行自然发酵时，曲面要覆盖鲜青蒿或稻草等以保温。温度应控制逐步上升而后下降，第一至第二天约30℃，第三至第四天约40℃，第五至第六天约45℃，之后温度要下降，当温度>45℃时要除去覆盖物，打开门窗，降温度，以免烂曲或黑心。一般在农历五六月炮制神曲较好，此时气候条件适宜，而且青辣蓼之鲜株易采集。如进行人工发酵，药材每100kg加38g发酵粉，可不受季节限制。发酵完成后，成品切块干燥，即可。

相关品种制法如下。

麸炒六神曲：先将炒制容器加热，撒入麸皮，炒至麸皮起烟，加入六神曲，文火炒至表面微黄色，取出筛去麸皮，晾凉。每100kg六神曲，用麸皮10kg。本品形如六神曲。外表面微黄色质坚脆，有焦香气。

焦六神曲：先将炒制容器加热，加入六神曲，武火炒至表面焦褐色，取出，晾凉。本品形如六神曲。外表面焦褐色，带焦斑，断面微色，粗糙，有焦香气。

【名家医话及记载】

1.《本草纲目》

按倪维德《启微集》云：神曲治目病，生用能发其生气，熟用能敛其暴气也。

2.《本草经疏》

古人用曲，即造酒之曲，其气味甘温，性专消导，行脾胃滞气，散脏腑风冷。神曲乃后人专造，以供药用，加倍于酒曲。

3.《本草正》

神曲，味甘气平，炒黄入药，善助中焦土脏，健脾暖胃，消食下气，化滞调中，逐痰积，破癥痕，运化水谷，除霍乱胀满呕吐。其气腐，故能除湿热，其性涩，故又止泻痢。疗女人胎动因滞，治小儿腹坚因积。

4.《药品化义》

神曲，味甘，炒香，香能醒脾，甘能洽胃，以此平胃气，理中焦，用治脾虚难运，霍乱吐逆，寒湿泄泻，妇人胎动抢心，下血不止。若生用力胜，主消米谷食积，痰滞癥结，胸满疟痞，小儿腹坚，皆能奏绩。

5.《本经逢原》

神曲，其功专于消化谷麦酒积，陈久者良。但有积者能消化，无积而久服，则消人元气。

6.《本草求真》

神曲，辛甘气温，其物本于白面、杏仁、赤小豆、青蒿、苍耳、红蓼六味，作饼蒸郁而成，其性六味为一，故能散气调中，温胃化痰，逐水消滞，小儿补脾，医多用此以为调治，盖取辛不甚散，甘不甚壅，温不见燥也。然必合以补脾等药，并施则佳。

7.《药性论》

化水谷宿食，癥结积滞，健脾暖胃。

8.《珍珠囊》

养胃气。治赤白痢。

### 9.《汤液本草》

疗脏腑中风气，调中下气，开胃消宿食。主霍乱心膈气，痰逆，除烦，破癥结及补虚，去冷气，除肠胃中塞，不下食。能治小儿腹坚大如盘，胸中满，胎动不安，或腰痛抢心，下血不止。

### 10.《本草纲目》

消食下气，除痰逆霍乱泻痢胀满。闪挫腰痛者，煅过淬酒温服有效，妇人产后欲回乳者，炒研酒服二钱，日二。

### 11.《本草述》

治伤暑，伤饮食，伤劳倦，疟气痞证，水肿胀满积聚，痰饮咳嗽，呕吐反胃，霍乱，蓄血，心痛，胃脘痛，胁痛，痹痿眩晕、身重，不能食，黄疸。

### 12.《本草再新》

消瘰疬疽瘤。

【单味复方经验】

**1. 治脾胃俱虚，不能消化水谷，胸膈痞闷，腹胁时胀，连年累月，食减嗜卧，口苦无味，虚赢少气**

乌梅（去核，焙干）、干姜（炮）各四两，小麦蘖（炒黄）三两，神曲（捣末，炒）六两二钱。上件为末，炼蜜和搜为丸，如梧桐子大，每服十五丸，加至二十丸，米饮下，日二服，不计时候。（《太平惠民和剂局方》）

**2. 治脾虚不能磨食**

神曲四两，白爪三两，人参一两（俱炒），枳实（麸拌炒）五钱，砂仁（炒）四钱。共为末。饴糖为丸，梧子大。每早晚各服三钱，白汤下。（《方脉正宗》）

**3. 治时暑暴泻及饮食所伤，胸膈痞闷**

神曲（炒）、苍术（米泔浸一宿，焙干）各等分。为末，面糊为丸，如梧桐子大。每服三十丸，不拘时，米饮吞下。（《太平惠民和剂局方》）

**4. 治暴泻**

神曲（微炒），吴茱萸（绿色者拣净，泡洗七遍）各一两。上二味为细末，以酸米醋为丸，如梧桐子大。每服五十丸至一百丸，空心食前米饮汤下。（《百一选方》）

**5. 治休息痢，日夜不止，腹内冷痛**

神曲、芜荑、吴茱萸各等分。熬，生姜自然汁和丸，如梧桐子大。食前粥饮下三十丸。（《普济方》）

**6. 治产后冷痢，脐下疗痛**

神曲三两（微炒令黄），熟干地黄二两，白术一两半。上件药捣细，罗为散。每

— 59 —

服，以粥饮调下二钱，日三四服。(《太平圣惠方》)

### 7. 治食积心痛

陈神曲一块。烧红，淬酒二大碗服之。(《摘元方》)

### 8. 治产乳运绝，亦治产难

神曲末，水服方寸匕。(《备急千金要方》)

### 9. 治产后瘀血不运，肚腹胀闷，渐成臌胀

陈久神曲一斤。捣碎，微炒磨为末。每早晚各服三钱，食前砂仁汤调服。亦可治小儿食臌胀。

## 四、炮天雄

本品为毛茛科植物乌头子根的加工品。

【别名】天雄为"附子的别名"或"大个的附子"。

【出处】《神农本草经》。

【来源】个大附子的加工品。

【性味归经】味辛、甘，性大热；有毒。归心、肾、脾经。

【功用】回阳救逆，补火助阳，散寒止痛。用于亡阳虚脱，肢冷脉微，心阳不足，胸痹心痛，虚寒吐泻，脘腹冷痛，肾阳虚衰，阳痿宫冷，阴寒水肿，阳虚外感，寒湿痹痛。

【用法用量】内服，先煎，久煎，3~15g。

【成品性状】呈不规则卵圆锥形或不规则团块状，长 20~70mm，直径 20~45mm，表面类白色或浅灰黄色，凹凸不平，可见点状或裂缝状空隙。体轻，质脆，断面不整齐，角质状，具不规则裂隙，气微，味淡。

【临床应用】炮天雄为附子的炮制加工品。炮天雄在岭南、港澳、东南亚地区的临床应用较为广泛。在岭南地区，临床使用炮天雄的患者主要是脾阳虚和肾阳虚者。

常用的含有天雄的制剂有天雄丸、天雄口服液、天雄散、加味天雄散等，由张仲景《金匮要略》中天雄散改制而成的成方制剂天雄丸在治疗男子不育或精液异常方面疗效较好，《研精录》认为该方为"阳虚失精"之祖方。目前岭南、港澳、东南亚地区仍有沿用"炮天雄"入方(如济生肾气丸、桂附地黄丸、天麻丸)的习惯，在治疗元阳素虚、肾亏阳虚证的患者时较常使用。炮天雄具有"补先天命门真火"的功效，因此亦被部分人称为"中药中的伟哥"，驰名中外，人们常将其作为保健品使用，直接取适量用温水冲服。

【注意事项】孕妇慎用；不宜与半夏、瓜蒌、瓜蒌子、瓜蒌皮、天花粉、川贝母、浙贝母、平贝母、伊贝母、湖北贝母、白蔹、白及同用。

【贮藏】置干燥处，防潮。

【发酵炮制方法】选择大个的泥附子，洗净，浸入附子炮制用胆巴的水溶液中数日，捞出煮至透心，清水漂洗至芽口变软后，姜汁浸泡发酵至表面牙黄色，取出，蒸至出现油面光泽，烤制至酥脆。

【名家医话及记载】

1. **虞抟**

附子禀雄壮之质，有斩关夺将之气，引补气药行十二经，以追复散失之元阳；引补血药入血分，以滋养不足之真阴；引发散药开腠理，以驱逐在表之风寒；引温暖药达下焦，以祛除在里之冷湿。

2. **张元素**

附子以白术为佐，乃除寒湿之圣药，湿药少加之引经。益火之源，以消阴翳，则便溺有节，乌、附是也。

3. **朱震亨**

气虚热甚者，宜少用附子以行参、芪，肥人多湿，亦宜少加乌、附行经。

4.《**神农本草经**》

主风寒咳逆邪气，温中，金疮，破癥坚积聚，血瘕，寒湿，痿躄拘挛膝痛，不能行步。

5.《**名医别录**》

主治脚疼冷弱，腰脊风寒，心腹冷痛，霍乱转筋，下痢赤白，坚肌骨，强阴，又堕胎，为百药长。

6.《**本草拾遗**》

附子醋浸削如小指，纳耳中，去聋。去皮炮令拆，以蜜涂上炙之，令蜜入内，含之，勿咽其汁，主喉痹。

7.《**本草衍义**》

乌头、乌喙、天雄、附子、侧子凡五等，皆一物也，只以大小、长短、似象而名之。后世补虚寒，则须用附子，仍取其端平而圆大及半两以上者，其力全，不僭。风家即多用天雄，亦取其大者，以其尖角多热性，不肯就下，故取敷散也。此用乌头、附子之大略如此。余三等则量其材而用之。

8.《**医学启源**》

《主治秘诀》云，祛脏腑沉寒一也，补助阳气不足二也，温暖脾胃三也。

9.《汤液本草》

附子，入手少阳三焦、命门之剂，浮中沉，无所不至。附子味辛大热，为阳中之阳，故行而不止，非若干姜止而不行也。非身表凉而四肢厥者不可僭用，如用之者以其治四逆也。

10.《本草纲目》

治三阴伤寒，阴毒寒疝，中寒中风，痰厥气厥，柔痉癫痫，小儿慢惊，风湿麻痹，肿满脚气，头风，肾厥头痛，暴泻脱阳，久痢脾泄，寒疟瘴气，久病呕哕，反胃噎膈，痈疽不敛，久漏冷疮。和葱涕，塞耳治聋。

11.《伤寒蕴要》

附子，乃阴证要药，凡伤寒传变三阴及中寒夹阴，虽身大热而脉沉者必用之，或厥冷腹痛，脉沉细，甚则唇青囊缩者，尤急须用之，有退阴回阳之力，起死回生之功。近世阴证伤寒，往往疑似不敢用附子，直待阴极阳竭而用之，已迟矣。且夹阴伤寒，内外皆阴，阳气顿衰，必须急用人参健脉以益其源，佐以附子，温经散寒，舍此不用，将何以救之？

12.《本草正》

附子，因其善走诸经，故曰与酒同功，能除表里沉寒，厥逆寒噤，温中强阴，暖五脏，回阳气，格阳喉痹，阳虚二便不通及妇人经寒不调，小儿慢惊等证。大能引火归原，制伏虚热，善助参、芪成功，尤赞术、地建效，无论表证里证，但脉细无神，气虚无热者所当急用。

13.《本草汇言》

附子，回阳气，散阴寒，逐冷痰，通关节之猛药也。诸病真阳不足，虚火上升，咽喉不利，饮食不入，服寒药愈甚者，附子乃命门主药，能入其窟穴而招之，引火归原，则浮游之火自熄矣。凡属阳虚阴极之候，肺肾无热证者，服之有起死之殊功。

14.《本草从新》

治痘疮灰白，一切沉寒痼冷之证。

15.《本草蒙筌》

天雄，其气亲上，补上焦阳虚；附子，其气亲下，补下焦阳虚；乌头，守而不移，居乎中者也；侧子，其气轻扬，宜其发四肢、充皮毛，为治风之神妙也；乌喙，其气锋锐，宜其通经络、利关节，寻蹊达径，而直抵病所也。

16.《本草备要》

补肾命火，逐风寒湿。

### 17. 天雄与附子、乌头命名

天雄与附子、乌头同出一源，均为毛茛科植物乌头的药用部位，乌头为母根，像乌鸦的头一样；附子为子根，依附母根而生；附子变形无侧根者为天雄，李时珍说："其形长而不生子，故曰天雄。"

天雄始载于《神农本草经》，列为下品。陶弘景谓："乌头与附子同根，附子八月采……乌头四月采，春时茎初生有脑头，如乌鸟之头，故谓之乌头。"韩保升谓："正者为乌头，两歧者为乌喙，细长三四寸者为天雄，根旁如芋散生者为附子，旁连生者为侧子，五物同出而异名，苗高二尺许，叶似石龙芮及艾。"苏颂谓："五者今并出蜀土，都是一种所产……其苗高三四尺，茎作四棱，叶如艾，其花紫碧色作穗，其实细小如桑椹状，黑色，本只种附子一物，至成熟后乃有四物。"《本草纲目》载："乌头有两种，出彰明者即附子之母，今人谓之川乌头是也，其产江左山南等处者，乃《本经》所列乌头，今人谓之草乌头是也。"

### 18. 天雄、附子、乌头功效的异同

天雄具有祛风除湿、温肾助阳的功效，常用于治疗风湿痹痛、肾虚腰痛、阳痿遗精、宫冷不孕等病证。附子具有补火助阳、散寒止痛的功效，常用于治疗亡阳虚脱、肢冷脉微、心阳不足、胸痹心痛、虚寒吐泻、脘腹冷痛等病证。乌头具有回阳救逆、散寒止痛的功效，常用于治疗亡阳虚脱、肢冷脉微、心阳不足、胸痹心痛、虚寒吐泻等病证。天雄与附子、乌头都属于辛热的药物，手心脚心热、口干及属于热性体质的人，要慎重使用。

【单味复方经验】

#### 1. 肾阳虚损

用乌头、附子、天雄一起炮制并去皮脐，等分咬细，每服四钱，加水两碗、姜十五片，煎至成，温服。此方名三建汤。

#### 2. 男子失精

用天雄（炮）三两，白术八两，桂枝六两，龙骨三两，上四味，杵为散。每服半钱，一日三次，温热黄酒送下。

#### 3. 大风癞

用天雄、乌头的苗及根，去土勿洗，捣成汁。另取细粒黑豆（不脱皮者）浸液中一夜。次日取豆晒干，如此七浸七晒，可供服用。开始时每次吞服三枚，以后渐加至六七枚。禁记事、猪鸡肉及蒜，犯之即死。

## 五、胆南星

胆南星为制天南星细粉与牛、羊或猪胆汁经加工而成，或为生天南星细粉与牛、羊或猪胆汁经发酵加工而成。

【别名】胆星、陈胆星、九转南星等。

【出处】《圣济总录》。

【原料】天南星、白矾、胆汁。

【性味归经】味苦、微辛，性凉。归肺、肝、脾经。

【功用】具有清热化痰、息风定惊的功效。用于痰热咳嗽，咳痰黄稠，中风痰迷，癫狂惊痫。

【用法用量】多入汤剂，也可入丸、散。煎汤内服时，常用量为 3~6g。

【成品性状】本品呈方块状，表面棕黄色或灰黄色，断面色稍浅，质坚实，有特异的腥气，味苦。

【临床应用】天南星经发酵制成胆南星，其毒性降低，燥烈之性缓和，无伤阴之弊。药性由温转凉，味由辛转苦，功能由温化寒痰转为清热化痰。临床上用于痰热咳嗽、中风痰迷、癫狂惊痫等，多配伍使用，少有单味药应用。胆南星与天竺黄、郁金、黄连、石菖蒲、远志等合用，可用于热型中风昏仆及癫痫病；与瓜蒌、黄芩、桔梗、牛蒡子等配伍，可治疗热痰壅肺、咳痰黄稠；生半夏、生胆南星可治疗食管癌；胆南星粉外敷可治疗小儿霰粒肿；胆南星与天麻、牛黄、全蝎等配伍可治疗小儿肺炎；与百部、麻黄、甘草配伍可治疗小儿百日咳；与其他药配伍治疗癫痫及脑血管病后遗症等均取得明显疗效；胆南星与吴茱萸研末，醋调成糊，以及与黄连、黄柏、大黄等研制成饼，外敷涌泉穴，可治流涎及流行性腮腺炎。

含有胆南星的经典方剂有抱龙丸、牛黄丸、定痫丸、化风丹、小儿回春丹等。含有胆南星的中成药有清气化痰丸、牛黄抱龙丸、小儿百寿丸、牛黄千金散、牛黄镇惊丸、抗栓再造丸、小儿抗痫胶囊、琥珀抱龙丸等。

【发酵炮制方法】取制天南星细粉，加入胆汁（或胆膏粉及适量清水）拌匀，蒸60分钟至透，取出放凉，制成小块，干燥。或取天南星细粉，加入净胆汁（或胆膏粉及适量清水）拌匀，放温暖处，发酵 5~7 天后，再连续蒸或隔水炖 9 昼夜，每隔2 小时搅拌 1 次，除去腥臭气，至呈黑色浸膏状，口尝无麻味为度，取出，晾干。再蒸软，趁热制成小块。每 100kg 天南星细粉，用牛（或羊、猪）胆汁 400kg（胆膏粉400kg）。

**【名家医话及记载】**

**1.《本草正》**

胆星，七制九制者方佳。较之南星味苦性凉，故善解风痰热滞。

**2.《本草汇言》**

天南星，前人以牛胆制之，名曰胆星。牛胆苦寒而润，有益肝镇惊之功，制星之燥而使不毒。

**3.《药品化义》**

胆星，意不重南星而重胆汁，借星以收取汁用，非如他药监制也，故必须九制则纯。是汁色染为黄，味变为苦，性化为凉，专入肝胆。假胆以清胆气，星以豁结气，大能益肝镇惊。《本草》言："其功如牛黄者，即胆汁之精华耳。"

**4.《本草纲目》**

造胆星法：以南星生研末，腊月取黄牯牛胆汁，和剂纳入胆中，系悬风处干之，年久者弥佳。

**5. 张寿颐**

天南星，非制过不可用，其生者仅可为止血定痛消肿外敷药料中之辅佐品。后世盛行牛胆制法，今已久为通用之品，则取用其开宣化痰之长，而去其峻烈伤阴之弊。古称南星大毒，然如此用之，已可谓之无毒，法至善也。但市肆中之所谓陈胆星者，形色亦颇不一，唯以黑色润如膏者为佳，其枯硬干燥者，亦不堪用。

**【单味复方经验】**

**1. 治小儿风热壅毒，关膈滞塞，凉心压惊**

胆星一两，入金箔、银箔（小者）各十片，丹砂一钱半，龙脑、麝香各一字。同研极细，炼蜜和丸如鸡头实大。每服一丸，竹叶水化下。(《圣济总录》)

**2. 治小儿痰迷不醒，口流涎沫，手足拘挛**

陈胆星一两，犀角、羚羊角各一两，生龙齿七钱，白芥子五钱，辰砂一钱。陈米汤为丸，金箔为衣。临用以一丸擦胸背并敷脐。(《理瀹骈文》)

**3. 治痰涎喘急**

胆星、天竺黄各三钱，雄黄五分，朱砂五分，牛黄、麝香各四分。共为末，甘草水为丸，如梧桐子大。每服二丸，淡姜汤稍冷服。(《痧症汇要》)

**4. 清肺化痰丸**

胆南星（砂炒）30g，苦杏仁60g，法半夏（砂炒）60g，枳壳（炒）60g，黄芩（酒炙）60g，川贝母30g，麻黄（炙）30g，桔梗60g，白芥子30g，瓜蒌子60g，陈皮60g，莱菔子（炒）30g，款冬花（炙）30g，茯苓60g，甘草30g。

降气化痰，止咳平喘。口服，水蜜丸每次6g，大蜜丸每次1丸，日2次。

# 六、红曲

红曲为曲霉科真菌紫色红曲霉的菌丝及孢子，经人工培养，使菌丝在粳米内部生长，使整个米粒变为红色的制品。

【别名】赤曲、丹曲、红米、福曲、红大米。

【出处】《饮膳正要》。

【原料】粳米、红色土壤。

【性味归经】无毒，味甘，性温。入肝、脾、大肠经。

【功用】健脾消食、温中止利、活血化瘀。主要用于治疗食积饱胀、赤白痢疾、产后恶露不尽、跌打损伤等。

【用法用量】内服：煎汤，6~15g；或入丸、散。外用：适量，捣敷。

【成品性状】为不规则形的颗粒，状如碎米；外表紫红色或棕红色，断面粉红色，质脆，手碾之易粉碎，染指。微有酸气，味淡，以红透质酥，陈久为佳。

【临床应用】红曲是一种药食两用的传统发酵品，具有健脾消食等功效，也可用于食品着色。临床用于治疗食积饱胀、消化不良、脘腹疼痛、下利水谷、赤白痢疾，又可用于妇女气血不和、产后恶露不尽、瘀滞腹痛等症。施今墨认为，痢疾多为湿热积滞，治疗需清热利湿，消积化滞。炒红曲与车前子合用，则是清利湿热的常用药对，临证若与血余炭、益元散、香附、乌药、左金丸等共用，则疗效更佳。

近年研究发现，红曲在治疗高脂血症和颈动脉粥样硬化方面也有良好疗效。此外，红曲也有降血压、降糖、抗骨质疏松、减肥、抗炎、抗肿瘤、防止阿尔茨海默病等作用。血脂康是仅以红曲为原料的中成药，具有化浊降脂、活血化瘀、健脾消食的功能。脂必妥是将红曲与白术、山楂配伍制成的中成药，具有健脾消食、除湿祛痰、活血化瘀、降脂的功能。两药均用于痰阻血瘀所致的高脂血症，症见气短、乏力、头晕、头痛、胸闷、腹胀、食少纳呆，也可用于高脂血症及动脉粥样硬化所致的其他心脑血管疾病的辅助治疗。

【注意事项】脾阴不足及无食积瘀滞者慎用。

1.《本草经疏》

无积滞者勿用，又善破血，无瘀血者禁使。

2.《本草从新》

忌同神曲。脾阴虚，胃火盛者勿用。能损胎。

【发酵炮制方法】选择红色土壤地，挖一深坑，在坑上下周围铺以簸席，将粳米倒入其中，上压以重石，使其发酵而变为红色。经3~4天后，米粒外皮呈紫红色，内心亦变为红色，若内心有白点表示尚未熟透，品质较差。(《中药大辞典》)

现代红曲发酵多为纯种发酵，如2015版《中华人民共和国药典》云："本品为曲霉科真菌红曲霉菌株，接种于稻米（去皮种仁）上，经人工培养制成。"

【名家医话及记载】

1.《本草经疏》

红曲，消食健脾胃与神曲相同，而活血和伤，唯红曲为能，故治血痢尤为要药。得降香、通草、鲮鲤甲、没药，治上部内伤，胸膈作痛，或怒伤吐血，和童便服有效；同黄连、白扁豆、莲肉、黄芩、白芍、升麻、干葛、乌梅、甘草、滑石、橘红治滞下；同续断、番降香、延胡索、当归、通草、红花、牛膝、没药、乳香治内伤瘀血作痛；同泽兰、牛膝、地黄、续断、蒲黄、赤芍药治产后恶露不尽，腹中痛。

2.《本草求原》

粳米饭加酒曲窨造，变为真红，能走营气以活血，燥胃消食。凡七情六欲之病于气以致血涩者，皆宜佐之。故治冷滞赤白痢、跌打损伤、经闭、产后恶血。

【单味复方经验】

1. 治心腹作痛

赤曲、香附、乳香等分。为末，酒服。(《摘元方》)

2. 治小儿头疮，因伤湿入水成毒，脓汁不止

红曲嚼罨之，甚效。(《百一选方》)

# 七、半夏曲

本品为法半夏、赤小豆、苦杏仁和鲜青蒿、鲜辣蓼、鲜苍耳草与面粉经加工发酵炮制而成的曲剂。

【出处】《韩氏医通》。

【原料】法半夏、赤小豆、苦杏仁、鲜青蒿、鲜辣蓼、鲜苍耳草、面粉。

【性味归经】味苦、辛，性平。归肺、脾、大肠经。

【功用】化痰止咳，消食宽中。主治脾胃不健、运化失常，用于食欲不振、消化不良、泄泻、心下痞满、湿痰咳嗽、痰多清稀等症。

【用法用量】内服：煎汤（纱布包煎），10~15g。

【成品性状】半夏曲为小立方块，表面浅黄色，质疏松，有细蜂窝眼。麸炒半夏曲形如半夏曲，表面呈米黄色，具焦香气。

【临床应用】施今墨将半夏曲广泛用于治疗各系统疾病，如呼吸系统疾病的慢性

支气管炎咳案、大叶性肺炎肺胀案、肺脓肿肺痈案、支气管扩张肺痈案、支气管哮喘案、浸润性肺结核肺痨案，消化系统疾病的食管狭窄积滞气逆案、脘胁胀痛肝胃不和案、消化性溃疡的寒湿困脾案和中焦郁结案、胃下垂脾胃两虚案、肠结核的气虚表里不和案、病毒性肝炎黄疸案、肝硬化案，心血管系统疾病的虚性高血压案、低血压眩晕案、肺心病案，妇科的妊娠恶阻案、不孕案，皮肤疾病的积滞内停感受风邪案。临证中，亦常用半夏曲与他药配伍应用，疗效尤显。

含有半夏曲的经典方有三仙丸、枳实消痞丸、冷哮丸、藿香正气散、茯苓丸等。三仙丸用于中脘气滞、胸膈烦满、痰涎不利、头目不清，还可用于脾胃虚弱；枳实消痞丸用于食谷不消、泄泻、呕吐、腹胀等症，还可用于治疗背受寒邪，遇冷即发喘嗽、胸膈痞满、倚息不得卧；藿香正气散具有解表化湿、理气和中的作用；茯苓丸中半夏曲经麸炒后，产生焦香气，健胃消食的作用增强。

相关中成药：柏子养心丸、玉液金丸、小儿葫芦散、京制咳嗽痰喘丸（气管炎咳嗽痰喘丸）、养胃片、柏子仁丸、宁嗽化痰丸、香砂和胃丸。

常用配伍：半夏、甘草、茯苓、陈皮、白术、人参、木香、厚朴、藿香、当归、川芎、丁香、神曲、桔梗、青皮、豆蔻、黄连、杏仁、干姜、砂仁。

【注意事项】《饮片新参》曰："内热烦渴者慎服。"

【发酵炮制方法】取法半夏、赤小豆、苦杏仁共碾细粉，与面粉混合均匀，加入鲜青蒿、鲜辣蓼、鲜苍耳草之煎出液，搅拌均匀，堆置发酵，压成片状，切成小块，晒干。

每100kg法半夏，用赤小豆30kg，苦杏仁30kg，面粉40kg，鲜青蒿30kg，鲜辣蓼30kg，鲜苍耳草30kg。

【单味复方经验】

**1. 藿香正气散**

① 组成：大腹皮、白芷、紫苏、茯苓（去皮）各一两，半夏曲、白术、陈皮（去白）、厚朴（去粗皮，姜汁炙）、苦桔梗各二两，藿香（去土）三两，甘草（炙）二两半。

② 用法：上药共为细末。每服二钱，水一盏，加生姜三片，大枣一枚，同煎至七分，热服。如欲出汗，覆盖衣被。

③ 功用：解表化湿，理气和中。治外感风寒，内伤湿滞，发热恶寒，头痛，胸膈满闷，脘腹疼痛，恶心呕吐，肠鸣泄泻，舌苔白腻，脉浮或濡缓。

④ 应用：本方为解表和中，芳香化湿的常用方，以恶寒发热，呕吐泄泻，舌苔白厚而腻为辨证要点。常用于治疗夏秋季节性感冒、胃肠型感冒、急性胃肠炎属湿滞脾

胃，外感风寒者。

### 2. 冲和汤

①出处：《杨氏家藏方》。

②组成：生姜（切，焙）四两，草果仁（去皮）七钱半，甘草（炙）七钱半，半夏曲（炙）二钱半，白盐（炒）一两，制备为细末，入盐和匀。

③功用：醒酒快膈，消痰助胃。主酒食过伤，呕逆恶心，不思饮食。

④用法：每服二钱，沸汤调下。

### 3. 枳实消痞丸

①组成：干生姜一钱，炙甘草、麦芽曲、白茯苓、白术各二钱，半夏曲、人参各三钱，厚朴（炙）四钱，枳实、黄连各五钱。

②功用：行气消痞，开胃进食。治脾虚气滞，寒热错杂，心下虚痞，恶食懒倦，右关脉弦。又消痞除满，健脾和胃。治脾胃虚弱，寒热互结所致的心下痞满，不欲饮食，体弱倦怠，或胸腹痞胀，食少不化，大便不畅者。

③用法：上为细末，汤浸蒸饼为丸，梧桐子大。每服五十至七十丸，白汤下，食远服。

### 4. 散结丸

①出处：《简明医彀》。

②组成：橘红（盐水拌）一两，赤茯苓一两，大黄（酒煮）一两，连翘一两，黄芩（酒炒）八钱，山栀子（炒）八钱，半夏曲七钱，桔梗七钱，瓜蒌仁七钱，牡蛎（煅，童便淬）七钱，玄参七钱，天花粉七钱，僵蚕（洗）七钱，甘草节四钱。

上为末，水为丸，如萝卜子大。

③用法：每服二钱，卧床白汤送下，兼用围方。

### 5. 枣合丸

①出处：《杨氏家藏方》。

②组成：丁香半两，半夏曲一两，胡椒二钱，干姜二钱，木香二钱。

上为细末，生姜汁浸蒸饼为丸，每两十五丸。

③功用：主治脾胃虚冷，干呕恶心，呕吐涎沫，全不思食，十膈五噎。

④用法：每服一丸，用大枣（去核）一枚，入药在内，湿纸裹枣，煨令香熟，去纸，细嚼，食前温生姜汤送下。

### 6. 不换金正气散

①出处：《奇效良方》。

②组成：苍术、陈皮、半夏曲、厚朴（姜制）、藿香各二钱，炙甘草一钱。

③功用：解散寒邪。

④用法：上作一服，水二盅，生姜五片，红枣二个，煎至一盅，食前服。

**7. 藿香养胃汤**

①出处：《三因极一病证方论》。

②组成：藿香、白术、白茯苓、神曲（炒）、乌药（去木）、缩砂仁、薏苡仁（炒）、半夏曲、人参各半两，荜澄茄、甘草（炙）各三钱半。

上药共为粗末。

③功用：治胃虚不食，宗筋失养，四肢痿弱，不能行立，遂成痿躄。

④用法：每服四钱，用水一盏半，生姜五片，枣二枚，同煎至七分，去滓，不以时服。

**8. 养胃丹**

①出处：《中藏经》。

②组成：丁香一两半，白豆蔻仁半两，人参三分，甘草（炙）半两，干姜（炮，用干生姜尤佳）三两，半夏曲半两。

上为细末，炼蜜为丸，每两重十丸。

③功用：治胃虚不食，宗筋失养，四肢痿弱，不能行立，遂成痿躄。

④用法：每服一丸，温汤化下，空心、食前服之；或细嚼，汤下亦可。

**9. 七味除湿汤**

①出处：《普济方》。

②组成：半夏曲（炒）二两，厚朴（姜制）二两，苍术（米泔浸）二两，藿香叶（去土）一两，陈橘皮（陈皮）（去白）一两，赤茯苓（去皮）一两，甘草（炙）七钱。

上锉。

③功用：主治寒湿所伤，身重体痛，汗出，大便溏泄，小便涩或利，腰脚酸疼，腿膝浮肿，以及胃寒呕逆。

④用法：每服四钱，水一盏半，加生姜七片，大枣二枚，同煎至七分，去滓，食前温服。

# 第四节　中药发酵药物临床研究进展

## 一、百药煎

百药煎主要有效成分是没食子酸（gallic acid），由五倍子中可水解鞣质经微生物发酵炮制转换而来。五倍子经发酵炮制制成百药煎后，没食子酸含量明显提高，具有杀锥虫、抗炎、抑菌、抗肿瘤、抗病毒等活性，其抗炎镇痛和止咳化痰的功效显著增强。没食子酸是百药煎发酵炮制研究测定的常用指标，通过测定百药煎中没食子酸含量就能初步判断药效。没食子酸化学名称为 3,4,5-三羟基苯甲酸，分子式 $C_7H_6O_5$，是一种天然的多酚类有机化合物，广泛存在于掌叶大黄、大叶桉、山茱萸等植物中，在食品、生物、医药、化工等领域有广泛的应用。我国是世界上最早制得没食子酸的国家，明代李梴的《医学入门》（1575 年）中记载了用发酵法从五倍子中得到没食子酸的过程，比瑞典化学家舍勒的发现（1786 年）早了 200 多年。书中谓："五倍子粗粉，并矾、曲和匀，如作酒曲样，入瓷器内遮不见风，候生白取出。"《本草纲目》中则有"看药上长起长霜，则药已成矣"的记载。这里的"生白""长霜"均为没食子酸生成之意。工业上制备没食子酸主要是通过水解五倍子单宁获得，发酵可增加没食子酸的疗效。此外，发酵后的百药煎还含有多种微量元素，如铜、锌、铁、镁、钠、钙等，同时其抗氧化作用也得到保护。

在微生物学研究方面，应用临床酶学的有关理论，对五倍子进行发酵炮制研究。①临床疗效实验观察结果表明，五倍子发酵组配伍于结肠安胶囊治疗溃疡性结肠炎比五倍子未发酵组治愈率更高。②发酵炮制对药性影响的研究表明，通过发酵能显著提高五倍子的收敛作用，主要是利用根霉菌能促进 L-赖氨酸生成的作用，采用含有根霉菌和 L-赖氨酸等物质的酵曲发酵五倍子，形成更多的 L-赖氨酸。L-赖氨酸能促进胃肠道黏膜吸收食物中的蛋白质，能有效地避免鞣酸在胃肠道内竞争性消耗，从而提高了五倍子的收敛作用。③发酵炮制五倍子降低或消除了食欲不振的反应，经发酵所产生的 L-赖氨酸能促进黏膜对食物中蛋白质的吸收率，能有效减少大分子沉淀物的形成对胃黏膜产生刺激，进而促进食欲。

## 二、淡豆豉

淡豆豉含有大量的异黄酮类生物活性物质。主要有染料木素、染料木苷、6″-乙酰基-染料木素、大豆苷、6″-乙酰基-大豆苷、6-甲氧基-大豆素、大豆黄素等，另含丁香酸，脂肪 6.9%，蛋白质 19.5%，碳水化合物 25%，维生素 $B_1$ 0.07mg/100g，维生素 $B_2$ 0.34mg/100g，蒎酸 2.4mg/100g，以及钙、铁、磷盐、酶类。高效液相色谱法（HPLC）测定结果表明，在发酵过程中大豆异黄酮苷存在分解现象。现代药理研究表明，淡豆豉有效成分大豆异黄酮有降血脂作用，可以降低总胆固醇、低密度脂蛋白和甘油三酯。淡豆豉的降糖作用与发酵关系密切。同时，淡豆豉在抗动脉硬化、抗肿瘤、抗骨质疏松、抗氧化、免疫调节等方面同样发挥重要作用。此外，叶橘泉《食物中药与便方》（1973年）书，豆豉条说："本品内服后能刺激胃之知觉神经，间接反射于延髓之呕吐中枢引起呕吐。"根据此说，则豆豉确有催吐作用。

## 三、六神曲

六神曲中含酵母菌、淀粉酶、维生素B族、麦角固醇、蛋白质及脂肪、挥发油等，并含多种元素，如锌、锰、铁。六神曲常用于治疗饮食积滞、伤食腹泻和腹胀不适等消化不良症状，研究认为上述功效与六神曲所含的酵母菌、消化酶、维生素有关。现代药理实验表明，六神曲中可分离出大量酵母菌、大量杂菌及少量乳酸菌，不仅可调整脾虚小鼠肠道的菌群失调，而且具有肠道保护作用，神曲及其复方制剂是一种良好的微生态调节剂。神曲还具有维生素B族样作用，如增进食欲、维持正常消化功能等。现代发酵工艺制备的神曲样品在对小鼠胃肠推进功能及胃中总酸分泌方面的影响相当于或优于传统工艺所制样品。近代医学将六神曲归于与消化酶制剂相同的一类药物，实验测定结果也表明，可以以消化酶为指标对六神曲的产品质量进行控制。

## 四、天雄

现代药理研究表明，天雄起作用主要表现为以下5个方面。

1. 抗炎作用和对内分泌的影响。

2. 镇痛、镇静和对体温的影响。

3. 对心血管系统的作用：①强心和升压作用；②对心率和心律失常的影响；③对休克的影响；④对血流量的影响；⑤对心肌缺血的影响。

4. 对免疫功能的影响。

5. 对阳虚动物模型的作用机制。

天雄所含乌头碱的主要毒性是抑制呼吸及引起心律失常，对心脏的毒性作用是通过兴奋中枢和对心脏的直接作用所引起的。

天雄中毒表现与乌头基本相同，如口唇、肢体发麻，恶心，呕吐，心慌，气促，烦躁不安，甚至昏迷，间或抽搐，严重者心跳、呼吸暂停，心电图显示室性期前收缩，而呈阿-斯综合征象。中毒者如能及时抢救，一般均可恢复。

## 五、胆南星

现代研究报道，胆南星具有抗心律失常、抗炎、抗氧化、抗惊厥、麻醉神经、减缓疼痛的作用。①镇静、镇痛作用。②抗肿瘤作用：现有报道表明，天南星块茎中所含凝集素具有很好的体外抗肿瘤活性。③抗惊厥作用：天南星在抗惊厥方面作用显著，但其炮制品抗惊厥作用并不明显。④抗心律失常作用。⑤抗菌作用。⑥祛痰作用：天南星煎剂具有祛痰作用，这与天南星中的皂苷对胃黏膜具有刺激性有关，口服可反射性地增加气管、支气管的分泌液，而天南星的炮制品无祛痰作用。⑦杀钉螺作用：天南星新鲜块茎、叶的灭螺效果高于茎；天南星提取物的活性成分可能是通过降低钉螺肝脏的解毒功能，导致钉螺中毒死亡。天南星植物地下部分块茎的正丁醇提取物灭螺活性最好，石油醚提取物的灭螺活性最差。天南星中分离出的夏佛托苷可能为天南星灭螺的有效成分。此外，天南星中草酸钙结晶对钉螺的致死作用显著。⑧抗氧化作用：虎掌南星醇提取物有较强的抗氧化性。⑨毒性及刺激性：天南星的毒性应该是其所谓的"麻辣味"。现代药理实验也证实，天南星混悬液的刺激性，与天南星中含有的生物碱或苷类成分草酸钙结晶、蛋白酶类物质及植物中黏液细胞相关。

## 六、红曲

红曲主要化学成分有酶类成分：糊精化酶、α淀粉酶、淀粉 1-4 葡萄糖苷酶、麦芽糖酶、蛋白酶、羧肽酶等，红色色素：潘红和梦那玉红等，黄色色素：梦那玉红172 和安卡黄素等，紫色色素：潘红胺和梦那天红等，还含有莫纳可林等降血脂成分，另外还含有乙醇、硬脂酸、柠檬酸等。药理研究表明，红曲中莫纳可林类化合物能有效降低人血清中总胆固醇、低密度脂蛋白和甘油三酯水平，具有强效降血脂作用。红曲霉所产生的 γ-氨基丁酸具有降压作用，红曲色素中橙色素具有活泼的羟基，易与氨基作用，治疗氨血症，并有防癌作用。红曲霉培养物也有降低血糖作用。红曲对心肌细胞、内皮细胞具有保护作用，还有抗炎、抗癌、抑制肿瘤、降血氨、预防老年卒中和阿尔茨海默病风险的作用。此外，红曲霉发酵产物还具有抗疲劳等作用，红曲发酵后可分离到辅酶 $Q_{10}$，辅酶 $Q_{10}$ 又名泛癸利酮，是细胞代谢及细胞呼吸的激活剂，能改善线粒体呼吸功能，促进氧化磷酸化反应。它本身又是细胞自身产生的天然氧化剂，能抑制线粒体的过氧化，有保护生物膜结构完整性的功能。对免疫有非特异的增强作用，能提高吞噬细胞的吞噬率，增加抗体的产生，改善 T 细胞功能。

## 七、半夏曲

半夏曲主要包括抗炎、镇痛、祛痰止咳等作用。①抗炎：半夏曲中含有多种生物碱成分，具有一定的抗炎效果。②镇痛：半夏曲中的主要成分为天南星和白芥子，均有一定镇痛功效，能够起到消肿散结的作用。③祛痰止咳。④改善胃脘胀痛的情况。半夏曲还有增强免疫力、促进消化吸收等多种药理作用。现代药理研究表明，半夏曲对小鼠具有促进小肠推进的作用。

# 第五节　中药发酵药物的使用情况分析

据不完全统计，临床仍在应用且有本草文献记载的发酵中药制品近20种。发酵类中药沿用至今，品种逐渐减少。中药发酵炮制的产品如六神曲、胆南星、青黛、红曲等仍然是中医用药的常用品种，其传统制备方法和功能主治也在《中国制药学》《饮片新参》《中药炮制经验集成》等中医药著作中被传承和保存下来，各地方炮制规范中也收载了部分发酵中药饮片，但是同一品种的组方和工艺各地各法，基本依赖自然发酵的状况未从根本上改变，生产工艺规范化程度较低，不同制备方法培养出的微生物种类各不相同，质量控制主要靠感官和经验，缺乏与药效相关的质量和工艺控制指标，这些问题长期困扰发酵类中药生产企业，制约了发酵类中药的临床使用，为其临床效果带来不确定性和安全性隐患，因此，对于发酵类中药的深入研究迫在眉睫。

对于发酵类中药的研究，在20多年里逐渐发展，目前已有望成为新兴的交叉学科。因其不但涉及原有基础学科中医药学，还与微生物学、微生物工程学、发酵工程学、有机化学、中药分析化学、制剂学、药理学、毒理学等多个新兴学科进行交叉，从而产生和衍生出不少新的研究成果。这些成果来自中药发酵炮制的原理、菌种、生产工艺、生产设备、质量控制、制剂等各个方向进行的深度研究，对于阐明中药发酵炮制的原理和内涵，推动发酵中药质量的飞跃性进步，具有深刻意义。

## 一、产品概况

中药发酵炮制的中药饮片按照配方不同可分为两类，即米面曲类和其他中药发酵曲类，其中米面曲类多有健胃消食的功效，其他中药发酵曲类则通过发酵过程，产生了与原药材不同的药效作用，或者降低毒性，如胆南星、炮天雄。发酵类中药饮片以复方调配入药为主，很少单用。

## 二、市场现状

通过检索国家药品标准和国家中成药标准汇编，含六神曲的中成药有159个，含胆南星的中成药有53个，含淡豆豉的中成药有44个，含半夏曲的中成药有17个，含百药煎的中成药有1个，总方数达274个，说明发酵类中药饮片临床应用比较广泛。

有调研数据表明，胆南星中成药投料量年需求约为20000吨，临床配方年需求300多吨，市场需求较大。红曲因其降脂的功效，近几年发展迅速，某家生产红曲饮片的企业在 2018 年销售额已达 2.3 亿元，以红曲为原料的中成药血脂康 2018 年销售额超过 5 亿元。中药发酵品市场需求和发展潜力巨大。

生产企业方面，发酵类中药饮片的管理，现分为两类：一类实施批准文号管理，另一类按普通中药饮片管理。生产企业也相应分两类：一类是有批准文号的生产企业，另一类是有发酵资质的中药饮片企业（药品 GMP 认证范围明确有"发酵"）。

市场价格方面，目前常见曲类饮片市场销售价格较低，部分品种市场价格甚至与生产企业成本倒挂。究其原因，与部分无资质的企业甚至是个体加工者将偷工减料、不按规范生产出的发酵类中药从非法途径输入市场，低价倾销有关。

## 三、质量概况

一是发酵类中药饮片的配方各地不统一。发酵类中药，多数为复方配伍组成，极少单一原料，如六神曲、半夏曲、建神曲、淡豆豉、百药煎、胆南星等均为复方。但发酵类中药饮片的配方各地各法，并不统一。医生开具处方中的建神曲，在不同地区给付的不同生产企业生产的建神曲其实并不是同一种饮片。

二是发酵类中药饮片的生产工艺不规范。从目前了解的情况来看，发酵类中药饮片的生产工艺缺乏一致性和规范性。

三是发酵类中药饮片的发酵主导菌种不确定。从现代工业的角度来看，中药的发酵过程属于自然富集固态发酵的范畴，其微生物富集区系不仅与当地空气和物料中的自然微生物区系有关，而且与微生态环境的变化密切相关。上述研究结果只能说明在发酵类中药的成品和发酵过程中有这些微生物的参与，真正在发酵过程中产生主导作用的微生物群的研究还在初级阶段，并未形成具有共识的结论。

四是发酵类产品质量存在安全隐患。现有的发酵类中药饮片中，部分品种采用的是毒性中药，如半夏曲、胆南星、炮天雄等，通过发酵过程，降低了毒性，增强或者转变了药效，如果发酵工艺控制不能达到要求，则毒性成分不能得到转化，用药安全得不到保证。传统中药的发酵炮制是多菌种参与的自然发酵，参加发酵的菌种种类和数量都存在一定的波动。因此，传统中药发酵炮制后其质量的稳定性难以保证。除此之外，由于产品质量标准不健全，有以次充好现象存在；也有厂家在炮制加工过程中偷工减料，生产劣质饮片。因此在用药安全方面存在很大的隐患。

## 四、标准现状

发酵类中药饮片的质量标准急需提高。发酵类中药收入《药典》的品种较少，仅有胆南星、淡豆豉等寥寥几种。临床用药量相对较大，主要发挥健胃消食作用的曲类中药《药典》均未收载。申请发酵类中药批准文号的生产企业则多以部颁标准和地方规范为依据。部颁标准由于颁布年代较早，质量标准并不完善，很多仅有性状等标准，无法反映发酵类中药的质量特征。地方规范的标准也有同样问题，部分地方规范虽收载有发酵类中药品种规格，但是对其处方和生产工艺语焉不详，造成企业生产和执行标准存在障碍。

从标准本身来说，很多曲类产品现行标准不能与功效直接对应。随着研究的深入，即使物质基础未能明确，通过研究确定微生物发酵及代谢基质的情况下，也可以通过检测其代谢产物的产生量来控制发酵程度，以此作为质量控制的一种手段。

### 五、监管法规

学术界或药学法规中并没有对中药发酵炮制品做明确、准确的定义，更缺乏对其所涉及的范畴予以系统的界定，导致在监管方面带来不少混乱和争议。目前监管思路一直围绕着发酵品是"生物制品"的线索在展开，而并未把它作为"中药炮制品"纳入药学法规中去；部分学者也呼吁中药的发酵制品应按《新药审批办法》的规定进行新产品注册，并将它列为创新（一类）中药；目前在临床应用的发酵炮制品如淡豆豉、半夏曲、六神曲等生产是按中药饮片实行的许可管理。

# 第六节　中药发酵药物发展存在的问题

## 一、中药发酵炮制研究与应用中目前存在的共性问题

一是适宜发酵炮制的菌种的选育。可供选择的菌种涉及自然菌、内生菌和工程菌。另外，从中药发酵炮制品中分离目的菌种，也是常用的方法。并非任何一个菌种都能用于中药的发酵炮制。应用现代微生物工程的技术，进行中药单一菌种或多菌种混合，定向发酵，提高发酵中药的安全、有效、稳定、可控，是进行现代中药发酵的关键技术之一。

二是筛选适合发酵炮制的药材原料及辅料。实验研究表明，并非所有药材经过发酵后都能增强其疗效。选择针对某一药理活性，普遍筛选可供发酵的药材是中药发酵炮制研究的前提和基础。

三是发酵炮制工艺的选择与外部条件优化。中药发酵炮制，从发酵形式上可分为液体发酵和固态发酵。传统中药发酵炮制大多采用固态发酵，存在许多缺点，如发酵时间长、占地面积大、劳动强度大、各项参数不易侦测、发酵条件不易调控和测量。

液体发酵较固态发酵具有更高的物质传递效率，易于实现炮制工艺的自动化控制，因此，将液体发酵应用到中药的发酵炮制中，有利于保证发酵炮制后中药质量的稳定性，具有广阔的发展前景。发酵炮制的外部条件控制方面，在选择好发酵菌种、发酵形式的基础上，发酵培养基、温度、湿度、发酵时间等外部条件是影响中药发酵结果的关键因素。

四是发酵中药筛选模型和多维评价体系。中药具有品种多样性、化学成分复杂性、药效作用多向性的特点，中药复方具有整体性、系统性、复杂性、非加和性等特点。建立快速、高效、合理的药理模型是发酵产物活性成分筛选的重要保障。对中药发酵炮制作用的认识和研究，不能拘泥于某种单纯化学成分或适合纯化学成分的某种药理模型进行研究，而忽视中药的特性。对中药的发酵炮制也应该进行药效及毒性作用的全面研究，深入探索其活性成分的多靶点、多环节作用的机制，逐步建立符合中医药理论的中药发酵炮制品药效或不良反应的衡量指标和药理模型，为开发一类高效、低毒的中药新品奠定扎实的基础。因此，中药及其复方在发酵过程中如何遵循中医药理论的指导，进行发酵后选用何种评价指标和评价模型，建立发酵中药筛选模型和多维评价体系，是发酵中药研究的又一技术难点。

## 二、中药发酵炮制品的品种及质量规范化

目前，中药发酵炮制品存在质量不规范、生产混乱等问题，影响临床用药的安全与有效。这些因素使得中药发酵炮制品在工艺和质量标准研究方面有大量的工作值得开展。具体包括以下四个方面。

一是中药发酵炮制品配方规范化。由于配方混乱，致使中药发酵炮制品生产缺乏规范。这些问题导致了同名异物现象（同一名称发酵品对应的配方不同），生产缺乏规范。

二是生产、制备工艺规范化。目前，中药发酵炮制品生产、制备工艺尚缺乏规范。如胆南星发酵工艺全国很不统一，有发酵炖制、发酵酒炖制、发酵蒸制、胆汁发酵制、加生姜或大黄发酵制等制法。其中发酵蒸制法沿用地区较广，全国有十多个地区沿用，其余方法仅一两个地区应用。发酵蒸制法其辅料用量和生产周期亦很不一致，以100kg药材计，胆汁用量有用250~700kg；生产周期有1个月、1年和3年不等。有研究认为，胆南星炮制法应以发酵蒸制法较合理，胆汁用量以每1000g天南星粉加入胆汁量不得低于400g为佳。

三是发酵菌种的规范化。由于自然界中微生物的种类繁多，各类微生物对药物的转化作用多不相同，加上原料本身的差异，致使实际的发酵工艺非常复杂。这些因素

要求中药发酵菌种的规范化。传统中药发酵炮制方法系自然发酵法，其主要缺点是杂菌污染严重，常见的有曲霉、根霉等丝状真菌和大量的细菌，甚至黄曲霉毒素。由于采用不同菌种发酵，会导致中药发酵炮制品在化学成分、药理药效及安全性等多方面有所差异，因此，发酵菌种的规范化势在必行。

四是质量检查的规范化。《中华人民共和国药典》对中药发酵炮制品染菌限度一直未做严格的规定，必须引起重视。健全质量标准，不但要有传统的质量要求项目（如形状、大小、色泽、质地、断面、气味等），还要有现代的鉴别、质控指标（如显微鉴别、理化鉴别等），同时还应控制水分、重量差异、硬度等。对中药发酵炮制品的质量控制，目前尚未形成明确的个性标准，通常直接用药材进行发酵者参照《中华人民共和国药典》有关要求试验。

### 三、中药发酵炮制品的道地性

道地药材是指一定的药用生物品种在特定环境和气候等诸因素的综合作用下，所形成的产地适宜、品种优良、产量高、炮制考究、疗效突出、带有地域性特点的药材。其生物内涵是同种异地，即同一物种因其具有一定的空间结构，能在不同的地点上形成大大小小的群体单元，其中如果某一群体产生质优效佳的药材，即为道地药材，而这一地点则被称为药材的"道地产地"。

道地药材与非道地药材也具有相对性，有些道地药材，一经确立，经久不变，也有一些药材的产地，时有变动。用药经验的积累导致对不同药材的认识有变动，现代化学、药理学研究结果等都可能会导致道地产地的改变。对中药发酵炮制品而言，选用的原料（药材、培养基等）具有道地性，也涉及内生菌等问题，内生菌与宿主植物某些活性成分的形成有密切关系，不同地区的相同物种其内生真菌类群是不同的，这可能是形成中药道地性的原因之一。

## 第七节　中药发酵药物老字号品牌产品的应用情况

### 一、片仔癀

片仔癀是国家一级中药保护品种，由麝香、牛黄、蛇胆、三七等名贵中药经发酵炮制而成。[批准文号]国药准字 Z35020243。

【组成】牛黄、麝香、三七、蛇胆。

【性状】本品为类扁椭圆形块状，块上有一椭圆环。表面棕黄色或灰褐色，有密细纹，可见霉斑。质坚硬，难折断。折断面微粗糙，呈棕褐色，色泽均匀，偶见少量菌丝体。粉末呈棕黄色或淡棕黄色，气微香，味苦、微甘。

【功用】清热解毒，凉血化瘀，消肿止痛。用于热毒血瘀所致急慢性病毒性肝炎，痈疽疔疮，无名肿毒，跌打损伤及各种炎症。有抗肿瘤作用，临床效果甚佳，驰名中外，并远销东南亚、日本、西欧、美国等国家和地区，被誉为"安家之宝"和"中国特效抗生素"。

【规格】每粒重 3g。

【用法用量】口服。一次 0.6g，8 岁以下儿童一次 0.15~0.3g，一日 2~3 次；外用研末用冷开水或食醋少许调匀涂在患处（溃疡者可在患处周围涂敷之）。一日数次，常保持湿润，或遵医嘱。

【注意事项】本品含有麝香，运动员慎用；麝香易致滑胎，孕妇禁用。方中麝香性温、气极香，有极强的开窍醒神作用，血海虚而寒热盗汗者不宜使用。方中牛黄不适合脾胃虚寒、脾虚便溏者服用。对于方中成分过敏者也不宜应用。服用片仔癀期间，忌辛辣、油腻食物。

【贮藏】密封，置干燥处。

【执行标准】《中华人民共和国药典》2020 年版一部。

【临床应用】片仔癀在临床应用非常广泛，尤其在防治传染病方面具有较好疗效，先后被列入《中医药治疗埃博拉出血热专家指导意见（第一版）》《登革热诊疗指南（2014 年第 2 版）》等相关指南。片仔癀可清除体内的"湿、毒、热、瘀"，具有抗肿瘤、保肝、抗炎、神经保护、镇痛、免疫调节、抗乙肝病毒、利胆等多种药理作用，临床上已广泛用于疗疮、痈疽、急性胆囊炎、病毒性肝炎、无名高热、跌打损伤、各种炎症、烫伤烧伤、无名肿毒等多种疾病的治疗，效果显著，同时具有美容养颜、醒酒、促进手术愈合的作用。

临床推荐使用片仔癀的情况：①各种类型的病毒性肝炎的保肝降酶治疗；②痈疽疔疮，无名肿毒，跌打损伤及各种炎症；③复发性、放射性口腔溃疡。

临床酌情使用片仔癀的情况：①各种类型的原发性肝癌，尤其是中医辨证为肝热血瘀或热毒瘀结型者；②结直肠癌，中医辨证为毒热瘀结型者。

【药理作用】

1. 抗肿瘤

（1）抑制肿瘤细胞增殖，促进其凋亡。

（2）抑制肿瘤细胞迁移和侵袭能力，抑制肿瘤转移。

（3）抑制肿瘤新生血管生成，从而抑制肿瘤生长和转移。

（4）逆转癌细胞多药耐药，减轻耐药细胞迁移和侵袭能力。

（5）通过抑制肿瘤干细胞的增殖，减慢肿瘤的发展。

**2. 保肝**

（1）通过促进酒精的分解，降低血液中的乙醇浓度，并抑制糖脂代谢的关键基因过氧化物酶体增殖物激活受体 γ（PPARγ）、促炎因子 IL-β 和单核细胞趋化蛋白-1（MCP-1）的表达，减轻由于乙醇摄入导致的肝细胞变性和肝脏功能损害。

（2）通过增加 NF-κb、cAMP 反应元件结合蛋白（CRE）和活化蛋白-1（AP1）的表达，减少自由基生成，保护肝细胞。

**3. 抗炎**

抑制致炎因素引起的白细胞水平升高，降低血浆 TNF-α、IL-1β、IL-8 等炎症细胞因子的表达，进而发挥抗炎作用。

【历史记载】片仔癀的历史可追溯至明嘉靖三十四年（1555 年），一位宫廷御医因不满暴政，逃离京城至漳州出家为僧。他根据宫廷御用秘方制成药锭，治疗热毒肿痛、跌打损伤，疗效显著，因"一片即可退癀"，故名片仔癀。

片仔癀是国家一级中药保护品种，传统制作技艺列入国家级非物质文化遗产名录，处方及工艺受国家绝密保护，享誉海外，是海上丝绸之路上的"中国符号"。

因其在消炎、解毒、镇痛、保肝、抗肿瘤等方面的神奇功效，被闽南地区民众奉为"镇宅之宝"和"福建三宝"之首。

## 二、定坤丹

定坤丹是妇科经典成药的代表者，是妇科诸般疾病的基本方、首选方。

【组成】红参、白术、茯苓、炙甘草、白芍、熟地黄、当归、川芎、枸杞子、阿胶、鹿茸、鹿角霜、肉桂、香附、延胡索、柴胡、乌药、茺蔚子、西红花、三七、鸡血藤、红花、益母草、五灵脂、干姜、细辛、砂仁、黄芩、杜仲、川牛膝，共 30 味。辅料为蜂蜜。

【性状】本品为棕褐色至黑褐色的大蜜丸；气微，味先甜而后苦、涩。

【功用】滋补气血，调经舒郁。用于气血两虚、气滞血瘀所致的月经不调、经行腹痛、崩漏下血、赤白带下、血晕血脱、产后诸虚、骨蒸潮热等妇科常见病。

【规格】每丸重 10.8g。

【用法用量】口服。一次半丸至 1 丸，一日 2 次。

【注意事项】阴虚、湿热体质的阶段不宜应用定坤丹。

【执行标准】《中华人民共和国药典》2020 年版一部。

【临床应用】除功用所列症状外,其主治范围应外延,适用于肾阳虚为主,兼以气血两虚,气滞血瘀所致的妇科、男科、内科等多科的多种病证及美容、养生保健等。对妇女体虚多病、经期腹痛、月经先后不定期、月经量过多或过少、闭经、宫寒不孕、性欲冷淡、腰膝酸软、食欲不振、更年期提前、带下清稀量多、情绪抑郁烦躁、皮肤多斑、崩漏下血、乳癖、癥块及产后恶露不行等诸般病证,均有良效。对男科病证适用于肾阳虚为主,兼以气血两虚,气滞血瘀所致的早泄、阳痿、不育症、前列腺疾病等。对中医辅助生殖,应用于肾阳虚为主,兼以气血两虚,气滞血瘀所致的体外受精-胚胎移植中的卵巢反应功能低下(用于调节自身卵巢功能等)、子宫内膜容受性差等。对美容,用于肾阳虚为主,兼以气血两虚,气滞血瘀所致的黄褐斑、面色萎黄等。对养生保健,用于肾阳虚为主,兼以气血两虚,气滞血瘀所致的亚健康人群等。四季常服,还可使身体矫健,抗病力增强,起一定的预防及保健作用。

【药理作用】定坤丹可维持和延长促黄体生成素的正常功能,中脑中央灰质内的促黄体生成素与性行为反射有关;对多囊卵巢综合征模型大鼠具有促排卵、提高子宫内膜容受性作用;对子宫内膜异位症模型大鼠的异位内膜生长有一定的抑制作用;可明显增强巨噬细胞的吞噬功能,且提示定坤丹有增强细胞免疫的功能;其靶向性集中在与双眼底供血、脑供血、末梢循环和生殖相关的区位,通过提高子宫区位的基础热值来直接治疗寒凝血瘀型痛经;可改善动物模型机体激素内分泌紊乱情况,增强动物模型的抗氧化能力,调节模型动物前列腺细胞凋亡/增殖平衡。经学者对其进行急性毒性、慢性毒性试验,并检测有害金属元素铅的含量,未见明显不良反应。

【历史记载】相传清乾隆年间,后宫嫔妃深居宫中,精神抑郁,不思饮食,身体衰退,影响皇室嗣衍,借吴谦为首的太医编撰《医宗金鉴》之际,乾隆皇帝降旨研究此一系列妇科疾病的处方,集思广益得一处方,疗效颇佳,后乾隆皇帝取"安定坤富"赐名"定坤丹",寓意"坤宫得到安定",慈禧太后为定坤丹御笔亲题"平安富贵",并列为"宫闱圣药",后流入山西太谷而落于民间的家庭药店"太谷广盛号"。1957年定坤丹被国务院列为国家中药一级保密处方(中国中药四大秘方之一),现日益成为历代医师治疗妇科疾病的首选良药,临床用之每获奇效。

## 三、安宫牛黄丸

安宫牛黄丸是中医经典良方,是传统方剂中最负盛名的急症用药,为"凉开三宝"之首。因其疗效显著,被国家卫生健康委员会选为中医急诊必备用药。

【组成】牛黄、水牛角浓缩粉、麝香(或人工麝香)、珍珠、朱砂、雄黄、黄连、黄芩、栀子、郁金、冰片。

【性状】本品为黄橙色至红褐色的大蜜丸，或者为包金衣的大蜜丸，除去金衣显黄橙色至红褐色；气芳香浓郁，味微苦。

【功用】清热解毒，镇惊开窍。用于热病，邪入心包，高热惊厥，神昏谵语；中风昏迷及脑炎、脑膜炎、中毒性脑病、脑出血、败血症见上述证候者。

【规格】每丸重 3g。

【用法用量】口服。一次 1 丸，一日 1 次；小儿 3 岁以内一次 1/4 丸，4 岁至 6 岁一次 1/2 丸，一日 1 次；或遵医嘱。

【注意事项】寒闭神昏不得使用；孕妇慎用；忌食辛辣油腻之品；肝肾功能不全者慎用；治疗过程中由闭证变为脱证时，应立即停药；口服本品困难者，当鼻饲给药；过敏体质者慎用。

【执行标准】《中华人民共和国药典》2020 年版一部。

【临床应用】除上述功用外，其主治范围可外延至治疗中枢神经系统感染性疾病、病毒性脑炎，反应性精神病、癫痫，热闭心神型晚期肺癌高热，婴幼儿毛细支气管炎、肺炎，支原体肺炎，糖尿病，还可用于中毒性菌痢、恶性组织增生、抑郁症、尿毒症、急性流行性和内源性的热毒病证及扁桃体炎、哮喘、急性肾炎、夏季热、传染性单核细胞增多症、急性淋巴细胞性白血病、紫癜、胰腺炎、高原反应等。此外，在兽医临床上亦有应用，用于治疗猪的喘气病、附红细胞体病、蓝耳病、圆环病毒病、犬的细小病毒病、传染性肝炎及犬瘟热等。

下列人群应常备安宫牛黄丸：①高血压、心脏病、冠心病需要急救的人群；②病毒性感染患者（流感、乙脑等）；③工作压力大，过度疲劳的中老年人群；④抽烟、酗酒、熬夜等不规律生活方式的中老年人群；⑤肥胖、癌症、糖尿病等慢性病人群，或体检提示需要预防心脑血管疾病和动脉粥样硬化的人群；⑥有心脑血管疾病家族史、既往史和现病史人群；⑦有中风、癫痫、精神疾病及其他危重疾病的家庭；⑧高原反应人群。

【药理作用】

现代药理研究显示，朱砂能抑制中枢神经系统兴奋，起镇静和催眠作用；外用能抑杀皮肤细菌及寄生虫；研磨作丸外衣，有防腐作用。明雄黄含三硫化二砷，能抑制巯基酶系统以影响细胞代谢，从而抑制生长迅速的肿瘤细胞。冰片含右旋龙脑，对大肠杆菌、金黄色葡萄球菌有抑制作用。麝香含各种甾醇，具有兴奋中枢神经、强心利尿、促进腺体分泌的作用。珍珠粉含碳酸钙及多种氨基酸，与牛黄合用（珠黄散）具有抗真菌感染的功效。黄连所含多种生物碱，主要为小檗碱，用于湿热、呕吐、泻痢、黄疸及高热神昏。黄芩所含的类黄酮成分可显著地抑制淋巴细胞增殖。故安宫牛黄丸为一种集解热镇静、抗炎、抗病毒、抗惊厥、抗癌、保肝、抑制细胞代谢、强心利尿和抗真菌感染等作用为一体的中成药。

【历史记载】安宫牛黄丸是我国传统方剂中最负盛名的急症用药，它来源于清代吴鞠通《温病条辨》，是中医治疗高热的"温病（凉开）三宝"之一。素有"救急症于即时，挽垂危于顷刻"的美誉，是中医临床各科治疗急危重症的重要抢救药物。

### 1. 安宫牛黄丸名字的由来

安宫牛黄丸的名字很有讲究，宫是宫殿、宫城之意，以前是君王居住的场所，而人体中"心"又是君主之官，心包是心脏外面的包膜，如同君王所居住的宫殿，有防范邪气攻心的作用。安宫即心安居其宫，因内含牛黄这味珍贵药材，又配麝香、冰片等有清心痰、醒神开窍作用的药材，使心得以安居心包，故最终得名"安宫牛黄丸"。

### 2. 救命药丸，声名鹊起

清乾隆五十八年（1793年），京城瘟疫流行，不少患者因治疗不当而死亡，温病医学家吴鞠通施以名家叶天士奋力抢救之法"六经辨证，三焦论治，卫气营血"，以明代医家万全的"万氏牛黄清心丸"（组方：牛黄、朱砂、黄连、栀子、郁金、黄芩）为基本方，根据当时的疫情状况进行加减化裁，创制了"药丸"，即安宫牛黄丸，救活了很多危重患者，从此声名大振。

### 3. 广为流传，世人熟知

清嘉庆十八年（1813年），吴鞠通在朋友汪廷珍（时任礼部尚书）的鼓励下，撰写的《温病条辨》得以刊刻问世，"是书一出，大道不孤"，安宫牛黄丸也从此为世人所熟知。

## 四、金水宝

金水宝是一种发酵冬虫夏草菌丝体制剂。

【组成】发酵冬虫夏草菌粉（Cs-4）。

【性状】金水宝胶囊内容物为黄棕色至浅棕褐色的粉末；气香，味微苦。

【功用】补益肺肾，秘精益气。适用于肺肾两虚、精气不足、久咳虚喘、神疲乏力、不寐健忘、腰膝酸软、月经不调、阳痿早泄，以及慢性支气管炎、慢性肾功能不全、高脂血症、肝硬化见上述证候者。

【规格】片剂：0.42g（含发酵冬虫夏草菌粉0.25g）；0.75g。

胶囊剂：0.33g。

【用法用量】片剂：口服，一次4片（每片0.42g），一日3次；用于慢性肾功能不全者，一次8片，一日3次；或遵医嘱。口服，一次2片（每片0.75g），一日3

次；或遵医嘱。

胶囊剂：口服，一次3粒，一日3次。

【注意事项】对本品过敏者禁用，过敏体质者慎用，忌辛辣、油腻、不易消化食物，服药期间不宜同时服滋补性中药，感冒发热患者不宜服用。

【临床应用】除上述功用外，该药在减轻晚期恶性肿瘤患者消化道症状、缓解化疗所致骨髓抑制，以及免疫功能调节等方面也有较好的疗效。

【药理作用】冬虫夏草是传统名贵中药，其含有钙、锌、锰、必需氨基酸等多种有效成分。现代药理研究证明其具有免疫细胞调节、体液免疫抑制和抗炎作用，能够舒张血管，扩张支气管，在呼吸系统疾病和抗纤维化方面具有较好的应用效果。

药理研究证实，金水宝具有抗炎、止咳、祛痰、镇静、促性腺作用；能降低血清胆固醇、甘油三酯和脂质过氧化物，增加心肌与脑的供血，具有轻度降血压、抑制血小板聚集、延长缺氧时动物生存时间等作用，对心脑组织有保护作用。同时现代药理学分析，金水宝胶囊中含有多种氨基酸、腺嘌呤核苷、麦角甾醇、微量元素及维生素B族，具有较强的抗氧化能力，能够抑制炎性反应，降低气道高反应性，清除自由基，修复损伤肺组织，促使肾细胞修复，进而提高临床疗效。

【历史记载】冬虫夏草始载于清代吴仪洛《本草从新》，曰："保肺益肾，止血化痰，已劳嗽。"清代唐方沂所著《青藜馀照》是目前已知除藏文文献以外的最早关于冬虫夏草的记载。《药性考》曰："秘精益气，专补命门。"《柑园小识》曰："以酒浸数枚啖之，治腰膝间痛楚，有益肾之功。"《本草纲目拾遗》曰："张子润云，夏草冬虫，若取其夏草服之，能绝孕无子，犹黄精、钩吻子相反，殆亦物理之奥云。"《重庆堂随笔》曰："冬虫夏草，具温和平补之性，为虚疟、虚痞、虚胀、虚痛之圣药，功胜九香虫。凡阴虚阳亢而为喘逆痰嗽者，投之悉效，不但调经种子有专能也。"周稚圭云："须以秋分日采者良。雄谓夏取者可治阳气下陷之病。"

# 第三篇

## 20例中医名家名著中药发酵经验精髓篇

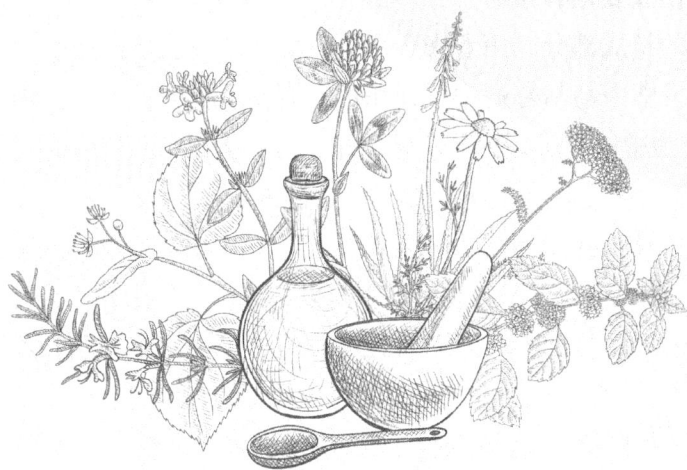

# 第六章 发掘历代名医名著的中药发酵经验和经验方

## 一、《黄帝内经》与中药发酵

### （一）《黄帝内经》简介

《黄帝内经》（简称《内经》）是中国最早的中医学典籍，属于中医学四大经典著作之一。《黄帝内经》创作于先秦至汉代，成书于春秋战国时期，分《灵枢经》和《素问》两部分，为古代医家托轩辕黄帝名之作。《素问》重点论述了脏腑、经络、病因、病机、病证、诊法、治疗原则及针灸等内容。《灵枢经》是《素问》不可分割的姊妹篇，除了论述脏腑功能、病因、病机之外，还重点阐述了经络腧穴、针具、刺法及治疗原则等。《黄帝内经》从整体观论述医学，呈现了自然、生物、心理、社会"整体医学模式"，奠定了人体生理、病理、诊断及治疗的认识基础，是中医药学发展的理论基础和源泉，被称为医之始祖，其研究与应用已成为一门"显学"。

### （二）中医理论是中药发酵的重要指导原则

中医和中药是中医学重要的组成部分，两者密不可分。发酵中药虽然以中药发酵为核心，但在临床实践中，发酵中药与普通中药使用的原则是一样的，离不开中医理论的指导。《黄帝内经》作为中医基础理论的奠基之作，有着大量中医理论的记载。如《素问·阴阳别论》曰："谨熟阴阳，无与众谋。"《素问·标本病传论》曰："知标本者，万举万当；不知标本，是谓妄行。"《素问·至真要大论》曰："知标与本，用之不殆，明知逆顺，正行无问。此之谓也。不知是者，不足以言诊，足以乱经。"《素问·天元纪大论》曰："在地为化，化生五味。"故五味之本淡也，以配胃土，淡能渗泄利窍。夫燥能急结，而甘能缓之；淡为刚土，极能润燥，缓其急结，令气通行，而致津液渗泄也。故消渴之人，其药与食，皆宜淡剂。《素问·至真要大论》曰："辛甘发散为阳，酸苦涌泄为阴；咸味涌泄为阴，淡味渗泄为阳。六者，或收或散，或缓或急，或燥或润，或软或坚，以所利而行之，调其气使其平也。"《素问·五常政大论》曰："根于中者，命曰神机。"是为动物，根本在于中也。根本者，脾、胃、肾也。食入胃，则脾为布化气味，荣养五脏百骸。故酸入肝而养筋膜，苦入心而养血脉，甘入脾而养肌肉，辛入肺而养皮毛，咸入肾而养骨髓，五气亦然。故清养肺，热养心，温养肝，湿养脾，寒养肾也。凡此五味五气，太过则病，不及亦病，唯平则常安矣。故《素问·六节藏象论》曰："五味入口，藏于肠胃，味有所藏，以养五气，气和而生，津液相成，神乃自生。"又《素问·太阴阳明论》云："脾病而四肢不用，何也？岐伯曰：四肢皆禀气于胃，而不得至经，必因于脾乃得禀也。今脾病不能为胃行其津液，四肢不得禀水谷气。气日以衰，脉道不利，筋骨肌肉，皆无气以生，故不用焉。帝曰：脾不主时何也？岐伯曰：脾者，土也，治中央，常以四时长四脏，各十八日寄治，不得独主于时也。脾脏者，常着胃土之精也。土者生万物而法天地。故上下至头足，不得主时也。"所谓燥剂者，积寒久冷，食已不饥，吐利腥秽，屈伸不便，上下所出水液，澄沏清冷，此为大寒之故。宜用干姜、良姜、附子、胡椒加以燥之。非积寒之病不可用也。若久服，则变血溢、血泄、大枯大涸、溲便癃闭、聋瞽痿弱之疾。设有久服而此疾不作者，慎勿执以为是。盖疾不作者或一二，误死者百千也。若病湿者，则白术、陈皮、木香、防己、苍术等，皆能除湿，亦燥之平剂也。若黄连、黄柏、栀子、大黄，其味皆苦。《内经》曰："辛以润之。"盖辛能走气、能化液故也。若夫硝性虽咸，本属真阴之水，诚濡枯之上药也。人有枯涸皴揭之病，非独金化为然。盖有火以乘之，非湿剂莫能愈也。《内经》有谓之虚者，精气虚也；谓之实者，邪气实也。夫邪所客，必因正气之虚，然后邪得而客之。苟正气实，邪无自入之理。《内经》有言："阴平阳秘，精神乃治；阴阳离决，精气乃绝。"

《黄帝内经》中这些关于脏腑功能补泻用药原则，也是发酵中药应用在临床上必须熟悉的，实际上也包含了发酵药物使用指导原则，必须熟悉中医理论，如果没有中医理论指导，发酵药物难以合理配伍、炮制。这都体现了中医理论对发酵药物使用有重要的指导意义。

### （三）《黄帝内经》关于发酵中药的记载

《黄帝内经》作为中医领域的经典，书中关于发酵的内容，有大量直接和间接的记载。有发酵功能最早的相关记载，如醪醴（醪醴指药酒），就是其典型代表之一。这一发现说明古人已经能利用发酵技术处理临床用的中药，并发现有显著提高药物疗效并降低不良反应的作用。《黄帝内经》中提到，药酒被称为"醪醴"，这是一种经过发酵处理的药剂。这表明在古代，人们已经认识到通过发酵可以改变药物的性能，从而增强疗效的炮制技术。

## 二、扁鹊《难经》与中药发酵

### （一）扁鹊与《难经》简介

扁鹊是我国先秦时期的著名医学家，以其为代表形成了中医史上的第一个医学流派——扁鹊学派。扁鹊不仅有高超的诊疗技术，也是中医理论的奠基者之一，其学术思想对早期中医理论体系的构建产生了重要影响。

扁鹊的《难经》对中医中药理论和方法有很多首创和创新，贡献巨大，对后世医学的发展有深远的影响。

《难经》是中医的奠基之作，内容涉及脉诊、经络等，是对《黄帝内经》一些重要理论的发展，所以被认为是《黄帝内经》的"羽翼"，和《黄帝内经》等并列入中医四大经典著作。

### （二）学术贡献

关于扁鹊著作散失的问题，历代有不同的认识。对《难经》一书是否扁鹊所著长期有争议。对扁鹊的学术思想的了解和认识，主要是通过从司马迁的《史记》等资料片段中获得，所以参考资料极其有限。在春秋之前，个人著作很少，主要学术思想和行为事迹多是从官府衙门传出。扁鹊的学术思想也多出自官方的文字记载。

**1. 扁鹊的"审闭结""通郁滞"的疾病认识观与治疗观**

"审闭结""通郁滞"是扁鹊学术思想的核心内容，是扁鹊病因观、病机观、治疗观的具体体现。《潜夫论·实边》曰："且扁鹊之治病也，审闭结而通郁滞，虚者补之，实者泻之，故病愈而名显。"

"闭结、郁滞"是人类大部分疾病的病因、病机，扁鹊所言的"审"是审查判断之义，闭结、郁滞不是凭空而生，必有其因。这里虽没有说出其具体病因，但比说出意义更明确。因为几乎所有疾病，起因不外乎闭结、郁滞，比如常见的气血闭塞、肝气郁结，以致滞塞不通。扁鹊又言："致水火之剂，通闭散结，反之于平。"这是扁鹊告诉我们审闭结、通郁滞的大法，如照此法去做，就可以达到"血脉流通，病可得生"。病就可以痊愈，平安无事。扁鹊简练的语言深刻准确地表达了他的病因观、病机观、治疗观。这些内容对扁鹊学术思想的认识有重要意义，其学术价值对中医学和人类健康有重大影响。

扁鹊作为中国历史上一位宗师级的名医大家，为中医药学作出了巨大贡献。扁鹊"审闭结，通郁滞"的学术思想，对中药发酵炮制学有重要意义。中药发酵炮制技术，是中医药学的重要组成部分。中药发酵炮制学的发展，离不开中医理论的指导，要制造出高效、实用的发酵药物，必须与中医理论紧密结合，我们在发掘名医经验方的过程中，发现在中药发酵方面做出较大贡献的历代名医大家，都有深厚的中医理论基础和丰富的临床实践经验。

扁鹊在防治疾病的过程中，积累了宝贵的临床经验，这些经验对中药发酵炮制具有重要意义，也是制作发酵中药的重要理论依据，所以我们在编写本书的过程中，在发掘发酵中药经验方时，特别重视中医理论与药物临床实践应用的创新。

中药发酵药物对郁滞和闭结起到了通郁开闭的作用。发酵药物是将理应在肠道内完成的发酵转化过程，在体外进行。药物通过发酵作用使大分子转化成小分子，其发酵产生的益生菌和对人体有益的次生代谢物被充分吸收，还能分解有害因子，从而达到增强疗效、减少毒性的目的。与扁鹊提出的"审闭结而通郁滞"理论完全一致，体现了扁鹊学术理念的科学性，对中药发酵药物快速发展有重要意义。

**2. 扁鹊对中医学的主要贡献和学术思想**

第一，在脉诊方面，首创"独取寸口"的切脉方法。《史记》称赞他是最早应用脉诊来判断疾病的医生，"至今天下言脉者，由扁鹊也"。《淮南子·泰族训》也说："所以贵扁鹊者，非贵其随病而调药，贵其厪息脉血，知病之所从生也。"其实扁鹊对望、闻、问、切四诊都是很精通的，他可以通过望色判断病证变化，尤其在脉诊方面更是神奇，他发明了三部九候脉诊法。

第二，在藏象学说方面，创立"右肾命门"的学说，突出肾－命门的重要性。在《黄帝内经》中"命门"指眼睛，可《难经》却第一次提出右肾为命门。《难经·三十六难》说："肾两者，非皆肾也。其左者为肾，右者为命门。命门者，诸神精之所舍，原气之所系也。"这一观点被后世医家广泛运用，成为中医理论体系的重要组成部分。《难经》建立了以"肾（命门）－原气－三焦"为轴心的整体生命观，在中医学术史上具有重要意义。

第三，在经络学说方面，第一次提出"奇经八脉"的概念，完善了奇经八脉（任脉、督脉、冲脉、带脉、阳维脉、阴维脉、阳跷脉、阴跷脉）。

第四，在针法方面，首创"泻南补北"（泻心火、补肾水）法，确立"补母泻子"（木生火，火生土，土生金，金生水，水生木）法。这是《难经》根据五行生克规律提出的整体防治方法，反映了天人相应、内外统一的整体观。

**3. 扁鹊治未病理念在临床上的运用**

扁鹊认为，人们都嫌疾病多，都说疾病不好治，常常为此苦恼；而医生苦恼的则是治疗疾病的办法太少。弥合两者的方法，就是要经常关注自身健康，无病防病，有病早治，这样才能治好疾病。扁鹊的肺腑之言，与他长期治病行医的曲折经历是分不开的。

### 4. 扁鹊"六不治"的医德观

（1）病有"六不治"具体内容

"骄恣不论于理，一不治也；轻身重财，二不治也；衣食不能适，三不治也；阴阳并，脏气不定，四不治也；形羸不能服药，五不治也；信巫不信医，六不治也"。

第一种情况是，人患病之后，依恃自己的地位、财富而骄横恣肆、不讲道理，这样的人医生不好给他治疗。

第二种情况是，患者过分看重钱财，不珍惜生命，这样的人也不好治疗。

第三种情况是，患者穿衣饮食、起居劳作，不能按照医生的嘱咐去做，这样的人也是不容易取得好的效果。

第四种情况是，患者的阴气、阳气不平衡，一方过于偏盛，或者五脏之间不平衡，已经达到了十分严重的程度，也不容易治疗。

第五种情况是，患者的身体极度虚弱，又不能够服药，这样的患者也不容易取得疗效。

第六种情况是，患者只信任巫医巫术，不信任真正的医生，也不容易治疗。

（2）扁鹊"患者是健康主体"的医患观

扁鹊说，医生与患者的关系，患者是健康的主体，医生只是帮助患者恢复健康。也就是说患者是根本，医生起辅助作用，不可喧宾夺主。患者只要有上述六种情况之中的一种，就难以治疗。有的患者同时具有几种难治的情况，就难以取得好的治疗效果。

医生治疗疾病，成功的关键在于选择治疗的时机。如果在疾病初期，邪气位于体表，在腠理、肌肉时，就服些汤药进行发散，或者按摩热敷，通过让患者出汗，就可以排出邪气，治愈疾病。

如果疾病已经进入血脉之中，可以使用针刺、砭割的治疗方法，疏通血脉也能治疗成功；再进一步，疾病深入到体内的肠胃之中，可以用药酒、汤，使患者通过泻下浊秽治好疾病；如果病邪深入到内脏，进入到骨髓，邪气已经没有出路，体质已经败坏到不可救药，即使再高明的医生，也是没有办法的。

### 5. 扁鹊"利天下"思想的核心价值观

（1）"利天下"文化的核心内容

心里有天下，才能利天下。

随俗而变，为的是利天下。

谦虚有大爱，才能利天下。

重然诺破规矩，是因为有大爱（重然诺，凡规矩必有例外）。

（2）扁鹊"利天下"思想境界形成的背景

扁鹊的事迹感动了司马迁。司马迁在《史记》中有扁鹊"名闻天下"的记载，又言"扁鹊言医，为方者宗"。

扁鹊文化的核心价值"利天下"思想的形成，与扁鹊所处的时代是分不开的，也与扁鹊自己的人生价值取向有着密不可分的关系。扁鹊是当时影响力很大的名医，也是张仲景心目中的大明星。"入虢之诊，望齐侯之色"鼓舞着张仲景，使他写出了空前绝后的《伤寒杂病论》。

心里有天下，才能利天下："利天下"的思想源于《易经》，伏羲创立八卦哲学体系，每个卦都由三个爻画组成，其中有天道、有地道、有人道。天在上，地在下，都是为了人；八卦的道理，就是为了解决人道的问题。

"利天下"的思想萌芽，出现于生产力极为低下的时代，曰："刳木为舟，剡木为楫，舟楫之利，以济不通，致远以利天下。"又说："服牛乘马，引重致远，以利天下。"也就是说，只要有了"利天下"的决心，即使条件不好没有达到一定的职位，经过自己的不懈努力，也可以利天下。

"达则兼济天下"，是读书人过度自谦的话语，也有推脱责任的嫌疑，因为"达"的标准很难确定。

"天下兴亡，匹夫有责"，看上去慷慨激昂，但是，谁是匹夫？《易经》告诉我们服牛乘马、驾船行舟的普通人，都肩负着"利天下"的责任。

扁鹊在出名之前，是一个小客栈的当家人，这一舞台，给了他了解社会习俗的机会。成为一个有作为的君子未必需要高贵的出身，但是历史机遇很重要。假如没有在这个小客栈任职，扁鹊就不可能了解天下大事，难以接触南来北往的客商，也不可能得到长桑君的钟爱。

扁鹊，原本是黄帝时代的一名神医，因春秋战国时期有一位叫秦越人的医生医术高超，而被大家称为扁鹊。扁鹊原名：秦越人。

（3）扁鹊践行"心中有大爱，利天下"的事迹

扁鹊带着弟子不辞艰辛，周游列国，行程数千里，为了济世救人，随俗为变。他到邯郸时，得知当地人尊重妇女，就做了带下医（妇科医生）；到洛阳时，得知当地人敬爱老人，就做了专治老年人耳聋、眼花、四肢痹痛的老年病医生；到秦国时，得知当地人爱护幼儿，就做了治小孩疾病的儿科医生。

他随着各地的习俗来变化自己的医治范围，是一位医技高超的"全科医生"。他在虢国曾经用针刺使虢国太子起死回生，在齐国曾准确判断齐桓侯疾病所在部位。他不仅精于内、外、妇、儿、五官等科，而且善于运用砭刺、针灸、按摩、汤液、热熨

等各种方法。他的名声越来越大，被天下人称为神医"扁鹊"。也正因如此，遭到秦国太医令李醯的嫉恨，最后李醯派人刺杀了扁鹊。

### 6. 中医首次纳入官方，扁鹊成为史上第一位医学博士

西汉末年到东汉初期扁鹊医学虽然为更多的人所了解，但是在传承之中"走样""变异"的程度在逐渐加大。扁鹊医学在仓公之后，由于没有很好的传承人，其著作与学术思想就逐渐失传了。但是，仍然可以看出哪些著作来源于扁鹊，哪些是《扁鹊内经》、哪些是《扁鹊外经》。汉初盛行"黄老之学"，儒家经典等同诸子，没有专门的官府传承，一般著作都不称为"经"。"经"与"传"是相对的，"以传解经"是一个传统。

鉴于以上情况，汉武帝建元元年（前140年），诏举贤良方正之士，汉武帝亲自策问董仲舒说："《春秋》大一统者，天地之常经，古今之通谊也。今师异道，人异论，百家殊方，指意不同。"

汉武帝建元五年（前136年），汉武帝赠百家，专立五经博士。"经学"由此兴盛起来，除个别情况外，儒家以外的百家之学失去了官学中的合法地位，而五经博士成为独占官学的权威。

在国家办的太学里，讲授"经学"的博士，各以"家法"教授弟子。师生传授之际，要遵守一定的师生关系，不能混乱。这叫作"守师法"和"守家法"。所谓"师法"，是指一家之学创始人的学术主张。"家法"则是指一家之学继承人的"说经之法"，说经之法就是"传注"。例如董仲舒通《公羊春秋》之学，立为博士，他的说经即为师法，再传下去，其弟子为其著作编成"章句"，又衍出小的派别，如"颜氏公羊""严氏公羊"，就是家法。如不守师法、家法，不但不能担任博士，即使已任为博士，一旦发现，也要被赶出太学。如西汉孟喜从田王孙学《易》，即因不守家法，不得任博士。

五经博士的设置，是为了尊师重道，其秩虽卑微，但职位很尊贵。五经博士除了教授弟子外，其人或出使，或议政，往往是担当国家大事。

汉武帝时期，《易》《书》《诗》《礼》《春秋》每经置一博士，各以家法教授，故称五经博士。到西汉末年，也就是刘向整理古籍的时候，研究五经的学者逐渐增至十四家，所以也称五经十四博士。

把医学理论著作称为"医经七家"是刘向的"创意"，也是班固《汉书·艺文志》记载的《黄帝内经》《黄帝外经》《扁鹊内经》《扁鹊外经》《白氏内经》《白氏外经》，以及《白氏旁篇》书名的来历与依据。"医经七家"实际上只涉及3个人：黄帝、扁鹊、白氏。黄帝出于托名，白氏已经失考，有学者说"白氏就是百氏"，是杂家的理

论著作，也就是说能够坐实的作者只有扁鹊一人，因此，司马迁称："扁鹊言医，为方者宗，守数精明，后世循序，弗能易也，而仓公可谓近之矣。"扁鹊自然成了医经中最早的唯一一位博士。

博士学位的设置对中医学的传承发展有历史和重要意义，对改变当时学术传承过程中"走样""变异""一源多流"的混乱局面，起到了纠正作用，使中医教育有纲可循，为中医学健康发展提供了保障。同时，把中医教育纳入了政府办的大雅之堂，为中医和中医教育发展奠定了坚实基础。

## 三、张仲景《伤寒杂病论》与中药发酵

### （一）张仲景与《伤寒杂病论》简介

张仲景，东汉末年医学家，被后人尊称为"医圣"。张仲景广泛收集医方，写出了传世巨著《伤寒杂病论》。它确立的"辨证论治"原则，是中医临床的基本原则，是中医的灵魂所在。

### （二）学术贡献

在方剂学方面，《伤寒杂病论》作出了巨大贡献，创造了很多剂型，记载了大量有效的方剂。其所确立的六经辨证的治疗原则，受到历代医学家的推崇。这是中国第一部从理论到实践、确立辨证论治法则的医学专著，是中国医学史上影响最大的著作之一，是后学者研习中医必备的经典著作，广泛受到医学生和临床大夫的重视。

### （三）《伤寒杂病论》中发酵中药的内容

#### 1. 记载了淡豆豉的使用

书中栀子豉汤、栀子甘草汤、栀子厚朴汤在防治传染病中发挥了重要的作用。这是最早的发酵中药香豉（淡豆豉）用于临床的记载，也是最早的发酵中药成方的记载，其中豆豉的使用体现了发酵药物在方剂配伍中的重要性。也可以说张仲景是使用发酵中药较早的名医大家。

#### 2. 关于真菌类发酵药的使用

茯苓等药材配伍成茯苓甘草汤、五苓散，至今仍用于治疗肺癌导致的水肿、胸腹水等，临床效果良好。《金匮要略》载有茯苓杏仁甘草汤用于治疗肺癌所致胸闷憋气，小半夏加茯苓汤用于治疗肿瘤引起的胸腔积液伴眩晕、心悸，茯苓泽泻汤用于治疗肿瘤化疗导致的"胃反、吐而渴欲饮水"。至今这些方剂因有良效而常用于肿瘤治疗。陶弘景称茯苓为"上品仙药"。《本草求真》云："茯苓入四君，则佐参术以渗脾家之湿，入六味，则使泽泻以行肾邪之余，最为利水除湿要药。书曰健脾，即水去而脾自健之谓也……且水既去，则小便自开，安有癃闭之虑乎，水去则内湿已消，安有小便

多见之谓乎。故水去则胸膈自宽而结痛烦满不作，水去则津液自生而口苦舌干悉去。"

### 3.《伤寒论》中的酒

（1）复脉汤及当归四逆加吴茱萸生姜汤

《伤寒论·辨太阳病脉证并治下第七》曰："伤寒，脉结代，心动悸，炙甘草汤主之……上九味，以清酒七升，水八升……"方中用酒与水各半煎药，乃借药热温通心阳，以利脉道，使滋阴而无滞结之患，以达到补而不滞，滋而不腻之功效。同时，阿胶于酒中更易溶解，补虚扶弱，使气血充实，心神得养，则悸可止，脉得复，故该方又名"复脉汤"。

《伤寒论·辨厥阴病脉证并治第十二》曰："若其人内有久寒者，宜当归四逆加吴茱萸生姜汤……上九味，以水六升，清酒六升和煮取五升，去滓，温分五服。"李荫岚《伤寒论条析》中曰："久寒不但滞在经络，更滞在脏腑，故用吴茱萸、生姜直走厥阴经脏，以散其久滞之陈寒也。更用清酒煎药，取其慓悍之性，以助阳气，更增温通血脉之功，使寒去阳复，旧恙得除。"

以上两方加"清酒"有通血脉、行药势的功效。古代，大米或糯米经蒸制晾凉后，加曲发酵三、五天，成醪糟。随酿随吃，为"事酒"，执事所用。发酵时间延长，冬酿春成，为"白酒"，招待贵宾所用。若冬酿夏成，制成清纯的陈米酒，为"清酒"，祭祀供奉神灵所用。《罗氏会约医镜》曰："酒者，水谷之精，其性热，其气悍，无所不至，畅和诸经，善助药力。少饮，和血益气，壮神御寒，辟邪逐秽。过饮则伤神耗血，损胃烁金，发怒纵欲，生湿热痰嗽，且成痰膈，助火乱兴，诸病萌焉。"用酒煎药可活气血、通经隧、散久寒、扶阳气，又有引药入血分的作用。

（2）酒、醋与"下瘀血汤"

《金匮要略·妇人产后病脉证治第二十一》曰："……下瘀血汤方……上三味，末之，炼蜜和为四丸，以酒一升，煎一丸，取八合，顿服之。"这里的"酒"指黄酒，乃南阳自古就出产的小黄米，又叫酒谷子，经加曲发酵而成，入血分有活血化瘀的功效。

（3）苦酒汤

"苦酒"就是小米（酒谷子）经过蒸制后，加醋曲发酵，制成的老陈醋。《伤寒论·辨少阴病脉证并治第十一》曰："少阴病，咽中伤，生疮，不能语言，声不出者，苦酒汤主之。"苦酒汤用之代水煎药，治疗少阴痰火郁结之"咽中伤，生疮"，以其酸收敛疮，较水作溶媒更能提高疗效。

（4）苦酒渍乌梅

《伤寒论·辨厥阴病脉证并治第十二》曰："……乌梅丸主之……上十味，异捣筛，合治之，以苦酒渍乌梅一宿……"其中乌梅用苦酒渍一宿后入药，目的在于增强乌梅酸性，引药入足厥阴肝经，直达病所。此即《内经》中"心苦缓，急食酸以收之"之义。

（5）白通加猪胆汁汤

白通加猪胆汁汤，加童便治少阴病，不能语言，声不出者。《伤寒论·辨少阴病脉证并治第十一》曰："白通加猪胆汁汤主之……葱白四茎，干姜一两，附子一枚，生，去皮，破八片，人尿五合，猪胆汁一合。""人尿"又名童便、回龙酒。

## 四、《神农本草经》与中药发酵

### （一）《神农本草经》简介与学术贡献

《神农本草经》简称《本草经》或《本经》，是我国现存最早的药物学专著。"本草"在古代是中药的代称，在众多药物中，动物类和矿物类及其他种类的药物不乏少数，但是占绝大多数的是草木之属，所以常用"本草"来指代全部中药，"本草经"之称由此而来。

《神农本草经》成书于东汉，并非出自一时一人之手，而是秦汉时期众多医学家总结、搜集、整理当时药物学经验成果的专著，是对我国中草药的第一次系统总结。

该书提出的将药物按照上、中、下三品管理办法，是在实践中总结出的价值极高的实用经验。此外，四气五味的选择用药法；关于药物采摘、炮制及使用方法的论述；对于药物性质的定位和对其功能、主治的描述总体上是十分准确的。

全书分三卷，载药 365 种，将药物按照效用分为上、中、下三品：上品 120 种，主要是一些无毒药，以滋补营养为主，既能祛病又可长服强身延年。中品 120 种，一般无毒或有小毒，多数具补养和祛疾的双重功效，但不需久服。下品 125 种，是以祛除病邪为主的药物，多数有毒或药性峻猛，容易克伐人体正气，使用时一般病愈即止，不可过量使用。

《本经》依循《内经》提出的君臣佐使的组方原则，也将药物以朝中的君臣地位为例，来表明其主次关系和配伍的法则。

《本经》对药物性味已有了详尽的描述，指出寒、热、温、凉四气和酸、苦、甘、平、咸五味是药物的基本性情，可针对疾病的寒、热、虚、实性质的不同选择用药。

作为最早的一部药物学专著，《神农本草经》对于药物及其采摘、炮制及使用方法等的论述，到了今天，仍是医药工作者的主要理论依据和操作规范。

书中对于药物性质的定位和对其功能、主治的描述总体上是十分准确的，其中大部分药物学理论和规定的配伍规则，以及提出的"七情合和"原则在几千年的用药实践中发挥了巨大作用，被誉为中药学经典著作。

### （二）中药发酵药物与生物活性物

《神农本草经》一书中记载了中药发酵药物和生物活性物，如酒、曲、豉发酵药和动物的分泌物、代谢废物，如尿、便，共计27味。可以推断在当时，这些物品之所以能以明确的药名和治疗作用收录在该书中，是因为在当时民间已被广泛使用。这些药物的使用时间，远比本书刊印的时间要久远得多。此外，书中提出了医师和药师都要重视中药学的学习，要求把中医书作为床头的必备书籍，认真学习。这一要求是十分正确的，只懂中医不懂中药，或只懂中药不懂中医，不可能成为一名名医大家，甚至很难成为一名好的医师。《本经》一书在两千年以前提出的这一观点，值得中医院的医务工作者参考借鉴。

该书记载的涉及动植物的药物名称有如：猪胆汁、猪胰、猪油、狗胆、羊胆、羊粪、牛乳、牛脑、牛粪、牛胎盘、白马尿、驴尿、驴屎、骆驼脂、阿胶、黄明胶、狗结石（狗宝）、熊胆、老鼠胆、老鼠尿、鸡内金、鸽子屎（左盘龙）、麻雀卵、麻雀屎、蝙蝠屎、蚕（白僵蚕）、原蚕。实际情况可能比记载的品种更多，使用的时间更久，治疗范围更广。这些都有待通过多种渠道深入研究发掘。

### （三）现代生命科学发展为生物活性药物的研发运用提供新机遇

关于生物活性物早有记载，但是记载最全的是《神农本草经》。随着科学技术的发展，对于生物活性物的认识逐步深入。这些生活活性物包括动物排泄物和动物内脏、尸体，在古代临床中可以治疗多种疾病，这30余种特殊中药为防治疾病作出了很大的贡献。随着科技的进步，生物医学的发展，一些容易被人忽略的领域逐渐地被认识，比如称为黄龙汤的大便用于治疗疾病，是生物医学发展带来的新情况，又如南京某医院开展的粪菌移植用于治疗多种疾病，取得了明显的效果，使粪菌治疗已经成了热门的领域，具有历史性意义。从现代科学的角度重新认识古人对人和动物排泄物治疗疾病的经验，是中医学的内容之一，对中医学的发掘和传承具有重要意义。

## 五、葛洪《肘后备急方》与中药发酵

### （一）葛洪与《肘后备急方》简介

葛洪，今江苏句容县人，大约生于西晋太康四年（283年），终年81岁，是我国东晋时期著名的医学大家、炼丹家和道教理论的创始人，主要代表著作《肘后备急方》。葛洪一生在多个学科领域都处于领先地位。对发酵中药使用同样作出了重大贡献。

### （二）学术贡献

#### 1. 葛洪《肘后备急方》青蒿治疟疾与屠呦呦获诺贝尔生理学或医学奖

葛洪在医学、药学、养生学、化学等方面都作出了巨大贡献，是我国历史上一位名副其实的泰斗式的中医大家。中国中医科学院屠呦呦青蒿素的研究成果，就是取自葛洪《肘后备急方》中青蒿治疟疾方，原文为"青蒿一握，以水二升渍，绞取汁，尽服之"。该成果救治了几百万人的性命，屠呦呦于 2015 年获得了诺贝尔生理学或医学奖。这一成果不仅是屠呦呦和中医人的骄傲，也是中医学对人类的贡献，彰显了中医药学的伟大和中药发酵炮制技术的巨大潜力。

葛洪在领先于世界医学上的成果还有很多，例如：人痘、牛痘、破伤风疫苗、恙虫病、天花、牛马疯症、脚气病、结核病等疾病防治的多项发明，救治了无数人的性命，是对人类健康作出巨大贡献的伟大医学家。

#### 2. 葛洪多项国际水平的发明与发酵中药的使用

葛洪虽生活在动荡年代，但他勤奋好学，刻苦钻研，积极著述。他的著作甚多，达 600 多卷。

《肘后备急方》全书列有 70 余篇，所论述疾病多以急症为主，包括各种传染性疾病及由物理、化学、生物等因素引起的急症，对于常见而多发的慢性病也未忽视，还有疗牛马疯症等兽医的内容。在临床治疗学方面的成就尤为突出，特别是在传染病和寄生虫病的认识和治疗方面，如沙虱病的传染途径和治疗方法；用狂犬的脑敷伤口上以治疗狂犬病的免疫接种疗法；对疟疾的治疗、对天花的描述是世界最早的记载；对脚气病的记述及各种药物、毒物中毒的急救方法等，都是十分科学合理的。又因其编写的目的是作"手册"使用，所以对于一般病证均略记病因、推断，直接简述病理及各种治法，以应急需。并且所用的药物"率多易得之药""所在管有"，切合实用，后世医家对其评价为"简、便、廉、验"也是很恰当的。

#### 3. 治疗方法的创新

治方治法多样化，是《肘后备急方》的标志性特征。初步统计全书除了附方及治畜病方外，共计 546 条病证、1302 条治法治方。其中，内治方 761 条、外治则包括针灸、涂、熨等 500 余条。其组方精准、用药简便且价格低廉。初步统计其单方有 371 首，两味药组成 171 方，三味药组成 89 方，也就是说其内治方 80% 以上不超过三味药组成。方子多由蜂蜜、豆豉、大豆、小豆、麻黄、桂枝、甘草等常见易得之药组成。正如他在序中说："余今采其要约，以为《肘后救卒》三卷。率多易得之药，其不获已须买之者，亦皆贱价，草石所在皆有。兼之以灸，灸但言其分寸，不名孔穴，凡人览之，可了其所用，或不出乎垣篱之内、顾眄可具。"

葛洪在对疾病的认识及治疗上不仅继承了前人的学术经验，也有所创新发展，主要体现在其提出了更多的病种，创立了多种简便的诊断方法，治疗方法更为丰富。

葛洪《肘后备急方》采取因病偏方的编写体例，从目录看全书73篇，缺第四十四、第四十五、第四十六篇，此外第三十七篇有名无实。其所涉及的疾病上百种，很多疾病在现存中医古籍中未见，不仅丰富了疾病的病种，而且加深对其认识。比如对脚气病、虏疮（天花）、尸注（结核）、中溪毒、沙虱毒及"治痈疽妒乳诸毒肿方第三十六"篇中提出的恶脉病、恶核病的临床表现的描述及防治都是目前现存中医古籍中最早且具有较深刻认识的记载，为后世所继承发展。以下具体举例说明：莫令大热，热即无力，掠去滓，适寒温以浴，若身体发赤斑纹者是也，又无异证，当以他病疗之也。

在疾病的治疗方面，葛洪在博采众方的基础上亦有所创新，多种治法为后世所继承发展，对中医学的发展产生了深远的影响。

治法包括内治法和外治法。葛洪所载之内治法以内服治方为主，在继承前人学术经验基础上，创立多首简便廉验的治方。三国两晋南北朝时期受《黄帝内经》及《伤寒论》影响，医著注重理论阐述，治疗侧重针灸，治方相对较少，《肘后备急方》则弥补了这一时期治方的不足，全书除去附方部分，共记载761首治方，极大地丰富了治方，促进了中医学的发展。同时，其所载外治法也极为丰富，包含针灸、外敷、熨烫、佩戴、烧熏等疗法，很多都具有创新性。以下具体举例说明：首先善用灸法疗急症并且创立隔物灸，据统计全书针灸方109条中，约有99条是灸方，例如"救卒客忤死方第三""治卒得鬼击方第四""治卒中五尸方第六""治卒霍乱诸急方第十二""治卒发癫狂病方第十七""治中风诸急方第十九"等都是以灸法为首选方治疗。由此可见，葛洪重视灸法对急症的治疗，并且创立隔物灸法，在"治痈疽妒乳诸毒肿方第三十六"载有"灸肿令消法：取独颗蒜，横截厚一分，安肿头上，炷如梧桐子大，灸蒜上百壮，不觉消，数数灸，唯多为善。勿令大热。但觉痛即擎起蒜，蒜焦，更换用新者，不用灸损皮肉。如有体干，不须灸。余尝小腹下患大肿，灸即瘥。每用之，则可大效也"。这是目前现存医籍对隔物灸法最早最详细的记载之一。

创立人工导尿术。在"治伤寒时气温病方第十三"篇中治疗"若小腹满，不得小便方"以"细末雌黄，蜜和丸，取如枣核大，内溺孔中，令半寸。亦以竹管注阴，令痛朔之，通"。可以说是今之导尿术之雏形，也是现存中医书籍对导尿术的最早记载。据《外台秘要》记载的《肘后备急方》，葛洪还创立了小夹板外固定骨折法。

### 4. 治未病理念及方药

#### （1）未病先防

葛洪本身信奉道教，通过修炼达到不死成仙是其毕生追求的目标，在其所著的《抱朴子·内篇》中就记载了多种养生防病的方法，包括导引行气、吐纳练气等，强调以不伤为本、药养治未病等养生之道，并强调治未病的重要性，"是以至人消未起之患，治未病之疾，医之于无事之前，不追之于既逝之后"。葛洪，观察细致入微，善于抓住疾病发展的转折点及各个患者本身的特征，如其对肿病的辨证就以"肿是否入腹"及"从上入腹""从下入腹"来判断水肿的发展及预后，再如其诊治心痛胸痹病时主要按照疼痛的性质来辨证论治。这种辨证方法简单实用，没有过多的理论阐述，重视突出主症，言简意赅，除了便于交际，对于当时社会缺少医学知识的人来讲实用性强。

这种思想在《肘后备急方》中也体现得淋漓尽致，尤其是其对温毒、疫等传染病提出了多种预防方法，如内服法曰："度瘴散，辟山瘴恶气，若有黑雾，郁勃及西南温风，皆为疫疠之候。方：麻黄、椒各五分，乌头三分，细辛、术、防风、桔梗、桂、干姜各一分。捣筛，平旦酒服一盏匕。辟毒诸恶气，冒雾行，尤宜服之。"再如预防温病传染言："断温病令不相染……密以艾灸病患床四角，各一壮，不得令知之，佳也。"同时其对当时常见的慢性病也提出了预防手段，如对当时岭南多发病脚气病提出："脚气之病，先起岭南，稍来江东，得之无渐，或微觉疼痹，或两胫小满，或行起忽弱，或小腹不仁，或时冷时热，皆其候也。不即治，转上入腹，便发气，则杀人……取好豉一升，三蒸三曝干，以好酒三斗，渍之三宿可饮，随人多少。欲预防，不必待时，便与酒煮豉服之。"

#### （2）已病防变

对于疾病，葛洪强调要及时治疗以免病情恶化，言"诸小治为防以穷极耳，若病失治，及治不瘥，十日已上，皆名坏病"，严厉痛斥庸医"使腠理之微疾成膏肓之深祸"。葛洪将医方书取名"救卒"，除了救治急症之外，尚包括及时治疗之意，也体现了既病早治的预防观念。葛洪主张既病早治，提倡家中常备救急之药，言"众药并成剂药，自常和合，贮此之备，最先于衣食耳"，如其在"治卒上气咳嗽方第二十三"篇中言："奔豚病，从卒惊怖忧追得之，气下纵纵，冲心胸脐间，筑筑发动有时，不治煞人。诸方用药皆多，又必须煞豚，唯有一汤，但可办耳。甘草二两，人参二两，桂心二两，茱萸一升，生姜一斤，半夏一升。以水一斗，煮取三升，分三服。此药宜预蓄，得病便急合之。"使得在疾病突发时，能立即以药治之，以防其变。同时在疾病的治疗中，葛洪重视预防疾病传变，比如对于腹水的治疗，攻逐水饮的同时注重凉血、活血化瘀，常用白茅根、马鞭草、鼠尾草、鬼扇（别名射干）等凉血、活血化瘀药的同时兼有利水功效，以防水肿日久化热化瘀，缠绵不愈。如"白茅根一大把，小豆三升，水三升，煮取干，去茅根，食豆，水随小便下"。针对腹水本虚标实的病理性质，在攻逐水饮的同时注重顾护胃气，如在以"慈弥草"利小便后以防胃阴虚，提出"糜粥养之"。故葛洪医已病防变的思想主要体现在即病治，治疗用药注重预防疾病的传变。

（3）病愈防复

葛洪治疗疾病后，比较重视病愈后期的调养及饮食禁忌，在"治时气病起诸劳复方第十四"篇提出："凡得毒病愈后，百日之内，禁食猪、犬、羊肉，并伤血及肥鱼久腻、干鱼则必大下痢，下则不可复救。又禁食面食、胡蒜、韭薤、生菜、虾辈，食此多致复发，则难治，又令到他年数发也。"为了预防狂犬病复发提出："疗狂犬咬人方，乃杀所咬之犬，取脑敷之，后不复发。"可谓是人工免疫思想的先驱，葛洪这一思想对后世"人痘法"的出现不无影响。19世纪法国巴斯德证明狂犬的中枢神经组织中具有抗狂犬病物质，并制成狂犬病疫苗用于狂犬病的防治。

（4）治未病精选方

① 杜仲黄酒外涂治腰痛方

【功用】治腰扭伤疼痛有血肿。

【配方与用法】杜仲三升许捣碎，以苦酒和匀，涂痛处，干后再涂。同时艾灸足外踝赤白肉处三壮。

② 嚼葛根治疗腰痛方

【功用】治腰椎关节疼痛。

【配方与用法】生葛根，嚼烂咽汁，多服效果好。药仅一味嚼汁服用。

③ 鲜生地黄榨汁治腰痛方

【功用】肾阴虚引起的腰痛。

【配方与用法】生地黄捣烂，绞榨汁，取三升，煎煮得二升，加入蜜一升。每服一升，每日三服。如不愈，再继续服。

④ 麻仁治疗腰痛方

【功用】治腰脚疼痛，腰肌劳损。

【配方与用法】新胡麻约一升，炒至微香，杵碎过筛，每用服一小升，共计服一斗。即可永久性治愈。酒饮、蜜汤、羹汁，都可服用，有益。

⑤ 鹿茸治腰痛方

【功用】治肾虚、腰膝疼痛。

【配方与用法】鹿茸不限多少，涂酥炙为紫色，研为细末，以温酒调服一钱匕。

【涂酥炙】为鹿茸的一种炮制方法，即在鹿茸上涂抹酥油，置于火上烤至紫色。

⑥ 威灵仙治腰痛方

【功用】治疗风湿腰脚痛。

【配方与用法】威灵仙一斤，洗净，晾干，以好酒浸泡七日，研为细末，以面糊掺和为丸，丸如梧桐子大，以所浸泡的药酒冲服二十丸。

⑦ 补骨脂治腰痛方

【功用】治肾虚腰痛、腰肌劳损。

【配方与用法】用补骨脂为末，以温酒送服适量。

⑧ 生栗子食治腰痛方

【功用】治肾虚腰疼、下肢无力。

【配方与用法】生栗子装于布袋内，悬挂贮藏至阴。每日天大亮时吃十余粒，再用猪肾熬粥服用。

⑨ 菟丝子治腰痛方

【功用】治男子腰膝冷痛，手脚怕冷，或顽固性麻木无力。

【配方与用法】菟丝子，洗净，称一两，牛膝一两。共同置于银器内，以酒浸泡淹没一寸，五日后，晒干为细末，将原浸泡的酒倒入，并加少量白酒，调为糊状，糅合为丸如梧桐子大。空心酒下二十丸。

⑩ 大豆蒸热装入枕头内治疗失眠方

【功用】治突然失眠，昼夜不眠。

【配方与用法】傍晚时，用新布在火上炙热，以热布敷眼睛上，并取大豆蒸热，装入布袋内作枕，枕冷后再换热豆，终夜经常枕热豆，即可很快痊愈。

⑪ 调虚劳治未病汤药预防方

【功用】调理虚损。

【配方与用法】甘草二两，桂枝三两，芍药四两，生姜五两（无生姜，亦可用干姜），大枣十四枚，以水九升煎煮得三升，去渣，加入饴糖八两，分为三次服，隔日再服一剂。以后可将各药配制成丸散剂。加黄芪二两，人参二两，效果更佳。如患痰满、溏泄，可去除饴糖。姚氏方与此相同。

⑫ 乌母鸡食疗调理预防方

【功用】调理虚损，疗盗汗。

【配方与用法】乌雌鸡一只，用普通食法烹制。用生地黄一斤，切碎，饴糖二升，添入鸡腹内，及时置于铜器内贮存。蒸用蒸锅蒸五升米至熟的时间，过不久取出吃肉喝汤，勿食盐。三个月内食三次。

⑬ 麻雀蛋治男女肾虚食疗方

【功用】主治男子阳痿，女子带下，大小便不畅，消瘦，四肢痛肿，强五脏气。

【配方与用法】雀卵白和天雄末、菟丝子末，为丸，空腹酒服五丸。

⑭ 龙骨、远志宁心安神方

【功用】暖精气，益元阳，治疗肾虚、心肾不交及失眠。

【配方与用法】白龙骨、远志等分为末，炼蜜为丸如梧桐子大，空腹睡觉时，以冷水服三十丸。

⑮ 牡蛎治疗阴虚盗汗方

【功用】除盗汗及阴汗，也治疗阴囊湿疹。

【配方与用法】牡蛎为末，于出汗处以粉末涂撒。

⑯ 治疗肾虚体弱、阳气衰弱食疗方

【功用】治疗体虚，治五劳七伤，阳气衰弱，腰脚无力。

【配方与用法】羊肾一对，去净脂膜，切细；肉苁蓉一两，用酒浸泡一宿，刮去皮，切细碎。与羊肾细末相合做羹，加入葱白、盐及五味调料等，按日常方法加工。空腹食用。

⑰ 补骨脂酒醋糊丸

【功用】治疗男子、妇女五劳七伤，下元冷，乌须发，各种风病，四肢疼痛，强体力抗衰老，驻容颜。

【配方与用法】补骨脂一斤，以酒浸泡一宿，放干，另用乌油麻一升，与补骨脂同炒，炒至麻子不再有声响，然后将麻子除，只取补骨脂研为细末，以醋煮面糊和丸，如梧桐子大。早晨以温酒、盐水服二十丸。

⑱ 固阳丹治肾虚方

【功用】治疗肾虚腰痛，四肢无力。

【配方与用法】菟丝子二两，以酒浸泡十日，用水淘干，焙干，为末，再加入蜜炙杜仲一两，捣碎，用薯蓣末，以酒煎煮为糊丸，丸如梧桐子大，空腹酒服五丸。

⑲ 淫羊藿酒治疗肾虚腿膝冷痛方

【功用】益男子，治疗男子肾阳虚，腰腿膝冷。

【配方与用法】淫羊藿一斤，以酒一斗浸泡，经三日后饮服，疗效佳。

**5. 葛洪是使用发酵药物，推行简、便、廉、验发酵治法的倡导者**

《肘后备急方》学术特点可以概括为以下四个方面。

一是简、便、廉、验的诊疗实用观。

二是有应对南方多发的传染性、流行性、感染性疾病，如瘴疟发热、疫毒热痢、尸注结核、蛇咬毒伤等的诊治方法和措施。

三是提倡未病先防、已病防变、病愈防复的预防观。

四是尊圣而不泥古的创新思路，体现了葛洪在具体医疗实践中深入细致的临证观察，如虏疮（天花）、沙虱毒（恙虫病）、猘犬（狂犬）咬毒等诊治方法技能，都是世界医学史上首次记载。

在中药发酵药物使用方面，《肘后备急方》全书共8卷73篇，其中80个方使用了淡豆豉、黄酒等发酵药，葛洪重视使用具有生物活性的动物分泌物及脏器等特殊物品。例如常用的有童子尿、鸽子粪、马尿等生物活性物。《肘后备急方》记载，他几乎对多数患者在治疗过程中都不同程度地使用了酒类、曲类、豉类的发酵药，而且用方灵活、方法简单、效果显著。葛洪使用发酵中药治疗中风、痛风、头风、腰肌劳损、风湿痹、失眠、自汗盗汗、阳痿的简便廉验精选方如下。

（1）治疗中风

①若手足不遂方。取青布烧作烟，就小口器中熏痛处。

②若手足不遂方。豉三升，水九升，煮取三升，分三服。又取豉一升，微熬，囊贮，渍三升酒中，三宿，温服，微令醉为佳。

③若口噤不开者。取大豆五升，熬令黄黑，以酒五升渍取汁。以物强发口而灌之，毕，取汗。

④若口噤不开者。独活四两，桂二两。以酒水二升，煮取一升半。分为三服，开口与之。温卧，火炙，令取汗。

⑤若身直，不得屈伸反复者。取槐皮（黄白者）切之，以酒共水六升。煮取二升，去滓，适寒温，稍稍服之。

⑥若身直，不得屈伸反复者。刮枳树皮取一升，以酒一升，渍一宿，服五合至一升，酒尽更作，瘥。

⑦若中缓风，四肢不收者。豉三升，水九升，煮取三升。分为三服，日二作之。亦可酒渍煮饮之。

⑧若卒中风瘫，身体不自收，不能语，迷昧不知人者。陈元狸骨膏至要，在备急药方中。

⑨肘后疗中风，无问男子妇人，中风脊急，身痉如弓，紫汤方：鸡屎二升，大豆一升，防风三两（切）。上三味，以水三升，先煮防风取三合汁。豆、鸡屎二味中熬之令黄赤色，用酒二升淋之，去滓，然后用防风汁和。分为再服，相去如人行六七里。衣覆取汗。忌风。

⑩ 葛氏方治中风寒，瘟直口噤不知人。鸡屎白一升，熬令黄极热，以酒三升和搅。去滓，服。

⑪［经南梁陶弘景增补，金代杨用道又加附《圣惠方》方］治一切风疾，若能久服，轻身明目，黑髭驻颜。用南烛树，春夏取枝叶，秋冬取根皮，拣择细锉五升。水五斗，慢火煎取二斗，去滓，别于净锅中，慢火煎如稀饧，以瓷瓶贮。温酒下一匙，日三服。

⑫［经南梁陶弘景增补，金代杨用道又加附《圣惠方》方］治风立有奇效。用木天蓼一斤，去皮，细锉，以生绢袋贮，好酒二斗浸之，春夏一七日，秋冬二七日后开。每空心、日午、初夜合温饮一盏，老幼临时加减。若长服，日只每朝一盏。

⑬［经南梁陶弘景增补，金代杨用道又加附《外台秘要》方］又治偏风及一切风。桑枝（锉）一大升，用今年新嫩枝，以水一大斗，煎取二大升，夏用井中沉，恐酢坏。每日服一盏，空心服尽，又煎服，终身不患偏风。若预防风，能服一大升，佳。

⑭［经南梁陶弘景增补，金代杨用道又加附《外台秘要》方］又主风，身体如虫行。盐一斗，水一石，煎减半，澄清。温洗三五度。治一切风。

（2）治疗痛风

①［经南梁陶弘景增补，金代杨用道又加附《圣惠方》方］治历节风，百节疼痛不可忍。用虎头骨一具，涂酥，炙黄，槌碎，绢袋贮，用清酒二斗浸五宿。随性多少，暖饮之，妙。

②［经南梁陶弘景增补，金代杨用道又加附《外台秘要》方］方疗历节诸风，百节酸痛不可忍。松脂三十斤，炼五十遍，不能五十遍，亦可二十遍。用以炼酥三升，温和松脂三升，熟搅令极稠，旦空腹以酒服方寸匕，日三。数食面粥为佳，慎血腥、生冷、酢物、果子一百日，瘥。

③［经南梁陶弘景增补，金代杨用道又加附《外台秘要》方］松节酒。主历节风，四肢疼痛如解落。松节二十斤，酒五斗，渍二七日。服一合，日五六服。

④［经南梁陶弘景增补，金代杨用道又加附《斗门方》方］治白虎风所患不已，积年久治无效，痛不可忍者。用脑麝、枫、柳皮不限多少，细锉焙干，浸酒常服，以醉为度，即瘥。今之寄生枫树上者，方堪用，其叶亦可制。砒霜粉尤妙矣。

⑤［经南梁陶弘景增补，金代杨用道又加附《箧中方》方］治历节诸风，骨节疼痛，昼夜不可忍者。没药半两（研），虎脑骨三两，涂酥炙黄色，先捣罗为散，与没药同研令细。温酒调二钱，日三服，大佳。

⑥［经南梁陶弘景增补，金代杨用道又加附《经验后方》方］治白虎风，走注疼痛，两膝热肿。虎胫骨（涂酥，炙黑）、附子（炮裂，去皮脐）各一两。为末。每服

温酒调下二钱匕，日再服。

（3）治疗头风

①［经南梁陶弘景增补，金代杨用道又加附《千金方》方］治头风头痛。大豆三升，炒令无声，先以贮一斗二升瓶一只，贮九升清酒，乘豆热，即投于酒中，蜜泥封之七日。温服。

②［经南梁陶弘景增补，金代杨用道又加附《千金方》方］孙真人方治头风痛。以豉汤洗头，避风，即瘥。

③［经南梁陶弘景增补，金代杨用道又加附《千金翼》方］治头风。捣葶苈子，以汤淋取汁，洗头上。

④［经南梁陶弘景增补，金代杨用道又加附《千金翼》方］主头风，沐头。吴茱萸二升，水五升，煮取三升。以绵染拭发根。

⑤［经南梁陶弘景增补，金代杨用道又加附《日华子》方］决明子作枕，胜黑豆。治头风，明目也。

⑥［经南梁陶弘景增补，金代杨用道又加附《外台秘要》方］治头疼欲裂。当归二两，酒一升，煮取六合。饮至再服。

⑦［经南梁陶弘景增补，金代杨用道又加附《孙兆口诀》方］云，治头痛。附子（炮）、石膏等分。为末，入脑麝少许。茶酒下半钱。

⑧［经南梁陶弘景增补，金代杨用道又加附《斗门方》方］治卒头痛。白僵蚕碾为末，去丝，以熟水二钱匕，立瘥。

⑨［经南梁陶弘景增补，金代杨用道又加附《斗门方》方］治偏头疼。用川芎，细锉，酒浸服之，佳。

⑩［经南梁陶弘景增补，金代杨用道又加附《箧中方》方］治风头及脑掣痛不可禁者，摩膏主之。取牛蒡茎叶捣取浓汁二升，合无灰酒一升，盐花一匙头，火煎令稠成膏，以摩痛处，风毒散自止。亦主时行头痛。摩时须极力，令作热，乃速效。冬月无叶，用根代之亦可。

（4）治疗急性腰扭伤

① 治反腰有血痛方。捣杜仲三升许，以苦酒和涂痛上，干复涂，并灸足踵白肉际，三壮。

② 治肾腰痛。生葛根，嚼之，咽其汁，多多益佳。

（5）治疗腰肌劳损

① 生地黄捣，绞取汁三升，煎取二升，纳蜜一升，和一升，日三服，不瘥，则更服之。

②［经南梁陶弘景增补，金代杨用道又加附《千金方》方］胡麻一升新者，熬令香，杵，筛，日服一小升，计服一斗，即永瘥，酒饮蜜汤羹汁，皆可服之，佳。

③［经南梁陶弘景增补，金代杨用道又加附《续千金方》方］治腰膝疼痛伤败。鹿茸不限多少，涂酥炙，紫色为末，温酒调下一钱匕。

④［经南梁陶弘景增补，金代杨用道又加附《经验后方》方］治腰疼神妙。用补骨脂为末，温酒下三钱匕。

⑤［经南梁陶弘景增补，金代杨用道又加附《经验后方》方］治肾虚腰脚无力。生栗袋贮，悬干，每日平明吃十余颗，次吃猪肾粥。

⑥［经南梁陶弘景增补，金代杨用道又加附《经验后方》方］治丈夫腰膝积冷痛，或顽麻无力。菟丝子洗秤一两，牛膝一两，同浸于银器内，用酒过一寸，五日曝干，为末，将元浸酒，再入少醇酒作糊，搜和丸如梧桐子大，空心酒下二十丸。

（6）治疗风湿痹

［经南梁陶弘景增补，金代杨用道又加附《经验方》方］治腰脚痛。威灵仙一斤，洗干，好酒浸七日，为末，面糊丸，桐子大，以浸药酒，下二十丸。

（7）治疗失眠简便廉验方

①治卒连时不得眠。方：暮以新布火炙，以熨目。并蒸大豆，更番囊贮枕，枕冷复更易热，终夜常枕热豆，即立愈也。

②［经南梁陶弘景增补，金代杨用道又加附《经验方》方］暖精气，益元阳。白龙骨、远志等分，为末，炼蜜丸如梧桐子大，空心卧时，冷水下三十丸。

（8）治疗自汗、盗汗

①乌雌鸡一头，治如食法，以生地黄一斤，切，饴糖二升，纳腹内，急缚，铜器贮甑中，蒸五升米久，须臾取出，食肉，饮汁，勿啖盐，三月三度作之，姚云神良，并止盗汗。

②［经南梁陶弘景增补，金代杨用道又加附《经验方》方］除盗汗及阴汗。牡蛎为末，有汗处粉之。

（9）治疗阳痿

雀卵白和天雄末、菟丝子末为丸，空心酒下五丸，主男子阴痿不起，女子带下，便溺不利，除疝瘕，决痈肿，续五脏气。

## 六、孙思邈《备急千金要方》《千金翼方》与中药发酵

### （一）孙思邈简介

孙思邈（541—682），京兆华源（今陕西省铜川市耀州区人），中国著名医学家，

被称为"药王",医精术高,享年 141 岁,依然鹤发童颜。其著作《备急千金要方》《千金翼方》影响巨大。《备急千金要方》是中国古代著名的医学著作之一。

### (二)学术贡献

#### 1. "大医精诚"创立者,发酵药物开拓者

孙思邈对中医药的贡献不仅是药物方面的贡献,提出的"大医精诚""大医习业"理念,对为医者的职业技术和职业道德提出了明确的要求,特别对医者提出了精研医术要精益求精,诚实守信,同时要具备高度的道德意识和责任意识。并提出了为医者要钻研业务技术,博极医源,掌握丰富的医学知识,达到大医精诚,为患者解除疾苦。这种高尚的道德情操和责任感,是为医者的标杆。深厚的中医文化思想理念是中医事业发展的保障,是培养优秀中医人才的要求和标准。这一伟大的理念,是中医文化的道德理念的核心,影响着一代又一代的中医人。

《大医精诚》曰:"世有愚者,读方三年,便谓天下无病可治;及治病三年,乃知天下无方可用。故学者必须博极医源,精勤不倦,不得道听途说,而言医道已了,深自误哉。"又曰:"凡大医治病,必当安神定志,无欲无求,先发大慈恻隐之心,誓愿普救含灵之苦。若有疾厄来求救者,不得问其贵贱贫富,长幼妍媸,怨亲善友,华夷愚智,普同一等,皆如至亲之想。"

孙思邈是一位中医大家,也是一位发酵药物、药酒、药膏开发与使用的名医,他的《备急千金要方》全书总计 233 门,方论共计 5300 首。其中使用发酵药淡豆豉出现 188 次,黄酒、苦酒 89 次,神曲 7 次,人尿 10 次,粪(燕粪、天鼠粪、鸡粪、人粪、牛粪、蚯蚓粪、黄鹰粪、雀粪、羊粪、猪粪)22 次,共计 316 次。由此可见,孙思邈当时也高度重视发酵药和具有生物活性药物的临床应用。在发酵药物和生物活性药物的使用上也有很多创新,值得研究和传承。

#### 2. 孙思邈对中药发酵药酒制作的贡献

孙思邈著的《备急千金要方》和《千金翼方》两书具有承前启后的作用,既是对唐代以前我国医学成就的系统总结,又开创了自唐代以来中医学研究的新局面,堪称中医学的"百科全书"。在《千金》两书中记载了大量的对药酒、药膏、发酵酒制作和使用研究的经验。以下为药酒相关的研究论述。

(1)孙思邈对药酒制作方法分类

发酵药酒对人类健康作出巨大贡献,治病养身,在我国已有几千年的悠久历史,药酒是中医学又一大特色。早在《素问·汤液醪醴论》中就有"上古圣人作汤液醪醴……以为备耳""中古之世,道德稍衰,邪气时至,服之万全"的记载。《内经》所说的上古,中古,至少早于《内经》好几百年,甚至上千年,说明那时候人们已经开

始用酒来治病，传说闻名的周公百岁酒，就是周公创制用来强身延年的药酒。《黄帝内经》保存的 12 个方剂中，就有治疗"寒痹"的蜀椒桂酒，治疗"尸厥"的左角发酒，治疗臌胀的鸡屎醴等。到了唐代，药酒治病大有发展。《备急千金要方》和《千金翼方》中保留了大量的材料，充分说明家酿药酒已是当时的普遍现象。

《备急千金要方》和《千金翼方》中用酒的方剂很多，除用酒送服丸散和用酒作为制作丸散的原料外，还列举了 90 余种酒剂，按药酒制作方法分为以下三类。

一是药汁渍曲，按照当时通行办法酿酒。

二是酒渍药物，经过一段时间，取酒服用。

三是酒煮药末后服用。

以上三法为当时普遍使用的酒的发酵制作方法，具体讲各有特点。

第一类是用药汁渍曲，按照当时通行方法酿酒。地黄酒、麻子酒、五加皮酒、枸杞菖蒲酒、虎骨酒、蓼酒、白术酒、松叶酒、松脂酒、鲁公酒、枸杞酒、石灰酒、天门冬酒、槐子酒、商陆酒、北地太守酒及用石韦、杏仁等酿制的补酒等，这类酒配方大多比较简单，用药一般不超过五味，这类酒都是用米酿成，多用于滋补强壮，可常服久服。其中地黄酒和天门冬酒还是孙思邈推荐的服饵方法，认为久服地黄酒，可"令人肥悦，百病除愈"，天门冬酒"久服延年轻身"。另外还有两类特殊的酒方，其中鲁公酒三十五味，将药末与曲合渍，然后与秫米合酿，去滓后，再加糯米酝酿制成米酒。北地太守酒的酿法则更特殊一些，它采用乌头、甘草、黄芩等十三味药，"㕮咀，药以绢袋盛之"，在用曲和秫米酿酒时，将药袋"沉于瓮底，酒熟去糟，还取药滓，青布袋盛之，沉着酒底，泥头"即可，药并不与曲混合，又参与整个酿制过程，是《备急千金要方》中较特殊的一种炮制药酒的方法。

第二类是用酒渍药物，经过一段时间，取酒服用。属于这种方法制成的药酒有防风酒、桂枝酒、生牛膝酒、牛膝酒、麻子酒、五加皮酒、石斛酒、钟乳酒、虎骨酒、黄芪酒、小黄芪酒、大黄芪酒、茵芋酒、金牙酒、大金牙酒、侧子酒、附子酒、丹参酒、常山太守马灌酒、蛮夷酒、鲁王酒、独活酒、菊花酒、芎䓖酒、枳茹酒、鸱头酒、杜仲酒、苦参消石酒、磁石酒、大豆酒、芜菁酒、枸杞酒、人参酒、登仙酒、石灰酒，紫石酒。有些方剂虽不以酒名，但实际上也属于这种酒剂，如治骨髓中疼方、治癫用的作酒方、治游风行走无定方、石英和磁石浸酒服方、酒浸磁石治阳不起方、酒渍乌鸡屎方、酒浸蔓荆子方、酒渍蒴藋根方、治卒得汗不止方、治干呕方、酒浸皂荚治咳嗽方、酒渍韭子方、酒渍干樜汁方、酒渍桃花方等。这两者虽无严格界限，但不以酒名者多属单方，用药一般也较简单。以酒名者中麻子酒、附子酒、枸杞酒、枳茹酒、大豆酒、石灰酒也是由单味药组成，苦参消石酒由二味药组成。大部分酒都是复方，如蛮夷酒、丹参酒用药都达四十五味，登仙酒多达六十四味，制法和用法也比较特殊。另外，款冬丸既可作丸服，也可经酒渍，作酒服。浸渍时间最长九宿，最短一宿，浸渍时间长短与季节气温有关，不像今天，浸渍很久才加以饮用。浸渍用的酒也是米酒。

第三类是用酒煮中药后服用，属于这类的有桂心酒、麻黄醇酒。属于这类的还有一些单方如酒煮阿胶、酒与地黄汁合煮治打伤方等。

现在我们通用的是第二类酒剂，第三类和用酒送服丸散的方法更为接近。

（2）孙思邈酿造药酒的特点

①《备急千金要方》和《千金翼方》炮制酒剂所用的酒都是米酒，而不像今天用白酒，我们不妨仿照《备急千金要方》的方法，用米酒炮制一些药酒，研究它的药性和作用机制，为推出一些仿古制剂创造条件。

②《备急千金要方》和《千金翼方》中作为强壮补益的酒剂，大多是用药汁渍曲通过酿造过程制成的，这种酒今天市场上还没有，如地黄酒、天门冬酒、松叶酒、白术酒、菖蒲枸杞酒等。我们可以利用现代科学技术酿造这类易于保存和运输的药酒，对人民群众的保健事业一定会发挥有益的作用。

③《备急千金要方》和《千金翼方》的酒渍剂，多系将药物㕮咀，需要饮用时，可以临时渍制，我们今天也可以继承这个方法，配制一些可供酒渍的散剂，以及制造酒剂的适宜用酒，患者则可按照自己的病情及时炮制自己需要的用酒。

**3. 孙思邈发酵中药精方康养健身、延缓衰老**

（1）补益强身，延年益寿

如《千金翼方·辟谷》白术酒："任性服之，十日万病除，百日白发反黑，齿落更生，面有光泽，久服长年。"《千金翼方·养性》曰："地黄酒酥令人发白更黑，齿落更生，髓脑满实，还年却老。"《备急千金要方·心脏方》石灰酒方："治头发落不止。"《千金翼方·万病》中矾石酿酒方："服酒百日，面色如桃李花色，耳目聪明，邪气荡除。"这部分内容，大都与老年医学和美容有关。

（2）治病强身，兼而有之

如《备急千金要方·诸风》中常山太守马灌酒："除风气，通血脉，益精华，定六腑，聪耳明目，悦泽颜色，头白更黑，齿落更生，服药二十日力势倍，六十日志气充盈，八十日能夜昼……病在腰膝，药悉主之。"《备急千金要方·胆腑方》巴戟天酒："治虚羸，阳道不举，五劳七伤，百病能食下气。"《千金要方·风毒脚气》蓼酒："治胃脘冷不能饮食，耳目不聪明，四肢有气，冬卧脚冷，服此酒十日后，目既明，体又充壮。"这类药酒不但能"除风气""治虚羸"，用于治病，而且大都有壮阳、明目、聪耳、悦泽颜色、头白更黑、齿落更生等恢复功能的作用，同时还有强身健体作用。它们在《千金》药酒中所占比例不小，如上述蓼酒同一门中的黄芪酒、钟乳酒，都属此类。

### （三）孙思邈发酵中药精选方

#### 1. 孙思邈防治慢性病的发酵中药六验方

中医防治慢性病的中药发酵六验方，为唐代著名医学家孙思邈所创立，是一组难得的具有治慢性病、抗衰老特点的发酵中药经验方。这些验方是古人长期实践的经验总结，是中医学宝库中的精华，是传承发展的重要内容。该组各方的用药特点、发酵方法各具特色，且均具有改善体质、调节免疫、防治慢性病、延缓衰老的作用，这些验方不仅有很强的临床实用性和科研价值，而且对中药新药研发也有重要参考价值。

（1）初精散方

【出处】《千金翼方》。

茯苓（三十六斤），松脂（二十四斤），钟乳（一斤）。上三味为粉，以白蜜五斗搅令相得，纳器中，固其口，阴干百日，出而粉之。一服三方寸匕，日三服。一剂大佳，不同余药。

论曰：凡欲服大药，当先进此一膏一散，然后乃服大药也。

（2）五精酒

【出处】《千金翼方》。

五精酒主万病，发白反黑，齿落更生方。黄精（四斤），天门冬（三斤），松叶（六斤），白术（四斤），枸杞（五斤）。

上五味皆生者，纳金中，以水三石煮之一日，去滓，以汁渍曲如家酝法。酒熟取清，任性饮之，一剂长年。

（3）白术酒方

【出处】《千金翼方》。

白术（二十五斤）。上一味，咀，以东流水两石五斗不津器中渍之，二十日去滓，纳汁大盆中。夜候流星过时，抄己姓名置盆中，如是五夜。汁当变如血。取以渍曲，如家酝法。酒熟取清，任性饮之。

十日万病除；百日白发反黑，齿落更生，面有光泽。久服长年。

（4）枸杞酒方

【出处】《千金翼方》。

枸杞根（一百斤）。上一味，切，以东流水四石煮之，一日一夕，去滓，得一石，汁渍曲酿之，如家酝法。

酒熟取清，置不津器中取：干地黄末（一升），桂心末（一升），干姜末（一升），商陆根末（一升），泽泻末（一升），椒末（一升）。

上六味，盛以绢袋，纳酒中，密封口，埋入地三尺，坚覆上二十日。沐浴整衣冠，向仙人再拜讫，开之，其酒当赤如金色。平旦空肚服半升为度，十日万病皆愈，二十日瘢痕灭。

（5）灵飞散方

**【出处】**《千金翼方》。

云母粉（一斤），茯苓（八两），钟乳（七两），柏仁（七两），桂心（七两），人参（七两），白术（四两），续断（七两），菊花（十五两），干地黄（十二两）。

上一十味，捣筛，以生天门冬十九斤，取汁溲药，着铜器中蒸之。一石二斗黍米下。出，曝干捣筛，先食服方寸匕，日一服。三日力倍，五日血脉充盛，七日身轻，十日面色悦泽，十五日行及奔马，三十日夜视有光，七十日头发尽落，故齿皆去。

更取二十匕，白蜜和捣二百杵，丸如梧子，作八十一丸，皆映彻如水精珠。欲令发齿时生者，日服七丸，三日即生。若发未白不落者，且可服散如前法，已白者，饵药至七年乃落。入山日服七丸，则绝谷不饥。

（6）云母神仙方

**【出处】**《千金翼方》。

云母水主除万病，久服，长年神仙方：云母（二十斤，细擘），芒硝（十斤），露水（一石），崖蜜（二斤）。

上四味，先取露水八斗作沸汤，分半洮汰云母再遍漉出，以露水二斗温之。纳芒硝令消置木器中。纳云母讫，经三七日出之令燥，以水渍之。粗皮令软，作袋。纳云母袋中，急系口。两人揉之，从寅至午勿住。出之，密绢筛末。余不下者，更纳袋中，揉如初，筛下，总可得五斤，以崖蜜和搅令如粥。纳薄削中，漆固口，埋舍北阴中，深六七尺，筑土令平。一百二十日出之皆成水，旦温水一合，和云母一合，向东服，日三。水寒温自任，服十日，小盒饭黄，此先除劳气风也；二十日，腹中寒癖皆消；三十日，龋齿除者更生；四十日，不畏风寒；五十日，诸病皆愈，颜色日少。久服不已，长年神仙。

**2. 孙思邈延缓衰老的四大名方**

孙思邈是著名医学大家，他重视养生、精研医术、知识渊博、信仰佛道儒学，是一位长寿医家。由于养生有术，寿高百岁，依然鹤发童颜。为了把经验传授给更多人，他研究了酒膏丹丸等多种抗衰老药。他老当益壮，耄耋之年，依然精力充沛，写出了举世巨著《千金翼方》《备急千金要方》两书，书中记载了大量养生延年的经验和方法，需要我们深入探究、认真传承，以造福社会。

在养生方面，孙思邈研究较深，其延年益寿方药较其前后医辈全面完善，内容丰富。在其论著中，有关养生方面的理论依据记载：黄帝与岐伯高谈"谷之五味"；与仲景谈"人体平和，性须好将养"；与扁鹊讲"不知食宜者，不足以存生也"；还举例有"列子""彭祖""老子"等诸家有关养生之道的论述。孙思邈亦说："虽常服饵，而不知养性之术亦难以长生也。"从《备急千金要方》和《千金翼方》分析，他除善治妇、儿、内、外科疾病外，亦钻研养生之道，用近代观点分析他的医疗体系，实属虚证和老年病的权威，为了防治人体衰老，他编写"养性""辟谷""飞炼"等篇章以求长生不老，延年益寿。孙思邈能够活到100多岁，与他的养性学说分不开，并以他本人实例说明孙思邈有关延年益寿方药实有探讨价值。孙思邈所推荐的抗衰老四方，深受欢迎，在当时形成了一定的社会影响，因此得以传承发展。这是我们推荐该四方的原因之一。

（1）彭祖延年柏子仁丸

【出处】《千金翼方》。

久服强记不忘方。柏子仁（五合），蛇床子，菟丝子，覆盆子（各半升），石斛，巴戟天（各二两半），杜仲（炙），茯苓，天门冬（去心），远志（去心）（各三两），天雄（炮，去皮，一两），续断，桂心（各一两半），菖蒲，泽泻，山药，人参，干地黄，山茱萸（各二两），五味子（五两），钟乳（三两，成炼者），肉苁蓉（六两）。

上二十二味，捣筛炼蜜和丸，如桐子大，先食服二十丸，稍加至三十丸。

（2）大黄芪丸

【出处】《千金翼方》。

主人虚劳百病，夫人体虚多受劳，黄芪至补劳。是以人常宜将服之方。黄芪，柏子仁，天门冬，白术，干地黄，远志，泽泻，山药，炙甘草，人参，石斛，麦门冬，牛膝，杜仲，薏苡仁，防风，茯苓，五味子，茯神，干姜，丹参，肉苁蓉，枸杞子，车前子，山茱萸，狗脊，萆薢，阿胶，巴戟天，菟丝子，覆盆子（各一两）。

上三十一味，捣筛，炼蜜丸，酒服十丸，日稍加至四十丸。服讫即行走，勿住坐卧，须令药力遍身百脉中引。

（3）济神丸

【出处】《千金翼方》。

茯神，茯苓，桂心，干姜（各四两），菖蒲，远志（去心），细辛，白术，人参（各三两），炙甘草（二两），枣膏（八两）。

上十一味，捣筛，炼蜜和更捣万杵，每含一丸如弹丸，有津咽之尽，更含之。若食生冷宿食不消，增一丸。积聚、结气、呕逆、心腹绞痛、口干胀、酢咽吐呕，皆含之。

【功用】温阳健脾，养心安神。

（4）无比薯蓣丸

【出处】《备急千金要方》。

治诸虚劳百损方。山药（二两），苁蓉（四两），五味子（六两），菟丝子，杜仲（各三两），牛膝，山萸肉，干地黄，泽泻，茯苓，巴戟天，赤石脂（各一两）。上十二味为末，蜜丸如梧子，食前酒服二十丸，加至三十丸，日再。

**附: 孙思邈中药种植经验**

孙思邈创立的中药种植养殖的经验，对生产合格的中药原料具有重要的现实意义。中药原料的质量，是制作中药饮片的关键环节，也是中药和中药发酵药物质量的基本保证。

孙思邈继承了前人经验，在种植、养殖、炮制中进行了创新，本书中介绍了 15 种中药种植经验，11 种炮制加工经验，5 种木本原料树的种植管理。对这些经验和具体办法，我们应该百倍珍惜、研究探索、创新发展，使之发扬光大。

**1. 药物的种植经验**

（1）枸杞

拣好地，熟加粪讫，然后逐长开厾，深七八寸，令宽。乃取枸杞连茎，锉，长四寸许，以草为索慢束，束如羹碗许大，于厾中立种之，每束相去一尺。下束讫，别调烂牛粪稀如面糊，灌束子上，令满，减则更灌。然后以肥土拥之满讫。土上更加熟牛粪，然后灌水。不久即生。乃如剪韭法，从一头起首割之。得半亩，料理如法，可供数人。其割时与地面平，高留则无叶，深剪即伤根。割仍避热及雨中，但早朝为佳。

又法: 但作束子作坑，方一尺，深于束子三寸。即下束子讫，着好粪满坑填之，以水浇粪下，即更着粪填，以不减为度。令粪上束子一二寸即得。生后极肥，数锄拥，每月加一粪尤佳。

又法: 但畦中种子，如种菜法，上粪下水，当年虽瘦，二年以后悉肥。勿令长苗，即不堪食。如食不尽，即剪作干菜，以备冬中常使。如此从春及秋，其苗不绝。取甘州者为真，叶厚（浓）大者是。有刺叶小者是白棘，不堪服食，慎之。

又法: 枸杞子于水盆，令散讫，曝干。地作畦，畦中去却五寸土，勺作厾，缚草作斤，以臂长短，即以泥涂斤上，令遍，以安厾中。即以子布泥上，一面令稀稠得所，以细土盖上令遍，又以烂牛粪盖于上，令遍。又布土一重，令与畦平。待苗出，时时灌溉。及堪采，即如剪韭法。更不要煮炼，每种用二月，初一年但五度剪，不可过此也。凡枸杞生西南郡谷中及甘州者，其子味过于蒲桃。今兰州西去邺城、灵州、九原并多，根茎尤大。

（2）种百合法

上好肥地加粪熟斸讫，春中取根大者，擘取瓣于畦中，种如蒜法，五寸一瓣种之，直作行，又加粪灌水，苗出，即锄四边，绝令无草，春后看稀稠得所，稠处更别移亦得，畦中干即灌水，三年后甚大如芋，然取食之，又取子种亦得，或一年以后二年以来始生，甚迟，不如种瓣。

（3）种牛膝法

秋间收子，至春种，如种菜法。上加粪水溉，苗出堪采，即如剪菜法，常须多留子。秋中种亦好。其收根者，别留子，取三亩肥地熟耕。更以长锹深掘，取其土虚长也。土平讫，然下子。荒即耘草，旱则溉。至秋子成高，刈取茎，收其子。九月末间，还用长锹深掘取根，如法料理。

（4）种合欢法（萱草也）

移根畦中稀种，一年自稠，春剪苗食，如枸杞，夏秋不堪食。

（5）种车前子法

收子，春中取土地，加粪熟斸水溉，剪取如上法，此物宿根但耘灌而已，可数岁也。

（6）种黄精法

择取叶参差者是真，取根擘破，稀种，一年以后极稠，种子亦得。其苗甚香美，堪吃。

（7）种牛蒡法

取子畦中种，种时乘雨即生。若有水，不要候雨也，地须加粪，灼然肥者。旱即浇水，剪如上法。菜中之尤吉，但多种食苗及根并益人。

（8）种商陆法

又取根紫色者、白色者良。赤及黄色者有毒。根擘破畦中作行种，种子亦得。根苗并堪食。色紫者味尤佳，更胜白者。净洗熟蒸，不用灰汁煮炼，并无毒，尤下诸药。服丹砂、乳石等人不宜服。

（9）种五加法

取根深掘肥地二尺，埋一根令没旧痕，甚易活。苗生从一头剪取，每剪讫锄土拥之。

（10）种甘菊法

移根最佳。若少时折取苗，乘雨中湿种便活。一年之后，子落遍地。长服者及冬中收子，剪如韭法。

（11）种苜蓿法

老圃多解但肥地令熟，作种之极益人。还须从一头剪。每一剪加粪锄土拥之。

（12）种莲子法

又八月九月取坚黑子，瓦上磨尖头，直令皮薄。取土作熟泥封，如三指大长二寸。使蒂头兼重令磨须尖。泥欲干时掷置池中，重头向下自能周正。薄皮上易生，数日即出。不磨者卒不可生。

（13）种藕法

春初掘取根三节无损处，种入深泥。令到硬土，当年有花。

（14）种青蘘法（即胡麻苗也）

取八棱者畦中如菜法种之。苗生采食，秋间依此法种之。甚滑美。

（15）种地黄法

十二月耕地，至正月可只三四遍。细耙讫，然后作沟。沟阔一尺，两沟作一畦。畦阔四尺。其畦微高而平，硬甚不受雨水。苗未生间得水即烂。畦中又拨作沟，沟深三寸。取地黄切长二寸种于沟中讫，即以熟土盖之。其土可厚三寸以上。每种一亩用根五十斤。盖土讫，即取经冬烂穰草覆之。候稍牙出，以火烧其草令烧去其苗。再生者叶肥茂，根叶益壮。自春至秋凡五六遍耘，不得用锄。八月堪采根，至冬尤佳，至时不采，其根大盛。春二月当宜出之。若秋采讫，至春不须更种。其种生者犹得三四年，但采讫耙之，明年耘而已。参验古法，此为最良。按《本草》二月八月采，殊未穷物性也。八月残叶犹在，叶中精力未尽归根，二月新叶已生，根中精气已滋于叶，不如正月九月采殊妙，又与蒸曝相宜。古人云二月八月非为种者，将谓野生当须见苗耳。若食其叶，但露散后摘取旁叶，勿损中心正叶，甚益人，胜诸菜。

**2. 药材的炮制加工经验**

（1）牛膝

八月中，长锹掘取根，水中浸一宿，密置筛中，手挼去上皮齐头，曝令稍干，屈令直，即作束。子又曝令极干，此看端正。若自用者不须去皮，但洗令净便曝。殊有气力。

（2）干黄精

九月末掘取根，拣取肥大者，去目熟蒸，微曝干又蒸。曝干食之如蜜。可停。

（3）生干地黄

地黄一百斤，拣择肥好者六十斤，有须者去之。然后净洗漉干，曝三数日令微皱，乃取拣退四十斤者。净洗漉干，于柏木臼中熟捣，绞取汁，汁如尽，以酒投之更捣。

绞即引得余汁尽。用拌前六十斤，干者于日中曝干，如天阴即于通风处薄摊之。夜亦如此，以干为限。此法比市中者气力数倍。顿取汁恐损，随日捣绞用，令当日尽佳。

（4）熟干地黄

斤数拣择——准生法，浸讫，候好晴日便早蒸之，即曝于日中。夜置汁中，以物盖之，明朝又蒸。古法九遍止，今但看汁尽色黑，熟蒸三五遍亦得，每造皆须春秋二时，正月九月缘冷寒气方可宿浸，二月八月拌而蒸之，不可宿浸也。地黄汁经宿恐醋，不如日日捣取汁用。

凡曝药，皆须以床架，上置薄罩等，以通风气。不然，日气微弱则地气止津也。于漆盘中曝最好。罩多汗又损汁。

（5）藕粉

取粗藕不限多少，灼然净洗，截断浸三宿，数换水。看灼然净讫，漉出，碓中碎捣，绞取汁，重捣，绞取浓汁尽为限。即以密布滤粗恶物，澄去清水。如稠难澄，以水搅之，然后澄，看水清即泻去。一如造米粉法。

（6）鸡头粉

取新熟者，去皮熟捣实如上法。

（7）菱角粉

去皮如上法。

（8）葛根粉

去皮如上法，开胃口止烦热也。

（9）蒺藜粉

捣去上皮，簸取实如上法。此粉祛风轻身。

（10）茯苓粉

锉如弹子，以水浸去赤汁，如上法。

（11）栝楼根粉

去皮如上法。

**3. 木本原料树的种植管理**

种树法须望前种。十五日后种少实。

（1）杏树

杏熟时，并肉核埋粪中。凡薄地不生，生且不茂，至春生后即移实地栽之，不移即实小味苦。树下一岁不须耕，耕之即肥而无实也。

（2）竹

欲移竹，先掘坑令宽，下水，调细土作泥如稀煎饼泥，即掘竹须，四面凿断，大作土科连根以绳周下抨舁之。勿令动着竹，动则损根多不活。掘讫，舁入坑泥中，令泥周匝总满。

如泥少更添土着水。以物匀搅令实。其竹根入坑，不得埋过本根。若竹稍长者，以木深埋入土架缚之。恐风摇动即死。种树亦如此。竹无时，树须十二月以后三月以前，宜去根尺五寸留栽。来年便生笋。泥坑种，动摇必不活。

（3）栀子树

腊月折取枝长一尺五寸以来，先凿坑一尺阔五寸，取枝屈下拗处如球，杖却向上。令有叶处坑向上，坑口出五寸，一边约着土实讫。即下肥土实筑。灼然坚讫，自然必活。二年间即有子。

（4）作篱法

于地四畔掘坑深二尺、阔二尺，坑中熟斸酸枣。熟时多收取子，坑中概种之。生后护惜勿令损。一年后高三尺。间去恶者。一尺以下留一茎稀稠，行伍端直，来春剥去横枝，留距不留距，恐疮大至冬冻损。剥讫编作笆篱，随宜夹缚，务令缓舒。明年更编高七尺，便定种榆柳并同法。木槿木芙蓉更堪看。

（5）枳树

秋收取枳实破作四片，于阴地熟斸加粪。即稠种之，至春生。隔一冬高一尺。然后移栽。每一尺种一，栽至高五尺。以物编之，甚可观也。

## 七、王焘《外台秘要》与中药发酵

### （一）王焘与《外台秘要》简介

王焘（670—755），眉县（今陕西省宝鸡市眉县）人，唐代医学家，宰相王珪之孙。自幼多病，长好医术，任职弘文馆二十余年，博览医书，广收医方，于唐天宝十一年（752 年）撰写《外台秘要》，凡四十卷。

### （二）学术贡献

《外台秘要》保存了大量医学典籍，可谓"上自神农，下及唐世，无不采摭"，资料丰富，内容翔实。书中收载了许多已佚方书的基本内容，为医学史研究提供了大量珍贵资料。编写《外台秘要》一书，引用了 60 多部以前的医家医籍，几乎涵盖了唐代之前的所有重要医学著作。这些医籍中不仅有经典著作，还包括大量的民间单方和验方，为后世研究提供了宝贵的资料。

《外台秘要》一书中使用发酵药物的情况：用曲类、酒类、童子便、猪胆、马尿等，其中酒 1822 处，曲 149 处，便 2432 处，尿 248 处，粪 204 处，浆 376 处，醋 510 处，猪胆 44 处，证明《外台秘要》收录发酵药多，且使用率高。在当时社会背景下，王焘使用特殊发酵药，为解决人类疾苦作出巨大贡献，同时对疫病防治、康养、临床医学也有巨大贡献。

他的主要贡献如下。

第一，突破了六经辨证模式，提出了"精究病源，深探方论"的主张，确立了"病的方矢"的治病原则，非常符合临床逻辑思维的规律。

第二，重视"内因致病"在临床实际中的应用，探索心理因素在疾病转归中的作用，合理处理心理治疗和药物治疗的关系，打开了临床诊断和治疗的新局面。

第三，增强心理治疗护理、围产期护理，把妇产科疾病的治疗推向一个新阶段。

第四，把眼科治疗纳入医学体系，尤其是关于倒睫和白内障的手术治疗，在当时非常先进。

第五，医药分设，初步孕育了中药学的雏形，建立了药物学体系的基本框架，奠定了药物体系的基础。

**（三）治疗伤寒、预防疫病经方**

**1. 治疗伤寒时气温疫5方**

（1）疗伤寒时气温疫，头痛壮热脉盛，始得一二日者方。真丹砂（一两末）。上一味，以水一斗煮之，取一升顿服之，覆取汗，忌生冷物。（《千金》同）

（2）疗疫气伤寒三日以后不解者方。好豉（一升绵裹），葱白（切，一升）。上二味，童子小便五升，煮取二升，分再服，覆取汗，神效。（《千金》同）

（3）伤寒五六日斑出以后汤方。猪胆（三合），鸡子（一枚），苦酒（三合）。上三物，合和煎，令三沸，强人尽服之，羸人煎六七沸，分为两服，取汗出为效。（文仲《备急千金》同）

（4）疗伤寒七八日不解，默默烦闷，腹中有干粪，谵语，大柴胡汤方。柴胡，半夏（汤洗，各八两），生姜（四两），知母，芍药，大黄，葳蕤（各二两），甘草（炙）。上十味，切，以水一斗，煮取三升，去滓，温服一升，日三服。忌海藻菘菜羊肉饧。（《范汪》加人参三两余并同《千金》用芍药不用枳实）

（5）疗伤寒热病十日以上，发汗不解及吐下后诸热不除及下利不止斑出方。大青（四两），甘草（炙，二两），阿胶（炙珠，二两），豉（一升绵裹）。上四味，切，以水八升，煮二味，取三升半，去滓，纳豉煮三沸，去滓，乃纳胶令溶，分温三服，欲尽更作，当使有余，渴者当饮，但除热止吐下无毒。忌海藻菘菜。（《肘后》深师《千金》同出第二卷中）

### 2. 预防疫病9方

（1）屠苏酒

屠苏酒，辟疫气，令人不染温病及伤寒，岁旦饮之方。大黄，桂心（各十五铢），白术（十铢），桔梗（十铢），菝葜，蜀椒（十铢，汗），防风，乌头（各六铢）。上八味，切，绛袋盛，以十二月晦日中悬沉井中，令至泥，正月朔旦平晓出药至酒中煎数沸，干，东向户中饮之。屠苏之饮先从小起，多少自在，一人饮，一家无疫；一家饮，一里无疫，饮药酒待三朝，还滓置井中，能仍岁饮，可世无病，当家内外有井，皆悉着药，辟温气也。

（2）太乙流金散

太乙流金散，辟温气。雄黄（三两），雌黄（六两），矾石（一两半），鬼箭羽（一两半），羚羊角（烧，二两）。上五味，治下筛，三角绛袋盛一两，带心前，并挂门户上。若逢大疫之年，以月旦青布裹一刀圭，中庭烧之，温病患亦烧熏之。

（3）雄黄散

雄黄散，辟温气方。雄黄（五两），朱砂（一作赤木），菖蒲，鬼臼（各二两）。上四味，捣筛末，以涂五心、额上、鼻人中及耳门。

（4）断温疫方

断温疫，转相染着至灭门，延及外人，无收视者方。赤小豆，鬼箭羽，鬼臼，雄黄（各三两）。上四味，捣末，以蜜和丸如小豆大。服一丸，可与病患同床。

（5）避温粉

川芎，苍术，白芷，藁本，零陵香（各等分）。上五味，捣筛为散，和米粉粉身。若欲多时，加药增粉用之。（出第十卷中）

（6）虎头杀鬼丸方

《千金》避温，虎头杀鬼丸方。虎头骨（五两，炙），朱砂（一两半，研），鬼臼（一两），雄黄（一两半，研），皂荚（一两，炙），雌黄（一两半，研），芜荑（一两）。上七味，捣筛，以腊蜜和如弹丸大，绛囊盛，系臂，男左女右。家中置屋四角，月朔望夜半中庭烧一丸。忌生血物。（《肘后》同）

（7）竹茹汤方

治瘴气，竹茹汤方。青竹茹（二升）。上一味，以水四升，煮取三升。分三服。

（8）粉身散方

避温病，粉身散方。川芎，白芷，藁本。上三味等分，捣下筛，纳米粉中，以粉涂身。（《延年》同）

（9）朱蜜丸方

断温疫，朱蜜丸方。白蜜和上等朱砂粉一两，常以太岁日平旦，大小勿食，向东方立，人吞三七丸，如麻子大。勿令齿近之，并吞赤小豆七枚，投井泉水中，终身勿忘此法。

### 3. 治温病不相染 7 方

（1）正旦吞麻子、赤小豆各二七枚，又以二七枚投井中。（《肘后》《延年》同）

（2）新布盛大豆一升，纳井中一宿出，服七枚。（《肘后》用小豆）

（3）切松叶如粟米。酒服方寸匕，日三服。辟五年温。

（4）常以七月七日，合家含赤小豆，向日吞二七枚。

（5）常以七月七日，男吞大豆七枚，女吞小豆七枚。

（6）神仙教人立春后有庚子日，温芜菁菹汁，合家大小并服，不限多少。

（7）疗温气。蒜豉汤方。蒜（五十子并皮研之），豉心（一升）。上二味，以三岁小儿小便二升，合煮五六沸。顿服。（并出第九卷中）

## 八、《太平惠民和剂局方》与发酵中药精方选

### （一）《太平惠民和剂局方》简介

《太平惠民和剂局方》，一名《和剂局方》，10 卷，宋太医局编。初刊于 1078 年以后。本书是宋代太医局所属药局的一种成药处方配本。宋代曾多次增补修订刊行，而书名、卷次也有多次调整。最早曾名《太医局方》。徽宗崇宁间（1102—1106 年），药局拟定制剂规范，称《和剂局方》。大观时（1107—1110 年），医官陈承、裴宗元、陈师文曾校正，成 5 卷 21 门、收 279 方。南渡后绍兴十八年（1148 年）药局改"太平惠民局"，《和剂局方》也改成《太平惠民和剂局方》。

### （二）学术贡献

#### 1.《太平惠民和剂局方》在中药学史上意义重大

《太平惠民和剂局方》是中国历史上第一部由政府颁布的成药药典，是宋代国家颁布的配方售药规范，是首次对中药学的规范管理，而且对后世也产生了深远而广泛的影响，其中很多疗效卓著的方剂至今仍在临床广泛应用。书中载方 788 首，对后世临床用药产生了深远的影响，许多方剂至今仍广泛用于临床。《太平惠民和剂局方》是从事中医临床、教学、科研，以及从事中药炮制、制剂、调剂研究工作的重要古籍之一，也是高等中医药院校学生学习中药学、方剂学的重要参考书籍之一。

#### 2. 辨证析法，以方测法

《太平惠民和剂局方》中的方剂，都是在辨证的前提下制定的。书中虽然没有提

出立法，但每个方剂都是依据证候的治法而制的。以"卷之四·治痰饮"为例，在这一门中，所有的方剂都是针对痰饮而制，所用多属化痰药。但痰饮又有寒、热之别，其不同的方剂中所使用的药物，就又有温化寒痰药与清化热痰药之分。所以在学习本书的过程中，要依照古人"于无文处求文"之训。

通过分析证候来辨析立法，或通过方剂的药物组成来分析、推测其立法。这种辩证析法，以方测法的思辨方法，在阅读古籍的过程中是经常使用的方法之一。比如在阅读古代医案时，医案中一般只有证候与处方用药的记载，每个处方未必写出立法，但是善于阅读者往往采取以方测法的方法对医案进行分析整理。清代的温病学家吴鞠通，就是采用这种方法对叶天士的《临证指南医案》进行分析整理，从中撷取了许多优秀方剂，提出立法、制定方名而写出了理、法、方、药系统、完整的温病学专著《温病条辨》。

### 3. 注重煎、服法以提高临床疗效

《太平惠民和剂局方》中的方剂大多为丸剂、散剂，服用非常方便，而且书中对煎、服法非常重视，每个方剂后都对煎、服法有详细的叙述。如治风气上攻的八风散的煎、服法："每服二钱，水一中盏，入薄荷少许，同煎至七分，去滓，食后，温服。腊茶清调一大钱亦得。小儿虚风，乳香、腊茶清调下半钱，更量儿大小加减服。"这种煎服法称为"煮散"，是把散剂煎后服用，但煎的时间宜短不宜长（"水一中盏，煎至七分"需5~10分钟），这种煎法是取其"散者，散也"的发散作用。书中也有不少汤剂，其实也是做成散剂煎服或冲服。总之，书中的各方剂都针对不同病情的需要分别注明煎、服的方法，这是应当认真学习的。当前人们服用汤剂的习惯做法一般是大包药物水煎，这种做法既浪费药物，又浪费时间，而《太平惠民和剂局方》中的药物剂量都非常轻，一般多在一至三钱，或煮散，或汤点（热水冲），疗效未必不如大包汤剂。比如《温病条辨》中的名方银翘散，原书中就是采用每次取六钱粗末，用煮散的方法煎服。当前在临床中使用银翘散大多是做成大包汤剂反复水煎，或做成丸剂，因此疗效大不如煮散。由此看来，通过认真研读古籍，对当前的用药方法进行反思，也是提高临床疗效的有效途径之一。

### 4. 古方今用，继承发扬，开拓创新

《太平惠民和剂局方》中的许多优秀方剂，如三拗汤、藿香正气散、凉膈散、逍遥散、四物汤、四君子汤等，历经近千年的临床验证，确实疗效卓著，因此至今仍在临床中发挥着重要作用。书中的至宝丹、紫雪丹经吴鞠通在《温病条辨》中加减运用并加以推广，至今已成为治疗温病痉厥的代表方，与安宫牛黄丸并称为"凉开"的

"三宝"。书中的苏合香丸也被后世作为"温开"的代表方剂。

中医药学界历来不乏具有开拓创新精神的医药学家，这也是中医药学历经数千年风风雨雨的考验不仅长盛不衰，而且不断发展、提高的原因所在。病有千变万化，方亦应随证而制，"师其法而不泥其方"之论正是继承发扬、开拓创新精神的体现。吴鞠通《温病条辨·中焦篇》湿温门中的五个"加减正气散"，就是在《太平惠民和剂局方》藿香正气散的基础上加减化裁而来。近年来临床上使用的藿香正气丸、水、胶囊剂，也都是在原散剂的基础上发展而来，这种剂型的改变，使服用与取效更为便捷，也是对原始剂型的改革与发扬。

倡导广大的中医药工作者进一步深入研究这部宋代名著中的方药并加以改进革新，使之在当今的临床治疗中更好地发挥作用，以提高疗效。

### （三）老字号使用《太平惠民和剂局方》发酵药物延缓衰老经方

书中记载了很多老字号发酵药物方，如山西广誉远生产的安宫牛黄丸、定坤丹、七珍丹等，至今仍在广泛使用。这些名家名方在治疗常见病、疑难病中发挥了重要作用，因此很多已经成为国家的品牌产品。传承规范发展老字号，认真对待老字号的发酵产品，对中医药的发展有重要意义，本书从中收集了部分具有延缓衰老、改善体质作用的中药发酵药物方如下。

#### 1. 腽肭脐丸

补虚壮气，暖背祛邪，益精髓，调脾胃，进饮食，悦颜色。治五劳七伤，真腹冷痛，肢体酸疼，腰背拘急，脚膝缓弱，面色黧黑，肌肉消瘦，目暗耳鸣，口中虚鸣，胁下刺痛，饮食无味，心常惨戚，夜多异梦，昼少精神，小便滑数，时室不举，或梦交通及一切风虚癁冷，并宜服之。

腽肭脐（一对，慢火酒炙令熟），沉香，神曲（炒）（各四两），精羊肉（一斤，熟，细切碎烂，研），羊髓（取汁，一斤），硇砂（二两，飞过），以上六味，用无灰好酒一斗，同于银器内，慢火熬成膏，候冷，入下项药：巴戟天（去心），肉豆蔻（去壳，炮），木香，丁香，人参（去芦头），补骨脂（酒炒），天麻（去苗），川芎，枳壳（去瓤，麸炒），胡芦巴，钟乳（炼成粉），茴香（舶上者，炒），青皮（去白），紫苏子（炒），阳起石（用浆水煮一日，细研，飞过，焙干），荜澄茄（各二两），山药（一两半），肉苁蓉（四两，净，洗，切片子，焙干），蒺藜子（炒），肉桂（去粗皮），大腹子，槟榔（各二两半），白豆蔻（去壳，一两），附子（半斤，炮，去皮、脐，用青盐半斤，浆水一斗五升煮，水令尽，切，焙干）。

上件药各依法修事，捣，罗为末，入前膏内搜成剂，于臼内捣千余杵，丸如梧桐子大。每服二十丸，空心，温酒下，盐汤亦得。

【实用点及创新点】本方温肾壮阳、健脾和胃、固精缩尿、散寒止痛、祛湿化痰。主治肾阳不足引起的阳痿、早泄、遗精、滑精、腰膝酸软、畏寒怕冷、夜尿频多等，女性宫寒不孕、月经不调（如月经量少、后期、闭经等）、痛经等症。治脾胃虚寒所致的食少纳呆、脘腹胀满、嗳气吞酸、大便溏薄等。治身体沉重、四肢困倦、头重如裹、胸脘痞闷、痰多等。对于寒凝气滞引起的各种疼痛，如寒疝腹痛、胃脘冷痛等可有效缓解。本方采用自然发酵法，将动物生物活性药腽肭脐、羊肉、羊髓及神曲加入酒内熬煮，增强药物功效。附子、阳起石浆水煮过，减毒增效。

### 2. 菟丝子丸

治肾气虚损，五劳七伤，少腹拘急，四肢酸疼，面色黧黑，唇口干燥，目暗气短，夜梦惊恐，精神困倦，喜怒无常，悲忧不乐，饮食无味，举动乏力，心腹痿缓，小便滑数，房事不举，股内湿痒，水道涩痛，小便出血，时有余沥，并宜填骨髓，续绝伤，补五脏，去万病，明视听，益颜色，轻身延年，聪耳明目。又分，远志去苗、心，半两，黑豆煮，不用石龙芮、泽泻、肉苁蓉。

菟丝子（洗，酒浸），鹿茸（酥炙，去毛，挫），附子（炮，去皮、脐），肉桂（去粗皮），石龙芮（去土），巴戟天（去心），泽泻（各一两），肉苁蓉（酒浸，切，焙），防风（去苗、杈），杜仲（去粗皮，锉，炒），茴香（炒），沉香，白茯苓（去皮），牛膝（酒浸一宿），续断，山茱萸（去核），石斛（去根），补骨脂（炒），熟干地黄（酒蒸），荜澄茄（各三两），桑螵蛸（酒浸，炒），五味子，覆盆子，川芎（各半两）。

上为细末，以酒煮面糊为丸，如梧桐子大。每服二十丸，温酒或盐汤下，空心服。如脚膝无力，木瓜汤下，晚食前再服。

【实用点及创新点】本方治疗肾气虚损导致的少腹拘急、四肢酸疼、面色黧黑、口干目涩等。填骨髓、续绝伤，有益于骨骼和身体损伤后的恢复。补五脏，缓解因五脏失调引起的精神困倦、喜怒无常、饮食无味、房事不举等。适用范围广泛，涵盖了多种慢性虚损性疾病和因衰老导致的身体功能下降。可用于长期调养、轻身延年。

### 3. 金钗石斛丸

治真气不足，元脏虚弱，头昏面肿，目暗耳鸣，四肢疲倦，百节酸疼，脚下隐痛，步履艰难，肌体羸瘦，面色黄黑，鬓发脱落，头皮肿痒，精神昏困，手足多冷，心胸痞闷，绕脐刺痛，膝胫酸疼，不能久立，腰背拘急，不得俯仰，两胁胀满，水谷不消，腹痛气刺，发歇无时，心悬嚜醋，呕逆恶心，口苦咽干，吃食无味，恍惚多忘，气促喘乏，夜梦惊恐，心忪盗汗，小便滑数，或水道涩痛，一切元脏虚冷之疾，并能治之。常服补五脏，和血脉，驻颜色，润发，进食肥肌，大壮筋骨。

川乌头（炮，去皮、脐），川楝子（麸炒），石斛（去根），茴香（炒），赤小豆，马蔺子（醋炒），羌活（去芦）（各八两），地龙（去土，炒），巴戟天（去心），胡芦巴（炒），川椒（去目，炒）（各四两），苍术（去浮皮），乌药（各十六两），青盐（二两）。

上为细末，酒煮面糊为丸，如梧桐子大。每服二十丸，温酒下，或盐汤亦得，空心，食前服之。

**【实用点及创新点】**本方温阳散寒、补肾益精、健脾利湿、理气止痛、祛湿通络，用于治疗肾阳不足的寒湿痹证如类风湿关节炎、骨关节炎等。同时治疗脾虚寒凝气滞引起的疝气疼痛、脘腹冷痛、食少纳呆、腹胀、泄泻等。可用于长期调养，润色、长肌肉、大壮筋骨。

### 4. 何首乌丸

补暖腑脏，祛逐风冷，利腰膝，强筋骨，黑髭发，驻颜容。

何首乌（三斤，用铜刀或竹刀切如棋子大，木杵臼捣），牛膝（去苗，锉，一斤）。

上件药，以黑豆一斗净淘洗曝干，用甑一所，先以豆薄铺在甑底，然后薄铺何首乌，又铺豆，又薄铺牛膝。如此重重铺，令药、豆俱尽，安于釜上蒸之，令豆熟为度。去黑豆，取药曝干，又换豆蒸之，如此三遍，去豆取药，候干为末，蒸枣肉和丸，如梧桐子大。每服三十丸，温酒下，食前服。忌萝卜、葱、蒜。此药性温无毒，久服轻身，延年不老。

**【实用点及创新点】**本方以何首乌为君药，有补益肝肾、抗衰乌发、排污浊的功效；牛膝活血通经、补肝肾、抗衰老。以黑豆和枣肉为炮制辅料，黑豆入肾，有补肾益阴、健脾利湿之效。大枣味甘，"甘味归脾"，有健脾补血的功效，能入肝经，滋肝阴。本方主辅料共同发酵，具有强身健体、抗衰延年的功效。本方通过自然发酵法，层层铺放药物和黑豆进行蒸制，使药物充分吸收黑豆的药力，经过三蒸三晒，反复强化药效，达到减毒增效的作用。

现代药理研究认为，本方可增强免疫、抗衰老、降血脂、抗动脉粥样硬化、保护生殖系统，补肝肾、益精血、乌须发，改善肝肾两虚引起的头晕目花、耳鸣、腰酸肢麻等，还可用于治疗神经衰弱、高血压、冠心病、心律失常等病证。

### 5. 八味丸

治肾气虚乏，下元冷惫，脐腹疼痛，夜多漩溺，脚膝缓弱，肢体倦怠，面色黧黑，不思饮食。又治香港脚上冲，少腹不仁及虚劳不足，渴欲饮水，腰重疼痛，少腹拘急，或男子消渴，小便反多；妇人转胞，小便不通，并宜服之。

白茯苓（去皮），牡丹皮，泽泻（各三两），熟地黄（八两，酒制），山茱萸（去核），山药（各四两），附子（炮，去皮、脐），肉桂（去粗皮）（各二两）。

上为末。炼蜜丸如梧桐子大。每服十五丸至二十五丸，温酒下，空心，食前，日二服。

久服壮元阳，益精髓，活血驻颜，强志轻身。

【实用点及创新点】本方温补肾阳、滋阴补血、利水渗湿、活血化瘀，是一个阴阳双补的方剂，既可以补充肾阳不足，又能滋养肾阴，治疗肾阴阳两虚引起的腰膝酸软、畏寒怕冷、潮热盗汗、遗精早泄等症。同时，利水渗湿药物的运用可防止滋补药物产生的湿气。

现代药理研究显示该方在多种复杂疾病，如糖尿病、肾病综合征、红斑狼疮、类风湿、心脏病等上有一定治疗价值。

### 6. 五补丸

补诸虚，安五脏坚骨髓，养精神。

地骨皮，白茯苓（去皮），牛膝（去苗，酒浸一宿），熟干地黄，人参（各一两）。

上为末，炼蜜为丸，如梧桐子大。每服三十丸，温酒下，空心，食前服。稍增至五十丸，日二服。服至十日及半月，觉气壅，即服七宣丸。服七宣丸二、三日，觉气散，即还服五丸。久服去百病，髭发黑润。

【实用点及创新点】本方补肝肾、健脾胃、祛虚热、壮筋骨，治疗体弱多病，适用于阴虚内热。本方中的地骨皮具有改善心血管、调节血脂、抗病原微生物的作用。本方常用于治疗糖尿病、高血压及骨蒸劳热、阴虚盗汗。

### 7. 成炼钟乳粉

主五劳七伤，咳逆上气，治寒嗽，通音声，明目益精，安五脏，通百节，利九窍，下乳汁，益气补虚损，疗脚弱疼冷，下焦伤竭，强阴。久服延年益寿，好颜色，不老，令人有子。钟乳（不拘多少）上取韶州者，无问浓薄，但颜色明净光泽者即堪入炼，唯黄、赤两色不任用。欲炼亦不限多少，置钟乳于金、银器中，即以大铛中着水，沉金、银器于铛水中煮之，常令如鱼眼沸，水减即添。若薄乳，三日三夜即得，若粗肥浓管者，即七日七夜，候乳色变黄白即熟。如疑生，更煮，满十日最佳。煮讫出金、银碗，其铛内煮乳黄浊水弃之，勿令人服，服必损人咽喉，伤人肝肺，令人头痛，兼复下利不止。其有犯者，食猪肉即愈。弃此黄水讫，更着清水，准前更煮，经半日许即出之，其水色清不变即止，乳无毒矣。即于瓷钵中，用玉锤着水研之。其钵及锤须夹白练袋，笼口稍长作之，使锤得转，兼通上下，每日着水搅令匀调，勿使着锤钵，即封系练袋，自作字记，勿使人开，一即免纤尘入中，二即免研人窃吃。研觉干涩，即是水尽，即更添水，常令如稀米泔状，乳细者皆浮在上，粗者沉在下，复绕锤钵四边研之，不及者即粗细不匀。为此，每日须一开或二开，搅括令匀，勿使着锤，即得匀熟，免有粗细。研至四五日，状若乳汁，研揩视之，状如书中白鱼腻即成。自然光白，便以水洗之，不随水落者即熟。若得水而落者即未成，更须研之，以不落为限。熟讫，澄取曝干。每服称半两，分为三服，用温酒调下，空腹服，更量病轻重增减。兼可合和为钟乳丸散。

【实用点及创新点】本方补肾助阳、温肺止咳，治疗五劳七伤、脚弱疼冷、咳逆上气、寒嗽等，可通音声、明目益精、安五脏等。久服延年益寿，好颜色。

现代临床应用较少，但在一些虚劳性疾病的治疗中，可作为辅助用药来改善患者体质。

### 8. 三仙丹

治肾经虚寒，元气损弱，神衰力怯，目暗耳聋。常服补实下经，温养脾胃，壮气搜风，驻颜活血，增筋力，乌髭须。

茴香（三两，炒令香透），川乌头（一两，生，去皮，锉作骰子块，用盐半两，同炒黄色，去盐），苍术（二两，米泔浸一宿，刮去皮，切碎，取葱白一握，同炒黄色，去葱）。

上为细末，酒煮面糊丸，如梧桐子大。每服五、七十丸，空心温酒、盐汤任下。

【实用点及创新点】本方温补肾阳、散寒除湿、健脾理气，改善因肾阳不足导致的目暗耳聋、神疲力怯等症状，对于中老年人或肾阳亏虚者的身体调理有实用价值。

### 9. 小菟丝子丸

治肾气虚损，五劳七伤，少腹拘急，四肢酸疼，面色黧黑，唇口干燥，目暗耳鸣，心忪气短，夜梦惊恐，精神困倦，喜怒无常，悲忧不乐，饮食无味，举动乏力，心腹胀满，脚膝痿缓，小便滑数，房事不举，股内湿痒，水道涩痛，小便出血，时有遗沥，并填骨髓，续绝伤，补五脏，去万病，明视听，益颜色，轻身延年，聪耳明目。

菟丝子（五两，酒浸），山药（内七钱半，为糊），石莲肉（二两），白茯苓（焙，一两）。

上为细末，用山药糊搜和为丸，如梧桐子大。每服五十丸，温酒或盐汤下，空心服。如脚膝无力，木瓜汤下，晚食前再服。

【实用点及创新点】本方补肝益肾、养心安神、健脾宁心，治疗肾气虚损所致的少腹拘急、四肢酸疼、面色黧黑、唇口干燥、目暗耳鸣、心悸气短、夜梦惊恐、精神困倦、情绪反常、饮食无味、心腹胀满、脚膝痿缓、小便滑数等。本方可补五脏，祛万病，明视听，益颜色，久服轻身延年，聪耳目明。

临床应用发现，对于男性肾虚引起的阳痿遗精、腰膝酸软、小便频数等症状，小菟丝子丸有较好的疗效，可改善患者的性功能和生活质量。在治疗女性月经不调、不孕、带下等病证方面也有一定应用，通过调节内分泌和生殖系统功能，改善相关症状。

### 10. 沉香鹿茸丸

治真气不足，下元冷惫，脐腹绞痛，胁肋虚胀，脚膝缓弱，腰背拘急，肢体倦怠，面无精光，唇口干燥，目暗耳鸣，心忪气短，夜多异梦，昼少精神，喜怒无时，悲忧不乐，虚烦盗汗，饮食无味，举动乏力，夜梦鬼交，遗泄失精，小便滑数，时有余沥，阴间湿痒，阳事不兴，并宜服之。

沉香（一两），鹿茸（去毛，酒炙，三两），附子（炮，去皮、脐，四两），巴戟天（去心，二两），菟丝子（酒浸，研，焙，五两），熟干地黄（净，洗，酒浸，蒸，焙，六两）。

上为细末，入麝香一钱半和匀，炼蜜为丸，如梧桐子大。每服四、五十粒，好酒或盐汤空心吞下。常服养真气，益精髓，明视听，悦色驻颜。

【实用点及创新点】本方配伍巧妙，将补肾阳、补肾阴与理气药相结合，使补而不滞。本方可全面调理因真气不足、下元虚冷导致的脐腹绞痛、腰背拘急、肢冷、遗泄失精、夜多异梦、昼少精神、喜怒无常、悲忧盗汗等。同时体现了中医身心同治的理念。

### 11. 上丹

养五脏，补不足，固真元，调二气，和营卫，保神守中，久服轻身耐老，健力美食明目，降心火，交肾水，益精气。男子绝阳，庶事不兴。女子绝阴，不能妊娠。腰膝重痛，筋骨衰败，面色黧黑，心劳志昏，瘴寐恍惚，烦愦多倦，余沥梦遗，膀胱邪热，五劳七伤，肌肉羸瘦，上热下冷，难任补药，服之半月，阴阳自和，容色肌肉光润悦泽。开心意，安魂魄，消饮食，养胃气。

五味子（半斤），肉苁蓉（酒浸），巴戟天（去心），百部（酒浸一宿，焙），蛇床子，白茯苓（去皮），远志（去心），山药，枸杞子，柏子仁（别研），防风（去杈），杜仲（炒断丝），菟丝子（酒浸，焙干）（各二两）。

【实用点及创新点】上丹作为一种养生保健方剂，可用于中老年人的养生保健，通过调节脏腑功能，增强机体免疫力，延缓衰老。

### 12. 羊肉丸

治真阳耗竭，下元伤惫，耳叶焦枯，面色黧黑，腰重脚弱，元气衰微。常服固真补气，益精驻颜。

补骨脂（炒），胡芦巴（炒），川楝子（炒），茴香（炒），续断（炒去丝），附子（炮，去皮、脐），茯苓（各三两），山药（炒），桃仁（别研，去尖，麸炒），杏仁（去皮、尖，麸炒，别研）（各二两）。

上为末，精羊肉四两，酒煮烂，研极细，入面煮糊，丸如梧桐子大。盐汤、温酒，空心任下三、五十丸。

【实用点及创新点】本方既补阳又理气、健脾、活血，治疗真阳耗竭、下元虚冷所致的耳叶焦枯、面色黧黑、腰重脚弱、元气衰微等症，适用于肾阳不足的中老年人群或久病体虚者。

## 九、《圣济总录》与发酵中药精方选

### （一）《圣济总录》简介

《圣济总录》，又名《政和圣济总录》《大德重校圣济总录》，宋徽宗赵佶敕编，成书于北宋政和至宣和年间（1111—1125 年）。该书是北宋朝廷征集民间及医家所献医方，结合内府所藏整理编纂而成，是继《太平圣惠方》后宋代官修的又一部大型方书。

本书共 200 卷，录方近 2 万首，主要按病证分为 66 门。首之以风疾之变动，终之以神仙之服饵。卷 1~卷 4 首列运气、叙例、补遗、治法，属于总论性质；卷 5~卷 184 为临床各科病证的论治方药，首之以诸风门，终之以乳石发动门；卷 185~卷 190 为补益门、食治门；卷 191~ 卷 194 为针灸门；卷 195~卷 197 为符禁门；卷 198~卷 200 为神仙服饵门。本书以病分门，门各有方，据经立论，论皆有统。内容极其丰富，包括运气、叙例、治法及临床各科病证，涉及内、外、妇、儿、五官、针灸诸科及养生之类。

### （二）《圣济总录》中药发酵药物参与治疗风湿痹证方

"诸风"是该书的首论，风湿痹证是其中的重点，鉴于发酵药物参与治疗方较多，从中摘选了部分代表方。

#### 1. 仙灵脾丸

治风湿痹，肢节疼痛，身体手足不遂。仙灵脾（三分），防风（去皮，半两），羌活（去芦），白附子（炮），犀角屑，羚羊角屑，乳香，细鹿茸（酥炙，去毛，浸去皮骨，炙，二两），麝香（一两），天南星（炮，半两），上为末，丸如梧桐子大，每服三十丸，食前以温酒送下。

【实用点及创新点】本方用于治疗肾阳不足引起的阳痿遗精、腰膝痿弱、畏寒肢冷、神疲乏力等症。对肾阳不足、外感风寒湿邪造成的痹证有较好疗效，能缓解筋骨肌肉关节酸痛、麻木、屈伸不利等症。在改善围绝经期高血压、冠心病方面也有一定作用，还可用于调理女性月经不调、子宫冷痛等症状。本方通过酒下以增强药物的效用。

**2. 萆薢丸**

治风湿痹，肢体疼痛，不能行步，萆薢丸方：萆薢（四两），牛膝（酒浸，切，焙，三两），丹参，附子（炮裂，去皮、脐），白术，枳壳（去瓤，麸炒）（各二两）。上六味为细末，炼蜜丸如梧桐子大，每服三十丸，温酒下，不拘时。

【实用点及创新点】萆薢祛湿除痹，牛膝补肝肾，强筋骨、引药下行，附子散寒止痛，用于治疗下焦寒湿痹阻、气血瘀滞导致的腰膝疼痛、关节屈伸不利等症。萆薢祛湿利水，丹参、牛膝活血，枳壳理气行滞，对于一些因为气滞血瘀、水湿内停引起的小便不利、淋证等也可能有一定的治疗作用。

**3. 防风汤**

治风寒湿痹，筋脉挛急，身体手足不遂。防风（去叉），薏苡仁（各二两），麻黄（去根节，汤煮，掠去沫，焙干，四两），白术，芎䓖，细辛（去苗叶），羌活（去芦头），茵芋（去粗茎），牛膝（去苗，酒浸，切，焙），狗脊（去毛），萆薢，侧子（炮裂，去皮、脐），杏仁（去皮、尖、双仁，炒，煨黄），赤箭，桂（去粗皮）（各一两）。上一十五味，锉如麻豆，每服四钱匕，水一盏，生姜三片，同煎至七分，去滓，温服，不计时候。

【实用点及创新点】本方临床可用于治疗颈椎病。防风汤加减结合项三针治疗神经根型颈椎病属风寒痹阻证，可提高治疗总有效率，改善颈痛量表、颈椎病临床评价量表、颈椎关节活动度量表评分及椎基底动脉血流动力学指标，降低血清炎症因子含量，且不良反应发生率低。防风汤加减治疗风寒湿痹型膝骨性关节炎，可有效改善患者关节疼痛、僵硬的症状，提高膝关节功能，其疗效优于双氯芬酸钠缓释胶囊。防风汤在皮肤科应用广泛，可治疗风疹瘙痒等多种皮肤病证，通过祛风止痒、清热利湿等作用，改善皮肤症状，且随证配伍不同药物可应对不同证型。

**4. 天麻散**

治诸痹身体痛麻，或多瘙痒，筋脉拘急，言语謇涩，手足不遂。天麻，白附子（炮），羌活（去芦头），防风（去叉），芎䓖，独活（去芦头），当归（切，焙，三分），干蝎（去土，炒），麻黄（去根节）（各一两）。上药捣罗为散，每服二钱匕，暖竹沥半盏，酒半盏调下，不计时。

【实用点及创新点】天麻中含有的天麻素具有镇静、镇痛、抗惊厥、改善学习记忆力等药理作用，这为天麻散的临床应用提供了一定科学依据。方中采用竹沥这种植物分泌的活性药物及发酵药物酒，以增加肠道对药物的吸收，增强药效。

### 5. 防风饮

治风寒湿痹，半身不遂，不能语言，四肢麻木，或不知痛痒。防风饮方：防风（去叉，一两），麻黄（去节，汤煮，掠去沫，焙，一两半），石膏，黄芩（去黑心），芎䓖，地黄（焙）。上药粗捣筛，每服五钱匕，以水二盏，煎取一盏，去滓，空心、食前温服，日二夜一。

【实用点及创新点】研究表明其具有祛风解表、温阳散寒、清热通腑等功效，可用于治疗中风引起的发热无汗、肢节烦疼、腹内急痛、大小便秘涩等症状。

### 6. 羌活汤

治风湿痹，身体手足不遂，冷痛疼痹。羌活汤方：羌活（去芦头，三分），防风（去叉，一两），五加皮（锉，半两），赤芍药（一两），薏苡仁（炒，半两），羚羊角（镑，半两），槟榔（二枚，煨，锉），磁石（煅，醋淬，二两半）。上八味粗捣筛，每服六钱匕，水二盏，入生姜五片，煎取一盏，去滓，空心、食前温服，日二夜一。

【实用点及创新点】本方可治疗风湿性关节炎，可改善关节疼痛、肿胀、屈伸不利等症，调节机体免疫功能，抑制关节炎症反应，促进病情恢复。本方还可治疗颈椎病、腰背痛，缓解肌肉痉挛，减轻疼痛，改善局部血液循环，促进组织修复。

### 7. 菖蒲散

治风湿痹，身体手足不遂。菖蒲散方：菖蒲（九节者，去须节，米泔浸，细切，焙干），生干地黄（焙），枸杞根（各一两半，锉），乌头（炮裂，去皮、脐，一两），商陆（一两半，锉），生姜（切，焙，四两）。上六味咀如麻豆，清酒二升，浸一宿曝干，复内酒中，以酒尽为度，曝干，捣罗为散，空心温酒调下一钱匕，日再。

【实用点及创新点】本方用于治疗寒湿内阻、水湿停滞引起的关节疼痛、屈伸不利等症状，乌头、菖蒲祛湿散寒，商陆逐水消肿，菖蒲、生姜祛湿化痰。菖蒲开窍豁痰，可改善痰湿蒙蔽清窍导致的神志不清、头晕等症。

### 8. 牛膝散

治风寒湿痹，肢体腰膝，冷痛疼痹，动不相随。牛膝（去苗，酒浸，切，焙，半两），桂（去粗皮，一分），山茱萸（半两）。上三味捣罗为散，每服二钱匕，温酒调下，空心、食前，日再。

【实用点及创新点】现代药理研究表明，牛膝散有抗炎、镇痛、改善血液循环等作用，能减轻炎症反应、缓解疼痛、促进血液流动，有助于受损组织恢复。在临床应用上，常用于治疗风湿痹痛、跌打损伤、经闭、痛经等。

### 9. 茵芋酒

治风血痹，肌体手足痿弱，四肢拘挛。茵芋酒方：茵芋（去粗茎），附子（炮裂，去皮、脐），天雄（炮裂，去皮、脐），乌头（炮裂，去皮、脐），秦艽（去苗土），女萎，防风（去叉），羊踯躅，防己，石南，细辛（去苗叶），桂（去粗皮）（各一两）。上一十二味咀如麻豆，夹绢囊盛贮，以清酒五升浸之，冬七日，夏三日，春秋五日，初服一合，日三，渐增之。

**【实用点及创新点】** 茵芋酒中原料药物成分经过发酵分解成见效快的小分子物质，通过酒的作用行药势，用于中风急救。茵芋酒还可治疗风湿痹痛、四肢挛急、两足痿弱等症状，对关节风寒湿痹痛有一定疗效。茵芋酒还有祛风除湿、温经通络的功效，可用于治疗皮肤中淫淫如虫啄、皮疹瘙痒等症状。

## 十、陈自明《妇人良方大全》与中药发酵

### （一）陈自明与《妇人良方大全》简介

《妇人良方大全》是中国现存最早、具有系统性的妇产科专著。又名《妇人大全良方》《妇人良方集要》，简称《妇人良方》。宋代陈自明撰于嘉熙元年（1237 年）。全书分为调经、众疾、求嗣、胎教、妊娠、坐月、产难、产后 8 门，24 卷，266 论，1118 方，48 例医案。书中引录南宋以前与妇产科有关的医书近 30 种。该书在编写体例上分门列病，每门又分若干病证，分述各病的病因、证候及治法。在论治方面，书中涉及妇人在不同生理阶段的各种疾病近 200 种，总结出"产前先安胎，产后先补益"等治疗大法。该书还保存了大量已佚的中医妇产科文献及其他佚书中的有关资料。在中医妇产科发展史上，该书起到了承上启下的作用。此书后经明代薛己校注，名《校注妇人良方》，除增删了部分内容外，还逐篇附加按语及治验。

陈自明（1190—1270），南宋医学家，字良甫，一作良父，晚年自号药隐老人，抚州临川（今属江西）人。他著有《管见大全良方》《妇人大全良方》《外科精要》等。陈自明出身于中医世家，从小随父学医。14 岁即已通晓《内经》《神农本草经》《伤寒杂病论》等经典医学著作，并将名家医论与家传经验相结合，在临床实践中加以应用。

陈自明不但精通医术，而且对于中国医学理论的发展也作出了重大贡献，特别是关于妇产科病理的研究，为中医妇产科奠定了坚实的基础。他于嘉熙年间（1237—1240 年）任建康（今南京）明道书院医学教授之职时，我国中医妇产科尚不完备，也没有专著。医书《大方脉》虽有涉及，但内容简略，或有论无方，或有方无论，医家难以为据。他认为"医之术难，医妇人尤难，医产中数症，则又险而难"，因此，

潜心钻研中医妇产科，遍览医籍，博采众长，结合家传验方进行整理，编成我国历史上最早的一部妇产科专著《妇人良方大全》。

### （二）《妇人良方大全》与中药发酵药物

《妇人良方大全》中中药发酵药物以酒类为主，同时有醋、童子便等，有的一个处方同时出现了用酒、醋、童子便的现象。女性由于生理特点，有月经的原因，所以，体质偏寒偏虚的人相对较多，酒类用得自然比较多。更重要的是使用发酵药物比例非常高，说明发酵药物对妇女疾病与健康有着特殊的功效，对这一发现应该重视。

### （三）《妇人良方大全》治疗妇人诸疾两方

#### 1. 乌鸡煎丸

治妇人百病。吴茱萸，良姜，白姜，当归，赤芍药，延胡索，补骨脂，川椒，生干地黄，刘寄奴，蓬莪术，橘红，青皮，川芎（各一两），荷叶灰（四两），熟艾（二两）。

上为末，醋煮面糊丸如梧子大，每服三、五十丸。月经不通，红花苏木酒下；白带，牡蛎粉调酒下；子宫久冷，白茯苓煎汤下；赤带，建茶清下；血崩，豆淋酒调绵灰下；胎不安，蜜和酒下；肠风，陈米饮调百草霜下；心疼，菖蒲煎酒下；漏胎下血，乌梅温酒下；耳聋，蜡点茶汤下；胎死不动，斑蝥三十个煎酒下；腰脚痛，当归酒下；胎衣不下，芸薹研水下；头风，薄荷点茶下；血风眼，黑豆甘草汤下；生疮，地黄汤下；身体疼痛，黄芪末调酒下。四肢浮肿，麝香汤下；咳嗽喘满，杏仁桑白皮汤下；腹痛，芍药调酒下；产前后痢白者，干姜汤下；赤者，甘草汤下；赤白杂者，二宜汤下。常服。温酒、醋汤，任下，并空心、食前服。

（1）乌鸡煎丸原方解析

乌鸡煎丸方的功能主治只言"治妇人百病"，未提其他具体证候，对此方解析只能以所用药物倒推主治病证。根据该方方名用乌鸡，乌鸡本身具有补气血功效，进而对全方所用药物16味分析，其中温补药物7味，理气药物6味，滋阴补肾药物2味，活血补血药物1味。据以上所用分析，这类患者多为脾肾双虚、肝气郁结者，并提出了临床出现的各自不同证候表现和具体配方治疗方法。能提出这一思路，应该是一位经验丰富的妇科医生，有多年的经验积累。该方基本原则是以体质为基础，以证候为选方用药原则，选出临证20多个配方，主次结合、辨证明晰，保证了疗效。这是一个创新组方的案例，有一定推广价值。

（2）乌鸡煎丸配方23个

① 治疗月经不来，主方配红花苏木酒。

**红花苏木酒方**

【组成】苏木 80g，红花 80g，续断 80g。

上三味，加 50 度以上白酒 500g，密封浸泡 1 个月。

【用法】外用或内服。

【功用】活血化瘀，消肿止痛。

② 治疗白带，主方配牡蛎粉调酒。

**牡蛎粉调酒方**

【组成】牡蛎粉。

上味，以酒调。

【用法】内服。

【功用】收敛固涩。

③ 治疗子宫久冷，主方配白茯苓煎。

**白茯苓煎方**

【组成】白茯苓（去黑皮）、牛黄（研）各 9g，犀角屑 3g，甘草（炙）、人参、羚羊角屑、白术、桂枝、熟干地黄（焙）各 6g。

上药，以水煎，取汁。

【用法】内服。

【功用】清心泻火，消肿解毒。

④ 治疗赤带，主方配建茶清。

⑤ 治疗血崩，主方配豆淋酒调棉灰。

**豆淋酒方**

【组成】大豆（炒）三升。

上药，炒令焦，以酒三升，淋取汁。

【用法】内服，用豆淋酒调棉花灰。

【功用】疗产后血崩，月经不止。

⑥ 治疗胎不安，主方配蜜和酒。

**蜜和酒**

【组成】蜜，酒。

以蜜调酒。

【用法】内服。

⑦ 治疗肠风，主方配陈米饮调百草霜。

【组成】陈米，百草霜。

以陈米煮汤，与百草霜冲调。

【用法】内服。

⑧治疗心疼，主方配菖蒲酒。

**菖蒲酒方**

【组成】菖蒲（细锉，蒸熟）、生术（细锉，去皮）各一斗。

上二味，入绢袋盛，用清酒五斗，入不津瓮中盛，密封。春冬二七日，秋夏一七日取开。

【用法】内服。

【功用】大风十二痹，通血脉，调荣卫。

⑨治疗漏胎下血，主方配乌梅温酒。

**乌梅温酒方**

【组成】乌梅30g，黄连6g，黄柏6g，当归6g，干姜9g，熟附片6g，蜀椒5g，桂枝6g，人参6g，细辛3g。

上十味，入纱布袋装，扎口，用白酒500mL浸泡，7日后去药袋，得药液备用。

【用法】内服。

【功用】温脏安蛔，涩肠止泻。

⑩治疗耳聋，主方配蜡点茶汤下。

⑪胎死不动，斑蝥三十个煎酒下。

⑫治疗腰脚痛，主方配当归酒。

**当归酒方**

【组成】当归、细辛（去苗叶）、防风（去叉）各一两半，麻黄（去根节，煎，掠去沫，焙）二两半，独活（去芦头）三两，附子（炮，裂，去皮脐）四枚。

上六味，锉如麻豆，以酒三升，煮取二升去滓。

【用法】内服，食前每温服一盏。

【功用】补血调经，活血止痛。

⑬治疗胎衣不下，主方配芸薹研水。

【组成】芸薹。

上一味，捣汁。

【用法】内服。

【功用】散血，消肿。

⑭治疗头风，主方配薄荷点茶。

### 薄荷茶方

【组成】薄荷。

上味，以适量水冲调。

【用法】内服。

【功用】疏散风热，清利头目，利咽，透疹，疏肝。

⑮ 治疗血风眼，主方配黑豆甘草汤。

### 黑豆甘草汤方

【组成】黑豆半升，甘草二两。

上二味，加水，同煮。

【用法】内服。

【功用】解百药毒，兼治筋疝。

⑯ 治疗生疮，主方配地黄汤下。

### 地黄汤方

【组成】生地黄汁 200mL，升麻、白蔹、栀子仁、黄连、黄柏、当归、赤芍、射干、大黄、甘草（生用）各 10g。

用水 2L，煎至 1.2L，去滓，入地黄汁，搅令微温，以故帛纳汤内，蘸药拓于肿处，一日数次。

【用法】外用。

【功用】清热凉血，主疗发背成疮溃烂者。

⑰ 治疗身体疼痛，主方配黄芪末调酒。

⑱ 治疗四肢浮肿，主方配麝香汤。

⑲ 治疗咳嗽喘满，主方配杏仁桑白皮汤。

### 杏仁桑白皮汤方

【组成】桑白皮、半夏、苏子、杏仁、贝母、山栀、黄芩、黄连各八分。

上以水二盏，加姜三片，煎至八分，口服。

【用法】内服。

【功用】清肺降气，化痰止嗽。

⑳ 治疗腹痛，主方配芍药调酒。

㉑ 治疗产前后痢白者，主方配干姜汤。

### 干姜汤

【组成】干姜三两、当归、黄柏、地榆各四两、黄连、阿胶各二两、石榴皮三枚。

上锉。以水七升，煮取二升五合，去滓，下胶煮，取胶烊尽，分三服。

【用法】内服。

【功用】小肠虚寒，痛下赤白，肠滑，懊侬。

㉒治疗赤者，主方配甘草汤。

**甘草汤方**

【组成】生甘草 6g。

上味，以水 600mL，煮取 300mL，去滓。

【用法】内服。每次温服 140mL，每日服 2 次。

【功用】清热解毒，泻火消痈，利咽止痛。

㉓治疗赤白杂者，主方配二宜汤下。

**二宜汤方**

【组成】桂心 2.2kg，干姜（砂炒）2kg，甘草（砂炒）1.5kg，杏仁（去皮、尖、砂炒）2.2kg。

上药，研为末。

【用法】内服。每服 3g，开水调服。

【功用】冒暑饮凉，冷热不调，泄泻口渴，心腹烦闷，以及利下赤白，腹痛后重。

### 2. 玉露通真丸

治妇人诸疾。半夏（姜汁制，炒），人参（各半两），食茱萸（醋炒），制厚朴（各一两一分），泽兰叶（二两半），甘草，蝉蜕（炒），白芍药，石膏，蚕蜕（炒用，如无，以蚕故纸三张代），白术，当归，羌活，熟地黄（洗，焙），白茯苓（各二两），防风，干姜，柏子仁，苍术，白薇，木香，黄芪，川牛膝，附子，白芜荑（与蝉蜕同炒，然此方无蝉蜕，想马鸣蜕是也），川芎，藁本（各一两），川椒，苦梗（各三两），白芷（一两半）。

上为细末，炼蜜为丸，每九钱重，分作十丸。切记炼蜜无令太过及生。

男子、妇人诸虚不足，状如劳疾，黄芪煎酒下。血气痛，烧秤锤淬酒下。产前安胎用醋汤下；产后诸疾用酒或盐汤下。产前、产后泻，用米饮送下。男子、妇人牙疼，用半丸揩痛处，良久盐汤咽下。产前、产后血闷，用童子小便送下。经脉不调，用红花煎酒送下。产后风毒，生疮疥，荆芥茶下。冷痰、翻胃、醋心，干嚼下。妇人子宫久冷，崩漏，赤白带下，用童子小便、米醋、好酒一处，暖热下。

## 十一、张子和《儒门事亲》与中药发酵

### （一）张子和简介

张从正（1156—1228），"从正"二字为少时初名，后改名为"子和"，1213~1216年谕诏从正补至太医院执业时所用，尔后即以此名行医，号戴人。原籍睢州考城（今河南省兰考县）。张子和家世业医，受父教育，一度从军。晚年师从眼科名医姜仲云。张氏精通医，贯穿《素》《难》之说"阐发千载之秘"，重视实践，对中医学祛邪学说的发展，从理论到临床均作出了重要贡献。

《儒门事亲》一书集中反映和体现了张氏的学术思想和独特的治疗经验，是其代表性著作，在中医学中占有十分重要的地位。但本书并非出自张氏一人手笔，乃时人将其平日见闻、经验，"有说、有辨、有记、有解、有诫、有笺、有诠、有式、有断、有论、有疏、有述、有衍、有决"，以及"名目颇伤烦碎"的十余种零散著作于1220年前后集辑而成，计有《儒门事亲》三卷、《直言治病百法》二卷、《十形三疗》三卷、《杂记九门》一卷、《撮要图》一卷、《治法杂论》一卷、《三法六门》一卷、《刘河间先生三消论》一卷、《扁鹊华佗察声色定死生诀要》一卷、《世传神效诸方》一卷。收入论文30篇，病例250则，内容包括内、外、妇、儿、五官各科，其中属内科范围者占3/4，取"唯儒者能明其理，而事亲者当知医"，称《儒门事亲》，共十八卷。

### （二）学术贡献

张子和被称为泻下派的代表人物，后纠正为祛邪派的代表人物。"邪去正安"是张子和学术思想的核心。他提出了"陈莝去而肠胃洁"。张子和认为人体发病皆由于邪气侵袭所导致，邪气入侵，必然会出现虚实变化的病理规律，病程长短与病情轻重皆与邪有关。要治愈疾病，必须攻其邪气，邪气得以祛除，则正气得以恢复，这是他的病因发病学观点的基本内容。

正如《儒门事亲·汗下吐三法该尽治病诠》中所说："夫病之一物，非人身素有之也。或自外而入，或由内而生，皆邪气也。邪气加诸身，速攻之可也，速去之可也。"又曰："先论攻其邪，邪去而元气自复也。"张子和认为："病由邪生，证由邪定，邪去正安。"张子和的这一学术思想源于扁鹊的"审闭结而通郁滞，虚者补之，实则泻之，故病愈而名显"（《潜夫论·实边》）。在治疗学、预防学方面，扁鹊尤其注重早知察变、未病先防。如扁鹊见齐桓侯案，分析疾病发展由浅入深的四个阶段，提出不同阶段的治疗方法，体现了察微知著、早治防变的思想。

"五苦六辛"的用药思路是张子和对药性药味认识结合临床辨证治疗的一大创新，

他把"五苦六辛"解释为五脏之疾宜用苦寒药涌之泄之；六腑之病宜用辛温药发之汗之。指五脏用苦寒药，六腑用辛温药。

### 1. 邪气致病的病因学学术思想

（1）"邪气致病"的病因观与"邪去正安"的治病观

张子和提出了独特的"邪气致病"的病因观和"邪去正安"的治病观。张子和的医学理论主要以攻邪为主，强调疾病的原因在于外来的邪气，而非人体内固有的因素。

① 邪气致病的病因观。张子和认为，疾病的发生是由于外界的邪气侵袭人体所致。他强调："病之一物，非人身素有之也，或自外而入，或由内而生，皆邪气也。"这意味着疾病的出现通常与外部致病因素有关，而这些邪气可以是风、寒、暑、湿、燥、火等。张子和还将邪气分为天邪、地邪和人邪，以更细致地分析疾病的来源和性质。

② 邪去正安的治病观。张子和主张治疗疾病的首要任务是消除邪气，而不是补充虚弱的正气。他常引用"邪去而元气自复"来支持这一观点。他采用并发展了汗、吐、下三疗法，通过发汗、催吐、泻下等手段来排出体内的邪气。这些方法在张子和的理论中是主要的治疗手段，旨在迅速去除病因，恢复患者的健康。

张子和的这种治疗方法在当时是非常先进的，它打破了当时医学界普遍存在的以补为主的治疗方式，尤其是在对待疾病的态度上，张子和更加重视实证和实效。他的这些理论和实践在他的著作《儒门事亲》中得到了详细的记载和阐述。张子和的攻邪理论和治疗方法不仅在当时得到了广泛的应用，而且对后世中医治疗体系的发展也产生了深远的影响。他的理论强调了对病因的直接攻击，认为只有消除病因，才能从根本上治愈疾病，这一思想至今在中医治疗中仍具有重要的指导意义。

（2）祛邪治病三法的运用

张子和宗奉《内经》天、地、人三邪发病，分属上、中、下三部之说，认为"此为发病之三也""处之者三，出之者亦三也"，即汗吐下。

诸风寒之邪搏结皮肤之间，藏于经络之内，留而不去，或发疼痛走注，麻痹不仁及四肢肿痒拘挛，可汗而出之；风痰宿食，在膈或上脘，可涌而出之；寒湿固冷，热客下焦，在下之病，可泄而出之。

邪留于体内而不去，是一切病证之由来，必须速祛而始能却病。且张氏认为病初绝对不可补，曰："若先论固其元气，以补剂补之，其气未胜，而邪气已交驰横骛而不可制矣。"

## 2. "安谷厚肠，保胃气"的学术思想

安谷厚肠包括攻邪复胃气、病后养胃气、养生以胃气为本、食养补虚等。

张氏认为，护胃气必先祛其邪，曰："陈莝去而肠胃洁，癥瘕尽而荣卫昌，不补之中有真补者存焉。"阐明了攻邪复胃气之法。肠胃洁脾土新，"胃气生"。《儒门事门》曰："善用药者，使病去而进五谷者，其得补之道也。"此乃病退谷进，邪去精生也。

张子和主张以甘凉、温淡、甘酸、清滋凉润之品和胃气、育胃液。病后大邪虽去而正气未复，养胃气必不可缺。对此，张子和方法甚多：河水煮粥、食温淡物、吃葱醋白粥三五日等，使胃气复苏，五谷得进，气血生焉。张子和主张：养生当论食补，治病当论药攻。精血不足，当补之以食，均为安胃进谷之学术思想的体现。

### 3. 食补食疗食养的保健养生的治未病理念

（1）食补食疗食养的养生强身理念

食补，即以食物调养，以补其虚。邪去之后，精血不足者，当用食物补之。《备急千金要方》云："安身之本，必资于食；救疾之速，必凭于药。"张子和继承这一观点，明确提出了"养生当论食补，治病当论药攻"。

食疗，是以食物治疗疾病。食疗既无药物毒性之害，又能保护胃气。

食养观和他的"五谷养之，五果助之，五畜益之，五菜充之"的食补观是不尽相同的。食养的关键在于"五味贵和，不可偏胜"。《内经》中说："气味合而服之，以补精益气。"指出饭食不应有偏嗜。也就是说谷、肉、果、菜需相应的均衡摄入，才能起到养益精气的作用。

食补、食疗、食养体现了张子和未病先防的治未病思想。

（2）"养生当论食补"是治未病理念的体现

"养生当论食补""治病当论药攻"是治未病思想在临床上的具体体现。张子和认为"善用药者，使病去而进五谷，其得补之道也。""病退谷进，邪去精生"，才能达到"邪去正安"的疗效。

《儒门事亲》云："盖汗下吐，以若草木治病者也；补者，以谷肉果菜养口体者也。"强调了饮食调养，借谷肉果菜以养正扶羸。又指出："莫若以五谷养之，五果助之，五畜养之，五菜充之。"再次强调唯长期食用之物以养体之正气之主张。张子和主张食疗养生补虚，反对药补。同时提出了"五味贵和，不可偏胜"之食补原则，指出嗜食偏味于身体无补之观点。

### 4. "百病生于郁滞""唯以气血流通为贵"的学术思想

张子和"唯以气血流通为贵"的攻邪之法是在"百病生于郁滞""血脉流通，病

可得生"的病理观点指导下提出和运用的。

张氏提倡"贵流不贵滞"论。其阐发《内经》邪气盛则实，见解独特。据《内经》一书，唯以气血流通为贵，陈莝去而肠胃洁，癥瘕尽而荣卫昌，使上下无碍，气血宣通，并无壅滞。符合百脉流通，精气日新，邪气尽去，终其天年说。

莝是什么？就是杂草。用陈腐的杂草来比喻胃肠道的积垢，这些积垢通开排泄后，肠胃洁净，舌苔变薄，味觉恢复，食欲增加。癥瘕是什么？就是指身体内一切气滞血瘀凝结成的包块、肿瘤、息肉等。

张子和认为食滞聚积在胃为"宿食"，凡宿食在胃下脘，皆可下之。

张子和主张病由邪生、三邪致病的观点，突破了"虚生百病"的传统识病观。可以看出张氏运用三法治疗疾病，其作用机制在于攻逐病邪，开通脏腑郁结，畅通表里上下之气液，使邪去正安，从而患者气血通畅、升降出入正常，人身达到阴阳平衡。

《儒门事亲·卷六·口疮四十八》曰："一男子，病口疮数年，上至口，中至咽嗌，下至胃脘，皆痛，不敢食热物。一涌一泄一汗，十去其九。次服黄连解毒汤，不十余日皆释。"本医案外有六淫之邪、中有痰食积滞、下有肠燥结实。其病机为内有气血郁蕴，久郁化热，热郁上冲所致。一汗一吐一下，玄府开通，气液流行，郁热自散。

### 5. 张子和"药邪致病"的学术思想

药邪一词的提出和药邪致病的理念，是张子和对中医学的一大贡献。药邪主要指药物本身产生的或者运用不当造成的致病因素，其包括药物中毒，除药源性因素外，还包括误服、误用、过量、不足、炮制不当等因素。此外，妄用补药、滥用热药、妄用补法治病、忽视"中病即止"的用药原则，这些现象也成了药邪致病的重要因素。

张子和根据当时社会上盛行的滥用药物引起不良反应的各种现象及造成的危害，提出了治病当"先祛其药邪，然后及病邪"的学术观点，并创立了"五苦六辛"的药性思路。

张子和针对当时妄用温补的时弊提出"药邪"致病说，力主以攻下法攻"药邪"，这是对中医病因学说的一个发展。在医源性疾病和药源性疾病日益引起人们重视的现代，800多年前张子和提出的"药邪"致病说有重要的现实意义，尤其在当今保健品层出不穷的情况下，提醒人们合理选择，理性消费。

（1）病者妄进热药为补

病者妄进热药为补。其中大多系"绪绅之流""豪富之子"，此辈生活糜烂，欲求于药力之补，本无重虚之证，却常以肉苁蓉、牛膝、巴戟天、菟丝子，甚至金石之品如丹砂、阳起石、硫黄等自补。然而往往因素体阴虚，盲目用热药补益，以火济热，以致"百病交起，万疾俱生"。如发为疮疡、掉眩、肿满、郁等有之。

（2）医家妄以补法治病

张氏面对当时医界盛传的六种补法，认为"平补、峻补、温补、寒补、筋力之补、房事之补"等六法，"若施之治病，非徒功效疏阔，至其害不可胜言者"。

（3）久服药物的药邪之害

张子和提出用药宜"中病即止"，不可久用。"凡药皆毒也，非止大毒、小毒谓之毒"，且为常用之品，但也不可长用，言"虽甘草、苦参，不可不谓之毒，久服必有偏胜"。张氏所谓"毒"，无非指药物久服必致偏胜，偏胜则出现不良反应，甚或成为"药邪"而加重旧疾，抑或另致新病。

（4）自服热药，妄投温补

自服热药、妄投温补等，都是引起"药邪"致病的重要方面。基于这种认识，张氏尤注重"药邪"致病的辨析，倡言"药邪"说，丰富了中医病因学的内容。

（5）张子和对病邪和药邪的认识

邪气致病是张子和重要的学术思想理念，药邪致病是张子和的发现和创新贡献。

张子和对病邪提出了"邪气致病"的理念，"邪气加诸身，速攻之可也，速去之可也，揽而留之，何也""病由邪生，证由邪定，邪去正安"。

张子和对待药邪提出了"中病即止，不可久服"的学术思路，"治病当先祛其药邪""用药畏慎"。他认为对药性不很了解，不应服用。如"服药一差，转成他病""服药不可不畏慎"。

### 6. 张子和寓补于攻的学术理念

张子和虽为攻邪派，善用泻下药，但他并不反对用补法治病，而是创立了寓补于攻的学术理念和方法。

《素问》云："毒药攻邪，五谷为养，五果为助，五畜为益，五菜为充，气味合而服之，以补益精气。"张子和在《内经》的基础上，结合临床提出了"夫养生当论食补，治病当论药攻"（《儒门事亲》）。《儒门事亲》提出："善用药者，使病去而进五谷，真得补之道也。"

张子和云："今余论吐汗下三法，先论攻其邪，邪去而元气自复也。"又云："损有余，乃所以补其不足也。"以攻为补，平之即补，这是张子和补法的重要观点。

张子和明确提出应力戒过补、强补、偏补，防止造成机体阴阳失衡。根据《内经》"实则泻之，虚则补之"的治则，在补法的具体运用上，还提出了"阳有余而阴不足，则当损阳而补阴；阴有余而阳不足，则当损阴而补阳"，以达到"因其盛而减之，因其衰而彰之"的目的。也就是说出现热证，就用芒硝、大黄一类的寒药，"损阳而补阴"；出现寒证，就用干姜、附子一类的热药，"损阴而补阳"。

张子和"寓补于攻""养生当论食补"的学术思想，常常被世人忽视。但其补法理论确为其学术特色，不仅对临床实践具有广泛的指导意义，而且对饮食、养生保健都产生了深远的影响，是治未病理念的具体体现，有重要的现实意义。

张子和在临床上精于辨证，对于虚实夹杂的疾病，采用补法、攻法或攻补兼施，主张治病"先治其实，后治其虚"。只有先通过攻邪，使邪气去除，气血恢复通畅之时，再施用补法，才能起到良好的效果。

### 7. 张子和心理疗法治疗情志病

张子和认为，除了外在六淫邪气致人生病，人的情志也是导致人体发病的重要因素，因此提出"九气感惑论"，并强调情志对疾病诊断和预后的影响，在"九气"及"七情"的病因、病机、诊断及治疗上有独到见解，扩大了情志疗法治疗中医身心疾病的应用范围。

（1）情志疗法概述

"五志所发，皆从心造，故凡见喜、怒、悲、惊、思之证，皆以平心火为主"。这是张子和在情志致病方面的贡献。张子和用心理疗法的经验归纳为四个方面：情志疗法、行为疗法、共情疗法和综合疗法。

① 情志疗法，又称情志相胜法、以情胜情法，张子和将情志疗法归纳为"悲可以治怒，以怆恻苦楚之言感之；喜可以治悲，以谑浪亵狎之言娱之；恐可以治喜，以恐惧死亡之言怖之；怒可以治思，以污辱欺罔之言触之；思可以治恐，以虑彼志此之言夺之"。

② 行为疗法包括满灌疗法、系统脱敏疗法、消退法等。

③ 共情疗法是重视建立良好的医患关系。

④ 综合疗法。有时候应以心理疗法为主要治疗手段，但更多的时候，则需要采用针药与心理治疗相结合的办法。

（2）情志因素所致疾病

张子和根据《内经》七情致病理论，对"九气感惑"的病因、病机、致病特点进行了详细的阐释与发挥。他认为七情交战于人体，导致气机紊乱，可变生多种病证，强调七情因素致病常内伤五脏，耗伤精、气、神。如喜乐者则"神惮散而不藏"，盛怒者则"神迷惑而不治"，愁忧者则"气闭塞而不行"，恐惧者则"神荡惮而不收"。如病情进一步发展，可伤及五脏之精。《儒门事亲·卷三·九气感疾更相为治衍》云：

"五脏主藏精者也，不可伤。伤则失守而阴虚，虚则无气，无气则死矣。"

### 8. 张子和尊重实践，勇于挑战的人格特点

张子和既注重吸收古人的经验，又不盲目追崇。张子和对张仲景《伤寒杂病论》一书中的部分观点不予认可，并有"勿滞仲景纸上语，惑杀世人"的惊人之语。他还曾说："巢氏，先贤也，固不当非。然其说有误者，人命所系，不可不辨也。"对医圣张仲景和隋代医家巢元方这样的医界先辈，也大胆质疑，足见他胆略过人、敢于担当的人格特点。

### （三）张子和对中药发酵的贡献

#### 1. 不老丹方

【原文】治一切诸风，常服乌髭驻颜，明目延年。

苍术（四斤，米泔水浸软，竹刀子刮去皮，切作片子。内一斤，用椒三两去白，炒黄去椒；一斤，盐三两炒黄，去盐；一斤，好醋一升煮汁尽；一斤，好酒一升，煮令汁尽），何首乌（二斤，米泔水浸软，竹刀子刮去皮，切作片子，用瓦甑蒸，先铺黑豆三升，干枣二升，上放何首乌，上更铺枣二升，黑豆三升，用炊单复着，上用盆合定，候豆枣香熟取出，不用枣豆），地骨皮（去粗皮）重二斤。

上件于石臼内，捣为细末，候有椹汁搜和，如软面剂相似，瓷盆内按平，上更用椹汁，药上高三指，用纱绵帛覆护之，昼取太阳，夜取太阴，使干再捣，罗为细末，炼蜜和丸，如梧桐子大。空心温酒下六十丸。忌五辛之物。

【创新点】该方是一个具有多方面创新的中药发酵方。主要是用鲜桑椹汁、三味主药和八味辅药配伍组成，通过发酵制得。服用不老丹一方，可改善体质，增强免疫，使"中风诸症"不发生，是间接治疗的方法。

（1）原文直解

治一切诸风，常服乌须驻颜，明目延年。

① 主要药物：苍术四斤、何首乌二斤、地骨皮二斤。

② 炮制辅料：新鲜桑椹汁适量、花椒三两、盐三两、酒一升、醋一升、黑豆六升、枣四升、蜂蜜适量。

③ 制备的前处理方法：

（A）苍术（四斤）前处理：米泔水浸软，竹刀子刮去皮，切作饮片；分为四等分，再按以下工艺炮制后待用。

其中一斤用花椒（或川椒）三两去白，炒黄，去椒。

其中一斤用盐三两炒黄，去盐。

其中一斤用好醋一升，煮汁尽。

其中一斤用好酒一升，煮汁尽。

（B）何首乌（二斤）前处理：米泔水浸软，竹刀子刮去皮，切作饮片，用瓦甑（如同现代的蒸锅）蒸。先铺黑豆三升，干枣二升，上放何首乌；上更铺枣二升，黑豆三升，用炊单覆盖，上用盆合定，候豆枣香熟，取出，不用枣豆。

（C）地骨皮（二斤）前处理：去粗皮杂质、晾干、发酵。

将经过前处理的苍术、何首乌、地骨皮捣为细粉末，用桑椹汁和匀，与软面剂相似，加入瓷盆内按平，其上再次加入桑椹汁灌淋，高出药三指，用纱绵帛覆护箍紧。白天在太阳下晒，夜晚沐浴月光，按自然发酵工艺发酵，使其干燥，再捣为细末。炼蜜为丸，如梧桐子大。

（2）服用方法

每服60丸，空腹温酒送下，忌五辛之物（葱、薤、蒜、韭、胡荽）。

（3）组方特点解析

全方仅用苍术、何首乌、地骨皮三味中药为主药。用鲜桑椹汁、花椒、蜂蜜、盐、醋、酒、枣和黑豆等多达八味中药为炮制辅药。这是一组具有独特创新特点的配方。

①苍术

性味归经：味辛、苦，性温，归脾、胃、肝经。

功用：燥湿健脾，祛风散寒，明目。

补：健脾，明目延年。

泻：祛湿浊，和脾胃（平胃散）；开腠理，发汗（神术散）。

②何首乌

性味归经：味苦、甘、涩，微温，归肝、肾经。

功用：生首乌安神，养血，活络，解毒（截疟），消痈；制首乌可补益精血，乌须发，强筋骨，补肝肾，润肠通便。

补：补肝肾，益精血，乌须发，强筋骨（首乌延寿丹）。

泻：润肠通便，化浊降脂（生首乌），解毒消痈，截疟（何首乌散，首乌汤，何人饮）。

③地骨皮

性味归经：味苦、甘，性寒，归肺、肝、肾经。

功用：凉血除蒸，清肺降火。

补：补正气，坚筋骨，补肾强阴。

泻：凉血除蒸，清肺降火。

三味主药为"苦""辛""甘"的药味，解析如下。

苦：能泻、能燥、能坚。清热泻火，通泻大便，燥湿祛浊排毒。

辛：能散、能行，即行气行血。既有解表，邪毒从汗出之效，又能行气（增强胃肠蠕动）缓解疼痛，促肠胃积滞排出，通气血阻滞。

甘：能和能缓，具有补益和中之功效；滋补消食和胃之效，食积不化多用之；还有中毒解救、缓急止痛之效，如：甘草调和诸药，解百毒。

### 2. 张子和运用补泻兼能方的举例解析

（1）当归川芎散

补：当归、川芎、甘草、砂仁。

泻：黄芩、薄荷。

补泻兼能：当归、砂仁。

（2）芍药柏皮汤

补：当归、芍药。

泻：黄连、黄柏。

补泻兼能：当归。

（3）当归丸

补：当归、香附、芍药。

泻：白蒺藜。

补泻兼能：当归、白蒺藜。

（4）润体丸

补：桂心、当归。

泻：大黄、黄柏、黑牵牛、轻粉、郁李仁。

补泻兼能：当归。

（5）防风汤

补：当归、白术。

泻：麻黄、防风、秦艽、黄芩、石膏、独活。

补泻兼能：当归。

### 3. 张子和运用补泻兼能食疗食养方的举例解析

（1）辟谷方

补：大豆、糯米、白茯苓。

泻：大麻子。

补泻兼能：白茯苓。

（2）保命丹

补：人参、干地黄、瓜蒌子、菟丝子、生地黄、干大枣、大豆黄卷、黑附子、白茯苓、茯神、地骨皮、蔓荆子、杏仁、麦冬、黍米、粳米、白糯米、天冬。

泻：麻子仁、车前子、蔓荆子、地肤子、侧柏叶。

补泻兼能：白茯苓、干地黄、生地黄、地骨皮。

**4. 主辅料独特炮制要求和工艺（前处理）**

中药炮制是中医长期临床经验的总结，炮制工艺应以临床需求为依据。工艺是否合理、方法是否恰当，直接影响临床疗效。

张子和为了提高疗效，根据传统炮制工艺，结合临床，创新性地提出了本方中主药的炮制要求，且用了八味之多的辅药，对每味主药进行特殊炮制，配伍精当，要求严谨，尤为罕见等。

（1）苍术、何首乌用米泔水炮制的意义

米泔水味甘，性凉，无毒，能益气，除烦，止咳，解毒。米泔水对油脂有吸附作用，可降低苍术之辛烈及何首乌之涩性，增强补脾和中作用。

（2）苍术用花椒炮制的意义

花椒味辛，性温，有小毒，归脾、胃、肾经。主要功用为补火助阳，引火归原，温中止泻，散寒止痛，杀虫止痒，安蛔止痛，解表散寒，回乳通乳，温肺平喘，疏肝解郁。

苍术经花椒炮后增强了养生、美容功能。对中焦脾胃阳气不足，症见脘腹冷痛，大便溏泄，饮食不振，面色缺乏亮泽明润的人群有养生、美容养颜的功能。

花椒有抑菌杀菌功能，其含有挥发油，对 11 种皮肤癣菌和 4 种深部真菌均有一定的抑制和杀灭作用，其中羊毛样小孢子菌和红色毛癣菌最敏感，能使猪蛔虫严重中毒。花椒对杀死肠道有害菌有很好的作用。

经花椒炮制后苍术具有改善肠道功能，可双向调节肠胃蠕动。

（3）苍术用黄酒炮制的意义

黄酒味甘、辛、辣，性大热，气味香醇，主入心、肝二经，药性能升能散，宜引药势多为引药性上升，且能活血通络、祛风散寒，具有健脾胃消冷积、矫臭矫味之功。此外，"酒制引药上行、缓和药性"。

酒苍术有效成分易于被吸收。黄酒是发酵而制得的产品，对人体微生态系统有快速影响，且起效快，作用显著，扩张血管，易于药物吸收。

酒制可以提高苍术药效。从物理角度来说，酒制可以改变药物内组织的结构和性状，有利于分子的浸润、溶胀、溶解、置换、扩散等，改变分子细胞壁通透性，提高有效成分的溶出效率。

黄酒自身含有丰富的氨基酸，具有保护心脏、促进食欲、舒筋活血、美容抗衰、易于消化等优点。

（4）苍术用醋炮制的意义

醋性温，味酸，入肝、胃经，酿醋主要使用大米或高粱为原料，具有散瘀止痛、散水气、解毒杀虫等功效。

苍术传统的炮制是麸炒法，本方应用醋制法炮制苍术，意义在于既能减弱苍术辛燥之性，又能增强健脾和胃之用。同时醋制苍术还具有引药入肝、活血散结、增强止痛、疏松药物、利于煎煮、增加药物有效成分溶出等作用。

醋自身具有促消化、利尿通便、预防衰老、增强不老、杀菌、调节酸碱、软化血管等作用。

（5）苍术用盐炮制的意义

食盐味咸，性寒，能强筋骨，软坚散结，清热，凉血，解毒，防腐，并能矫味。苍术经盐制，能引药下行，缓和药性，增强药物疗效，并能矫味、防腐。

苍术经盐制有助于引药入肾，增强滋阴降火作用，《本草纲目》曰："盐为百病之主，百病无不用之。故服补肾药用盐汤者，咸归肾，引药气入本脏也。"故中药炮制理论有"盐制入肾"之说。此方用盐在于补肾抗衰。

盐制后可缓和辛味。盐制后可治遗精，夜多小便，尿有余沥。肾脏的生理特点决定其对 $Na^+$ 有特殊重吸收作用，在临床应用中，盐水制的药物中大量的有效成分伴随着 $Na^+$ 的重吸收而被肾脏吸收。

苷类成分经盐水炮制后再进行煎煮，能够水解一部分成分，这类成分含量的降低使得盐制后药物的温燥之性得以缓和。

盐水通过对中草药细胞较强的穿透力，增加了药物成分的溶解度，起到了很好的增溶作用，从而增加了药物成分的煎出量，起到增强疗效的作用。药物经过盐制后，引药下行，增强疗效，缓和药性。

苍术经盐制可以调节酸碱平衡，对改善和补充人体电解质有好处。

（6）何首乌用黑豆蒸制炮制的意义

黑豆性平，味甘，入脾、肾经，具有补脾、利水、解毒、滋补肝肾的功效。

黑豆制可以增强何首乌的药效，降低其毒性和不良反应。

黑豆具有预防便秘的功能，对何首乌润肠通便起到协调作用。

黑豆具有抗衰老作用。黑豆富含维生素 E、花青素及异黄酮（植物雌激素），具有很好的抗衰老作用。

黑豆具有防止大脑老化的功能。黑豆中所含的不饱和脂肪酸亚油酸有"血管清道夫"的美誉，其还能转化成形成脑神经的主要成分卵磷脂，具有补脑健脑的作用。

黑豆具有增强不老的功能。黑豆具有高蛋白、低热量的特性，有"豆中之王""植物蛋白肉"之美誉。

黑豆具有治疗贫血的功能。其与何首乌益精血的补血功能是一致的，可增强人体生血补血效果。

黑豆具有防癌抗癌的功能。黑豆中的皂苷对遗传物质DNA损伤具有保护作用。

黑豆、何首乌都具有美容乌发、延缓衰老的功能，相互协同以增强疗效。

（7）何首乌用枣蒸制炮制的意义

枣味甘，性温，无毒，具益气补血、健脾和胃、祛风的功效，素有"百果之王""天然维生素丸"之美誉。

以枣炮制可以增强何首乌的药效，降低其毒性和不良反应。

枣自身具有抗疲劳、抗衰老、提高人体免疫力、抗癌、抗骨质疏松、软化血管、治疗贫血等功能。

（8）用蜂蜜制丸的意义

蜂蜜生则性凉，故能清热；熟则性温，故能补中；其味甘性平，故能解毒；柔而濡泽，故能润燥；缓可去急，故能止痛；气味香甜，故能矫味矫臭；不冷不燥，得中和之气，故十二脏腑之病，无不宜之。蜂蜜有调和药性的作用。

用熟蜜炮制药物，能与药物起协同作用，增强药物疗效，解毒、缓和药性，能矫味矫臭，易于服用。

蜂蜜自身具有润肠通便、抗疲劳、增强免疫力、抑菌杀菌、安神补脑、保护内脏等作用。对本方所治病证都有积极的作用。

（9）用新鲜桑椹汁对方中其他药物发酵炮制的意义

桑椹味甘、酸，性微寒，入心、肝、肾经。主要功效为滋阴养血、生津，主治阴血不足而致的头晕目眩、头发早白、消渴口干、大便干结等病证，还可以补益肝肾，提高身体免疫力，延缓人体衰老。桑椹被称为"民间圣果""第三代水果王"，并被医学界誉为"21世纪的最佳保健果品"。

《滇南本草》曰："益肾脏而固精，久服黑发明目。"

《本草纲目》中提到桑椹"令人聪明"。

《本草蒙筌》曰："椹收曝干，蜜和丸服。开关利窍，安魂镇神。久服不饥，聪耳明目。黑椹绞汁，系桑精英。"

桑椹中含有大量的花青素。桑椹花青素是一种天然色素，其分子结构较简单，分子量较小，易吸收，属黄酮类化合物，桑椹是提取花青素的良好原料之一。花青素具有抗氧化、抗突变、预防心脑血管疾病、保护肝脏、抑制肿瘤细胞发生等多种生理功能。花青素还能够增强血管弹性，改善循环系统，增进皮肤的光滑度，抑制炎症和过敏，改善关节的柔韧性。花青素为保护脑细胞的一道屏障，防止淀粉样 β 蛋白的形成、谷氨酸盐的毒性和自由基的攻击，从而预防阿尔茨海默病。

本方用桑椹汁和药粉揉均匀，再进行自然发酵，这种传统特殊工艺，做法独特，应该是中医中药最早利用生物制剂治疗疾病的案例。

桑椹自身具有润肠通便，双向调节肠道的功能；抗衰老，补血养颜的功能；降血糖、增强机体免疫、防癌抗癌、增强不老等作用。

## 十二、朱丹溪《丹溪心法》与中药发酵

### （一）朱丹溪简介

朱丹溪（1281—1358），名震亨，是中国元代著名的医学家。作为金元四大家之一，朱丹溪以其独特的医学理论和实践方法，对中医的发展产生了深远的影响。朱丹溪提出了许多创新的医学理论，较著名的是"阳常有余，阴常不足"的学说。他认为人体的疾病多因阴虚火旺所致，提出了滋阴降火的治疗原则。此外，朱丹溪还强调脾胃的健康对人体整体健康的重要性，提出了"脾胃为后天之本"的观点。

### （二）朱丹溪关于中药发酵的认识——首次提出"药有生熟，药效有别"

朱丹溪虽然不是中药发酵的创始人，但是他对中药发酵不仅认识深刻还提出很多独到的见解。例如，他在《本草衍义补遗》中提到："药有生熟，熟者，性和而力缓；生者，性猛而力速。"这说明他认识到药物经过不同处理（包括发酵）后，性味和功效会发生变化。

朱丹溪还强调药物的"君臣佐使"配伍原则，通过发酵处理，不同药物的成分更容易协调发挥作用，从而提高整体疗效。例如，针对脾胃虚弱，他常用发酵后的谷芽、麦芽等药材，这些药材经过发酵后，不仅保留了健脾开胃的功效，还增加了消食导滞的作用，且更加温和，易于消化吸收。

现代科学研究表明，中药发酵可以显著提高药物的生物利用度和药效。例如，发酵后的黄连、党参等药材，其有效成分更加丰富，药效更加显著。此外，发酵还可以减少某些中药材的不良反应，提高药物的安全性。如今，中药发酵技术已经在中药制药工业中得到了广泛应用。例如，发酵后的天麻、白芷等药材，被用于制作各种中成药，治疗头痛、眩晕、失眠等病证，取得了良好的临床效果。中药发酵作为一种传统

而有效的炮制方法，在现代中医药学中仍然具有重要的应用价值。通过发酵处理，中药材的药效得以增强，不良反应得以减少，为中医药的传承与创新注入了新的活力。朱丹溪的医学思想和实践，不仅丰富了中医药学的理论体系，也为后世中医药学的发展提供了宝贵的经验和指导。

（三）朱丹溪发酵中药参与治疗精选方

1. 大补阴丸

【组成】黄柏（炒褐色），知母（酒浸炒）（各四两），熟地黄（酒蒸），龟甲（酥炙）（各六两）。

【功用】大补阴丸，降阴火，补肾水。用于阴虚火旺证，症见骨蒸潮热、盗汗遗精、咳嗽咯血、心烦易怒、足膝疼热等。临床常用于甲状腺功能亢进症、肺结核、肾结核、骨结核等。

【制作及服用方法】上为末，猪脊髓蜜丸。服七十丸，空心盐白汤下。

【注释】大补阴丸具有滋阴降火之功效。方中熟地黄、龟甲滋阴潜阳，壮水制火以培本。黄柏苦寒泻相火以坚阴。知母苦寒质润，上清肺热，下制肾水。其中知母酒浸炒，熟地黄酒蒸，通过中药发酵的酒类炮制，增加了药性发散之功。酒能行能散、通经活络。这种炮制方法比先炒药后拌酒更加容易浸透到药材的组织中。对于一些质地比较坚实的中药如知母，酒浸炒，是先与一定量的酒拌匀，焖润，待酒被吸尽后，再用文火炒干。

【实用点及创新点】现代药理研究显示，大补阴丸中的黄柏、知母等成分具有抗菌作用，对多种细菌有抑制效果，同时还能减轻炎症反应，缓解相关症状；可增强正常小鼠的体液免疫和细胞免疫功能，对阴虚小鼠免疫功能降低有保护作用；能够降低正常及四氧嘧啶糖尿病模型小鼠的血糖，对糖尿病的治疗有一定潜在价值；能改善甲亢阴虚火旺证大鼠血清 $T_3$、$T_4$、cAMP 含量，cAMP/cGMP 比值及 $Na^+$-$K^+$-ATP 酶活性，调节甲状腺激素水平，影响能量代谢；可抑制空肠弯曲菌 CJ-S131 免疫小鼠的 T 淋巴细胞、B 淋巴细胞增殖活性，降低抗体水平和脾脏指数，改善肝肾病理损害，纠正整体免疫功能失调。

临床用于治疗结核病，尤其是肺结核咯血；对肾病综合征、狼疮性肾炎、尿路感染等泌尿系疾病也有较好疗效；还可用于血液病、出血性疾病、顽固性失眠、帕金森病、汗症、恶性肿瘤、术后发热等多种内科疾病。在不射精、精液异常、免疫性不育、性功能障碍等男科疾病的治疗中应用广泛，可改善相关症状，提高生育能力。临床还用于治疗妇女更年期综合征、卵巢功能减退、原发性血小板减少性紫癜等，对儿童性早熟也有一定治疗效果。

### 2. 虎潜丸

【组成】黄柏（半斤，酒炒），龟甲（四两，酒炙），知母（二两，酒炒），熟地黄，陈皮，白芍（各二两），锁阳（一两半），虎骨（一两，炙），干姜（半两）。

【功用】祛肾经火，燥下焦湿，治筋骨软。治痿厥之重者，肝肾阴虚，精血不足，症见筋骨软弱，腿足消瘦，行走无力，舌红少苔，脉细弱。临床用于脊髓灰质炎后遗症，慢性关节炎，中风后遗症而属肝肾不足者。

【制作及服用方法】上为末，酒糊丸，或粥丸。一方加金箔一片，一方用生地黄。懒言语者，加山药。加炒酒知母、炙龟甲各等分，干姜三分之一，酒糊丸，名补血丸。一方无干姜。冬月方，加有当归一两半，熟地黄比前多一两，余同。

【注释】虎潜丸方中，使用了酒炒、酒炙、酒糊之等中药发酵的方法，在发酵过程中改变药物组织的物理状态，有利于有效成分的浸润、溶解、置换、扩散、转换成小分子次生代谢物，这些成分可以增强活血通络的作用，发挥药物协同作用，还可提高药物有效成分以增强疗效。方中重用黄柏，配合知母以泻火清热；熟地黄、龟甲、白芍滋阴养血；虎骨强壮筋骨，锁阳温阳益精；干姜、陈皮温中健脾，理气和胃。诸药合用，共奏滋阴降火、强壮筋骨之功。

【实用点及创新点】本方可治疗骨质疏松症、关节炎、脊髓灰质炎后遗症等引起的筋骨痿软、腰膝酸痛、下肢无力等症状。对于肝肾不足引起的阳痿、遗精等男科疾病也有一定的治疗效果。在治疗重症肌无力等痿证方面有较好临床功效，还可用于改善肝肾阴虚、阴虚内热所致的神疲乏力、眩晕耳鸣等症状。

现代药理研究显示，虎潜丸能提高去势大鼠和去卵巢大鼠的骨密度，上调腰椎松质骨、肾组织中转化生长因子-β2 等相关因子的表达，对防治骨质疏松症有积极意义。其成分中的龟甲、熟地黄等具有滋阴养血功效，可能通过调节神经递质水平、改善神经细胞代谢等，对重症肌无力起到一定治疗作用。

### 3. 二妙散

【组成】黄柏（炒），苍术（米泔浸炒）。

【功用】治湿热下注证。症见筋骨疼痛，或两足痿软，或足膝红肿疼痛，或湿热带下，或下部湿疮、湿疹，小便短赤，舌苔黄腻。

【制作及服用方法】上二味为末，沸汤，入姜汁调服。二物皆有雄壮之气，表实气实者，加酒少许佐之。若痰带热者，先以舟车丸，或导水丸、神芎丸下伐，后以趁痛散服之。治筋骨疼痛因湿热者，有气加气药，血虚者加补药，痛甚者加生姜汁，热辣服。

【注释】在二妙散中，使用了米泔浸苍术的中药发酵手段。

方中黄柏为君，取其苦以燥湿，寒以清热，其性沉降，长于清下焦湿热。臣以苍术，辛散苦燥，长于健脾燥湿。

苍术燥湿升阳，阳运则枢机自利；黄柏清热燥湿，湿化则真气得行。为散，姜汁调，使湿热运行则经气清利，而腰府无留滞之患，枢机有转运之权，何腰中疼重不瘥哉。

**【实用点及创新点】**本方清热燥湿，可治疗痛风等湿热下注证。

现代药理研究发现二妙散可通过调节炎性细胞因子的释放，如降低白细胞介素1β、白细胞介素6和肿瘤坏死因子α等的水平，减轻炎症反应，对佐剂性关节炎大鼠的足跖肿胀有显著抑制作用。动物实验表明，二妙散加减能够降低高尿酸血症肾损害大鼠的血清尿酸水平，改善其肾功能，对肾脏病理损害也有一定的修复作用。二妙散对免疫系统具有调节作用，可通过调节T细胞和树突状细胞的功能，影响巨噬细胞的极化，从而增强机体的免疫功能，提高免疫力。

临床实践证明，二妙散对风湿性关节炎也有较好的治疗效果，可改善关节疼痛、肿胀等症，其机制可能与抗炎、调节免疫等作用有关。二妙散可用于治疗尿道炎等泌尿系统感染性疾病，通过清热燥湿的作用，改善小便短赤等症。在阴囊湿疹、阴道炎、红斑性肢痛、小儿脓疱疮、皮炎等疾病的治疗中，二妙散可减轻皮肤瘙痒、红肿等症状。对于湿热下注型的阳痿早泄、阴囊潮湿等男科疾病，二妙散有一定的治疗作用。

### 4. 越鞠丸

**【组成】**香附（童便浸），苍术（米泔浸），抚芎，神曲，栀子（各等分）。

**【功用】**解诸郁。用于胸脘痞闷，腹中胀满，饮食停滞，嗳气吞酸。

**【制作及服用方法】**上为末，水丸如绿豆大。

**【注释】**在越鞠丸中，使用了神曲，香附童便浸，或醋制，苍术米泔浸等中药发酵手段。香附经醋制后，其调经止痛的作用得到增强。这种炮制方法既改变了药物的作用，又增强了药物的治疗效果。神曲健脾和胃，消食调中，治饮食停滞，胸痞腹胀，呕吐泻痢。

方中用香附行气解郁，以制气郁，为主要药物。川芎活血祛瘀，以制血郁，栀子清热泻火，以治火郁，苍术燥湿运脾，以治湿郁，神曲消食导滞，以治食郁，均为辅助药物。气郁则湿聚痰生，若气机流畅，五郁得除，痰郁随之而解，故方中不另加药。

### 5. 左金丸

**【组成】**黄连（六两，一本作芩），吴茱萸（一两或半两）。

【功用】主治肝火犯胃，脘胁疼痛，口苦嘈杂，呕吐酸水，不喜热饮。

【制作及服用方法】上为末，水丸或蒸饼丸。白汤五十丸。

【实用点及创新点】本方泻火，疏肝，和胃，止痛。方中使用了盐制和姜汁制的中药发酵手段。盐制的方法包括盐水炒、盐水浸、盐水蒸、盐水煮等多种形式，每种方法都有其特定的操作步骤和应用场景。例如，盐水炒是将净药材与盐水拌匀后炒制，而盐水浸则是将净药物置盐水溶液中浸渍至一定程度。这些方法旨在通过盐的作用，增强药物的效果或改变其作用方向，如引药下行、增强疗效、增强滋阴降火作用、缓和药物辛燥之性、使药物便于粉碎制剂、产地加工、便于防腐等。盐制的目的是调整药物的归经和作用，使其更好地适应病证的治疗需求。例如，知母经过盐制后，其主要作用从滋阴退蒸转变为增强滋阴降火的作用。盐制是盐制类食品发酵保藏的主要手段，在中药发酵中应用也十分广泛。

### 6. 趁痛散

【组成】乳香，没药，桃仁，红花，当归，地龙（酒炒），牛膝（酒浸），羌活，甘草，五灵脂（酒淘），香附（童便浸），或加酒芩，炒酒柏。

【功用】主治产后气血虚弱，瘀血阻滞，筋脉失养，腰背拘急，头身疼痛，脉虚弦而涩。

【制作及服用方法】上为末。酒调二钱服。

【实用点及创新点】趁痛散中使用了地龙酒炒、牛膝酒浸、香附童便浸、五灵脂酒淘、酒芩、酒柏，以及酒调等中药发酵手段，对减毒增效起到不可替代的作用。

方中乳香、没药、桃仁、红花、五灵脂、牛膝活血祛瘀；当归和血；香附理气；地龙通络；羌活胜湿；甘草和诸药；或加黄柏清热。诸药合为活血化瘀、理气清热止痛之剂。

### 7. 上中下通用痛风方

【组成】南星（二两、姜制），川芎（一两），白芷（五钱），桃仁（五钱），神曲（三钱），桂枝（三钱），汉防己（五钱），草龙胆（五钱），苍术（米泔水浸一宿，炒，二两），黄柏（酒炒，一两），红花（酒洗，一钱），羌活（三钱），威灵仙（酒洗，去芦，三钱，上行）。

【功用】治上中下痛风。

【制作及服用方法】上末之，曲糊丸，食前汤下百粒。

【注释】严苍山云："黄柏清热，苍术燥湿，龙胆泻火，防己利水，四者治湿与热。桃仁、红花活血祛瘀，川芎血中气药，南星祛风燥痰，四者活血与痰。羌活祛百节风，白芷祛头面风，桂枝、威灵仙祛胃肠风，四者所以治风。加神曲者，消中焦陈积之气也。症不兼者，加减为治。"

**【实用点及创新点】**方中采用威灵仙酒洗、红花酒洗等中药发酵手段。该方具有广泛的适用性，主治痛风，但又不限于痛风，对全身从上到下、从关节到脏腑的多种疼痛病证均有疗效，例如可缓解风湿性关节炎、类风湿关节炎等各类痹证导致的关节疼痛、肿胀、拘挛，还可用于因湿热痰瘀阻滞经络而引起的头痛、胸痛、腹痛等多种疼痛症状，临床应用范围较为广泛。

方中药物组合能有效清热除湿、化痰通络、活血化瘀，消除致病因素，疏通经络气血，从而快速减轻患者疼痛、肿胀等不适症状，改善关节活动功能，提高患者生活质量，尤其适用于湿热体质或病情处于急性期、发作期的患者，可有效控制病情进展。

朱丹溪通过本方创新性地提出"湿热痰瘀"共同致病的理论，强调多种病理因素相互胶着、痹阻经络在疾病发生发展过程中起关键作用。

### 8. 曲术丸

**【组成】**神曲（炒，三两），苍术（泔浸炒，一两半），陈皮（一两）。

**【功用】**主治宿食、停饮，脘痛吞酸，嘈杂嗳腐，口吐清水。

**【制作及服用方法】**上为末，生姜汁煮神曲糊为丸。每七十丸，姜汤下。

**【实用点及创新点】**本方使用了神曲炒、苍术泔浸炒、生姜汁煮神曲等中药发酵手段，增强药物功效。

现代药理研究显示，曲术丸中的苍术含有挥发油等成分，具有调节胃肠运动、抗溃疡等作用。神曲含有多种酶类及维生素，能促进消化液分泌，增强胃肠蠕动，帮助消化。两者相辅相成，共同发挥健脾化湿、消食和胃的功效。

曲术丸在现代临床上可用于治疗多种消化系统疾病，如急慢性胃肠炎、消化道溃疡、胃肠神经症等属外感暑湿、内停食滞者。此外，对于饮食不节、脾胃虚弱引起的食欲不振、消化不良、脘腹胀满等症状也有较好的疗效。

### 9. 保和丸

保和丸方中，使用了消食化积的发酵药物神曲。方中用山楂为君，以消一切饮食积滞，尤善消肉食油腻之积；臣以神曲，消食健脾，更化酒食陈腐之积；莱菔子消食下气，并长于消麦面痰气之积。三药同用，可消各种饮食积滞。佐以半夏、陈皮，行气化滞，和胃止呕；茯苓健脾利湿，和中止泻；食积易于化热，故又佐以连翘，清热而散结。诸药配伍，使食滞得消，胃气得和。

## 十三、刘完素《黄帝素问宣明论方》与中药发酵

### （一）刘完素简介

刘完素（1110—1200），字守真，自号通玄处士，又号真宗子。河间人，世称"刘河间"。金代著名医学家，"金元四大家"之首。刘完素为"河间学派"的创始人，倡"火热说"。他从 25 岁开始研究《素问》，直到 60 岁从未中断，学识渊博。他据《素问》病机十九条，阐明六气过甚皆能化火的理论。故治法上多用寒凉药，并创制了不少治疗伤寒病的方剂，对后世温病学说有所启发。

### （二）学术贡献

唐宋金元时期是继承与发扬中医药学的最佳时期，呈现出一派继承不泥古、发扬不离宗的空前学术繁荣景象。学术的争鸣，学派的创立，有力地推动了中医药学的迅猛发展。此时发展出五大学说：一是伤寒学派：以研究张仲景的《伤寒论》为指归，各自从不同角度用不同方法进行研究和发挥。如唐代医家孙思邈创制了"方证同条，比类相附"的研究方法，以揭示六经辨证的规律，更重视太阳病桂枝、麻黄、青龙三法的运用；朱肱重视经络的作用，著《南阳活人书》，称"治伤寒须先识经络，不识经络，触途冥行，不知邪气之所在"，其又重视病与证的鉴别诊断，同时强调脉与证合参以辨阴阳表里；庞安时著《伤寒总病论》，强调冬伤于寒杀厉之气，即发病为伤寒，春发为温病，夏发为暑病，长夏发为湿病，于八节可为中风，又强调人的体质强弱、宿病之寒热、地域之高低南北、气候季节等对伤寒发病与转归的影响；许叔微对《伤寒论》的八纲辨证最有研究，著有《伤寒百证歌》《伤寒发微论》《伤寒九十论》等；成无己是注解《伤寒论》的第一家，著有《注解伤寒论》《伤寒明理论》，其注释以经释论，重视对伤寒症状的鉴别，其于定体、分形、析证、明理，颇有独到见解。综上诸家对伤寒学的研究，对外感热病的辨证论治体系的发展，具有深远影响。二是寒凉学派：以刘完素为代表，强调"六气皆能化火"，治病善用寒凉，促进了病机学说的发展，著有《素问玄机原病式》《医方精要宣明论》《三消论》等，为攻邪派及养阴派学说的形成奠定了基础。三是补土学派：是以李东垣为代表，师承了张元素的脏腑辨证学说，专注脾胃的研究，创立了著名的"脾胃内伤，百病由生"的理论，提出了升阳泻火、甘温除热之法，创立了补中益气汤、升阳益胃汤等名方；其弟子王好古在其学术思想的基础上又提出了阴证学说，罗天益又揭示了脾胃与其他四脏及营卫津液的关系，并重视三焦分治。这都丰富了中医学的脏腑学说，推动了脏腑病机、辨证治疗的发展。四是攻邪学派：以张子和为代表，强调邪留则正伤，邪去则正安之理，治病以攻击病邪为首任，提出了汗、吐、下三法，充实和发展了中医辨证论治体系。

五是滋阴学派：以朱丹溪为代表，强调"阳常有余，阴常不足"论，治疗以滋阴降火为主，强调保存阴气对人体健康的重要意义，其"相火论"成为后来温补学派诸家论命门之火的理论依据。

### （三）刘完素《黄帝素问宣明论方》发酵中药参与治疗精选方

#### 1. 地黄饮子

【组成】熟地黄（焙）12g，巴戟天（去心）、山茱萸（炒）、石斛（去根）、肉苁蓉（酒浸，切焙）、附子（炮裂，去皮脐）、五味子（炒）、肉桂（去粗皮）、白茯苓（去黑皮）、麦冬（去心）、菖蒲、远志（去心）各15g。

【主治】治喑痱，肾虚弱厥逆，语声不出，足废不用。

【制作及服用方法】上为末，每服9~15g，水一大盏，加生姜3片，枣1枚，薄荷，同煎，食后温服。

【实用点及创新点】实验研究发现，地黄饮子能够通过调节神经递质的释放和代谢，改善神经元的功能，对阿尔茨海默病、帕金森病等神经退行性疾病具有一定的防治作用，其机制可能与抗氧化、抗炎、抗凋亡等有关。该方剂中的药物成分可调节下丘脑-垂体-靶腺轴的功能，对甲状腺激素、性激素等的分泌有一定的影响，从而改善内分泌失调引起的各种症状。地黄饮子能够增强机体的免疫功能，提高免疫力，通过调节免疫细胞的活性和免疫因子的分泌，发挥抗炎、抗菌、抗病毒等作用，有助于预防和治疗感染性疾病和自身免疫性疾病。

临床研究表明，地黄饮子加减可有效改善中风患者的语言障碍、吞咽障碍、肢体运动障碍及智力障碍等后遗症，提高患者的生活自理能力，促进神经功能的恢复。地黄饮子对阿尔茨海默病患者的认知功能、行为能力和生活质量有显著改善作用，可减轻患者的痴呆症状，提高其日常生活能力和认知水平，且安全性较高。

地黄饮子在治疗高血压、脑动脉硬化、脊髓炎等疾病属阴阳两虚者方面也有一定的临床疗效，能够改善患者的症状，提高生活质量，延缓疾病的进展。

#### 2. 三花神佑丸

【组成】甘遂、大戟、芫花（醋拌湿，炒）各13g，牵牛子60g，大黄（为细末）30g，轻粉3g。

【主治】治中满腹胀，喘嗽淋秘，一切水湿肿满，湿热肠垢沉积，变生疾病。久病不已，黄瘦困倦，气血壅滞，不得宣通。或风热燥郁，肢体麻痹，走着疼痛，风痰涎嗽，头目眩晕。疟疾不已，病疫积聚，坚满痞闷，酒积食积，一切痰饮呕逆。妇人经病不快，带下淋沥，无问赤白。并男子妇人伤寒湿热，腹满实痛，以及小儿惊疳积热乳癖满，并宜服之。

【制作及服用方法】研成细末，用水泛丸，制成如小豆大的药丸。其服用方法是，初服一般 5 丸，之后可逐渐加量，每日 3 次，温水送服。但此药峻下逐水，需严格遵医嘱服用。

【实用点及创新点】本方临床可用于治疗肝硬化腹水、胃肠功能紊乱引起的腹胀、便秘等症状，通过泻下和利水作用，改善患者的消化功能和腹水症状。对于因痰饮停肺导致的喘嗽等症状，三花神佑丸有一定的缓解作用，可促进痰液排出，减轻肺部炎症和水肿。对痰湿侵入胞宫引起的经行不畅、带下淋沥等病证，该方剂能够祛湿化痰、调理气血，改善妇科疾病症状。

### 3. 宁神散

【组成】御米囊（生醋炒）500g，乌梅 120g。

【主治】治一切痰嗽不已者。诸药无效，世传极验。

【制作及服用方法】上药为末，每服二三煎，沸汤下，常服。食后日三服。

【实用点及创新点】御米囊即罂粟壳，有一定麻醉镇痛和镇咳作用，但因含成瘾性成分，使用受限；乌梅有敛肺止咳、涩肠止泻等作用，其含有的有机酸有抗菌、抗过敏等作用，对久咳不愈有一定辅助治疗作用。

### 4. 一粒金丹

【组成】草乌头、五灵脂各 500g，白胶香 250g，木鳖子、地龙（去土，炒）各 120g，细墨、乳香各 30g，当归（焙）、没药各 60g，麝香 3g。

【主治】治腰膝疼痛如虎啮。

【制作及服用方法】上药研极细末，糯米面糊和丸，如梧桐子大。每服 1~2 丸，温酒下。吃药罢，遍身微汗，立验。

【实用点及创新点】研究发现其有抗炎、镇痛、改善血液循环的作用，临床常用于治疗跌打损伤、风湿痹痛、腰膝酸痛等，能有效缓解相关症状，但使用时应注意剂量和禁忌，孕妇等特殊人群禁用。

### 5. 鳖甲汤

【组成】鳖甲（去裙襴，醋炙黄色）、京三棱、大腹皮、芍药、当归、柴胡（去苗）、生地黄各 30g，桂枝、生姜（切作片子，干）各 0.9g。

【主治】治伏梁积气，环脐而痛，少腹胀满，小便不利。

【制作及服用方法】上为末，每服 9g，水 150mL，入木香末 1.5g，同煎至 125mL，去滓，空腹时温服。

【实用点及创新点】现代临床常用于治疗气滞血瘀，肝脏积聚癥瘕之证。方中鳖甲软坚散结，消癥除痕，三棱活血破瘀，以助鳖甲软坚之力；芍药、当归、生地黄育阴养血，柔肝扶正，并可防鳖甲、三棱攻伐之过；大腹皮、柴胡、桂枝、生姜疏肝理气，温经通络，协助主药软坚祛瘀之力。诸药合用，共奏活血化瘀、消痞祛癥之功。

### 6. 二气丹

【组成】大黄（别为末，醋 1L，慢火熬成膏子）120g，当归、白芍各 60g。

【主治】月水不调，断绝不产，面黄肌瘦，憔悴，不美食。燥热，以柴胡饮子相参服之。

【实用点及创新点】本方可用于治疗脾胃虚寒引起的胃脘冷痛、呕吐泄泻等病证，能有效改善胃肠道功能，缓解疼痛和不适症状。对心阳不足所致的心悸、胸闷、胸痛等症状有一定的缓解作用。对于宫寒所致的月经不调、痛经、闭经等妇科疾病，二气丹具有温经散寒、活血调经的功效。

### 7. 大红花丸

【组成】川大黄、红花各 60g，虻虫（去翅足）10 个。

【主治】治妇人血块，积聚，经络阻滞。

【制作及服用方法】上取大黄 21g，醋熬成膏，和药，丸如桐子大，每服 5~7 丸，温酒下，食后，日三服。

【实用点及创新点】现代药理研究显示，大红花丸中的大黄含有蒽醌类化合物，具有泻下、抗菌、抗炎等作用，可促进肠道蠕动，帮助排出体内瘀血、宿便等有害物质。红花的主要成分红花黄色素等，具有扩张血管、改善微循环、抗凝血、抗氧化等作用，能够增加组织的血液灌注，促进瘀血的消散。

大红花丸主治妇人血瘀之癥瘕，症见小腹疼痛、积块坚硬、疼痛拒按、肌肤甲错、便秘等，临床可用于妇科肿瘤的治疗。对于子宫肌瘤、卵巢囊肿等妇科疾病，若辨证为血瘀证，可在医生指导下适当使用大红花丸，有助于消散肌瘤、囊肿，改善患者的临床症状。

### 8. 大百劳散

【组成】蛤蚧（蜜炙）1 对，元州鳖甲（去裙，醋炙）1 个，附子 30g，人参、柴胡、干姜、白茯苓（去皮）、白术、茴香、青皮（去白）、杏仁（去皮尖）、知母、贝母、陈皮（去白）、肉桂、甘草（炙）、半夏（生姜制）、苍术（汤浸）各 30g，苏木、龙胆草各 15g。

【主治】治一切劳疾肌劣，喘息不卧，痰涎不食。

【制作及服用方法】经洗净、干燥、研磨成细粉等工序制成散剂。服用方法一般是取适量药粉，用温水或米汤等送服，但具体的服用量应遵专业医生指导。

【实用点及创新点】本方扶正补虚、化痰止咳、疏肝理气；临床广泛应用于呼吸系统、消化系统及神经系统疾病；对慢性阻塞性肺疾病、肺心病等属中医虚劳范畴的疾病，可改善患者喘息、气短、咳痰等症；对脾胃虚弱、运化无力所致的食欲不振、腹胀、便溏等症状有一定的作用；可通过其补虚扶正作用调理气血不足、肝肾亏虚引起的失眠、健忘、头晕等症。

### 9. 川芎神功散

【组成】川芎 12g，甘草 3g，川乌头、白芷、天南星、麻黄各 15g。

【主治】治风热上攻，偏正头痛，无问微甚久新，头面昏眩。

【制作及服用方法】分为末，每次服用 6g，用水 150mL，加生姜 3 片，煎至 100mL，稍热服。

【实用点及创新点】川芎神功散对风热上攻引起的偏正头痛有良好疗效，无论病情轻重、新久，均可通过清神、祛风止痛等作用缓解头痛症状。

现代药理研究发现，川芎等成分具有抗炎活性，可抑制炎症反应，减轻组织充血、水肿，对头痛等相关症状的缓解有积极作用；有助于扩张血管，降低血管阻力，增加脑部血液流量，为脑组织提供充足的氧气和营养物质，促进神经功能的恢复。

### 10. 水中金丹

【组成】阳起石（研）、木香、乳香（研）、青盐各 7.5g，茴香（炒）、骨碎补（炒）、杜仲（去皮，生姜炙丝尽）各 15g，白龙骨 30g（紧者，捣碎，绢袋盛入，豆蒸熟取出，焙干，研），黄狗肾 1 对（酒适量，煮熟，切作片子，焙），白茯苓 30g（与肾为末）。

【主治】治元脏气虚不足，梦寐阴人，走失精气。

【实用点及创新点】本方补肾固精，健脾益气，温阳散寒，行气止痛。用于治疗男性因元脏气虚所致的遗精、早泄、阳痿等症及肾虚不固引起的尿频、尿急、遗尿等泌尿系统病证。

### 11. 双芝丸

【组成】熟干地黄（焙，取末），石斛（去根，酒炙），五味子（焙），黄芪（锉），肉苁蓉（酒浸），牛膝（酒浸），杜仲（蜜水浸，炮），菟丝子（酒浸三日，炒），麋鹿角霜（半斤），沉香（三钱），麝香（二钱，研），人参，白茯苓（去皮），覆盆子，干山药，木瓜，天麻（酒浸），秦艽（以上各一两），薏苡仁（二两，炒）。

【功用】补精气，填骨髓，壮筋骨，助五脏，调六腑。

【制作及服用方法】上为末，炼蜜为丸，如桐子大，每服二十九至三四十丸，温酒下，盐汤、米饮亦可。

凡年五十以上，加入黑附子（以青盐汤蘸，泡）、鹿角二大对（去顶三指）、硫黄半斤（浑用）。以上用些油，釜中以水同煮，令微沸，勿太急甚，水耗，只旋添温水，须用水以备添也。炼令角胶汁出尽，其角如霜，以手捻如腻粉，乃盛之。取用，勿令秽污也。

【实用点及创新点】现代药理研究显示该方调整人体内分泌功能，调节体内阴阳平衡，对肝肾失调、便秘等情况有效果，还能改善脑功能、增强记忆力，对认知障碍、阿尔茨海默病等有一定防治作用。

### 12. 利膈丸

【组成】木香、槟榔、藿香叶各4.5g，厚朴（姜制）90g，人参9g，当归6g，炙甘草15g，枳实（麸炒）、大黄（酒浸，焙）各30g。

【功用】主治胸中不利，痰嗽喘促，利脾胃壅滞，推陈致新。

【制作及服用方法】上为细末，酒煮猪腰子为丸。每服50~70丸，空心酒下。

【实用点及创新点】本方宽胸利膈、消积止痛，治疗胸膈满闷胀痛、疼痛拒按、反酸烧心、厌食呕吐等症，还用于治疗食积气滞、饮食积滞所致的食积、腹痛等病证，对功能性消化不良、不完全性肠梗阻、胃肠痉挛等患者有一定疗效。

需要注意的是，利膈丸中因含有蒽醌类药物大黄，正常用药后可能出现大便次数增多，个别患者会有腹痛腹泻等症状，若不能耐受需减量或停服。此外，孕妇忌服，患有高血压、糖尿病等慢性疾病的患者需在医生指导下服用。

### 13. 雷岩丸

【组成】肉苁蓉（一两），牛膝（一两），巴豆（一两，浸一宿，去皮心），菊花（二两），黑附子（一两，去皮脐，青盐二钱，以河水三升，同煮，为度），枸杞子（二两），川椒（三两，去目）。

【主治】治男子妇人肝经不足，风邪内乘上攻，眼暗泪出，羞明怕日，多见黑花，生障遮睛，脸生风粟，或痒或痛，隐涩难开，兼久患偏正头疼，牵引两目，渐觉细小，视物不明。皆因肾水不能溉济于肝木。此药久服，大补肾脏，添目力。

【制作及服用方法】上为末，原浸药酒煮面糊为丸，如梧桐子，每服十丸，空心，酒下。

【实用点及创新点】本方有补肾阳、益精血、清肝明目、散寒止痛的作用，可改善因风邪入侵导致的头痛、眼痛等症状，对偏正头痛有一定缓解作用。本方可治疗肝经不足、风邪内乘引起的多种眼科疾病，如泪出、羞明怕日、翳膜遮睛等，还可改善眼部不适及视物模糊等症。

### 14. 金刚丸

【组成】萆薢、杜仲（炒去丝）、肉苁蓉（酒浸）、菟丝子（酒浸）各800g，猪腰 500g。

【主治】治肾损，骨痿不能起床。

【制作及服用方法】上为细末，酒煮猪腰子为丸。每服 50~70 丸，空心酒下。

【实用点及创新点】本方可用于治疗长时间生病、烦劳过度等造成的虚劳，缓解筋骨痿软、腰膝酸软等症状，帮助身体虚弱的老年人恢复体力和精力。对男性性功能障碍，如阳痿不举、遗精早泄伴有腰膝酸软无力、小便频数等症状有一定的治疗作用，通过补肾生精，改善男性生殖系统功能。

加味金刚丸可用于治疗肝肾亏虚、寒湿痹阻导致的痛风、腰椎间盘突出、膝关节痛等疾病，起到补肝肾、强筋骨、祛风散寒的功效。

### 15. 肾气丸

【组成】苍术（米泔浸）、熟地黄各 500g，川姜冬 30g、夏 15g、春 21g，五味子 250g。

【主治】治阳盛阴虚，脾肾不足，房事虚损，形瘦无力，面多青黄而无常色。治血虚久痔甚效。

【制作及服用方法】上为细末，枣肉为丸如梧子大。每服 100~200 丸，食前，米饮或酒下。

【实用点及创新点】现代药理研究显示，本方可调节内分泌、调节免疫；临床可治疗男性阳痿、早泄、遗精、不育症等；对女性月经不调、宫寒不孕、更年期综合征等有一定疗效，可改善月经不调，提高受孕概率，缓解更年期症状；对糖尿病及其并发症有一定的辅助治疗作用，可改善胰岛素抵抗，降低血糖水平，减少并发症的发生；还可用于治疗慢性腰腿痛、耳鸣、耳聋、习惯性感冒、慢性结肠炎等疾病，提高患者的生活质量。

### 16. 煨肾丸

【组成】牛膝（酒浸）、萆薢、杜仲、肉苁蓉、菟丝子、防风、白蒺藜、胡芦巴、补骨脂等份，肉桂减半。

【主治】治肾肝损及脾损，谷不化。

【制作及服用方法】上为细末，酒煮猪腰子为丸。每服 50~70 丸，空心酒下。

【实用点及创新点】在现代临床应用中，可用于治疗多种与肝肾不足相关的疾病，如慢性肾炎、腰椎间盘突出症等属肝肾亏虚型，通过补肝肾强筋骨，改善患者的腰膝酸软、疼痛等症状。

现代药理研究显示，杜仲等具有抗氧化、抗纤维化的作用，可减轻肾脏组织的氧化损伤，延缓肾纤维化进程，对肾脏起到保护作用。肉苁蓉、菟丝子等含有多种生物活性成分，能够促进生殖细胞的生成和发育，提高性激素水平，改善生殖功能。防风、白蒺藜等具有免疫调节作用，能够增强机体的免疫力，提高机体的抗病能力。

## 十四、李东垣《脾胃论》与中药发酵

### （一）李东垣简介

李东垣（1180—1251），名杲，字明之，号东垣子，是金元四大家之一，因其在医学理论和实践上的巨大贡献，被誉为"补土派"创始人。李东垣的脾胃论核心在于"脾胃为后天之本，气血生化之源"。他认为脾胃的功能失调是许多疾病的根源，提出了"脾胃内伤，百病由生"的观点。脾胃负责饮食的消化吸收和气血的生成，脾胃功能强健，人体才能获得足够的营养和能量，从而维持健康。因此，李东垣主张通过调理脾胃来预防和治疗疾病。为了调理脾胃，李东垣创制了许多经典方剂，如补中益气汤、归脾汤等。这些方剂通过补益脾胃、健运中气，达到调理身体、治疗疾病的效果。这些理论和实践在中医学中有着重要的地位，至今仍被广泛应用。

### （二）李东垣《脾胃论》中发酵中药的使用

在李东垣的著作中，有关中药发酵的方法并不直接，但他的医学理论和实践为中药发酵提供了重要的理论基础。李东垣强调脾胃的重要性，而发酵过程可以改善中药的口感和吸收率，减轻对脾胃的负担。例如，通过发酵处理的中药，更容易被人体消化吸收，符合李东垣调理脾胃的医学思想。李东垣在药物使用上注重药效的发挥和毒性的控制。发酵中药可以在微生物作用下转化或分解某些有毒成分，同时增强有效成分的生物活性，达到增强疗效和降低毒性的目的，这与李东垣的用药原则高度一致。

李东垣的医学思想影响了后世的制药工艺，许多中药的炮制方法都是在他的理论指导下发展而来的。中药发酵作为一种传统制药工艺，其发展和应用同样受到了李东垣医学思想的启发和影响。现代中药发酵技术在继承传统工艺的基础上，结合现代微生物学和发酵工程的研究成果，取得了显著进展。例如，通过菌种筛选和发酵条件优化，提高了发酵中药的质量和稳定性；利用现代生物技术对发酵中药的药效成分进行分析，揭示其作用机制。

李东垣的医学思想与中药发酵之间有着紧密的联系。他强调调理脾胃、增强药效、减少毒性的医学理论为中药发酵提供了重要的理论依据和实践指导。现代中药发酵技术在继承传统工艺的基础上，取得了显著进展，进一步验证了李东垣医学思想的科学性和先进性。

## （三）李东垣发酵中药参与治疗精选方

### 1. 草豆蔻丸

治脾胃虚而心火乘之，不能滋荣上焦元气，遇冬肾与膀胱之寒水旺时，子能令母实，致肺金大肠相辅而来克心乘脾胃，此大复其仇也。《经》云：大胜必大复。故皮毛血脉分肉之间，元气已绝于外，又大寒大燥二气并乘之，则苦恶风寒，耳鸣及腰背相引胸中而痛，鼻息不通，不闻香臭，额寒脑痛，目时眩，目不欲开。腹中为寒水反乘，痰唾沃沫，食入反出，腹中常痛及心胃痛，胁下缩急，有时而痛，腹不能努，大便多泻而少秘，下气不绝，或肠鸣，此脾胃虚之极也。胸中气乱，心烦不安，而为霍乱之渐。膈咽不通，噎塞，极则有声，喘喝闭塞。或日阳中，或暖房内稍缓，口吸风寒则复作。四肢厥逆，身体沉重，不能转侧，头不可以回顾，小便溲而时躁。此药主秋冬寒凉大复气之药也。

泽泻（一分，小便数减半），柴胡（二分或四分，须详胁痛多少用），神曲，姜黄（以上各四分），当归身，生甘草，熟甘草，青皮（以上各六分），桃仁（汤洗，去皮尖，七分），白僵蚕，吴茱萸（汤洗去苦烈味，焙干），益智仁，黄芪，陈皮，人参（以上各八分），半夏（一钱，汤洗七次），草豆蔻仁（一钱四分，面裹烧，面熟为度，去皮用仁），麦蘖面（炒黄，一钱五分）。

上件一十八味，同为细末，桃仁另研如泥，再同细末一处研匀，汤浸蒸饼为丸，如梧桐子大。每服三五十丸，熟白汤送下，旋斟酌多少。

【解析】方中草豆蔻味辛性温，治因脾胃寒湿郁滞所引起的呕吐脘痛为主，用柴胡升清，青皮开郁，陈皮理气，桃仁活血，僵蚕祛风，半夏除痰，曲、麦消食，泽泻利水，围绕主辅药而各施其能。更用人参、黄芪益气，当归养血，生甘草、熟甘草经中补虚，借以协调诸药，才能收到复气制胜的效果。

### 2. 神圣复气汤

治复气乘冬，足太阳寒气，足少阴肾水之旺。子能令母实，手太阴肺实，反来侮土，火木受邪。腰背胸膈闭塞，疼痛，善嚏，口中涎，目中泣，鼻中流浊涕不止，或息肉不闻香臭，咳嗽痰沫，上热如火，下寒如冰。头作阵痛，目中流火，视物模糊，耳鸣耳聋，头并口鼻或恶风寒，喜日阳，夜卧不安，常觉痰塞，膈咽不通，口失味，两胁缩急而痛，牙齿动摇，不能嚼物，阴汗出，前阴冷，行步欹侧，起居艰难，掌中寒，风痹麻木，小便数而昼多夜频，而欠，气短喘喝，少气不足以息，卒遗失无度。妇人白带，阴户中大痛，牵心而痛，鼥黑失色；男子控睾牵心腹，阴阴而痛，面如赭色。食少，大小便不调，心烦霍乱，逆气里急而腹痛，皮色白，后出余气，腹不能努，或肠鸣，膝下筋急，肩胛大痛，此皆寒水来复，火土之仇也。

黑附子（炮裹，去皮脐），干姜（炮，为末，以上各三分），防风（锉如豆大），郁李仁（汤浸去皮尖，另研如泥），人参（以上各五分），当归身（酒洗，六分），半夏（汤泡七次），升麻（锉，以上各七分），甘草（锉），藁本（以上各八分），柴胡（锉如豆大），羌活（锉如豆大，以上各一钱），白葵花（五朵，去心细剪入）。

上件药都作一服，水五盏，煎至二盏，入橘皮（五分）、草豆蔻仁（面裹烧熟，去皮）、黄芪（以上各一钱）。上件入在内，再煎至一盏，再入下项药：生地黄（二分，酒洗），黄柏（酒浸），黄连（酒浸），枳壳（以上各三分），以上四味，预一日另用新水浸，又以细辛（二分），川芎（细末），蔓荆子（各三分），预一日用新水半大盏，分作二处浸。此三味并黄柏等煎正药作一大盏，不去渣，入此浸者药，再上火煎至一大盏，去渣，稍热服，空心。又能治嘴颊、嘴唇、嘴舌、舌根强硬等证，如神。忌肉汤，宜食肉，不助经络中火邪也。大抵肾并膀胱经中有寒，元气不足者，皆宜服之。

【解析】生地黄养阴，黄连、黄柏清热，均用酒洗或酒浸引药性上行，黄连、黄柏是"寒者寒之"的从治法（反佐法），据理定法，依法定方，因方选药，药似庞杂，其实条理井然，临证化裁，贵在变通。

### 3. 感应丸

治虚中积冷，气弱有伤，停积胃脘，不能传化；或因气伤冷，因饥饱食，饮酒过多，心下坚满，两胁胀痛，心腹大疼，霍乱吐泻，大便频，后重迟涩，久痢赤白，脓血相杂，米谷不消，愈而复发。又治中酒，呕吐痰逆，恶心喜唾，头旋，胸膈痞闷，四肢倦怠，不欲饮食。又治妊娠伤冷，新产有伤。若久有积寒，吃热药不效者，并悉治之。又治久病形羸，荏苒岁月，渐致虚弱，面黄肌瘦，饮食或进或退，大便或秘或泄，不拘久新积冷，并皆治之。

干姜（炮制，一两），南木香（去芦），丁香（以上各一两五钱），百草霜（二两），肉豆蔻（去皮，三十个），巴豆（去皮心膜油，研，七十个），杏仁（一百四十个，汤浸去皮尖，研膏）。

上七味，除巴豆粉、百草霜、杏仁三味，余四味捣为细末，却与三味同拌，研令细，用好蜡匮和，先将蜡六两熔化作汁，以重绵滤去渣，更以好酒一升，于银、石器内煮蜡溶，滚数沸，倾出，候酒冷，其蜡自浮于上，取蜡秤用丸。春夏修合，用清油一两，于铫内熬令沫散香熟，次下酒煮蜡四两，同化作汁，就锅内乘热拌和前项药末；秋冬修合，用清油一两五钱，同煎煮熟，作汁，和匮药末成剂，分作小键子，以油单纸裹之，旋丸服耳。

【解析】方中有发酵药物百草霜。方中炮姜、丁香温中暖胃以化冷积，积阻则气滞，用木香利三焦之气，巴豆逐肠胃冷积，与杏仁配伍并治胸中停水，肉豆蔻温中健胃，去皮不去油，则仍有滑肠作用，以减轻巴豆对肠道的刺激，百草霜消积止泻，又防止巴豆刺激肠壁引起的出血。

### 4. 白术安胃散

治一切泻痢，无问脓血相杂，里急窘痛，日夜无度。又治男子小肠气痛及妇人脐下虚冷，并产后儿枕块痛；亦治产后虚弱，寒热不止者。

五味子，乌梅（取肉炒干，以上各五钱），车前子，茯苓，白术（以上各一两），米谷（三两，去顶蒂，醋煮一宿，炒干）。

上为末。每服五钱，水一盏半，煎至一盏，去渣，空心温服。

【解析】方中用醋制罂粟壳。此方治久泻久痢，脓血相杂的红白痢疾，腹中气坠气胀，应病下迫，下痢次数多，量少，日夜无度。方中白术、茯苓、车前子健脾胃，助消化，利小便，乌梅肉、五味子养胃生色，增进食欲，罂粟壳分量较重，用醋煎透，加强收敛止泻的作用。

### 5. 圣饼子

治泻痢赤白，脐腹撮痛，久不愈者。

黄丹（二钱），定粉，舶上硫黄，陀僧（以上各三钱），轻粉（少许）。

上细锉为末，入白面四钱匕，滴水和如指尖大，捻作饼子，阴干。食前温浆水磨服之，大便黑色为效。

【解析】此方治泻痢红白稠黏，脐腹周围如手指掐痛。方中黄丹、定粉消积杀虫，饭前用温浆水磨服，本丸消积荡滞，排出黑色大便。浆水主要以芥菜、包菜、芹菜、曲曲菜、萝卜缨、黄豆芽等为原料（还有其他原料，依口味习惯选择一样，也可以是几样搭配），在沸水里烫过后，拌以少量面粉，加温水，浸五六天，味变酸，面上生白花，进行发酵。浆水气味甘酸、微温、无毒。其中油菜浆水、芹菜浆水为上品。

### 6. 加减平胃散

治脾胃不和，不思饮食，心腹胁肋胀满刺痛，口苦无味，胸满气短，呕哕恶心，噫气吞酸，面色萎黄，肌体瘦弱，怠惰嗜卧，体重节痛，常多自利，或发霍乱及五噎、八痞、膈气、反胃。

甘草（锉，炒，二两），厚朴（去粗皮，姜制炒香），陈皮（去白，以上各三两二钱），苍术（去粗皮，米泔浸，五两）。

上为细末。每服二钱，水一盏，入生姜三片，干枣二枚，同煎至七分，去渣，温服；或去姜、枣，带热服，空心、食前。入盐一捻，沸汤点服亦得。常服调气暖胃，化宿食，消痰饮，辟风寒冷湿，四时非节之气。

【解析】方中采用泔制苍术。此方治湿淫于内，脾胃不和。方中苍术燥湿健脾，芳香化浊，且能发汗除湿，故用为主药；厚朴温中燥湿，有宽肠理气之功。苍术生品，温燥而辛烈，燥湿，祛风，散寒力强，用于风湿痹痛、肌肤麻木不仁、脚膝疼痛、风寒感冒、肢体疼痛、湿温发热、肢节酸痛等。制苍术功同生品，但经米泔水浸泡后能缓和燥性，降低辛烈温燥的不良反应，有和胃的作用。苍术之"燥性"，与苍术中的挥发油有关。古代炮制方法中的泔水浸、辅料炒（麸炒、土炒等）及加热炒制（为炒焦、焙制等）都能使挥发油含量降低，起到"缓和燥性"的作用。现代药理研究证明，苍术挥发油对实验青蛙有镇静作用，也能使脊髓反射功能亢进；大剂量使中枢神经抑制，终致呼吸麻痹而死亡。可见，苍术"燥性"之烈，过量的苍术挥发油引起的不良反应是非常明显的。而实验研究与临床验证都证明，传统的泔制、麸炒、炒焦等炮制工艺均能达到降低挥发油含量、缓和燥性的目的。

米泔水泡，属于米泔水制，即用米泔水炮制药材，包括洗、浸、浸软、浸炒等，是传统炮制方法的一种。米泔制在古代应用比较普遍，主要用来除去药物所含的过多的油脂，减弱药物的辛燥气味和滑肠作用，并能增强补脾和中的作用。唐代以后米泔水的应用十分普遍，如桔梗、何首乌、枳壳、香附、苍术、白术等药物均可使用米泔水制。

### 7. 补中益气汤

黄芪（病甚，劳役热者一钱），甘草（以上各五分，炙），人参（去节，三分，有嗽去之），当归身（三分，酒焙干，或日干，以和血脉），橘皮（不去白，二分或三分，以导气，又能益元气，得诸甘药乃可，若独用泻脾胃），升麻（二分或三分，引胃气上腾而复其本位，便是行春升之令），柴胡（二分或三分，引清气，行少阳之气上升），白术（三分，降胃中热，利腰脐间血）。

上件药咀，都作一服，水二盏，煎至一盏，量气弱气盛，临病斟酌水盏大小，去渣，食远，稍热服。如伤之重者，不过二服而愈；若病日久者，以权立加减法治之。

【解析】方中当归用酒焙干。方中黄芪、人参、炙甘草三味药是消除湿热所产生烦热的要药。脾胃一虚，肺气先绝，应益其生化的源泉，故用黄芪益卫气而固腠理，本方以黄芪益气为君；人参，白术、炙甘草健脾益气为臣，共收补中益气之功。配陈皮理气，当归补血，均为佐药。升麻、柴胡升举下陷的清阳，为补气方的使药。综合全方配伍大意，一是补气健脾以治气虚之本；二是升提下陷阳气，以求浊降清升，于是脾胃和调，水谷精气生化有源，脾胃气虚诸证可以自愈。中气不虚，则升举有力，凡下脱、下垂诸证可以自复其位。当归是一味常见的中药，性温，味甘、辛，归心经、脾经和肝经，具有补血活血、润肠通便、调经止痛等功效，酒焙干后，还有缓解便秘、活血通络、凉血止血的作用。

### 8. 黄芪人参汤

黄芪（一钱，如自汗过多，更加一钱），升麻（六分），人参（去芦），橘皮（不去白），麦门冬（去心），苍术（无汗更加五分），白术（以上各五分），黄柏（酒洗，以救水之源），炒曲（以上三分），当归身（酒洗），炙甘草（以上各二分），五味子（九个）。

上件同㕮咀，都作一服，水二盏，煎至一盏，去渣，稍热服，食远或空心服之。忌酒、湿面、大料物之类及过食冷物。

【解析】方中除了酒洗的黄柏、当归身及炒曲外，其他药是加入面粉或麸皮后发酵而成的曲剂，用于饮食停滞，消化不良，脘腹胀满，食欲不振，呕吐泻痢。

### 9. 除风湿羌活汤

羌活（一两），防风（去芦），苍术（酒浸，去皮），黄芪（以上各一钱），升麻（七分），炙甘草，独活，柴胡（以上各五分），川芎（去头痛），黄柏，橘皮，藁本（以上各三分），泽泻（去须，一分），猪苓（去黑皮），茯苓（以上各二分），黄连（去须，一分）。

上㕮咀。每服秤三钱或五钱，水二盏，煎至一盏，去渣，稍热服，量虚实施用。

【解析】方中苍术使用酒制增强药效。本方临床用于治疗痛风夹热、肌肉热极、关节疼痛等。凡痹证、痿证、眩晕、麻木及各种皮肤病，凡属风湿热闭阻，清阳不升者，本方皆可随症加减使用，还可用于泄泻兼头晕目眩，下肢发软，夜间盗汗者。

### 10. 清暑益气汤

黄芪（汗少减五分），苍术（泔浸，去皮），升麻（以上各一钱），人参（去芦），泽泻，神曲（炒黄），橘皮，白术（以上各五分），麦门冬（去心），当归身，炙甘草（以上各三分），青皮（去白，二分半），黄柏（酒洗，去皮，二分或三分），葛根（二分），五味子（九枚）。

上件同㕮咀，都作一服，水二大盏，煎至一盏，去渣，大温服，食远。剂之多少，临病斟酌。

【解析】方中有泔浸苍术、炒曲、酒黄柏，通过发酵炮制增强药物功效。

### 11. 升阳除湿防风汤

苍术（泔浸，去皮净，四两），防风（二钱），白术，白茯苓，白芍药（以上各一钱）。

上件咀。除苍术另作片子，水一碗半，煮至二大盏，纳诸药，同煎至一大盏，去渣，稍热服，空心、食前。

【解析】方中采用米泔水浸苍术，增强药效。凡经常便秘，甚或下坠，便中带血，或虚人不任攻伐者，用此方效果亦很满意。此方妙在无攻伐之弊，对年老、体弱、大病后、产后、不宜用攻下方药者，辨证使用升阳除湿防风汤颇效。

### 12. 半夏白术天麻汤

黄柏（二分），干姜（三分），天麻，苍术，白茯苓，黄芪，泽泻，人参（以上各五分），白术，炒曲（以上各一钱），半夏（汤洗七次），大麦蘗面，橘皮（以上各一钱五分）。

上件咀。每服半两，水二盏，煎至一盏，去渣，带热服，食前。此头痛苦甚，谓之足太阴痰厥头痛，非半夏不能疗。眼黑头眩，风虚内作，非天麻不能除；其苗为定风草，独不为风所动也。黄芪甘温，泻火补元气；人参甘温，泻火补中益气；二术俱苦甘温，除湿补中益气；泽、苓利小便导湿；橘皮苦温，益气调中升阳；曲消食，荡胃中滞气；大麦蘗面宽中助胃气；干姜辛热，以涤中寒；黄柏苦大寒，酒洗以主冬天少火在泉发躁也。

【解析】方中有曲炒大麦芽、酒黄柏、炒曲。炒曲助消化，大麦芽健脾开胃，酒黄柏寒因热用，以安冬天郁伏在下生气的少火。现代药理研究显示，半夏白术天麻汤具有调节血脂异常的作用，还可改善盐敏感性及胰岛素抵抗。实验研究发现，该方可改善高血压模型大鼠的血流动力学指标，降低大鼠血清中血管紧张素Ⅱ和内皮素的含量，提高模型大鼠血清中 NO 的含量，调节肾素 – 血管紧张素系统进而降低动脉压以逆转左室肥厚。

## 十五、张景岳《景岳全书》与中药发酵

### （一）张景岳与《景岳全书》简介

张景岳（1563—1640），名介宾，字会卿，号景岳，别号通一子，明代著名医学家，著有《景岳全书》《类经》《类经附翼》《质疑录》等书。

张景岳祖籍四川绵竹，先世因军功显赫而授绍兴卫指挥使，故定居于浙江会稽（今浙江绍兴）。张氏幼禀聪明，好读书，其父张寿峰为定西侯门客，张景岳 14 岁时随其父至北京，拜当时的名医金英为师，不几年尽得其传。

《景岳全书》成书于 1640 年，共 24 集。24 集目录的命名是一首藏头诗，连起来读为"人道须从性理，明心必贯天人，谟烈圣贤大德，图书宇宙长春"。本书共 64 卷，卷一至卷三为《传忠录》，统论阴阳六气，先贤可否；卷四至卷六为《脉神章》，

择诸家珍要精髓，以测病情；卷七至卷八为《伤寒典》，统论四时外感证治；卷九至卷三十七为《杂证谟》，详析内科诸疾，计有诸风、非风、厥逆、伤风、风痹、汗证、怔忡、三消、郁证等七十余证，每证列经义、论证、论治、述古，并附简易方、备用方及针刺、灸法诸法；卷三十八至卷三十九为《妇人规》，论述经脉、胎孕、产育、产后、带浊、乳病、子嗣等病证；卷四十至卷四十一为《小儿则》，论述婴儿初诞、养护、小儿惊风、吐泻、盗汗、变蒸等；卷四十二至卷四十五为《麻疹诠》和《痘疹诠》，论述麻疹和痘疹的病源、治疗等；卷四十六至卷四十七为《外科钤》，论述外科病之辨识、治法及方药；卷四十八至卷四十九为《本草正》，载常用药 300 种，仿《本草纲目》编述，分山草、隰草、芳草、蔓草、毒草、水石草、竹木、谷、果、菜、金石、禽兽、虫鱼、人等 14 部，次第介绍其别名、性味厚薄、阴阳，主要功效与机制，临床运用范围，注意事项等；卷五十至卷五十一为《新方八阵》，卷五十二至卷六十为《古方八阵》，卷六十一至卷六十四为妇人规古方、小儿则古方、痘疹诠古方及外科钤古方。

### （二）学术特点

#### 1. 论《内经》五郁之治

《经》言：五郁者，言五行之化也，气运有乖和，则五郁之病生矣。其在于人，则凡气血一有不调而致病者，皆得谓之郁证，亦无非五气之化耳。故以人之脏腑，则木应肝胆，木主风邪，畏其滞抑，故宜达之，或表或里，但使经络通行，则木郁自散，是即谓之达也；火应心与小肠，火主热邪，畏其陷伏，故宜发之，或虚或实，但使气得升扬，则火郁自解，是即谓之发也；土应脾胃，土主湿邪，畏其壅淤，故宜夺之，或上或下，但使浊秽得净，则土郁可平，是即谓之夺也。金应肺与大肠，金主燥邪，畏其秘塞，故宜泄之，或清或浊，但使气液得行，则金郁可除，是即谓之泄也；水应肾与膀胱，水主寒邪，畏其凝溢，故宜折之，或阴或阳，但使精从气化，则水郁可清，是即谓之折也。

虽然夫论治之法固当辨此五者，而不知经语之玄，本非凿也，亦非专治实邪而虚邪不在是也。即如木郁之治，宜于达矣，若气陷不举者，发即达也；气壅不开者，夺即达也；气秘不行者，泄亦达也；气乱不调者，折亦达也。又如火郁之治，当用发矣。若元阳被抑，则达非发乎？脏腑留结，则夺非发乎？肤窍闭塞，则泄非发乎？津液不化，则折非发乎？且夺者挽回之谓，大实非大攻不足以荡邪，大虚非大补不足以夺命，是皆所谓夺也。折者折中之谓，火实则阳亢阴虚，火虚则气不化水，制作随宜，是皆所谓折也。由是观之，可见五者之中，皆有通融圆活之道，第《内经》欲言五法，不得不借五气以发明其用，但使人知此义，则五行之中各具五法，而用有无穷之

— 169 —

妙矣，安得凿训其说，以隘人神思耶？学人于此，当默会其意，勿使胶柱，则心灵智能而无有不通矣。

### 2. 郁证论脉象

凡郁证之脉，在古人皆以结促止节为郁脉，使必待结促止节而后为郁，则郁证不多见矣，故凡诊郁证，但见血气不顺而脉不和平者，其中皆有郁也。唯情志之郁，则如弦紧、沉涩、迟细、短数之类皆能为之。至若结促之脉，虽为郁病所常有，然病郁者未必皆结促也，唯血气内亏，则脉多间断；若平素不结而因病忽结者，此以不相接续，尤属内虚。故凡辨结促者，又当以有神、无神辨之，其或来去有力，犹可以郁证论；若以无力之结促而悉认为气逆痰滞，妄行消散，则十误其九矣。

### 3. 论情志三郁证治

凡五气之郁，则诸病皆有，此因病而郁也；至若情志之郁，则总由乎心，此因郁而病也。第自古言郁者，但知解郁顺气，通作实邪论治，不无失矣。兹予辨其三证，庶可无误，盖一曰怒郁；二曰思郁；三曰忧郁。如怒郁者，方其大怒气逆之时，则实邪在肝，多见气满腹胀，所当平也。及其怒后而逆气已去，唯中气受伤矣，既无胀满疼痛等证，而或为倦怠，或为少食，此以木邪克土，损在脾矣，则可不知培养而仍在消伐，则所伐者其谁乎？此怒郁之有先后，亦有虚实，所当辨治者如此。又若思郁者，则唯旷女嫠妇，及灯窗困厄，积疑任怨者皆有之。思则气结，结于心而伤于脾也。及其既甚，则上连肺胃而为咳喘，为失血，为膈噎，为呕吐；下连肝肾，则为带浊，为崩淋，为不月，为劳损。若初病而气结为滞者，宜顺宜开；久病而损及中气者，宜修宜补。然以情病者，非情不解，其在女子，必得愿遂而后可释，或以怒胜思，亦可暂解；其在男子，使非有能屈能伸，达观上智者，终不易却也。若病已既成，损伤必甚而再行消伐，其不明也亦甚矣。又若忧郁病者，则全属大虚，本无邪实，此多以衣食之累，利害之牵，及悲、忧、惊、恐而致郁者，总皆受郁之类。盖悲则气消，忧则气沉，必伤脾肺；惊则气乱，恐则气下，必伤肝肾。此其戚戚悠悠，精气但有消索，神志不振，心脾日以耗伤。凡此之辈，皆阳消证也，尚何实邪？使不知培养真元而再加解散，真与鹭鸶脚上割股者何异？是不可不详加审察，以济人之危也。

怒郁之治：若暴怒伤肝，逆气未解而为胀满或疼痛者，宜解肝煎、神香散，或六郁汤，或越鞠丸；若怒气伤肝，因而动火，以致烦热，胁痛胀满或动血者，宜化肝煎；若怒郁不解或生痰者，宜温胆汤；若怒后逆气既散，肝脾受伤而致倦怠食少者，宜五味异功散，或五君子煎，或大营煎、归脾汤之类调养之。

思郁之治：若初有郁结滞逆不开者，宜和胃煎加减主之，或二陈汤，或沉香降气散，或启脾丸皆可择用。凡妇人思郁不解，致伤冲任之源而血气日亏，渐至经脉不调，或短少渐闭者，宜逍遥饮或大营煎。若思忆不遂，以致遗精带浊，病在心肺不摄者，宜秘元煎。若思虑过度，以致遗精滑泄及经脉错乱，病在肝肾不固者，宜固阴煎。若思郁动火，以致崩淋失血，赤带内热，经脉错乱者，宜保阴煎。若思郁动火，阴虚肺热，烦渴，咳嗽见血，或骨蒸夜热者，宜四阴煎或一阴煎酌宜用之。若生儒寒厄，思结枯肠，及任劳任怨，心脾受伤，以致怔忡健忘，倦怠食少，渐至消瘦，或为膈噎呕吐者，宜寿脾煎或七福饮；若心膈气有不顺或微见疼痛者，宜归脾汤，或加砂仁、白豆蔻、丁香之类以微顺之。

忧郁内伤之治：若初郁不开，未至内伤而胸膈痞闷者，宜二陈汤、平胃散，或和胃煎，或调气平胃散，或神香散，或六君子汤之类以调之；若忧郁伤脾而吞酸呕恶者，宜温胃饮或神香散；若忧郁伤脾肺而困倦、怔忡、倦怠、食少者，宜归脾汤或寿脾煎；若忧思伤心脾，以致气血日消，饮食日减，肌肉日削者，宜五福饮、七福饮，甚者大补元煎。

### 4. 诸郁滞治法

凡诸郁滞，如气、血、食、痰、风、湿、寒、热，或表或里，或脏或腑，一有滞逆，皆为之郁，当各求其属，分微甚而开之，自无不愈。

气郁者，宜木香、沉香、香附、乌药、藿香、丁香、青皮、枳壳、茴香、厚朴、抚芎、槟榔、砂仁、皂角之类。

血郁者，宜桃仁、红花、苏木、肉桂、延胡索、五灵脂、牡丹皮、川芎、当归、大黄、朴硝之类。

食郁者，宜山楂、麦芽、神曲、枳实、三棱、蓬术、大蒜、萝卜，或生韭饮之类。

痰郁者，宜半夏、南星、海石、瓜蒌、前胡、贝母、陈皮、白芥子、玄明粉、海藻、皂角、牛黄、天竺黄、竹沥之类。

风郁者，宜麻黄、桂枝、柴胡、升麻、干葛、紫苏、细辛、防风、荆芥、薄荷、生姜之类。

湿郁者，宜苍术、白术、茯苓、泽泻、猪苓、羌活、独活之类。

寒郁者，宜干姜、肉桂、附子、吴茱萸、荜茇、胡椒、花椒之类。

热郁者，宜黄连、黄柏、黄芩、栀子、石膏、知母、龙胆草、地骨皮、石斛、连翘、天花粉、玄参、犀角、童便、绿豆之类。

以上诸郁治法，皆所以治实邪也。若阳虚则气不能行，阴虚则血不能行，气血不行，无非郁证，若用前法则愈虚愈郁矣，当知所辨，而参以三法如前，庶无误也。

## 十六、李时珍《本草纲目》与中药发酵

### （一）李时珍简介

李时珍（1518—1593）是中国明代伟大的医药学家，他用近30年完成的192万字巨著《本草纲目》，集中国16世纪之前药学成就之大成，是一部具有深远影响的医药学和博物学著作，被誉为中国的百科全书。他重视实践、善于总结、勇于创新，是一位中草药研究、传承大家。他是迄今为止对中药发酵药物研究最多、创新最大者，既是创立者，也是传承者。在他的《本草纲目》中几乎收集了隋唐以前大部分名家的经验记载和验方使用，他在前人经验上进行创新，是中药发酵药物传承创新的典型人物。其"造福生民"的理念是李时珍博大胸怀和高尚思想境界的体现。

### （二）李时珍亲历实践，广收博采成就了"东方药物巨典"

李时珍以毕生精力，亲历实践，广收博采，对本草学进行了全面的整理总结，历时29年编成《本草纲目》。全书共有52卷，载有药物1892种，其中载有新药374种，收集药方11096个，书中还绘制了1160幅精美的插图，约190万字，分为16部、60类。每种药物分列释名（确定名称）、集解（叙述产地）、正误（更正过去文献的错误）、修治（炮制方法）、气味、主治、发明（前三项指分析药物的功能）、附方（收集民间流传的药方）等项。全书收录植物药有881种，附录61种，共942种，再加上具名未用植物153种，共计1095种，占全部药物总数的58%。《本草纲目》是对16世纪以前中医药学的系统总结，在语言文字、历史、地理、植物、动物、矿物、冶金等方面也有突出成就；对世界自然科学也有举世公认的卓越贡献，被誉为"东方药物巨典"；对人类近代科学及医学影响很大，是我国医药宝库中的一份珍贵遗产。

#### 1. 李时珍首创含有生物进化理念的药物分类法

首先他在药物分类上改变了原有上、中、下三品分类法，采取了"析族区类，振纲分目"的科学分类，把药物分为矿物药、植物药、动物药。又将矿物药分为金部、玉部、石部、卤部四部。植物药一类，根据植物的性能、形态及其生长的环境，区别为草部、谷部、菜部、果部、木部5部；草部又分为山草、芳草、隰草、毒草、蔓草、水草、石草、苔类、杂草等9类。动物一类，按低级向高级进化的顺序排列为虫部、鳞部、介部、禽部、兽部、人部等6部。

这种分类法，已经过渡到按自然演化的系统来进行了。从无机到有机，从简单到复杂，从低级到高级，这种分类法明显含有生物进化的思想，受到达尔文的高度重视。达尔文在《动物和植物在家养下的变异》一书中，引用了《本草纲目》中关于鸡的7个品种和金鱼家化的资料。李时珍对植物的科学分类，要比瑞典的分类学家林奈

早200年。

### 2.《本草纲目》涵盖多领域多学科，是一部百科全书

《本草纲目》广泛涉及医学、药物学、生物学、矿物学、化学、环境与生物、遗传与变异等诸多科学领域。在化学史上，较早地记载了纯金属、金属、金属氯化物、硫化物等一系列的化学反应，同时又记载了蒸馏、结晶、升华、沉淀、干燥等现代化学中应用的一些操作方法。

### 3. 李时珍学识渊，博熟本草、通天文、知地理

李时珍指出，月球和地球一样，都是具有山河的天体，"窃谓月乃阴魂，其中婆娑者，山河之影尔"。《本草纲目》不仅是我国一部药物学巨著，而且是我国古代的百科全书。正如李建元《进本草纲目疏》中指出："上自坟典、下至传奇，凡有相关，靡不收采，虽命医书，实该物理。"

### （三）李时珍对中药发酵的运用

#### 1. 发酵酿造药酒药膏研究

李时珍的《本草纲目》是集中国药学之大成，在其洋洋巨著中，对药酒亦颇为重视。《本草纲目·二十五卷·谷部·造酿类·酒条》"附诸酒方"共辑录酒方69种，治疗范围包括虚损、风湿痿痹、疟疾、脚气、风毒、风疹、风癣、瘿气、耳聋、中风、水肿、咳嗽、产后瘀血、肾气痛、癫疾等30余种病证，并有预防疫病的酒方两个，较全面、集中地反映了李时珍重视药酒方的治疗思想。

#### 2.《本草纲目》酒和药酒方分类

补益类：这类酒方将近总数的1/3。主要是以人参、当归、地黄、枸杞、怀山药、黄精、牛膝、桑椹、仙茅、麋骨、鹿茸、狗肉、嫩羊肉、腽肭脐、山茱萸等补益药或食物分别配制而成。

祛邪类：此类酒方占总方的2/3。主要是用五加皮、百灵藤、石楠藤、松节、薏苡仁、蚕沙、白花蛇、乌梢蛇等祛风湿、通络宣痹药物，以及青蒿、茵陈、牛蒡子、菊花、麻仁、通草、桃皮、茴香、砂仁、百部、海藻等祛湿、散风、通利二便、行气、止咳、软坚散结的祛邪药分别配制。

预防类：有两方。一方为屠苏酒，以桂心、防风、拔葜、蜀椒、桔梗、大黄、乌头、赤小豆配成；另一方为椒柏酒，以蜀椒、侧柏叶配制而成。两方具有辟一切疫疠和不正之气的功能，用于预防天行不正之气，疫疠流行。

李时珍认为："酒可行药力，为导引；走而不守，能通行经络血脉，行于一身之表，上至颠顶，下达足跗。用以行药，无处不至；作为导引，独冠群物。"另外，酒可辟恶除秽：酒气芳香，性热而烈，故能辟除寒湿秽浊，疫疠之气，"杀百邪"。正如

《本草纲目》所载："《博物志》云：王肃、张衡、马均三人冒雾晨行，一人饮酒，一人饱食，一人空腹。空腹者死，饱食者病，饮酒者健。此酒势辟恶，胜于作食之效也。"酒还可健身扶正：酒味甘能补，"厚肠胃，养脾气"，其"过于肺，入于胃，然后微温，肺先得温中之寒，可以补气，次得寒中之温，可以养胃"。

**3.《本草纲目》药酒方炮制方法**

① 酿：就是用药物的粉末或煎煮浓缩的药汁和曲与米共酿成酒。如用人参、黄精、桑椹、枸杞、地黄、天冬、白花蛇、乌梢蛇等配制。酒性平和，补中有通。

② 浸、煮：就是把药物饮片投入酒中浸泡后服用。或以生药切碎，或为粉末，袋盛煮酒饮之。取其行药力，通血脉，养筋骨，为导引。如牛膝酒、姜酒、葱豉酒、茴香酒、椒柏酒、海藻酒、百部酒等。

③ 淬、淋：如神曲酒即是用酒淬烧赤的神曲；豆淋酒以黑豆炒焦，用酒淋之。

④ 土埋：如花蛇酒、蚺蛇酒，即分别用白花蛇、蚺蛇肉袋盛，用曲置于缸底，糯饭盖之，酿成酒饮。蝮蛇酒取蝮蛇一条，用醇酒一斗，封埋马溺处，周年取出。这种配制方法除具有酿、浸、煮的作用特点外，还可以减少不良反应，使之更为平和、安全。

此外，李时珍对药酒的服法、用量颇为细心、慎重，如《本草纲目》不少酒方对服法有特殊的要求，这与中医重视汤剂的服法一样，主要是为了避免对药效和机体产生不利的影响。他还提倡注意温凉有别，缓急有度：如白石英酒须温饮，屠苏酒"煎数沸"饮，茴香酒缩砂煮饮，而黄精酒、桑椹酒等则可如常酿酒凉饮。用量方面，既有百部酒须频频饮之，海藻酒日夜细饮之，又有天冬酒"常令酒气相接，勿令大醉"的大剂量，持续饮用法，使之既恰中病机，又无伤正之虞。另外，宜注意饮食宜忌和身体反应：如天冬酒饮服时忌生冷十日，百灵炖酒饮后"以汗出为效"。前者是恐生冷饮食有碍药力的发挥，后者则是观察汗出邪退的一般特征。并且，他在临床用药主张药少力专。《本草纲目》所载酒方大多是以单味入药；且用量较大，药少力专，针对性强，一方之中，君、臣、佐、使兼备，用药特色明显。

# 十七、龚廷贤《寿世保元》与中药发酵

## （一）龚廷贤与《寿世保元》简介

龚廷贤（1522—1619），字子才，号云林山人，又号悟真子。江西金溪人，出身医学世家。其父龚信，字西园，一说字瑞芝，医术高超，名扬于世，曾在太医院任医官。

龚廷贤行医 60 余载，不仅医术高超，泽惠万民，而且勤于笔耕，著述颇多，先后著有《寿世保元》《药性歌括四百味》等十余部医书。

《寿世保元》为龚廷贤晚年之作，其论述不繁不略，精辟实用，被后世医家所推崇。其著作还传播到海外，影响深远。全书载方千余首，内容丰富，切于实用，并附医案。后世许多方药如乌鸡白凤丸、艾附暖宫丸、参苓白术丸、麦味地黄丸、香砂养胃丸、铁笛丸等均出自此书。

**（二）龚廷贤倡导的学术思想**

**1. 未病先防**

龚廷贤十分重视"治未病"，倡导临证时从疾病源头切入，从起居、饮食、精神等方面积极预防，早期治疗，对后世医家有重要的指导意义。《寿世保元》中说："世医徒知攻其已病，而不知治其未病。以余度之，与其能治于已病之后，不若预治于未病之先。"

**2. 养生保健**

中医学认为，元气是生命活动的源动力，是人体重要的健康因素。脾胃是产生元气的场所，其强弱取决于元气的盛衰。龚廷贤在《寿世保元》中指出，养生益寿"当以养元气，健脾胃为主"。他认为饮食劳倦、嗜欲伤脾和房劳伤肾是元气受损的主要原因，元气受损，而百病丛生。

龚廷贤认为脾胃不和必伤元气，故以健脾益胃为主。他延续李东垣"脾胃内伤，百病丛生"的理念，提出："一曰饮食劳倦即伤脾，此常人之患也……二曰嗜欲而伤脾，此富贵之患也……三曰饮食自倍，肠胃乃伤者，劳力者之患也。"他总结出了一套行之有效的益寿延年方药，如山药粥、阳春白雪糕、延寿丹、八仙长寿丸等。

龚廷贤认为修身养性是延年益寿之良药。在《寿世保元·诸气》中说："一切气不和，多因忧愁思虑忿怒伤神……事不遂意，使抑郁之气留滞不散，停于胸膈之间，不能流畅。"他认为情志不畅会致气机失调，郁滞不畅，最终造成心身不适，引发疾病。

在老年疾病中，中风是发病率较高的。关于预防中风，《寿世保元》记载："中风者，俱有先兆之证，凡人如觉大拇指及次指麻木不仁，或手足少力，或肌肉蠕动者，三年内必有大风之至……当预防之，宜朝服六味地黄丸……诸病可除，何中风之有。"书中指出在出现先兆症状后，不仅要合理用药，更要注重日常饮食，强调多食红枣、韭菜等益肾健脾之品，未病早防。

**（三）龚廷贤对中药发酵和发酵炮制对药物影响的论述**

龚廷贤不仅是中医理论知识渊博的中医大家，具有丰富的临床经验，而且他也是熟悉药理药性、中药发酵炮制知识的中药大家。

### 1. 龚廷贤对中药发酵认识的论述

渍酒，渍煮药酒也。药须细锉，绢袋盛之，入酒，罐密封，如常法煮熟，埋地日久，气烈味浓，早晚频吞，经络速达，或攻或补，并著奇功。滓滤出，曝干，捣末，别渍，力虽稍缓，服亦益人，为散亦佳，切勿倾弃。补虚损证，宜少饮，缓取效。攻风湿证，宜多饮，速取效。

### 2. 龚廷贤对中药发酵炮制与剂型对药效的影响的论述

汤剂，煎成清液也。补须要熟，利不嫌生，并先较定水数，煎蚀多寡之不同耳。去暴病用之，取其易升易散，易行经络，故曰汤者荡也。治至高之分加酒煎，祛湿加生姜煎，补元气加大枣煎，发散风寒加葱白煎，去膈病加蜜煎，止痛加醋煎。凡诸补汤，渣滓两剂并合，加原水数复煎，待熟饮之，亦敌一剂新药。其发表攻里二者，唯前药取效，不必煎渣也，从缓从急之不同故耳。

膏剂，熬成稠膏也。药分两虽多，水煎膏宜久，渣滓复煎数次，绞取浓汁，以熬成耳。去久病用之，取其始蚀力大，滋补胶固，故曰膏者胶也。凡可服之膏，或水或酒随熬，渣犹酒煮饮之。可摩之膏，或酒或醋随熬，滓宜捣敷患处，此盖尽药力也。

散剂，研成细末也。宜施制合，不堪久留，恐走泄气味，服之无效耳。去急病用之，不循经络，只去胃中及肠腑之积，故曰：散者散也。气味厚者，白汤调服，气味薄者，煎熟和酒服。

丸剂，作成丸粒也。治下焦之疾者，如梧子大，治中焦疾者，如绿豆大，治上焦疾者，如粒米大。因病不能速去，取其舒缓，逐渐成功，故曰：丸者缓也。用水丸者，或蒸饼作稀糊丸者，取其易化，而治上焦也。用稠面和丸者，或饭糊丸者，取略迟化，能达中焦也。或酒或醋丸者，取其收散之意。泡半夏、南星，欲去湿痰者，以生姜自然汁取稀糊为丸，亦取其易化也。神曲丸者，取其消食。山药糊丸者，取其涩。炼蜜丸者，取其迟化，而易循经络。蜡丸，取其难化，能固护药之味气，势力全备，直过膈而作效也。

此外，龚廷贤在中医临床实践上也有多方面学术创新，这些成果与中药发酵的使用密不可分。

### 3. 龚廷贤临床使用发酵中药方和药酒、膏丸代表方

龚廷贤不仅对中医发酵理论认识深刻，而且重视使用，总结了很多临床实用的经验方。具体如下。

（1）药食同源类精方

①玉露霜：真干绿豆粉一斤研细，薄荷叶一斤以水微湿之，用甑，先将薄荷叶铺底上，用棉布隔住，筛子筛豆粉于布上，又用薄荷叶铺上盖住，纸糊封固，蒸一炷香

为度，取出。去薄荷，每豆粉一斤，用白糖霜四两，和匀用之。功能滋阴理脾。

②神仙粥：山药蒸熟去皮，一斤；鸡头实半斤，煮熟去壳，捣为末；入粳米半升。慢火煮成粥，空心食之。或入韭子末二三两在内尤妙。食后，用好热酒，饮一二杯更妙。此粥善补虚劳，具有益气强志、壮元阳、止泄精之功。

③京山王府香豆豉：盐、薄荷叶、草果、莳萝、茴香、花椒、官桂、红豆、陈皮、甘草、杏仁、瓜仁、橙皮、紫苏、姜、菜瓜，俱为末，用大黄豆一官斗，水淘净，浸一宿，控干，笼蒸熟，冷一宿，细面拌匀，用罗筛去粗渣，芦席摊豆，约二指厚，用黄蒿或楮叶并席密覆七日，上有黄衣，取晒干，簸净，入料物；不用水，搅匀，一日拌四五次，装坛内，逐日轮晒，晒半干湿，复入坛内取用。或将油拌，即是湿豆豉。功效为醒胃健脾消食。

④糯米酱：糯米如常法做成酒，带浆入炒盐、淡豆豉、花椒、胡椒、大茴、小茴、干姜，俱合作一处，磨成浆，则成酱。健胃调和五味最佳。

⑤神仙醋：清明日用糯米一小斗，注水浸一七日，放水米内，去一七日后，将米放蒲包，吊在屋檐上，取下米，入水三壶，桃条搅一七日，封固坛内，六月六日来开，其味酸美。

（2）药酒类精方

①长生固本酒：由人参、甘枸杞子、怀山药、辽五味子、天门冬、麦门冬、怀生地黄、怀熟地黄组成。将药锉片，用生绢盛之。煮酒三十斤，将箬封坛口，放锅内，水煮，坛水不过坛口，以米百粒放箬叶上，候气熏蒸米熟，住火，埋土出火毒饮之。此药甚平和，治劳疾，补虚弱，乌须发。忌萝卜、葱蒜。食之与地黄相反。令人易白发。肉面不忌。亦忌绿豆饭。

【实用点及创新点】人参可大补元气，山药补脾益肺，生地黄、熟地黄滋阴补血，天冬、麦冬清热滋阴，枸杞子滋补肝肾，五味子敛阴生津。诸药合用，共奏益气滋阴之效，能调节人体气阴平衡，增强机体免疫力。其含有的多种抗氧化成分，如人参中的人参皂苷、枸杞中的枸杞多糖、五味子中的木脂素等，可清除体内自由基，减少氧化损伤，延缓衰老的进程。

②万病无忧酒：药用当归、川芎、白芷、白芍、防风、羌活、荆芥穗、地骨皮、牛膝、杜仲、木瓜、大茴香、补骨脂、五加皮、威灵仙、钩藤、石楠藤、乌药、紫金皮、自然铜、木香、乳香、没药、甘草、雄黑豆。共二十五味调匀，用绉布为囊盛之，无灰酒一大坛，入药在内，春秋五日、夏三日、冬十日后，取酒温饮之，或晨昏午后，随量饮之。能祛风活血，养神理气。其味更佳。如饮一半，再加好酒浸饮妙。常服能除百病，理风湿，乌髭须，清心明目，利腰肾，健腿膝，补精髓，疗跌仆损伤

筋骨，和五脏，平六腑，快脾胃，进饮食，补虚怯，养气血。

【实用点及创新点】现代药理研究显示防风、羌活具有抗炎、镇痛作用，能缓解风湿疼痛等症状。当归、川芎、牛膝可促进血液循环，改善局部血液供应，利于风湿痹痛、跌打损伤等的恢复。杜仲有滋补肝肾的作用，对肝肾不足引起的腰膝酸软、筋骨无力等有改善效果。

③延寿瓮头春：天门冬、补骨脂、肉苁蓉、粉草、牛膝、杜仲、大附子、川椒（上八味为末，入曲内同和糜）；淫羊藿、羯羊脂、当归、头红花、白芍、生地黄、熟地黄、苍术、白茯苓、甘菊花、五加皮、地骨皮（以上十二味，锉，咀片，绢袋盛贮铺缸内）；缩砂蜜、白豆蔻、木香、丁香（以上四味，后用煮酒。为末用）。上药共二十四味，糯米二斗淘净，浸一日夜，又淘一次。蒸作糜，取出候冷。用细面末同天门冬等八味调匀，将淫羊藿等贮于粗绢袋，置缸底，将前糜拍实于其上。然后投上品烧酒四十斤，固七日，榨出澄清，方入坛。加砂仁等封。重汤煮三炷香，埋土中三日。能出火毒。每日量饮数杯，七日百窍通畅，浑身壮热，丹田微痒，痿阳立兴。切忌醉酒饱食行房。

【实用点及创新点】其配方包含天门冬、补骨脂、肉苁蓉、粉甘草、牛膝、杜仲等24味中药。本方具有温补肾阳、补益气血的功效，可用于治疗肾阳虚损、气血不足所致的腰膝冷痛、痿软无力、阳痿遗精等症，对于素体虚寒、气怯血弱者，也可作为保健酒饮用。

酒中的肉苁蓉、淫羊藿等具有补肾壮阳作用，可调节人体内分泌系统，促进性激素分泌，增强性功能；杜仲、牛膝等能补肝肾、强筋骨，可改善骨质疏松，增强机体运动能力；当归、熟地黄等可补血养血，调节人体造血功能，提高机体免疫力。在治疗男性性功能障碍方面，可改善阳痿、遗精等症状；对于女性月经不调、带下清稀等妇科疾病，也有一定的调理作用；还可用于缓解中老年人因肾阳虚损、气血不足引起的周身疲乏、精神不振等症状。

④长春酒：由黄芪、人参、白术、白茯苓、当归、川芎、白芍、熟地黄、官桂、橘红、南星、姜半夏、苍术、厚朴、砂仁、草果仁、青皮、槟榔、丁香、木香、沉香、五味子、藿香、木瓜、石斛、杜仲、白蔻壳、薏苡仁、枇杷叶、桑白皮、神曲、麦芽、甘草组成。浸酒一斗，春七夏三，秋五冬十日。每日清晨一杯，甚为有效。大补气血，壮筋骨，和脾胃，宽胸膈，进饮食，祛痰涎，行滞气，消酒食，除寒湿等症。

【实用点及创新点】本方大补气血，壮筋骨，和脾胃，宽胸膈，进饮食，祛痰涎，行滞气，消酒食，除寒湿。常服延年益寿。

⑤延寿酒：好上等堆花烧酒一坛，入龙眼去壳一斤，桂花四两，白糖八两，封固经年，愈久愈佳。其味清美香甜，每随量饮，不可过醉，能安神、定志、宁心、悦颜、香口、却病延年。

【实用点及创新点】本方将龙眼肉、桂花、白糖这些药食同源的材料与烧酒组合，使该方既具有一定的药用价值，又有类似饮品的口感和特性，在养生和日常保健中找到了一个很好的结合点。从组成来看，龙眼肉有补益心脾、养血安神的功效，桂花能散寒破结、化痰止咳，白糖可补中益气、和胃润肺，再加上烧酒活血通络，对于体质虚寒、气血不足的人有滋补作用。

⑥赛襄陵酒妙方：乌头、细辛、白芷、良姜、官桂、白术、杏仁组成。诸药为末，入白面一百斤，搅令匀。用绿豆五斤煮熟，略冷，同和一处，做成小块，内用桑麻叶包裹，外用白纸包裹，尝风处置箔摊上。过一七日翻一次，方法用白米一斗，用此面十二两酿酒。功能祛风湿、壮筋骨。

【实用点及创新点】本方主要用于治疗红痰、骨蒸劳热、声哑、肌瘦气弱等症。

（3）膏方

①补精膏：由牛髓、胡桃肉、杏仁、人参、山药、红枣组成。先将杏仁、胡桃肉、红枣、山药四味捣为膏，用蜜一斤，炼去白沫，与牛髓同和匀，入瓷罐内，重汤煮一日。空心以一匙用酒或白汤化服下。具有壮元阳、益精气、助胃润肺之功。

【实用点及创新点】本方具有壮元阳、益精气、助胃润肺的功效，可用于治疗肾阳不足引起的腰膝酸软、精神不振、畏寒怕冷等症状，还能滋养筋骨、强化体质、延缓衰老。

现代临床应用中，补精膏被认为可通过补充和调节人体的肾精，改善男性生殖系统功能，对于男性不育、性功能障碍等问题有一定的辅助治疗作用。同时，对体质虚弱、免疫力低下等人群也有一定的调养作用。

现代药理研究显示，补精膏中的牛髓可滋肺补肾、填精益髓；胡桃肉能补肾益肺；杏仁可止咳平喘；山药能益气养阴、补脾肺肾，这些药物相互配伍，协同发挥作用。此外，现代药理研究发现，其含有的多种营养成分和生物活性物质，如胡桃肉中的不饱和脂肪酸、维生素和矿物质等，对人体的生理功能具有积极的调节作用。

②人参膏：人参去芦，不拘多少，切片，入砂锅内，放净水。文武火熬干一半，倾入瓶内。将渣又煎，又如前并之于瓶。所煎之汁滤去渣，仍入砂锅内，文武火慢慢熬成膏。如人参一斤，只好熬成一碗足矣。及成膏入碗，隔宿必有清水浮上，亦宜去之，只留稠膏。每服二三匙，清米汤漱下。肺虚嗽，人参膏补之。

【实用点及创新点】人参具有大补元气、补脾益肺、生津养血、安神益智等功效，可用于治疗气血亏虚引起的心悸、失眠、健忘等症，以及脾胃虚弱等疾病。

现代药理研究显示人参膏具有降血压、降脂、解酒等作用，对高血压、动脉粥样硬化等心脑血管疾病有一定防治作用，还可促进新陈代谢，帮助排出体内酒精，缓解醉酒症状。临床上，人参膏可用于治疗多种疾病，如复方人参膏可用于治疗宫颈糜烂，且疗效显著，无不良反应。对于慢性病患者，人参膏有调补、养颜作用。人参膏还可改善体质、提高免疫力，适用于亚健康人群、体虚人群及中老年人群。

③白术膏：白术要好雪白者，去芦油不用，净，一斤，入砂锅内。水熬三次，取汁，滤去渣，再入砂锅内，文武火慢慢熬至三碗。入蜜四两，又熬成膏，入瓷罐收贮封固，土埋七日，出火毒，取出。每服四五匙，不拘时，米汤调服。善补脾胃，进饮食，生肌肉，除湿化痰，止泄泻。

【实用点及创新点】现代药理研究显示，白术膏可调节人体的免疫系统，增强机体的抵抗力，还具有抗氧化、抗衰老的作用。此外，对于痰湿体质引起的各种症状，如皮肤油腻、睡觉打呼噜、舌苔发腻等有较好的调理作用。

现代药理研究显示，白术膏中的主要成分白术含有挥发油、苍术酮等成分，具有促进胃肠蠕动、改善消化功能的作用，同时，其还具有一定的抗炎、抗菌作用，能够抑制炎症反应，预防和治疗感染性疾病。

④茯苓膏：大白茯苓坚硬者，不拘多少，去黑皮，为细末。用水漂去浮者，漂时先令少用水，如和面之状，令药湿，方入水漂澄，取下沉者，用净布扭去水，晒干，复为细末，再漂再晒。反复三次，复为细末。每末一斤，拌好白蜜二斤令匀，贮长瓷罐内，箬皮封口，置锅内，桑柴火悬胎煮，尽一日，抵晚，连瓶坐埋五谷内，次早倒出，再煮，再入五谷内，反复三日夜，次早取出，埋净土定七日，去火毒。每早晚用三四匙，吃嚼少许，将白汤送下。补虚弱，治痰火，殊效。

【实用点及创新点】现代药理研究显示，茯苓膏可调节人体免疫系统，增强机体抵抗力，其含有的茯苓多糖和茯苓三萜等成分具有抗肿瘤、抗氧化等药理活性。此外，茯苓膏还有助于促进体内血液循环，达到美容养颜的效果，对改善老年人的失眠、多梦、眩晕等症状也有一定作用。

茯苓还具有利尿、抗炎、保肝等作用，对消化系统的肠道有松弛作用，可增强体内T淋巴细胞的细胞活性，帮助白细胞在受损减少的情况下加速回升，对中枢神经系统有镇静作用。

茯苓膏可用于治疗多种疾病，如消化系统疾病中的脾虚泄泻、慢性胃炎等，通过调节脾胃功能，改善消化吸收，缓解症状；对于神经系统疾病中的失眠、心悸等，茯苓膏可起到宁心安神的作用，改善睡眠质量。

⑤ 地黄膏：大生地黄一斤，酒洗令净，加麦门冬去心四两，贮砂锅内，入水，熬干一半，倾入瓷罐内，又入水，又熬，凡三次，将汁滤去渣，用文武火慢慢熬至三碗，入蜜四两，又熬至膏，入瓷罐内封固，入土埋，去火毒，取出。每服二三匙，空心白汤点服。能补肾水真阴，填髓固精，生血乌发。

【实用点及创新点】本方具有滋阴降火、养血清肝、补肾益气、润肺止咳、养血安神等功效，可用于治疗痨瘵阴虚火旺、肾亏、支气管炎、失眠等症状。

现代药理研究显示其有调节脂质代谢、降低血脂、抗炎镇痛等作用，可预防心血管疾病，缓解骨关节炎症状。地黄膏中的地黄含有梓醇等成分，具有降血糖、保护神经等作用；其含有的黄酮苷等化合物有抗氧化、抗衰老的功效。

地黄膏可用于治疗多种疾病，如糖尿病及其并发症，皮肤干燥、瘙痒等。

⑥ 枸杞膏：甘枸杞子一斤，放砂罐内，入水煎十余沸，用细绢罗滤过，将渣滤出汁净，如前再入水熬，滤取汁三次，去渣不用，将汁再滤入砂罐内，慢火再熬成膏。入瓷器内，不可泄气。不论男妇，早晚用酒调服。能生精补元气，益荣卫，生血悦颜色，大补诸虚百损，延年益寿。

【实用点及创新点】本方具有滋补肝肾、润肺明目等功效，可用于治疗头目眩晕、虚损久咳、视物昏花、腰膝酸软等症状。

现代药理研究显示，枸杞膏具有调节免疫、抗氧化、抗衰老等作用，对长期用眼引起的视疲劳有一定的缓解效果，还可改善肝肾阴虚引起的身体不适等症状。枸杞膏中的枸杞子含有枸杞多糖、类胡萝卜素等成分，枸杞多糖具有调节免疫、抗肿瘤、降血糖等作用；类胡萝卜素具有抗氧化、保护视力等功效。

临床上，枸杞膏可用于辅助治疗多种疾病，如对于因肝肾阴虚引起的头晕耳鸣、腰膝酸软等症状有一定的改善作用；对于视疲劳、视力减退等，枸杞膏可滋补肝肾、益精明目，以缓解症状。

⑦ 千金封脐膏：由天门冬、生地黄、熟地黄、大鳖子、大附子、蛇床子、麦门冬、紫梢花、杏仁、远志、牛膝、肉苁蓉、官桂、肉豆蔻、菟丝子、虎骨、鹿茸组成。诸药为末，入油，文武火熬黑色，去渣澄清。入黄丹半斤，水飞过松香四两，熬，用槐柳条搅，滴水不散为度。再下硫黄、雄黄、朱砂、赤石脂、龙骨，为末入内，除此不用见火，将药微冷定。再下腽肭脐一剂，蟾酥、麝香（不见火），阳起石、沉香、木香俱不见火。上为细末，入内。待药冷，下黄蜡六钱。贮瓷器盛之。封口，放水中浸三日，去火毒，取出。摊缎子上，或红绢上亦可，贴之六十日。此方补肾壮筋骨，暖脾健胃，其效如神。

【实用点及创新点】本方可治男子下元虚冷、遗精尿频等，妇人子宫久冷、赤白带下等。

现代药理研究显示，本方具有调节内分泌、增强免疫力等作用，进而改善生殖系统功能及相关症状。方中肉苁蓉、菟丝子等含有黄酮类等化合物，具有抗氧化、抗衰老的作用；鹿茸等含有磷脂等营养成分，可促进机体的生长发育和新陈代谢；附子、肉桂等含有的挥发油等成分，具有抗炎、镇痛等功效，对改善身体的不适症状有一定作用。

⑧八仙斑龙胶：由人参、天门冬、怀生地黄、怀熟地黄、麦门冬、怀牛膝、甘枸杞子、白何首乌、赤何首乌、老鹿茸组成。将药均入大砂锅内，熬汁五次。将渣滤净，再熬至五碗，则成胶矣。每服银茶匙二三匙，好酒调化，空心服。功效抗老驻颜，乌须黑发。

【实用点及创新点】八仙斑龙胶具有补益作用，可主治诸虚百损、五劳七伤等症状。现代药理研究显示，其具有增强免疫力、抗疲劳等作用，对身体虚弱、易疲劳人群有一定的保健效果。此外，本方还具有调节内分泌、促进新陈代谢等作用，进而改善身体的整体健康状况。

方中人参含有人参皂苷等成分，可增强机体免疫力、抗疲劳等；何首乌含有蒽醌类化合物，具有抗氧化、调节血脂等功效；鹿茸含有磷脂等营养成分，可促进机体的生长发育和新陈代谢；地黄含有梓醇等成分，具有降血糖、改善心血管功能等作用，多种药物协同发挥作用，共同达到补益身体的效果。

临床上，八仙斑龙胶可用于辅助治疗多种虚损性疾病，如慢性疲劳综合征、神经衰弱等，通过服用八仙斑龙胶，可改善患者的身体状况，提高生活质量。对于一些老年人或体质虚弱者，本方也可作为一种养生保健的方剂使用。

⑨琼玉膏：由人参、怀生地黄、白茯苓、白沙蜜组成。先将参、苓为细末，忌铁器，蜜用生绢滤过，地黄取自然汁去渣，同药一处，拌和匀，入瓷器内封固，净纸二十余重密封，入重汤内煮，用桑柴火煮六日，如连夜火即三日夜。取出，蜡纸数重包瓶口。入井内，去火毒。一伏时久，再入旧汤内煮一日，出水气。每晨以二匙温酒调服。不饮者白汤化下。此膏填精补髓，坚骨强筋，万神具足，五脏盈溢，髓实血满，发白变黑，返老还童，行如奔马，日进数服，终日不食亦不饥，开通强记，日诵万言，神识高迈，夜无梦想。

【实用点及创新点】现代药理研究显示，琼玉膏含药血清可加强化疗药物对肺腺癌细胞株GLC-82的抑制分裂及诱发凋亡作用，对实验性肺癌小鼠化疗所致骨髓抑制有明显减轻作用。本方对衰老动物的整体学习、记忆功能有良好调节作用，可提高下丘脑抗氧化能力，延缓过氧化造成的病理性损害，缓解大脑单胺类神经递质下降，纠正神经递质代谢紊乱损害。

（4）丸剂

①延寿丹：用白茯苓十斤，净锅内煮一夜，晒一日，去皮切片。拌蜂蜜二斤，蒸三炷香，晒干再加蜂蜜，再蒸再晒，如是三次。为细末，炼蜜为丸，如梧桐子大。每日三四十丸，温汤送下。久服大补。

【实用点及创新点】本方健脾补中、利水渗湿、宁心安神，治疗脾虚所致的食少腹胀、大便溏稀、失眠多梦等。

②太和丸：由白术、茯苓、怀山药、莲肉、当归身、白芍药、陈皮、川黄连、山楂、枳实、半夏、神曲、香附、木香、龙眼肉、炙甘草、人参、白豆蔻、嫩黄芪组成。为细末，荷叶如掌大者，煎汤，下陈仓米半盅煮稀粥，和为丸，如梧桐子大。每服百丸，食后临卧米汤送下。脾胃损伤，元气衰竭，乃成内伤，诸病难治，保合太和，预防无虑，大补诸症，专进饮食。清痰降火，解郁消滞，养气健脾。不问老幼男女通治。

【实用点及创新点】本方可调节人体气血，促进血液循环，改善新陈代谢，有助于增强机体免疫力，提高身体的抗病能力；缓解焦虑、抑郁等不良情绪，改善睡眠质量，从而对整体健康状况起到积极的调节作用；对脾胃虚弱所致的食欲不振、消化不良、腹胀、腹痛等症状有良好的改善作用，起到健脾和胃、消食化积的作用；对妇女肝郁型疾患，能起到疏肝理气、芳香化湿、健脾消积的作用，有效改善月经不调等症状。

③坎离丸：由龙骨、远志、白茯神、石菖蒲、龟甲、酸枣仁、当归身、人参、麦门冬、天门冬、生地黄、熟地黄、山茱萸、川黄柏、五味子、柏子仁、山药、甘枸杞子、知母组成。上忌铁器，精制，合为一处，石臼内捣成饼，晒干，磨为细末，炼蜜滴水成珠，调和前药为丸，如梧桐子大。清晨空心盐汤下，酒亦可。治灯窗读书辛苦，学问易忘，精神昏倦，妙不可言。杂症难治，防其未然。坎离既济，补髓添精；调荣养卫，聪耳明目；定神安志，滋阴降火；百病皆治，日诵千言，不忘所记。

【实用点及创新点】本方滋阴清热、补血安神、交通心肾、收敛固涩，用于治疗肝肾阴虚、阴虚阳亢、心肾不交、气血不足等引起的头晕目眩、腰膝酸软、失眠多梦、心悸怔忡、遗精盗汗等症状。可作为长期学习或脑力劳动人群的日常保健用药，调理多种慢性疾病。

现代药理研究显示，本方治疗老年性皮肤瘙痒症、帕金森病有较好疗效。

④长春不老仙丹：由仙茅、山茱萸、赤何首乌、白何首乌、川萆薢、补骨脂、黄精、生地黄、熟地黄、巨胜子、怀山药、甘枸杞子、天门冬、麦门冬、白茯苓、辽五

味子、小茴香、覆盆子、楝参、嫩鹿茸、怀牛膝、柏子仁、川杜仲、当归身、川巴戟天、菟丝子、肉苁蓉、川椒、远志、锁阳组成。上忌铁器，精制，秤和一处，石臼内捣成饼，晒干，磨为细末，用炼蜜为丸，如梧桐子大。空心酒下。乃补益妙方也。治诸虚百损，阴虚火动，五劳七伤，滋肾水，养心血，添精髓，壮筋骨，扶元阳，润肌肤，聪耳明目，宁心益智，乌须黑发，固齿坚牙，延年益寿，壮阳种子，却病轻身。

【实用点及创新点】本方治疗诸虚百损、五劳七伤等多种虚证，能滋肾水、养心血、添精髓、壮筋骨。广泛应用于身体虚弱、久病劳损、年老体衰等人群的调养与治疗，有助于恢复身体功能。本方常服能聪耳明目、宁心益智、乌须黑发、固齿坚牙等，从多个系统改善人体健康状况，具有综合调理的实用价值。

⑤八仙长寿丸：由生地黄、山茱萸、白茯神、牡丹皮、辽五味子、麦门冬、干山药、益智仁。上忌铁器，为细末，炼蜜为丸，如梧桐子大。空心温酒或炒盐汤送下，夏秋白滚汤下。适宜年高之人，阴虚筋骨柔弱无力，面无光泽或暗淡，食少痰多，或喘或咳，或便溺数涩，阳痿，足膝无力者，并治形体瘦弱无力，多因肾气久虚，憔悴盗汗，发热作渴，并皆治之。

【实用点及创新点】本方治疗脑卒中，可明显改善患者神经功能缺损状况，提高患者生活质量与生活能力。本方还可治疗儿童上气道咳嗽综合征、肺肾阴虚型的2型糖尿病、慢性阻塞性肺病合并肺心病。

研究发现，本方通过调节体内激素水平、改善肾功能等，发挥滋补肾阴的作用，可缓解腰膝酸软、头晕耳鸣等症状。本方具有润肺止咳、清热生津的功效，可缓解肺阴虚引起的干咳少痰、口燥咽干等症状。其成分中的多种抗氧化物质，可清除体内自由基，减少氧化损伤，延缓衰老过程，还可提高机体免疫力，增强抵抗力，预防疾病发生。

⑥上清丸：由龙脑薄荷、乌梅肉、孩儿茶、硼砂、百药煎、真玄明粉、冰片、白砂糖。上为细末。薄荷汤丸如弹子大。噙化。功效清咽利喉，消肿散结。

【实用点及创新点】上清丸具有清热散风、解毒、通便的功效，临床中常用于治疗头晕耳鸣、目赤、鼻窦炎、口舌生疮、牙龈肿痛、大便秘结等病证。

## 十八、孙一奎《赤水玄珠全集》与中药发酵

### （一）孙一奎与《赤水玄珠全集》简介

孙一奎（1522—1619），字文垣，号东宿，别号生生子，安徽省休宁县人。曾学医于汪机的弟子黄古潭，后挟医术，遍游各地，广询远揽，访问名贤，探冥搜奇，其

术益精。明万历初，客吴兴，为人治病多验，医名日起。

《赤水玄珠全集》，又名《孙氏医书三种》，主要包括《赤水玄珠》《医旨绪余》《孙氏医案》。这三本医书首次刊行于 1584 年（明万历十二年）。

孙氏三书，是他数十年治学所得和临床经验的总结。从该书采用诸家书目 265 种来看，孙氏治学极博，融汇儒、释、道三教之理，宗源《内》《难》，兼容前贤之长，首创"命门动气论"，又倡"不执方论"，论病详确，临证精思"明证"，医理有阐发，论证有独见，治病有特色，有"出独见而著医绪，辑试学而证玄珠"的称誉，对中医学事业的发展作出了一定的贡献。《赤水玄珠全集》对发掘整理研究中医药学及指导临床，很有参考价值。

## （二）发酵药物参与治疗颤证 5 方

### 1. 摧肝丸

镇火平肝，消痰定颤。胆南星，钩藤，黄连（酒炒），滑石（飞），铁华粉（各一两），青黛（三钱），僵蚕（炒，五钱），天麻（酒洗，二两），辰砂（飞，五钱），大甘草（二钱）。上末，以竹沥一碗，姜汁少许打糊丸，绿豆大，食后及夜，茶下一钱五分。忌鸡羊。

【解析】胆南星、僵蚕化痰，钩藤、天麻平肝息风、镇静、抗惊厥，可调节神经系统功能，黄连清热抗炎。在现代临床中，摧肝丸多用于治疗帕金森病等神经系统疾病。用其治疗帕金森病属痰热交阻、风木内动证的患者，可改善患者头摇肢颤、神呆懒动、形体稍胖、胸脘痞闷等症状。

### 2. 钩藤散

治肝厥头摇眩晕，能清头目。钩藤，陈皮，半夏，麦冬，茯苓（各七分），人参，甘菊（勿误用野菊花），防风（各五分），石膏（一钱），甘草（三分），姜（二片），水煎服。

【解析】钩藤散息风止痉、清心镇惊，治疗小儿惊风等，能缓解筋脉拘急、抽掣等症状。对肝阳上亢型高血压有降压、改善症状的作用，还可缓解头晕、头痛、急躁易怒等症；可改善肝风内动引起的头痛、眩晕等症状，对缓解肢体麻木也有一定作用。现代药理研究显示其具有降压、镇静安神、抗惊厥的作用。

### 3. 参术汤

气虚颤掉。人参，白术，黄芪（各二钱），茯苓，甘草，陈皮（各一钱），甚者加附子。水煎服。

【解析】参术汤可用于支气管哮喘缓解期的治疗，对溃疡性结肠炎也有良好疗效，对于治疗恶性肿瘤化疗后白细胞减少有一定作用。

### 4. 补心丸

心虚手振。当归，生地黄（各一两半），川芎，甘草，人参（各一两），柏子仁，酸枣仁（各三两），远志（去心，二两半），辰砂（飞），胆南星（各五钱），金箔（二十斤），麝香（一钱），琥珀（三钱），石菖蒲（六钱），茯神（去皮心，七钱）。为末，蒸饼糊丸，绿豆大，辰砂为衣，每七八十丸，津唾咽下，或姜汤下。

【解析】本方以养心安神为主，兼顾滋养阴血、调节气血、化痰开窍等多种功效，适用于心神不宁、失眠多梦、气血不足且伴有痰浊内阻等证的震颤患者。

### 5. 定心丸

老人战动，风气所致及血虚而振。天麻（蒸熟），秦艽（去芦），全蝎（去头尾），细辛（各一两），熟地黄，生地黄，当归，川芎，芍药（各二两），防风，荆芥（各七钱），白术，黄芪（各两半），威灵仙（酒洗，五钱）。为末，酒糊丸，梧子大，每服七八十丸，食远，白汤或酒送下。

【解析】本方养血祛风、通络止痛，从祛邪和扶正两方面入手，治疗风邪侵袭及血虚所致的震颤。

## 十九、张璐《张氏医通》与中药发酵

### （一）张璐与《张氏医通》简介

张璐（1617—1699），字路玉，号石顽老人，江南长洲（今江苏苏州）人。他是清代初期著名的医家，"博采众长，贯以己意"，理论联系实际，广搜博览，由博返约，做到"千古明贤至论，统叙一堂，八方风气之疾，汇通一脉"，成就卓著。

《张氏医通》是张璐主要代表著作，共16卷，内容以杂病为主，兼及外感，分内、外、妇、儿、五官等各科疾病的证治，并附以验案，其中卷一至卷七为内科，卷八为五官科，卷九为外科，卷十、卷十一为妇科，卷十二为小儿科，卷十三至卷十五为专方，卷十六为组方。先将各科疾病分门别类，再按照具体疾病与证候类型阐述病因病机，进而确定相应的治疗方法，选择的对方药，并解说方药配伍特点与应用思路，以及其加减变化。本书引用医学广博，上自《素问》《灵枢经》，下达当时医著举凡130余种。

### （二）《张氏医通》经典医话

#### 1. 瘛疭的论述及治疗精方

瘛者，筋脉拘急也，疭者，筋脉弛纵也，俗谓之搐。小儿吐泻之后，脾胃亏损，津液耗散，故筋急而搐，为慢惊也。俗不知风乃虚象，因名误实，反投牛黄、抱龙等祛风药致夭枉者，不知其几。大抵发汗后、失血后、产后、痈疽溃后，气血津液过伤，不能养筋而然，与筋惕肉瞤颤振相类，分气血缓急，兼补养为治，庶有生理，若妄加灼艾，或饮以发表之剂，死不旋踵矣。

瘛疭之证，多属心、脾、肝三经，若自汗少气，脉急按之则减小者，此心气之虚也，辰砂妙香散。若气盛神昏，筋挛，脉满大，此心火之旺也，导赤散，加芩、连、山栀、茯神、犀角。若体倦神昏不语，脉迟缓，四肢欠温者，脾虚生风也，归脾汤加钩藤、羌活。若寒热往来，目上视摇头，脉弦急者，肝热生风也，加味逍遥散加桂枝。热伤元气，四肢困倦，手指麻木，时时瘛疭，补中益气汤去白术加白芍、五味。暑风搐搦，如小儿惊风状，缘先伤于暑，毛孔开而风乘之，局方香薷饮加羌、防、芪、芍。风虚昏愦，不自知觉，手足瘛疭，口眼㖞动，或渴或自汗，续命煮散。痈疽脓水过多，金疮出血过多，及呕血、衄血、下血后，或虚弱人误汗误下，气血津液受亏而致此者，大剂保元汤加芎、归、钩藤，兼生阴血，则阳火自退；不应，六君子加芎、归、钩藤，以补脾土。故小儿吐泻之后，脾胃亏损，亦多患之，乃虚象也，无风可逐，无痰可消，当大补脾土为急。若阳气脱陷者，补中益气加姜、桂；阳气虚败者，十全大补汤加姜、附，亦有得生者。然筋搐颤掉，肢体恶寒，脉微细，人皆知为虚也，是为真象。至于脉大无力，发热烦渴，是为假象，唯当固本为善。若无力抽搐，戴眼反折，汗出如珠，俱不治。

### 2. 颤振的论述及治疗精方

《经》云：寒气客于皮肤，阴气盛，阳气虚，故为振寒寒栗。深师曰：振乃阴气争胜，故为战；栗则阳气不复，故为颤。骨者髓之府，不能久立，行则振掉，骨将惫矣。颤振与瘛疭相类，瘛疭则手足牵引，而或伸或屈；颤振则但振动而不屈也，亦有头动而手不动者，盖木盛则生风生火，上冲于头，故头为颤振，若散于四末，则手足动而头不动也。《经》曰：诸风掉眩，皆属于肝。若肝木实热，泻青丸；肝木虚热，六味丸；肝木虚弱，逍遥散加参、术、钩藤。夹痰，导痰汤加竹沥。脾胃虚弱，六君子汤加芎、归、钩藤。卫虚多汗恶寒，加黄芪二钱，附子五分。脾虚，补中益气加钩藤。心血虚少而振，平补正心丹。心气虚热而振，本方去肉桂、山药、麦冬、五味，加琥珀、牛黄、黄连，名琥珀养心丹。心虚夹痰而振，本方去龙齿、肉桂、山药、麦冬、五味，加琥珀、川芎、胆南星、麝香、甘草，为秘方补心丹。心虚夹血而振，龙齿清魂散。肾虚而行步振掉者，八味丸、十补丸选用。实热积滞，可用汗、吐、下法。戴人治马叟，手足振掉，若线提傀儡，用涌法，出痰数升而愈。此必痰证痰脉，而壮盛气实者，不可不知。

### 3. 挛的论述及治疗精方

《内经》言：挛皆属肝，肝主筋故也，有热有寒，有虚有实。热挛者，经所谓肝气热则筋膜干，筋膜干则筋急而挛，六味丸加牛膝、当归之类。因于湿，首如裹，湿热不攘，大筋软短，小筋弛长，软短为拘，弛长为痿，先搞瓜蒂散，次与羌活胜湿汤。虚邪搏筋，则筋急，五积散。血虚则筋急，增损四物汤。剧劳筋脉拘急，疼痛少眠者，黄芪丸，更于暖室中近火按摩为佳。虚风袭于经脉，手足拘挛，屈伸短缩，腹痛，爪甲唇俱青，转筋，不思饮食，甚则舌卷囊缩，木瓜散。拘挛瘫痪，口目㖞斜，骨节疼酸，行步不正者，舒筋三圣散。痹湿筋挛骨痛者，续断丸。误汗漏风，筋挛缩急，或方士用木鳖发汗，见风筋脉拘挛者，并宜桂枝汤倍桂加归、附。病初起者，分表里治。如戴人用甘遂末三钱，猪肾一枚，细批破，少用盐椒淹透，掺药末在内，荷叶包裹煨熟，温酒细嚼，则上吐下泻而愈。

石顽曰：挛证人悉知为寒，不知亦有属血枯而热者，盖寒则胫逆而痛，热则胫热而枯，至于湿热下流，又为实证，则疼肿便秘。以此辨之，虚实寒热，可判然胸臆矣。

久治不愈痉挛病例一例：石顽治包山劳俊卿，年高挛废，山中诸医用木瓜、独活、防己、豨莶、威灵仙之类，将半年余，乃致跬步不能动移；或令服八味丸，亦不应。诊其脉，尺中微浮而细，时当九夏，自膝至足，皆寒冷如从水中出，知为肾虚风雨所犯而成是疾，遂授安肾丸方，终剂而能步履，连服二料，终无痿弱之状矣。

## 二十、徐灵胎《徐灵胎医书全集》与中药发酵

### （一）徐灵胎与《徐灵胎医书全集》简介

徐灵胎（1693—1771），名大椿，原名大业，号洄溪，江苏吴江人，清代著名医学家。

徐灵胎的医学著作内容丰富，其见解有独到之处，颇具实用性，有较高的参考价值，故深得医者之称道。其著作广为流传，《徐灵胎医书全集》包括 16 种书，故又有《徐氏十六种》之称。其石印本首刊于清光绪十九年（1893 年）。清光绪三十三年（1907 年），六艺书局及章福记书局同年刊行此集，15 年后（1922 年），又刊行石印本。中华人民共和国成立前，广益书局刊行铅印本。其中包括《难经经释》《医学源流论》《神农本草经百种录》《医贯砭》《伤寒论类方》《兰台轨范》《洄溪医案》《慎疾刍言》《内经诠释》《洄溪脉学》《脉诀启悟注释》《六经病解》《伤寒约篇》《舌鉴总论》《杂病源》《女科医案》。

### （二）学术贡献

#### 1. 谨护元气，保全性命

元气于人至珍至贵，至灵胎而大昌。元气决定人之性命寿夭，其盛衰存亡实为人

生死病老之关键所系。元气者，本原之气也，与生俱生，"受生之时已有定分""成形之时已有定数"，即元气与人，若薪材与火的关系。薪材开始燃烧时火焰尚微，越燃烧则火焰越烈，直至薪材烧尽则火自熄。如欲薪火长燃，薪材质地要坚实，才可能寿命长久。由于元气不能修补，因此于人只得时刻顾护元气，谨慎预防元气损伤。

元气对具体个体来说，是以五脏为中心的各种功能的协调状态，对医者来说是对观察对象全身状况的综合评价。判断患者的元气是否损伤，是医生临证的重要内容，对于确定治疗原则、推测疾病预后等有非常重要的意义。因为"疾病之人，若元气不伤，虽病甚不死；元气或伤，虽病轻亦死。而其中又有辨焉。有先伤元气而病者，此不可治者也；有因病而伤元气者，此不可不预防者也"。对于为医治病之人，"诊病决死生者，不视病之轻重，而视元气之存亡，则百不失一矣"。徐灵胎把对元气损伤情况的判断，提高到临床辨证诊病判决死生的至重地位，成为中医诊断学中的重要内容，很有深入探讨的必要。

元气于人关系如此重大，关乎生死存亡，故医生临证之时必须刻刻留意谨护元气。如果"寒热攻补不得其道，则实其实而虚其虚，必有一脏大受其害。邪人于中，而精不能续，则元气无所附而伤矣。故人之一身，无处不宜谨护，而药不可轻试也"。认证不确，失治误治，病不去而损人元气，使病情加危，孟浪从事为医之大忌。辨证施治准确，遣方用药合度，不诛伐太过，不遗留后患，恰到好处，丝丝入扣，元气自能保全无虞。"邪盛为害，则乘元气未动，与之背城而一决，勿使后事生悔，此神而明之之术也"。"不使其势已横而莫救，使元气克全，则自能托邪于外。"

徐灵胎的元气论，其重点不在于个人平时保养元气，而重在强调医生诊病治人之际应当刻刻留意顾护元气。其诊断意义在于诊病决死生者，要视元气之存亡；其治疗意义在于治病施方药时，应虑元气之虞伤。此确为中医治病救人的第一要义。

**2. 注重识病辨证，提倡主方主药**

徐灵胎经过长期实践，潜心钻研，博采众长，于辨证施治规律研究方面独步医林，给后人留下了许多值得继承发扬的学术思想。他较为明确地论述了病与证的概念区别，揭示了病与证的辩证关系，强调辨病与辨证的结合，针对疾病确立主方主药，提高辨证施治的精确性，以达到提高临床疗效的目的。

徐灵胎认为诊治疾病之时，应按识辨病名、审证求因、选择治法等步骤进行。即"欲治病者，必先识病之名，能识病名而后求其病之所由生，知其所由生，又当辨其生之因各不同，而病状所由异，然后考其治之之法"（《兰台轨范·序》）。那么病名是如何确定的呢？"凡人之所苦谓之病"（《医学源流论·病同因别论》）。徐灵胎对疾病所下的定义，体现了中医学以人为本，重视患者自我感觉的诊断特点，是中医学传统的疾病命名方法。根据患者所苦的症状区别病情性质，进行疾病命名，指导临床治疗，是中医诊治疾病最主要的特点之一和优势所在。

审证求因剖别病证与病因的关系，是确定治疗方向的关键，即所谓审因论治，对此徐灵胎的见解亦非常精当。"凡人之所苦谓之病，所以致此病者谓之因。如同一身热也，有风，有寒，有痰，有食，有阴虚火升，有郁怒、忧思、劳怯、虫病，此谓之因。知其因则不得专以寒凉治热病矣。盖热同而所以致热者不同，则药亦迥异。凡病之因不同，而治各别者尽然，则一病而治法多端矣。而病又非止一症，必有兼症焉。如身热而腹痛，则腹又为一症，而腹痛之因又复不同，有与身热相合者，有与身热各别者。如感寒而身热，其腹亦因寒而痛，此相合者也。如身热为寒，其腹痛又为伤食，则各别者也。又必审其食为何食，则以何药消之。其立方之法，必切中二者之病源而后定方，则一药而两病俱安矣。若不问其本病之何因及兼病之何因，而徒曰某病以某方治之，其偶中者，则投之或愈，再以治他人，则不但不愈而反增病，必自疑曰何以治彼效而治此不效？并前此之何以愈？亦不知之。则幸中者甚少，而误治者甚多。终身治病而终身不悟，历症愈多而愈惑矣"（《医学源流论·病同因别论》）。

辨别病证、审证求因、确定治法之后，还要结合患者的具体情况遣药制方进行施治。其道理在于"天下有同此一病，而治此则效，治彼则不效，且不惟无效而反有大害者，何也？则以病同而人异也。夫七情六淫不感不殊，而受感之人各殊，或气体有强弱，质性有阴阳，生长有南北，性情有刚柔，筋骨有坚脆，肢体有劳逸，年力有老少，奉养有膏粱藜藿之殊，心境有忧劳和乐之别，更加天时有寒暖之不同，受病有深浅之各异。一概施治，则病情虽中，而于人之气体迥乎相反，则利害亦相反矣。故医者必细审其人之种种不同，而后轻重缓急、大小先后之法因之而定。《内经》言之极详，即针灸及外科之治法尽然。故凡病者，皆当如是审察也"（《医学源流论·病同人异论》）。徐灵胎深得《内经》异法方宜之真谛，体现了中医个体化治疗的特点，临证应认真讲求。

提倡主方主药是徐灵胎具体施治时的主导学术思想，病、方、症、药相对，丝丝入扣，才能应手辄愈，获得桴鼓之效。"一病必有一方，专治者名曰主方。而一病又有几种，每种亦各有主方。此先圣相传之法，莫之能易也"（《兰台轨范·凡例》）。具体运用专方治病时，其针对的目标是什么呢？"凡一病有一病之名，如中风，总名也。其类有偏枯、痿痹、风痱、历节之殊。而诸症之中，又各有数症，各有定名，各有主方"（《医学源流论·药误不即死论》）。分析这段阐述可以看出，专方针对的施治目标是各有定名的"数症"。按照徐灵胎的论述，中风作为总名是没有主方专治的，其下的偏枯、痿痹、风痱、历节等几类不同病型（诸症），严格地说也没有针对性的主方，在此以下"又各有数症，各有定名，各有主方"，就是把偏枯、风痱等再分成若干症（数症），给这些症命名，然后各设主方。这同现在的辨证施治的做法是一致的。"凡病尽然。医者必能实指其何名，遵古人所主何方，加减何药，自有法度可循"，而其反对的就是"不论何病，总以阴虚阳虚等笼之谈概之，而试以笼统不切之药"（《医学源流论·药误不即死论》）。辨病结合辨证，辨病是为了更精确的辨证，而达到"一病必有主方，一方必有主药。或病名同而病因异，或病因同而病证异，则又各有主方，各有主药。千变万化之中，实有一定不移之法"（《兰台轨范·序》）。

临证制方遣药，徐灵胎推崇古方，认为"昔者圣人之制方也，推药理之本原，识药性之专能，察气味之从逆，审脏腑之好恶，合君臣之配偶，而又探索病源，推求经络，其思远，其义精，味不过三四，而其用变化不穷"（《医学源流论·方剂古今论》）。古人组方思虑全面，推察细致，用药精当，为千古不易之法。制方的目的在于调剂药性之偏，或相辅以专攻，或相佐以兼治，或相反去其性，或相制减其毒。"故方之既成，能使药各全其性，亦能使药各失其性。操纵之法，有大权焉。此方之妙也"（《医学源流论·方药离合论》）。

### 3. 药治有专能，性同而用异

徐灵胎十分注重实践经验，不轻信推衍之论，尤其对药物更看重通过实践获得的真知，以避免被比附穿凿之学导入歧途。他认为《神农本草经》"纯正真确"，客观记述了药物的效用。"字字精确，非若后人推测而知者。故对症施治，其应若响""仲景诸方之药，悉本此书。药品不多，而神明变化，已无病不治矣""故论本草，必以《神农》为本，而他说则必审择而从之，必验之于病而后信"（《医学源流论·本草古今论》）。

自宋代以来，本草理论有了较大的发展，如引经报使、升降沉浮、气味厚薄、四季用药等认识逐渐系统。其中张元素、李东垣等医家善于以药物归经理论遣药制方，对后世临床用药组方影响明显。应当肯定，药物归经论作为对药物作用的一般归纳，对前人用药经验、规律的理解具有一定作用，对临床制方也有一定帮助。但过分强调药物归经，"以某药专派入某经，则更穿凿矣"（《医学源流论·本草古今论》）。归经论既不能将药物药效各述周全，也存在比附牵强之处，若拘泥于此则有碍药物的正确使用。对此，徐灵胎结合自己的学用心得，提出药有专能、性同用异的观点，提醒人们注意那些药物理论所不能概括和解释的药物作用。一药作用多途，非执意归经而治病。"盖人之气血无所不通，而药性之寒热温凉、有毒无毒，其性亦一定不移，人于人身，其功能亦无所不到。岂有某药止入某经之理？即如参芪之类，无所不补，砒鸩之类，无所不毒，并不专于一处也。所以古人有现成通治之方，如紫金锭、至宝丹之类，所治之病甚多，皆有奇效。盖通气者，无气不通。解毒者，无毒不解。消痰者，无痰不消。其中不过略有专宜耳。至张洁古辈，则每药注定云独入某经，皆属附会之谈，不足征也……以某药为能治某经之病则可，以某药为独治某经则不可。谓某经之病当用某药则可，谓某药不复入他经则不可。故不知经络而用药，其失也泛，必无捷效。执经络而用药，其失也泥，反能致害"（《医学源流论·治病不必分经络脏腑论》）。灵胎之言，论理凿凿，机智辩证，符合临床药效学实际。《神农本草经》中对药物的记载内容，主要是指导临床应用方面的药物性、味、有毒无毒和治疗保健功效。仲景经方的组方依据即本于此，而不是依据药物的归经作用。因此适当评价和应用归经理论，不滥不弃，方为公允。

针对药物归经理论的牵强与穿凿，徐灵胎提出了药物专能说，其实质是强调实践在研究药物疗效时具有根本的意义，重视前人的经验，以药物专能来确定应用的时机和目标，通过配伍来转换发挥药物多方面的作用，开拓了临床用药和新药研制的新思路。

### （三）《徐灵胎医书全集》经典医话

#### 1. 关于痹病病因病机的独到见解

周痹：黄帝曰：愿闻众痹。岐伯对曰：此各在其处，更发更止，更居更起，以右应左，以左应右，非能周也，更发更休也。帝曰：善。愿闻周痹何如？岐伯对曰：周痹者，在于血脉之中，随脉以上，随脉以下，不能左右，各当其所。帝曰：善。此痛安生？何因而有名？岐伯对曰：风寒湿气，客于外分肉之间，迫切而为沫，沫得寒则聚，聚则排分肉而分裂也。《经》中无痰字，沫即痰也。分裂则痛，痛则神归之，神归之则热，热则痛解，痛解则厥，厥则他痹发，发则如是。此内不在脏，而外未发于皮，独居分肉之间，真气不能周，故曰周痹。

深痹：《九针论》篇曰：八风伤人，内舍于骨解腰脊节腠理之间，为深痹。

风痹：《寿夭刚柔》篇曰：病在阳者，名曰风；病在阴者，名曰痹；阴阳俱病，名曰风痹。二病之殊，两言而定。

寒痹：《寿夭刚柔》篇曰：寒痹之为病也，留而不去，时痛而皮不仁。

《素问·痹论》曰：黄帝问曰：痹之安生？岐伯对曰：风寒湿三气杂至，合而为痹也。其风气胜者为行痹；寒气胜者为痛痹；湿气胜者多着痹也。凡痹之客五脏者，客五脏，痹气入内而生内症矣。肺痹者，烦满喘而呕；心痹者，脉不通，烦则心下鼓暴，上气而喘，嗌干善噫，厥气上则恐；肝痹者，夜卧则惊，多饮，数小便，上为引如怀；肾痹者，善胀，尻以代踵，脊以代头；脾痹者，四肢解堕，发咳呕汁，上为大塞；肠痹者，数饮而出不得，中气喘争，时发飧泄；胞痹者，少腹膀胱按之内痛，若沃以汤，涩于小便，上为清涕。阴气者，静则神藏，躁则消亡。饮食自倍，肠胃乃伤。淫气喘息，痹聚在肺；淫气忧思，痹聚在心；淫气遗溺，痹聚在肾；淫气乏竭，痹聚在肝；淫气肌绝，痹聚在脾。诸痹不已，亦益内也。

痹在于骨则重；在于脉则血凝而不流；在于筋则屈不伸；在于肉则不仁；在于皮则寒；故具此五者，则不痛也。凡痹之类，逢寒则虫，逢热则纵。

阴痹：《至真要大论》曰：阴痹者，按之不得，腰脊头项痛，时眩，大便难，阴气不用，饥不欲食，咳唾则有血，心如悬，病本于肾。

筋肌骨痹：《长刺节论》曰：病在筋，筋挛节痛，不可以行，名曰筋痹；病在肌肤，肌肤尽痛，名曰肌痹；病在骨，骨重不可举，骨髓酸痛，寒气至，名曰骨痹。

肉苛：《逆调论》曰：帝曰：人之肉苛者，虽近衣絮，犹尚苛也，是谓何疾？岐伯曰：营气虚，卫气实也。营气虚，则不仁；卫气虚，则不用；营卫俱虚，则不仁且不用，肉如故也。人身与志不相有，曰死。

**2. 徐灵胎用发酵药物对痹病内服外用的治疗法**

（1）方药证治

史国公药酒方：治中风语言謇涩，手足拘挛，半身不遂，痿痹不仁。当归（酒洗），虎胫骨（酒浸一日，焙干，醋炙），羌活，鳖甲（炙），萆薢，防风，秦艽，牛膝，松节，晚蚕沙（各二两），枸杞子（五两），茄根（八两，蒸）。上为粗末，绢袋盛，浸无灰酒斗，十日取饮。

【解析】本方祛风通络、养血活血、滋补肝肾、强筋健骨、祛湿除痹，用于治疗风邪阻络、肝肾不足、气血瘀滞等所致的中风后遗症，症见半身不遂、语言謇涩、手足拘挛、痿软无力、麻木不仁等。本方除治疗中风症状外，还治疗伴有腰膝酸软、头晕耳鸣等肝肾不足表现，以及舌淡暗、脉细涩等气血瘀滞之象者。

本方是一个清酒浸渍发酵方。方中将药物粉碎后，装入绢袋中，以清酒浸渍十日，使每味药的有效成分得到充分释放，促进了药效提高。这种用清酒浸渍的炮制方法，既增强了药效，又减少了不良反应，为提高疗效创造了条件。

（2）寒痹熨法

用醇酒二十升，蜀椒一升，干姜一斤，桂心一斤。凡四种，皆㕮咀渍酒中，用棉絮一斤，细白布四丈，并纳酒中，置酒马矢煴中（马矢煴中者，燃马屎而煨之也）。盖封涂勿使泄，五日五夜，出布棉絮曝干之。干后复渍，以尽其汁，每渍必晬（晬，周日也），其日乃出干，并用滓与棉絮复布为复巾（重布为巾，如今之夹袋，所以盛贮棉絮药滓也）。长六七尺，为六七巾，则用生桑炭炙巾，以熨寒痹所刺之处，令热入至于病所（熨寒痹所刺，则知先已刺过，然后熨之，若不刺而徒熨，恐药性不易入，则刺法亦当考明）。寒复炙巾以熨之，三十遍而止。汗出以巾拭身，亦三十遍而止。

（3）外治法

拔痹膏：用生半夏为末，同广胶等分。先用姜汁，将膏煎烊，调入半夏，涂。

第四篇　历代中医名家发酵中药成果精髓篇

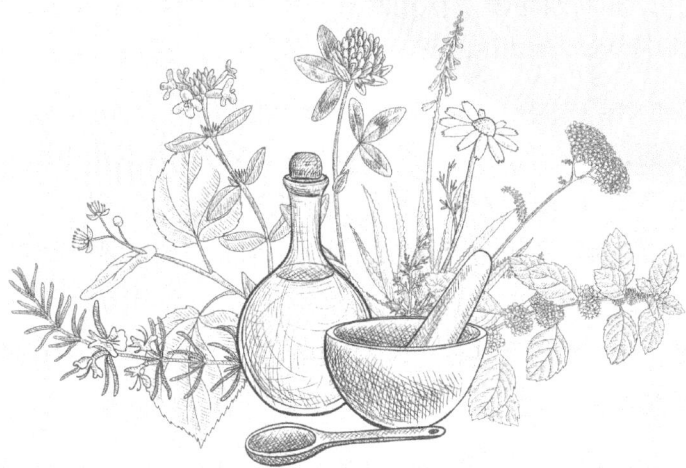

# 第七章　59 首中医大家发酵中药经验方精方集萃

## 第一节　发酵中药方治疗疾病

### 一、五加酒治疗筋痹

【出处】《备急千金要方》。

#### 1. 原文

治筋虚极、筋痹，好悲思，颜色苍白，四肢嘘吸，脚手拘挛，伸动缩急，腹中转痛，五加酒方。

五加皮（一斤），枳刺（二升），大麻仁（三升），猪椒根皮，丹参（各八两），桂心，当归，甘草（各三两），天雄，秦椒，白鲜皮，通草（各四两），干姜（五两），薏苡仁（半升），川芎（五两）。

上十五味，㕮咀，以绢袋盛，清酒四斗渍，春夏四日，秋冬六七日。初服六七合，稍稍加，以知为度。

#### 2. 注释

①筋痹：主要症状是筋急挛痛，腰背强直，步履艰难。其发展趋势是筋痹不已，复感于邪，内舍于肝。筋痹与西医学中某些脊神经疾病（坐骨神经痛、臂丛神经炎等）类似。中医所说的筋不仅包括脊神经，也包括韧带、肌腱。因此，像风湿性关节炎一类以关节韧带病变为主者，有时亦可归属于筋痹。

②猪椒根皮：猪椒学名蔓椒，茎根入药，具有祛风除湿的功效。

③㕮咀：将药物破碎，以便煎服。

### 3. 解析

（1）组方特点

本方以补肝益肾、祛风除湿的五加皮为君药；以枳实导滞，麻仁通便为臣药；猪椒根皮、天雄、秦椒温热散寒，薏苡仁、通草、白鲜皮祛风除湿，治疗风湿痹证为佐药；丹参、桂心、当归活血通络为使。全方扶正与祛邪兼能，既善补肝肾、强筋骨而扶正，又兼祛风除湿、利水而祛邪，是一个治疗筋痹、风湿痹证都有疗效的实用方。

（2）发酵作用

本方是一个清酒浸渍发酵方。方中将药物粉碎后，装入绢袋中，以清酒浸渍，春夏四五日，秋冬六七日，使每味药的有效成分得到充分释放，促进了药效提高。这种用清酒浸渍的炮制方法，既增强了药效，又减少了不良反应，为提高疗效创造了条件。

### 4. 应用启示

本方是一个治疗筋痹为主的临床实用方。筋痹与风湿痹证，有一定的相似性。本方对治疗风湿痹证和骨性关节炎，尤其是骨质疏松有很好的疗效，是开发治疗骨质疏松中药制剂和中药新药的参考方。

## 二、淫羊藿酒治疗腰痛

【出处】《食医心镜》。

### 1. 原文

益丈夫，兴阳，理腿膝冷。淫羊藿一斤，酒一斗，浸经二日，饮之佳。

### 2. 注释

淫羊藿：又称仙灵脾。味甘气香，性温不寒，能益精气，真阳不足宜之。

### 3. 解析

（1）组方特点

本方治疗肾虚腰痛，药味少，药效显著，经酒发酵后可提高药效，是一个治疗腰痛的实用方。

（2）发酵作用

本方是一个自然发酵的实用方，本方使用"酒浸"制备法，有助于药物成分的溶出和药效的发挥。酒行药势，能增强药性。

### 4. 应用启示

方中用淫羊藿泡酒来治疗男子肾阳虚腰腿膝冷的症状，是一个疗效显著的实用经验方，是开发中药新药新制剂的参考方。

本方药味虽少，服用简便，但是疗效显著，值得关注。

## 三、苍术膏治疗胃脘痛

【出处】《本草纲目》。

### 1. 原文

苍术膏：除风湿，健脾胃，变白驻颜，补虚损，大有功效。苍术新者，刮去皮，薄切，米泔水浸二日，一日一换，取出，以井华水浸过二寸，春、秋五日，夏三日，冬七日，漉出，以生绢袋盛之，放在一半原水中，揉洗津液出，拧干。将渣又捣烂，袋盛于一半原水中，揉至汁尽为度。将汁入大砂锅中，慢火熬成膏。每一斤入白蜜四两，熬二炷香。每膏一斤，入水澄白茯苓末半斤，搅匀瓶收。每服三匙，清晨、临卧各一服，温酒送下。忌醋及酸物、桃、李、雀、蛤、菘菜、青鱼等物。

### 2. 注释

① 米泔水：也称"米泔"，是大米或糯米淘洗时第二次滤出的白色混浊液体，含少量淀粉及维生素，味甘性凉，无毒。缪希雍在《炮炙大法》写道："米泔水，即淘米汁也。"

② 井华水：是早晨第一次汲取的井泉水，中医学认为此水味甘性平，无毒，有安神、镇静、清热、助阴等作用。

③ 漉：过滤。

④ 生绢袋：生绢指未漂煮过的绢；生绢袋指生绢制成的小布袋。

⑤ 二炷香："一炷香"是中国古代的时间计算方式，约为半个小时；二炷香约一个小时。

⑥ 水澄白茯苓末：澄指使清明，使清楚。这里指用水澄清的白茯苓末。

⑦ 菘菜：大白菜，在中国古代称为"菘菜"，又叫结球白菜、黄芽菜或包心白。

### 3. 解析

（1）组方特点

本方治疗脾胃虚寒引起的体虚乏力、面色无华、食欲不佳、精神不振。方中用了苍术健脾燥湿、祛风散寒；茯苓味甘，入脾经，能健脾补中、宁心安神，治疗脾胃虚弱，常用于心脾两虚，气血不足引起的倦怠乏力、惊悸失眠。

（2）发酵作用

本方是一个中药自然发酵方。新鲜的苍术片米泔水浸泡，加入井华水发酵，发酵时间为春、秋五日，夏三日，冬七日，根据不同季节的温差变化决定发酵时间。

**4. 应用启示**

本方是一个脾胃虚寒引起的食欲不振、体虚乏力的治疗方，适用于体质虚弱的慢性病患者，尤其适用于慢性胃炎、消化不良、肝炎等。

## 四、枳术丸治疗痞满

【出处】《本草纲目》。

**1. 原文**

枳术丸：消痞强胃，久服令人食自不停也。白术（一两，黄壁土炒过，去土），枳实（麸炒，去麸，一两）。为末，荷叶包饭烧熟，捣和丸梧子大。每服五十丸，白汤下。气滞，加橘皮一两；有火，加黄连一两；有痰，加半夏一两；有寒，加干姜五钱，木香三钱；有食，加神曲、麦芽各五钱。

**2. 注释**

白汤：热的白开水。

**3. 解析**

（1）组方特点

本方是一个治疗寒热错杂引起痞满的实用方，白术健脾益气，枳实破积消滞。

（2）发酵作用

本方是一个自然发酵法制作的发酵中药方。

**4. 应用启示**

本方治疗寒热错杂引起的痞满，根据临床症状加减使用，气滞加橘皮；有火加黄连；有痰加半夏；有寒加干姜、木香；食积加神曲、麦芽。

## 五、松节酒治疗痛风

【出处】《备急千金要方》。

**1. 原文**

治历节风四肢疼痛犹如解落方。松节（三十斤），猪椒叶（三十斤，碎锉，各用水四石煮，取一石），上二味澄清合渍，干曲五斤候发，以糯米四石五斗酿之，根据家酝法四酘，勿令伤冷热，第一酘时下后诸药。

**2. 注释**

① 犹如解落：药物制作简便且疗效极佳的意思。

② 酘：音 dòu，酒再酿。

### 3. 解析

（1）组方特点

方中用松节、猪椒叶祛风燥湿、通经活络，治疗痛风的四肢疼痛症状。

（2）发酵作用

本方采用自然发酵酿酒法。将松节和猪椒叶渍取汁，加曲，以糯米酿酒。此法有助于药物活性成分的溶出释放，产生新的次生代谢物，促进疗效。

### 4. 应用启示

本方是一个治疗痛风的药酒方，临床疗效显著，具有一定的实用性。

## 六、太一丹治疗小儿惊痫

【出处】《太平惠民和剂局方》。

### 1. 原文

治小儿诸风惊痫，潮发搐搦，口眼相引，项背强直，精神昏困，痰涎不利，及一切虚风，并皆治之。天南星（炮），乌蛇（酒炙，取肉）（各三钱），天麻（去芦，酒浸一宿），附子（炮，去皮脐），麻黄（去根、节）（各半两），干蝎（微炒，一钱半），白附子（炮，三钱半），白僵蚕（去丝、嘴，炒，四钱）。以上为细末，以水一升，调浸三日，以寒食面一斗拌匀，踏作曲，须六月六日以楮叶罨七日取出，逐片用纸袋盛，挂当风，十四日可用。每曲末一两入下项药：琥珀（研，一钱），辰砂（研飞，六钱），雄黄（研飞，三钱），甘草（炙，为末，半钱）。上合研匀，炼蜜和圆，如鸡头大。每服一圆，温水化下，不计时。

### 2. 注释

①诸风惊痫：多种外风入侵引起的惊风和痫证。

②潮发搐搦：经常出现的肌肉痉挛、抽搐。

③口眼相引：眼睛和嘴周围的肌肉出现异常的联动症状。

④寒食面：寒食节前后制作的面粉。

### 3. 解析

（1）组方特点

方中天南星、乌蛇、天麻、干蝎、白僵蚕息风止痉，天南星、白附子燥湿化痰，琥珀、辰砂镇惊安神，雄黄解毒杀虫。本方治疗小儿惊痫。

（2）发酵作用

本方采用自然发酵法曲法发酵。将原料药水浸三日，加面粉一斗，作曲，于"六月六日"以楮叶包裹罨七日，取出后再经过十四日风干。楮叶包裹起特殊溶酶的作用。发酵后减轻药物毒性，增强药效。

"六月六日"是时间医学特有作用的体现，顺应自然时令是中医天人合一的体现。

### 4. 应用启示

本方为发酵中药方，方中采用曲法发酵，以减毒增效，且为开发中药新药的制作工艺提供思路参考。

## 七、豨莶草丸治疗中风

【出处】《证类本草》。

### 1. 原文

慎微曰：按江陵府节度史成讷《进豨莶丸方表》略云：臣有弟欣年三十一，中风伏枕五年，百医不瘥。有道人钟针因睹此患，曰：可饵豨莶丸必愈。其草多生沃壤，高三尺许，节叶相对。当夏五月以来收之，每去地五寸剪刈，以温水洗去泥土，摘叶及枝头。凡九蒸九曝，不必太燥，但以取足为度。仍熬捣为末，炼蜜丸如梧子大，空心温酒或米饮下二三十丸。服至二千丸，所患忽加，不得忧虑，是药攻之力，服至四千丸，必得复故。至五千丸，当复丁壮。臣依法修合，令欣服之，果如其言。服后须吃饭三五匙压之。五月五日采者佳。奉敕宜付医院详录。又知益州张咏《进豨莶丸表》略云：臣本州有都押衙罗守一，曾因中风坠马，失音不语。臣与十服，其病立瘥。又和尚智严，年七十，忽患偏风，口眼㖞斜，时时吐涎。臣与十服，亦便得瘥。今合一百剂，差职员史元奏进。

### 2. 注释

豨莶草：有祛风湿、利关节、解毒等功效。可用于治疗风湿痹痛，筋骨无力，腰膝酸软，四肢麻痹，半身不遂，风疹湿疮。

### 3. 解析

（1）组方特点

该方仅用豨莶草一味药，通过九蒸九曝，制成蜜丸服用，作用独特，是治疗中风失语、口眼㖞斜的特效药。

（2）发酵作用

豨莶草通过九蒸九曝，起到减毒增效的作用，是一个完整的发酵中药方。

### 4. 应用启示

本方为中药豨莶草经九蒸九晒发酵炮制制成的蜜丸，长期服用可以治愈中风失音不语、口眼㖞斜、时时吐涎等症，效果显著。该方简、便、廉、验，属于民间流传的有效经验方。

本方虽豨莶草一味，但其具有抗炎、抗过敏、止痒作用，还有降压、扩张血管等多种功效。此外，其还可发挥抗氧化和抗早孕作用，具有镇痛、免疫抑制、抗血栓及抗病原体等功效，是一个可以开发用于治疗中风后遗症的新药、新制剂的发酵中药实用方。

## 八、牛蒡子酒治疗中风

【出处】《太平圣惠方》。

### 1. 原文

鼠黏子酒治一切风。方：鼠黏子一斗，以水淘去浮者，曝干捣碎，于净砂盆内入无灰酒五升，研令极烂，即以绢罗滤取白汁，其滓再以酒五升研之，候滤白汁尽为度，续入酒二斗相和令匀，内不津器中密封，春秋二七日，夏一七日，冬三七日，日足则开。每日平旦以物搅起令浊，即取温服一小盏，次一小盏，服讫封之，勿使气泄。良久方可饮食，晚间再服。主大风，手足瘫缓，收举不得，病重者服尽两硕即差。若初觉即急服，不过一二斗差。亦疗疬节风痛，贼风，风痹顽麻，重者不过五斗差。腰脚疼痛，筋节急重，病后汗不留，四肢强直，服三斗差。或因热食，体中如锥刺。口㖞面戾，头旋心闷，呕吐，风在心脏，服三四斗差矣。

### 2. 注释

① 鼠黏子：牛蒡子。

② 无灰酒：是不放石灰的酒。古人在酒内加石灰以防酒酸，但能聚痰，所以药用须无灰酒，古时无灰酒仅指黄酒，与清酒异名同品。

③ 不津器：不潮湿、干爽的器皿。

④ 硕：古代量词，类似于斗、升。

⑤ 盏：古代量词，宋代一盏约为250mL。

⑥ 斗：古代量词，宋代一斗约等于10L。

⑦ 大风：指强烈的风邪。

⑧ 疬节：中医关节病名，痛风或白虎风。

⑨ 贼风：出自《灵枢·贼风》，指风邪，"虚邪贼风"的简称。泛指四时不正常的气候，因它们具有贼害的性质，会使人致病，所以名之为贼风。

⑩ 风痹顽麻：风痹又称"行痹"或"周痹"，俗称"走注"，痹证的类型之一。临床表现为肢体酸痛，痛而游走无定处。

⑪ 差：通"瘥"，痊愈、治愈之意。

### 3. 解析

（1）组方特点

全方仅用牛蒡子一味药，其主要功效为疏散风热、解毒透疹、利咽消肿。酒加牛蒡子酿酒服用，既能发挥牛蒡子自身的功效，又利于活血通络，用于中风康复期的治疗。

（2）发酵作用

牛蒡子酒是以曲法酿制而成的发酵药酒，治疗中风后遗症。首先以水淘去浮在水上的牛蒡子，选用沉入水中的牛蒡子进行发酵。选择气温适宜的春秋季节发酵，一般为十四日，夏季可缩短至七日，冬季可延长至二十一日。

（3）制作工艺流程

先将优质牛蒡子晒干后捣碎，然后将无灰酒倒入其中，充分研磨过滤，将过滤的滤渣再次加入无灰酒研磨后过滤，将两次过滤的液体合并，然后将无灰酒倒入滤液中，搅匀密封，开始发酵。为了提高牛蒡子的吸收、溶解、利用，在制作时应将牛蒡子充分捣碎。

### 4. 应用启示

本方是酒类剂型治疗脑卒中、心中风的发酵中药方，尤适用于手足瘫痪、活动受限、口眼㖞斜、眩晕头痛等症状的患者。全方仅用牛蒡子一味发酵制作而成，不仅用于治疗心中风和脑卒中等急危重症，还可以治疗痛风等多种疑难病证。

本方是自然发酵制作而成的发酵酒，制作工艺、原料选择、季节条件、时间控制都有独特要求，是一个配方独特，生产工艺要求具体的发酵中药经验方，值得深入研究。

## 九、侧子酒治疗风湿痹

【出处】《备急千金要方》。

### 1. 原文

治风湿痹不仁，脚弱不能行。方：侧子，牛膝，丹参，山茱萸，蒴藋根，杜仲，石斛（各四两），防风，干姜，川椒，细辛，独活，秦艽，桂心，川芎，当归，白术，茵芋（各三两），五加皮（五两），薏苡仁（一升）。上二十味咀，绢袋盛，清酒四斗渍六宿。初服三合，稍加以知为度，患目昏头眩者弥精。

### 2. 注释

①侧子：性温，味辛，归肝、肾经，具有祛风湿、止痹痛的功效。用于治疗风湿性关节炎、类风湿关节炎、痛风等。

②山茱萸：味酸、涩，性微温，归肝、肾经。可补益肝肾、收敛固涩、固精缩尿、止带止崩、止汗、生津止渴。主治腰膝酸痛、头晕耳鸣、健忘、遗精滑精、遗尿尿频、崩漏带下、月经不调、大汗虚脱、内热消渴。

③蒴藋根：性温，味甘、酸。可祛风除湿，活血散瘀，消肿散结。用于风湿疼痛，肾炎水肿，脚气浮肿，痢疾，黄疸，慢性气管炎，风疹瘙痒，丹毒，疮肿，跌仆损伤，骨折。

④茵芋：为芸香科植物茵芋或乔木茵芋的茎叶。味苦、辛，性温，有毒，入肝、肾经。治风湿痹痛，四肢挛急，两足软弱。

⑤清酒：指过滤后的米酒。

⑥四斗：大约是现在的 12kg。

⑦渍：通过浸泡的方式提取中药的有效成分。

⑧三合：相当于现在的 180mL。

⑨稍加以知为度：逐渐增加剂量至自觉适宜的状态，服用当前剂量。

### 3. 解析

（1）组方特点

方中侧子、蒴藋根、茵芋抗风湿，为君药；牛膝、山茱萸补益肝肾，为臣药；川芎、当归活血化瘀，为佐药；川椒、细辛止疼散寒，为使药。全方是一个祛风除湿、活血化瘀、补益肝肾，能治疗风湿痹证的实用方。

（2）发酵作用

本方使用酒渍发酵法制作而成，是一个发酵中药方。

### 4. 应用启示

本方用家酿法制成治疗风湿痹证的药酒，可以长期服用。同时应注意防寒保暖。

## 十、威灵仙方治疗腰痛

【出处】清代元福辑《经验方》。

### 1. 原文

治疗风湿腰脚痛。威灵仙一斤，洗净，晾干，以好酒浸泡七日，研为细末，以面糊掺和为丸，丸如梧桐子大，以所浸泡的药酒冲服二十丸。

### 2. 注释

威灵仙：又名铁扫帚、铁脚威灵仙。性温，味辛、咸，归膀胱经。有祛风除湿、通络止痛的功效。

### 3. 解析

（1）组方特点

本方仅使用威灵仙一味药，制作方法简单，便于使用，能使药效直达患处，具有快速有效缓解风湿腰脚痛症状的功效。

（2）发酵作用

本方使用"酒浸"制备法，有助于药物的吸收、转化和药效的发挥。以酒行药势，通经络，消肿痛，能增强药性。

### 4. 应用启示

本方用威灵仙泡酒，治疗风湿腰脚痛，是一个实用经验方。本方为开发中药新制剂和中药新药提供参考。

## 十一、菟丝子方治腰痛

【出处】《经验后方》。

### 1. 原文

治男子腰膝冷痛手脚怕冷，或顽固性麻木无力。菟丝子，洗净，称一两，牛膝一两。共同置于银器内，以酒浸泡淹没一寸，五日后，晒干为细末，将原浸泡的酒倒入，并加少量白酒，调为糊状，揉合为丸如梧桐子大。空心酒下二十丸。

### 2. 注释

①菟丝子：味辛、甘，性平，归肝、肾、脾三经。补肾阳，益肾精，固精缩泉。用于治疗肝肾不足、腰膝酸软，还可治疗肾虚腰痛。

②牛膝：逐瘀通经，补肝肾，强筋骨，利尿通淋，引血下行。

### 3. 解析

（1）组方特点

本方是一个中药发酵药物参与治疗方。方中两味药物均补益肝肾，是一个治疗肾虚腰痛和腰肌劳损的实用方。

（2）发酵作用

本方是由自然发酵法制作而成的。

### 4. 应用启示

本方虽然仅有两味药，但经发酵药效提高，能治疗肾虚腰痛和肝肾虚引起的各种症状，也可以制成中药新制剂和中药新药。

## 十二、麻子仁酒治疗中风

【出处】《圣济总录》。

### 1. 原文

治偏风手足不遂，口面㖞斜。麻子仁（炒，二合），黑豆（二合，紧小者，炒），鸽粪（炒，二合），垂柳枝（二握，锉，半寸长）。上四味，先以酒七升，煮柳枝及五升，炒鸽粪、麻仁、黑豆等令黄，乘热便投于柳枝酒内，须臾去滓，令净，每服旋取，温服二合至三合，空心临卧各一服。

### 2. 注释

①鸽粪：古人常用于祛风除湿、活血化瘀，但现代临床很少使用。

②垂柳枝：具有祛风除湿、清热解毒的功效。常用于治疗风湿痹痛、皮肤瘙痒等症状。

### 3. 解析

（1）组方特点

本方用了祛风除湿的麻子仁；滋养肝肾的黑豆、鸽粪；清热解毒的垂柳枝，旨在治疗风中经络引起的手足不遂、口面㖞斜等症状。

（2）发酵作用

本方是一个发酵中药方，用了具有生物活性的药物鸽粪。同时，方中用酒煮垂柳枝，通过酒煮增强了药效。酒有"通经络、行药势、散寒湿"的作用，可进一步提升全方疗效。

### 4. 应用启示

本方是一个发酵中药方，用于治疗风中经络所引起的多种症状。

## 十三、牛膝丸治疗消渴

【出处】《圣济总录》。

### 1. 原文

治消渴不止，下元虚损。牛膝丸方：牛膝五两为末，生地黄汁五升，以汁浸末，夜浸日晒，汁尽为度，入蜜杵丸梧子大，酒下三十丸，久服壮筋骨，驻颜色，黑须发。

### 2. 注释

①不止：消渴症一直持续，没有缓解。

②下元：指肾中元阳、元阴。

3. **解析**

（1）组方特点

方中仅用了牛膝、生地黄两味药。牛膝为方中主药，有补肝肾、强筋骨、逐瘀通经、引血下行的功效，治疗下元虚损。方中加入清热凉血、养阴生津的生地黄汁，增强全方补肾滋阴的效果。

（2）发酵作用

本方采用夜浸日晒的自然发酵法制作而成，其方法为将牛膝粉放入新鲜生地黄汁浸泡，新鲜生地黄汁在方中既起到治疗作用，又起到发酵溶媒的作用。

（3）制作工艺流程

将牛膝粉末加入新鲜生地黄汁混合发酵，生地黄汁既起到溶媒作用，又提高了发酵效果，增强了全方药效，能够有效治疗消渴。

4. **应用启示**

本方属于治疗消渴的经验方，这类方有很多，但是确有疗效的方很少。本方虽仅用两味药，但是近年来有大量资料证明，这两味药对消渴病有显著疗效，这两味药如开发新药，具有投资小、用时短、见效快的特点，容易形成规模化、产业化的生产。这是一个值得研究探索的用于开发新药新制剂的参考方。

# 十四、丹溪琼玉膏治疗咳嗽

【**出处**】《景岳全书》。

1. **原文**

治虚劳干咳嗽，或好酒者久嗽尤效。人参（十二两），白茯苓（十五两），白蜜（五斤，熬去沫），琥珀，沉香（各五钱），大生地（十斤，以银石器杵取自然汁）。上先以地黄汁同蜜熬沸，搅匀，用密绢滤过，将人参等为极细末，和蜜汁入瓷、银瓶内，用绵纸十余层加箬封扎瓶口，入砂锅或铜锅，以桑柴火，长流水没瓶煮三昼夜，取出换油蜡纸扎口，悬浸井中半日以出火气，提起仍煮半日，以去水气，然后收藏。

每日清晨及午后，取三匙，用温酒一两许调服，或白汤亦可。制须净室，忌鸡、犬、妇人。本方原无琥珀、沉香二味，乃瘟仙加入者，云奇效异常，今并录其方。

2. **注释**

箬：指一种竹子，叶大而宽，可编竹笠，又可用来包粽子，常见词语如"箬竹""箬笠"等。

### 3. 解析

（1）组方特点

本方滋阴润肺、补肺益气、纳气平喘、安神定志，治疗因肺脾气虚、肺肾阴虚所致的虚劳干咳，且兼顾治疗虚劳可能出现的多种兼症。

（2）发酵作用

本方采用自然发酵法，以地黄汁及白蜜作为溶媒，增强人参、白茯苓的补益功效。

### 4. 应用启示

可对本方中的药材成分进行深入研究，分析各药材在炮制前后成分的变化，以及复方配伍后产生的新成分或相互作用，确定其药效物质基础，为开发治疗虚劳咳嗽的现代药物提供依据。

## 十五、青州白丸子治疗痫病

【出处】《景岳全书》。

### 1. 原文

治男妇风痰壅盛，手足瘫痪，呕吐涎沫，牙关紧急，痰喘麻木，及小儿惊风呕吐。

半夏（七两），南星（三两），白附子（二两），川乌（半两），俱生用。

上俱研，罗为细末，用生绢袋盛，以瓷盆盛井花水摆洗粉出，未出者，以手揉摆，再擂再摆，以尽为度。然后日晒夜露，每日一换新水，搅而复澄，春五，夏三，秋七，冬十日，去水晒干，白如玉片。以糯米粉作稀糊丸，如绿豆大。每服二十丸，生姜汤下，无时。如瘫痪，用酒下。小儿惊风，薄荷汤下五七丸。

### 2. 注释

井花水：也称井华水，是指从水井中汲取的新鲜、未经污染的水，在古代的医药和养生领域具有特殊的用途和意义。

### 3. 解析

（1）组方特点

本方祛风化痰、解痉定惊、降逆止呕。用于治疗男妇风痰壅盛之证，症见手足瘫痪、呕吐涎沫、牙关紧急、痰喘麻木等，同时用于治疗小儿惊风呕吐。

（2）发酵作用

本方采用自然发酵法。将原料药研磨水洗后进行日晒夜露。每日更换新的井华水，搅拌后静置使其沉淀。需春季五日后，夏季三日后，秋季七日后，冬季十日后晒干，加入糯米糊为丸自然发酵。

4. 应用启示

本方所治的风痰壅盛证在现代临床中可见于多种疾病，如脑血管意外、癫痫、帕金森病、小儿惊风等。

## 十六、固元丹治疗疝气

【出处】《景岳全书》。

1. 原文

治元脏久虚，遗精白浊五淋，及小肠膀胱疝气，妇人赤白带下，血崩便血等疾，以小便频利为效。

好苍术（刮净，米泔浸咀片，一斤。择坚而小者佳，唯茅山者尤妙。分作四分制之。一分用小茴香、食盐各一两同炒。一分用川椒、补骨脂各一两同炒。一分用川乌头、川楝子肉各一两同炒。一分用醇醋、老酒各半斤同煮干，焙燥）。

上连炒诸药同为末，用酒煮糊丸，桐子大。每服三五十丸，男以温酒，女以醋汤空心下。此高司法方也。

2. 注释

五淋：指石淋、气淋、膏淋、劳淋、血淋等五种淋证，主要表现为小便频数、淋沥涩痛等。

3. 解析

（1）组方特点

本方温阳补肾、固精止遗、祛湿通淋、理气止痛、止血止带。用于治疗肾虚所致的男子遗精、白浊、小便频数、淋沥涩痛、疝气坠胀疼痛等症，以及女子白带等。

（2）发酵作用

本方采用自然发酵法。苍术用米泔水浸泡，分别用小茴香及食盐、川椒及补骨脂、乌头及川楝子、醇醋及老酒炒或煮，焙燥后，诸药末酒煮糊丸，以增强药效，同时降低毒性和不良反应。

4. 应用启示

本方中苍术采用不同方法炮制，以增强疗效，同时扩大治疗范围。

## 十七、史国公浸酒方治疗中风

【出处】《太平圣惠方》。

1. 原文

治中风语言謇涩，手足拘挛，半身不遂，痿痹不仁。当归（酒洗），虎胫骨（酒浸一日，焙干，醋炙），羌活，鳖甲（炙），萆薢，防风，秦艽，牛膝，松节，晚蚕沙（各二两），枸杞子（五两），茄根（八两，蒸）。上为粗末，绢袋盛，浸无灰酒一斗，十日取饮。

**2. 注释**

痿痹不仁："痿"指肢体痿弱无力，肌肉萎缩，运动功能障碍，可表现为四肢痿软、不能随意运动，甚至难以站立、行走等。"痹"主要指痹证，是由于风、寒、湿、热等外邪侵袭人体，闭阻经络，气血运行不畅所导致的，以肌肉、筋骨、关节发生酸痛、麻木、重着、屈伸不利，甚或关节肿大灼热等为主要临床表现。"不仁"在这里指肌肤感觉减退或消失，即患者对触碰、冷热等刺激的感知变得迟钝或丧失，好像皮肤不是自己的一样。

**3. 解析**

（1）组方特点

本方祛风通络、养血活血、滋补肝肾、强筋健骨、祛湿除痹。用于治疗风邪阻络、肝肾不足、气血瘀滞等所致的中风后遗症，症见半身不遂、语言謇涩、手足拘挛、痿软无力、麻木不仁等。

（2）发酵作用

本方是一个清酒浸渍发酵方。方中将药物粉碎后，装入绢袋中，以清酒浸渍十日，使每味药的有效成分得到充分释放，促进了药效提高。这种用清酒浸渍的炮制办法，既增强了药效，又减少了不良反应，为提高疗效创造了条件。

**4. 应用启示**

本方除治疗中风症状外，还可治疗伴有腰膝酸软、头晕耳鸣等肝肾不足表现，以及舌淡暗、脉细涩等气血瘀滞之象者。

# 十八、酒蒸黄连丸解酒毒

【出处】《景岳全书》。

**1. 原文**

治一切热泻便血，并伏暑发热，解酒毒。

黄连半斤，用净酒二升，浸以丸器，置甑上蒸至烂，取出晒干。

上为末，滴水丸。每服五十丸，食前温水下。

**2. 注释**

①浸以丸器：药液浸泡于制作药丸的器具中。

②甑：指甑子，是蒸饭用的木制桶形炊具，有屉子而无底。

3. **解析**

（1）组方特点

本方清热燥湿、泻火解毒，治疗湿热毒邪所致的中焦阻滞。

（2）发酵作用

本方采用自然发酵法，酒浸后蒸晒，既增强了药效，又减少了不良反应。

4. **应用启示**

现代药理研究显示，黄连中的主要成分小檗碱，其具有抗菌、抗炎、抗病毒、降血糖、降血脂等多种药理活性，还有抑制胃液分泌、保护胃黏膜的作用。如以小檗碱为主的药物治疗肠道感染，在临床应用多能取得良好的疗效。

# 十九、海藏愈风汤治疗筋痹

【出处】《景岳全书》。

1. **原文**

一名举卿古拜散。治一切失血，筋脉紧急，产后或汗后搐搦。荆芥穗为细末。上先炒大豆黄卷，以酒沃之，去黄卷取净汁，调前末三四钱服之。轻者一服，重者二三服即止。气虚者忌服，童便调亦可。

2. **注释**

荆芥穗：味辛，性微温，归肺、肝经。有解表散风、透疹、消疮、止血等功效，可用于治疗感冒、麻疹不透、疮疡初起、多种出血病证等。

3. **解析**

（1）组方特点

荆芥穗炒炭用可止血，又能散风邪，防止风邪入血加重出血或留邪为患；大豆黄卷辅助荆芥穗散邪，且其通利血脉之功有利于止血而不留瘀。二者配合，止血而不恋邪，散邪又不加重出血，治疗一切失血伴有风邪的病证。

（2）发酵作用

本方采用自然发酵法，将一味药荆芥穗为细末，先炒大豆黄卷，再倒入适量的酒浸泡取汁。这样既增强了药效，又减少了不良反应。

4. **应用启示**

现代药理研究认为荆芥穗止血的作用机制，可能与调节凝血因子、促进血小板聚集等有关；其祛风解痉的作用，可能与调节神经系统功能、缓解肌肉痉挛等有关。通过这些研究可为开发新的止血、解痉药物提供思路和实验依据。

## 二十、野葛膏治疗附骨疽

【出处】《备急千金要方》。

### 1. 原文

治恶风毒肿，疼痹不仁，瘰疬恶疮，痈疽肿胫，脚弱偏枯百病方。野葛，犀角，蛇衔，莽草（外台作茵芋），乌头，桔梗，升麻，防风，川椒，干姜，鳖甲，雄黄，巴豆（各一两），丹参（三两），踯躅花（一升）。上十五味咀，以苦酒四升渍之一宿以成，煎猪膏五斤，微火煎三上三下，药色小黄去滓，以摩病上。此方不可施之猥人，慎之。（胡洽无丹参、踯躅，有细辛，又苏恭以白芷、防己、吴茱萸、附子、当归代巴豆、雄黄、蛇衔、防风、鳖甲。）

### 2. 注释

① 野葛：为豆科葛属植物野葛的干燥根，习称野葛。可解肌退热，生津止渴，透疹，升阳止泻，通经活络。

② 踯躅花：杜鹃花科植物羊踯躅的干燥花。味辛，性温，有大毒，归肝经。可祛风除湿，散瘀定痛。用于风湿痹痛，偏正头痛，跌仆肿痛，顽癣。

③ 恶风：指患者畏惧风邪，遇风则症状加重。

④ 毒肿：毒性的肿疡。

⑤ 疼痹：疼痛且有痹阻不通之感。

⑥ 不仁：肌肤感觉麻木，失去知觉。

⑦ 瘰疬：颈部慢性感染性疾病，如结核等。

⑧ 恶疮：严重的疮疡。

⑨ 肿胫：小腿肿胀。

⑩ 痈疽：急性化脓性疾病。

⑪ 偏枯：半身不遂。

⑫ 苦酒：指米醋或者黄酒。

⑬ 渍：通过浸泡的方式提取中药的有效成分。

⑭ 猪膏：猪油熬制的膏状物。

⑮ 三上三下：多次上下翻动。

⑯ 摩：涂抹于患病部位并按摩。

### 3. 解析

（1）组方特点

方中用了雄黄、巴豆等烈性药，制成外用涂抹膏，达到排毒祛浊、促进新陈代谢的作用。方中还用了野葛、踯躅花治疗关节肿痛、瘰疬恶疮，同时用了温热散寒的乌头、川椒、干姜，还用了活血祛风的升麻、防风、丹参。全方具有祛风散寒、活血通络、温经升阳的功效，用于治疗瘰疬恶疮，痈疽肿胫，脚弱偏枯。

（2）发酵作用

本方中用了乌头、雄黄、巴豆、踯躅花等多味毒性大，不良反应多的烈性药物。但是用了两种炮制方法，先是将全部药物加入黄酒浸泡至少一日以上，然后再用猪油煎膏，通过这两个阶段的炮制工序，大大减轻了药物的毒性，提高了药效。

4. 应用启示

本方用药品种多，制作复杂，用了多味烈性和毒性药物，不良反应大。虽然属于外用药，但是制作过程要严谨，使用要规范。

## 二十一、苍梧道士陈元膏治疗附骨疽

【出处】《备急千金要方》。

1. 原文

主一切风湿骨肉疼痛痹方。当归，细辛，川芎（各一两），桂心（五寸），天雄（三十枚），生地（三斤），白芷（一两半），丹砂（二两），干姜（十片），乌头（三两），松脂（八两），猪肪（十斤）。上十二味咀，以地黄汁渍药一宿，煎猪肪去滓，纳药煎十五沸去滓，纳丹砂末熟搅，用火炙手摩病上，日千遍瘥。（胡洽有人参、防风各三两，附子三十枚，雄黄二两，为十五味。《肘后》《千金翼》有附子二十二铢，雄黄二两半，大醋三升，为十五味。崔氏与《千金翼》同。）

2. 注释

① 火炙手：用火源等将手烤热。

② 地黄汁渍药：用地黄汁浸渍药物。

3. 解析

（1）组方特点

"风湿骨肉疼痛痹"为难治之症，本方为涂抹治疗的外用药。方中用了当归、细辛、川芎活血通络，特别是用了中药发酵药物天雄，具有祛风散寒作用，为大热有毒之品。

（2）发酵作用

本方用地黄汁渍药物进行自然发酵，然后用猪油煎煮去滓，再加入丹砂末搅熟，制成可以外用的药膏。这种发酵炮制方法，起到了减毒增效的作用。

4. 应用启示

本方是一个通过特殊炮制制成治疗"风湿骨肉疼痛痹"的外用方，属于疑难病证治疗方，值得深入研究。

## 二十二、九仙丸治疗白发

【出处】《圣济总录》。

### 1. 原文

补不足，填精髓，除风变白，九仙丸方。生地黄（二十斤，捣取汁），生牛膝（十斤，捣取汁），生姜（三斤，取汁），巨胜子（甑内炊熟，曝干，九遍汤浸，去皮，炒，研），菟丝子（酒浸三日，水洗去浮者，焙，别取末），杏仁（汤浸，去皮尖双仁，炒，细研），桃仁（汤煮，去皮尖双仁，炒，细研），蒺藜子（炒，去角末，各一升），白蜜（一斤）。上九味，先将地黄汁量三升，入银石器中。浸到处刻记定，次入余地黄汁，慢火煎至刻处。次下牛膝汁，又煎至刻处。次下生姜汁，又煎至刻处。其火常令如鱼眼沸，次下杏仁、桃仁末，次下巨胜末，次下蒺藜末，次下菟丝子末，次下白蜜。搅匀住手，候可丸，即捣三千下，丸如梧桐子大。每服空心温酒下三十丸，晚再服，加至四十丸。百日后白发变黄。二百日后从黄变黑，诸风悉除，尤补腰肾，益气明目。

### 2. 注释

① 诸风悉除：其意为该病用了九仙丸后，通过补益肝肾、养血活血、逐瘀疏肝，使皮肤得以滋养、毛发变黑，他症全消。

② 除风变白：中医学认为，血虚则生风，风生燥，使皮肤毛发不得养分则变白。服用补血凉血，解郁通经等药，血生风自消，脉通燥自除，则须发变黑。

④ 补不足，填精髓：本篇名"补虚益精髓篇"，肾者主水，受五脏六腑之精而藏之。又曰，肾之合骨也，骨者髓之府。嗜欲过伤，精髓耗惫，结合可相互印证，并把"补不足"与末段"尤补腰肾，益气明目"相结合分析。"补不足"为补肝肾之不足，"尤补腰肾，益气明目"首先要补肾，其次要健脾益气，有生血之源，补血解郁，舒展肝气，使肝有血藏，目自明。脾肾两虚，必然致精髓亏虚，故在治疗时健脾益肾才能使精髓源泉不竭。

### 3. 解析

（1）组方特点

脾虚肝郁、脾肾亏损、肝气郁结是白发的主要病因。方中用清热凉血、养阴生津的鲜生地黄为君药。用补益肝肾、逐瘀通经、活血化瘀的牛膝和温中散寒、补益脾气的生姜为臣药。菟丝子平补肝肾、益精髓，肾阴阳俱补，治白发；蒺藜子平肝解郁，活血祛风，善治血虚生风证，用于治疗多种皮肤病，以助臣药之力；杏仁宣肺，肺主皮毛，增强了输布功能；桃仁活血化瘀、润肠通便；巨胜子活血祛瘀，补益肝肾；为佐药。蜂蜜入肺、脾、大肠，补中润肠，治疗脾气虚，肠燥便秘，为使药。

本方打破了传统的治白发非首乌、黑芝麻、熟地黄等补肾药不可的治疗方法。而是将清热凉血的生地黄作为君药，用了生牛膝、巨胜子补肝肾、活血祛瘀为臣药，菟丝子为平补阴阳之品，补肾阳、益精髓，有治疗白发、白癜风的功效。蒺藜子活血祛风为佐药，特别是用了杏仁和桃仁，杏仁入肺，肺主皮毛；桃仁入大肠经，肺与大肠相表里，通过润肠通便，可增强肺的宣发功能。全方仅九味药，但配伍精当，用药奇妙，每味药都有特殊的炮制要求。

（2）发酵作用

本方是属于自然发酵药与不发酵药混合制作而成的发酵药物参与方。将新鲜药榨汁与干的原料药的粉末混合后进行特殊炮制，应用特殊要求的混合煎煮制丸方法。如将鲜生地黄、鲜牛膝、鲜生姜三味取汁，巨胜子、杏仁、桃仁、菟丝子、蒺藜子研末等。如巨胜子用甑内炊熟，曝干，九遍汤浸，去皮，炒，研，菟丝子酒浸三日，水洗去浮者，焙，别取末。同时用酒作引子，空心温酒服下。本方巨胜子、菟丝子的加工属于自然发酵炮制方法的应用。本方炮制复杂、严谨，对药物增效减毒有重要的作用，对提高临床疗效有重要意义。

4. 应用启示

本方将凉血活血药与疏肝解郁、润肠通便药相结合，用平补和缓的补肾药治疗白发，效果良好，有临床实用性。根据发病机制，精准用药。如鲜生地黄和熟地黄都具有补肾作用，生地黄偏于滋阴凉血，用新鲜的生地黄提高了滋阴的效果。用桃仁可以改善肠道和肺的功能，使肺主皮毛的功能得到充分发挥。

把阴虚内热、肝气郁结作为白发的主要病机，根据对病机的新认识精选了九味药，配伍精准、炮制特殊、组方合理、疗效显著，是治疗思路和用药上的创新。

# 二十三、乌须方治疗白发

【出处】《众妙仙方》。

1. 原文

七月取旱莲草（连根）一斤（用无灰酒洗净），青盐四两（腌三宿）。同汁入油锅中，炒存性，研末。日用擦牙，连津咽之。

2. 注释

旱莲草：为菊科鳢肠属植物鳢肠的全草，又名墨旱莲。具有滋补肝肾、凉血止血、祛湿止痒的功效。主治头晕目眩、须发早白、肾虚齿痛、吐衄咯血、尿血崩漏、阴痒、白浊、赤白带下等。

### 3. 解析

（1）组方特点

旱莲草补精血，有乌须发作用。盐入肾经，本方以旱莲草及根同用，且以走肾入血的青盐腌制后使用，是本方与他方不同之处。唾液中含有多种酶，具有重要的生理作用，不仅是消化所必需的物质，还是维持正常生活质量的基本保证。唾液中的溶菌酶可和免疫球蛋白一样起到杀灭细菌和病毒的作用。

（2）发酵作用

腌制是早期保存蔬菜的一种非常有效的方法。现今，蔬菜的腌制发酵法已从简单的保存手段转变为独特风味蔬菜产品的加工技术。将旱莲草、黄酒加入青盐发酵后，以擦牙混合口腔内唾液服用用于治病是一大创新。

### 4. 应用启示

腌制是利用食盐的保藏作用，将新鲜果品或者其他方法已经加工过的原料用盐腌渍制成食品的方法。本方以药擦牙，通过刷牙黑须发，这是古人在长期临床实践中积累下的奇特思路及宝贵经验，值得重视、发掘。

附：冯时可（1546—1619），字元成，号文所，为南直隶松江府华亭人。他先后任过广东按察司金事、云南布政司参议、湖广布政司参政、贵州布政司参政，一生没有做过显赫的大官。冯时可淡泊名利，著述丰富，文学造诣高。他的著作包括《左氏释》《上池杂说》《雨航杂录》《众妙仙方》等，有《冯元成选集》传世。冯时可曾在明万历三十七年（1609年）为云南布政司右参议，游历滇南，写下见闻笔记《滇行纪略》。冯时可亦官亦医，医名不及文名，自幼习医术，通晓医理。

## 二十四、延年涂风疹方治疗瘾疹

【出处】《外台秘要》。

### 1. 原文

取枳实以醋渍令湿。火炙令热。适寒温。用熨上即消。

### 2. 注释

枳实：为常见理气药，性微寒，味苦、辛、酸。有破气消积、化痰散痞的功效。

### 3. 解析

（1）组方特点

方中仅使用枳实一味药，通过温热刺激和药物渗透，达到治疗疾病的目的。这是一个有效治疗瘾疹的简、便、廉、验外用方。

（2）发酵作用

本方用醋渍枳实的发酵过程，有助于药物成分的溶出和药效的发挥。同时部分药物成分发生转化，产生新的活性物质。

**4. 应用启示**

方中经过醋浸泡的枳实用火加热，使其变得温热来外涂瘾疹，是一个疗效显著、简单易行的实用经验方。

## 二十五、蒴藋膏治疗瘾疹

【出处】《外台秘要》。

**1. 原文**

蒴藋根（切），蒺藜子（各一升），附子，独活，犀角（屑），蔷薇根，白芷，防风，苦参，白及，升麻，白蔹，防己（各三两），川椒，莽草，青木香，蛇床子，蛇衔草（各二两），芫蔚子（切，一升），枳实（五枚，炙），茵芋（二两半，切）。

上二十一味，切，以苦酒渍令淹匝一宿。明旦铜器中炭火上，用猪膏五升煎，令三上三下，以后白芷色黄，膏成。绞去滓，纳不津器中，用摩风疹。

**2. 注释**

① 蒴藋根：味甘、酸，性温。蒴藋，又称接骨草，其根和苗均可入药。具有祛风除湿、活血散瘀、利尿消肿等多种功效。

② 苦酒：黄酒。

**3. 解析**

（1）组方特点

本方将药物用黄酒腌渍后制成外用药膏，外用涂抹可迅速缓解瘾疹的症状，是一个有效治疗瘾疹的实用经验方。

（2）发酵作用

黄酒性温，味辛、甘、苦。这种性味特点使得黄酒能够发挥温通血脉、散寒除湿的功效，并且黄酒中含有一定的微生物和酶类，本方用黄酒腌渍药物，能够促使药物有效成分溶出，并且产生新的活性物质，从而增强治疗效果。

**4. 应用启示**

方中将药物用黄酒腌渍后制成外用药膏来治疗瘾疹，是一个疗效显著的实用经验方，为开发现代新药、新制剂提供了宝贵的灵感和思路。

## 二十六、茺蔚浴汤治疗瘾疹

【出处】《外台秘要》。

### 1. 原文

茺蔚，蒺藜，阳桃，蒴藋根（苗亦得），漏芦蒿（各一斤），盐（三斤）。

上六味，切，以水三石，煮取二石五斗，去滓，内盐令消。适寒温，先饱食，即入浴，能久浸最好。每至夜即浴，浴讫即卧。慎风如法。

### 2. 注释

①茺蔚：又称益母草，是一种常见的中药材，具有活血调经、利尿消肿、清热解毒等功效。常用于治疗月经不调、痛经、产后瘀阻腹痛等症状。

②蒺藜：又称白蒺藜，具有平肝解郁、活血祛风、明目、止痒的功效。常用于治疗头痛眩晕、胸胁胀痛、乳闭乳痈、目赤翳障、风疹瘙痒等症状。

③阳桃：又称羊桃。《名医别录》记载：味苦，性寒，有毒。主去五脏五水、大腹、利小便、益气。可作浴汤。洗风痒及诸疮肿，极效。浸酒服，治风热羸老。

④蒴藋根：参见上文。

### 3. 解析

（1）组方特点

本方用了茺蔚、蒺藜、阳桃、蒴藋根、漏芦蒿等药物，具有祛风、止痒、利湿等功效。本方是一个"药浴"的中医外治方，通过皮肤吸收，对于全身性或局部性病证都有很好的疗效。

（2）发酵作用

本方是一个中药煮沸后加盐制作而成的"药浴方"。

### 4. 应用启示

方中将药物煮水加盐，制成药浴液，用于治疗瘾疹，是一个疗效显著的实用经验方。

## 二十七、疗风疹痒闷生疮洗汤方治疗风疹

【出处】《外台秘要》。

### 1. 原文

延年疗风疹痒闷，搔之汁出生疮。洗汤方：苦参（一小斤），漏芦根（一小斤），枳实（五小两），蒺藜（一小斤），楮茎叶（一小斤，嫩者）。

上五味，切，以清浆水二升，煮取一大升。以绵沾拭痒处，日八九度讫，以粉粉拭处瘥。

**2. 注释**

楮茎叶：为桑科植物构树的叶。主治风疹，目赤肿痛，小便不利。

**3. 解析**

（1）组方特点

方中用了苦参、漏芦根、枳实、蒺藜、楮茎叶等药物，苦参清热燥湿、杀菌、消肿止痒；漏芦根清热生津、利尿排毒；枳实导积滞、排污浊；蒺藜攻坚散结；楮茎叶主治风疹，目赤肿痛，小便不利。全方清热燥湿、消肿止痒、排污浊、导积滞，能够及时排出体内外的积滞污浊，治疗皮肤病有显著疗效。

（2）发酵作用

本方用清浆水煮制药物，既能发挥清浆水收敛、解毒的作用，又有助于药物成分的溶出和药效的发挥。

**4. 应用启示**

方中用清浆水加入药物煮制成外涂药液，用于治疗风疹，是一个疗效显著的实用经验方。

# 二十八、浸酒方治疗月经不调

【出处】《备急千金要方》。

**1. 原文**

大麻子（三升），菴䕡子（二升），桃仁（一升），桂心，灶屋氽煤（各四两），土瓜根，射干（各六两），牛膝（八两）。

上八味㕮咀，以清酒三斗，绢袋盛药浸五宿，以一盏下前丸药甚良，或单服之亦好。

**2. 注释**

① 灶屋氽煤：在中医中通常被称为"百草霜"或"锅底灰"，是一种来源于日常生活的中药材。主要由山野杂草、树枝、树叶等在农村烧火做饭的锅灶内，经过长时间燃烧后形成的灰烬积累而成。这些灰烬经过轻轻刮下，用细筛筛去杂质后，即可得到百草霜。有止血、止泻、清毒散火的功效。

② 菴䕡子：味苦，性微寒、微温，无毒。主五脏瘀血，腹中水气，胪胀留热，风寒湿痹，身体诸痛。疗心下坚，膈中寒热，周痹，妇人月水不通，消食，明目。

**3. 解析**

（1）组方特点

本方治疗月水不通，方中用了大麻子、桃仁、桂心、灶屋氽煤、土瓜根等八味药，都具有活血化瘀作用。其中大麻子润肠通便，排污浊；桃仁活血化瘀，破积滞；桂心温热散寒；土瓜根行血破瘀。本方是一个活血化瘀、行气破积，治疗肝气不舒、血瘀气滞所导致的月水不通的实用方。

（2）发酵作用

本方是一个自然发酵的药酒方，方中特别指出以清酒三斗浸泡药物五宿，这种药酒浸泡的方法有助于药物中有效成分的溶出，以增强药物疗效。

**4. 应用启示**

本方是一个实用性较强的治疗瘀血阻滞的月水不通的药酒方。

## 二十九、河车种玉丸治疗不孕不育

【出处】《景岳全书》。

**1. 原文**

紫河车（一具，只要母气壮盛、厚大新鲜者，但去胞内瘀血，不必挑去鲜红血脉，以米泔水洗净，用布绞干，石臼内生杵如糊，用山药末四五两收干，捻为薄饼八九个，于砂锅内焙干，以香如肉脯为妙），大熟地（酒洗烘干，八两），枸杞（烘干，五两），白茯苓（人乳拌，晒三次），归身（酒洗），人参，菟丝子，阿胶（炒珠）（各四两），丹皮（酒洗），白薇（酒洗）（各二两），沉香（一两），桂心，山茱萸，香附米（用酒、醋、水三件各半碗，浸三日，晒干略烘）（各三两），大川芎（酒浸，切片，晒干，二两）。上炼蜜和丸，桐子大。每服百余丸，空心或酒或白汤、盐汤任下。如带浊多者，加赤、白石脂各二两，须以清米泔飞过用。服药后忌生萝卜、生藕、葱、蒜、绿豆粉之类。

**2. 注释**

紫河车：胎盘。具有补肾益精、益气养血的功效。可用于治疗虚劳羸瘦、阳痿遗精、不孕少乳、久咳虚喘、骨蒸劳嗽、面色萎黄等。

**3. 解析**

（1）组方特点

本方补肝益肾、益气养血的同时可活血行气、健脾宁心。治疗肝肾阴虚、气血不足引起的不孕不育、月经不调、腰膝酸软等。

（2）发酵作用

本方采用紫河车这一生物活性药物作为君药，经米泔水洗净，其他药物也多采用酒浸、醋泡等处理以增强药物功效。

**4. 应用启示**

通过对紫河车成分的深入研究，可发现更多具有生物活性的物质，为新药研发提供基础。如从紫河车中提取出的某些生长因子，可能对细胞修复和再生有重要作用，为开发治疗创伤、组织损伤等疾病的药物提供了新的方向。

## 三十、万病丸治疗闭经

【出处】《景岳全书》。

**1. 原文**

万病丸，治妇人月经瘀闭，脐腹作痛，及产后癥瘕等病。干漆（炒，烟出青白为度），牛膝（酒洗，焙）（各一两）。上为末，生地黄汁一升，用砂锅慢火熬膏丸，桐子大。每服二十丸，空心米饮下。

**2. 注释**

干漆：为漆树的树脂经加工后的干燥品。一般收集盛漆器具底留下的漆渣，干燥。具有破瘀通经、消积杀虫的功效。用于瘀血经闭，癥瘕积聚，虫积腹痛。

**3. 解析**

（1）组方特点

方中牛膝补肝肾、强筋骨，干漆破瘀消积。全方破瘀通经，在破瘀的同时，补益肝肾，引药下行，破瘀祛邪而不伤正。

（2）发酵作用

本方采用自然发酵法，以生地黄汁为特殊溶媒，熬膏为丸自然发酵。这样既减轻干漆的毒性，又通过特殊溶媒加强补益肝肾之效。

**4. 应用启示**

本方牛膝破瘀通经药力峻猛，用于治疗严重闭经、瘀血导致的腹部癥瘕积聚等症。

## 三十一、黄连朴硝散治疗口疮

【出处】《景岳全书》。

**1. 原文**

治口疮绝妙。黄连，朴硝，白矾（各五钱），薄荷叶（一两）。上为粗末，用腊月黄牛胆将药入胆内，风前挂两月取下。如遇口疮，旋将药研细敷之，去其热涩即愈。

**2. 注释**

去其热涩：减轻局部的红肿、渗出等症状。

### 3. 解析

（1）组方特点

本方为外用方，清热泻火、燥湿解毒，治疗口疮。

（2）发酵作用

本方采用自然发酵法，将研磨好的药物装入牛胆内，悬挂在通风处晾晒两个月，以增强药效，同时降低毒性和不良反应。

### 4. 应用启示

牛胆汁性寒味苦，清热泻火解毒，治疗心火上炎，牙痛口苦，头痛头晕，口舌生疮。

# 第二节　发酵中药治未病康养方

## 一、不老丹

【出处】《儒门事亲》。

### 1. 原文

治一切诸风，常服乌髭驻颜，明目延年。

苍术（四斤，米泔水浸软，竹刀子刮去皮，切作片子。内一斤，用椒三两去白，炒黄去椒；一斤，盐三两炒黄，去盐；一斤，好醋一升煮汁尽；一斤，好酒一升，煮令汁尽），何首乌（二斤，米泔水浸软，竹刀子刮去皮，切作片子，用瓦甑蒸，先铺黑豆三升，干枣二升，上放何首乌，上更铺枣二升，黑豆三升，用炊单复着，上用盆合定，候豆枣香熟取出，不用枣豆），地骨皮（去粗皮）重二斤。

上件于石臼内，捣为细末，候有椹汁搜和，如软面剂相似，瓷盆内按平，上更用椹汁，药上高三指，用纱绵帛覆护之，昼取太阳，夜取太阴，使干再捣，罗为细末，炼蜜和丸，如梧桐子大。空心温酒下六十丸。忌五辛之物。

### 2. 注释

①一切诸风："中风诸病"，首见于《内经》。凡因血行阻滞或血溢于脑，见中风证者，称中风诸病。中风诸病名目繁多，有大厥、薄厥、偏枯、心风等名。对中风诸证和中风的病因及诊断，历代以来分歧很大，但多数医家认为中风分为中脏腑和中经络。

②乌髭驻颜：乌髭的概念为生发、养发、乌发等；驻颜就是使容颜不衰老，保持面部有光泽，是健康的象征。如何能使人乌髭驻颜？中医学认为"发为血之余"，气血旺者，面色有光，发须皆乌。血虚者则面色萎黄，须发早白。脾主肌肉，脾失健运

则营卫气血运行受阻，面色晦暗无光。这就是为什么血气旺盛，脾气健运，才能乌髭驻颜的原因了。

③明目延年：肝开窍于目，肝血不足则头晕目眩。延年即延长寿命，中医学认为人的寿命为天年，即百年。

### 3. 解析

（1）组方特点

本方以调理肠胃的苍术为君药，以补益肝肾、润肠通便的何首乌为臣药，以治疗骨蒸劳热的地骨皮为使药。这一组方，一改传统的以补脾肾为主的抗衰老思路。方用苍术、何首乌、地骨皮三味中药为主药。用鲜桑椹汁、花椒、蜂蜜、盐、醋、酒和黑豆等多达八味中药为炮制辅药。这是一组具有创新特点的独特配方，全方具有补泻兼能的特点。三味主药共同形成了健脾燥湿、补益肝肾、行气活血、消积滞、排污浊、乌发延年的功效。本方根据"肾为先天之本，脾为后天之本"的中医理论，补泻兼能，先后天兼顾，调理肠胃，补脾益肾，升清阳、降浊阴，长期服用可改善体质，乌发延年，"一切诸风"不会发生，是一个以中药发酵药物预防中风发生的验方，也是中医"治未病"理念在临床运用上的具体体现。

（2）发酵作用

本方是一个自然发酵方，方中用了苍术、何首乌、地骨皮三味主药，对每味药都进行了特殊炮制，先将三味主药分别用花椒、蜂蜜、盐、醋、酒和黑豆等多达八味辅药进行了针对性的炮制。将当天采摘的新鲜桑椹加工成汁，将炮制后的主料、辅料及发酵菌种一并加入发酵桶中密封，放置于室外，昼取太阳，夜取太阴，吸收日月之精华自然发酵，待发酵罐内发酵物出现发酵迹象，终止发酵后，取出阴干，捣为细末，制成蜜丸服用。

### 4. 应用启示

本方是用新鲜桑椹汁发酵药物预防中风的创新方，也是中医治未病理念在临床上的具体体现。这一组方，一改传统的以补脾肾为主的抗衰老思路。本方健脾燥湿、润肠通便、补益肝肾，长期服用可改善体质，是用中药发酵药物抗衰老的经验方，具有重要示范意义。

本方在发酵炮制的前处理方面有多处创新，如将苍术分为四等分，分别用盐、椒、酒、醋炮制等。这是一个将传统中药炮制与现代微生物发酵技术相结合的创新传承做法，值得推广并深入研究。

本方使用鲜桑椹汁作为发酵溶媒和辅料（注重发挥内生菌的作用），是本方具有"乌髭驻颜，明目延年"特殊疗效的一个主要因素。用中药微生物发酵制剂改善体质、抗衰老、预防中风的思路与西医学的"肠道菌群""肠—脑轴""脑病肠治，多病肠治"的学说有很强的相似性。运用西医学、微生物学比较优势，探索本方机制，对本方深入发掘和创新发展具有重要意义。这是一个开发普通食品、功能食品，还有申报新制剂和三类中药新药的潜力方。

## 二、初精散

【出处】《千金翼方》。

### 1. 原文

茯苓（三十六斤），松脂（二十四斤），钟乳（一斤）。

上三味为粉，以白蜜五斗搅令相得，纳器中，固其口，阴干百日，出而粉之。一服三方寸匕，日三服。一剂大佳，不同余药。

论曰：凡欲服大药，当先进仙方凝灵膏和本散，然后乃服大药也。

### 2. 注释

大药：通常指的是那些疗效显著、作用强的药物。这些药物往往具有较强的药理作用，可以用于治疗较为严重或复杂的疾病，能够在短时间内产生显著效果。

### 3. 解析

（1）组方特点

初精散具有镇静安神和健脾和胃的作用，同时具有渗湿利水的功效。本方用的三味中药，其中茯苓属于菌体类药物，具有渗湿利水、健脾和胃、宁心安神的作用，为君药；钟乳石属于矿物质类药物，含有多种微量元素，具有明目益精、安五脏、益气补虚、壮元阳的作用，为臣药；松脂属于木本树的分泌物，祛风燥湿、排脓拔毒，具有充五脏、清邪热、轻身健体、润肠通便的作用，为佐药。

（2）发酵作用

本方采用自然发酵法，将茯苓、松脂和钟乳石，配白蜜搅拌，然后放置于器皿中，经过一百天阴干自然发酵，制成可服用的各种剂型的中药发酵药物。这一工艺有利于发挥减毒增效的作用。发酵日期较长，但是制作工艺相对简便。

### 4. 应用启示

本方是一个具有治未病特点的中药发酵药物调理方，是一个研发调节免疫、改善体质、抗衰老的中药新制剂和申报中药新药的参考方。

## 三、五精酒

【出处】《千金翼方》。

### 1. 原文

五精酒主万病，发白反黑，齿落更生方。黄精（四斤），天门冬（三斤），松叶（六斤），白术（四斤），枸杞（五斤）。

上五味皆生者，纳金中，以水三石煮之一日，去滓，以汁渍曲如家酝法。酒熟取清，任性饮之，一剂长年。

### 2. 注释

① 纳金中：放入容器中。

② 家酝法：传统的家庭酿酒工艺。

### 3. 解析

（1）组方特点

根据中医理论，方中黄精具有气阴双补、补益肝肾、调节免疫的功效，适用于肝气不足所致的早衰发白、齿摇欲落、面色无华、腰膝酸软等，为君药。天门冬善祛虚火、强骨髓，为臣药；松叶、枸杞祛风燥湿、活血安神、乌发、补益肝肾，为佐药；白术利湿，制黄精过于滋腻之弊。

（2）发酵作用

本方采用自然发酵法和酿酒发酵法。用药物煮汁渍曲的曲与制酒的曲放在一起发酵。这种将药汁作溶媒的发酵法，有助于活性成分的转化释放，并有利于减毒增效作用的发挥。

### 4. 应用启示

本方是一个气阴双补、补肝益肾、抗衰老的发酵中药方，具有开发调节免疫、延缓衰老、改善体质的中药制剂和中药新药的参考价值。方中选用五味无明显不良反应、平补平泻、临床疗效显著的常用中药，研发过程中毒理、药理和企业标准相对容易完成。

## 四、白术酒

【出处】《千金翼方》。

### 1. 原文

白术（二十五斤）。

上一味，咀，以东流水两石五斗不津器中渍之，二十日去滓，纳汁大盆中。夜候流星过时，抄己姓名置盆中，如是五夜，汁当变如血。取以渍曲，如家酝法。酒熟取清，任性饮之。

十日万病除；百日白发反黑，齿落更生，面有光泽。久服长年。

### 2. 注释

① 咀：通常指将药物咬碎或捣碎成小块，以便于煎煮或浸泡时有效成分能更好地溶出。

② 东流水：向东流淌的水，传统上认为这种水具有特殊的纯净性和活力。

③ 不津器：没有沾染过污秽的容器。

### 3. 解析

（1）组方特点

该方仅用一味白术，通过发酵，增强了其健脾养胃、利尿消肿、润肠通便、活血化瘀的功效，有改善体质、延缓衰老的作用。

（2）发酵作用

本方采用自然发酵法和传统酿酒法。用两石五斗东流水浸泡白术二十日后去滓，取浸泡后药汁，将药汁纳于发酵器皿中进行发酵。

### 4. 应用启示

白术发酵后增强了治便秘、排污浊、补虚损的作用，白术还具有白发变黑、牙齿更新、改善体质、延缓衰老的作用。仅一味白术就有这样好的效果，值得关注研究，为发酵相关问题，提供了线索。

方中关于中药发酵文化的内容，要求"夜候流星过时，抄己姓名置盆中，如是五夜，汁当变如血。取以渍曲，如家酝法"。制作要求体现了中医五运六气和时间医学在临床的应用，其内涵需要进一步研究探索。

方中服用发酵后的白术能达到"十日万病除；百日白发反黑，齿落更生，面有光泽"，虽然表达过于夸张，但是中药发酵后具有的神奇效果不可否认。

## 五、枸杞酒

【出处】《千金翼方》。

### 1. 原文

枸杞根（一百二十斤），切，以东流水四石煮之，一日一夕，去滓，得一石，汁渍曲酿之，如家酝法。

酒熟取清，置不津器中，取：干地黄末（一升），桂心末（一升），干姜末（一升），商陆根末（一升），泽泻末（一升），椒末（一升）。

上六味，盛以绢袋，纳酒中，密封口，埋入地三尺，坚覆上二十日。沐浴整衣冠，向仙人再拜讫，开之，其酒当赤如金色。平旦空肚服半升为度，十日万病皆愈，二十日瘢痕灭。

### 2. 注释

① 枸杞根：又名地骨皮，主治肺结核低热，骨蒸盗汗，肺热咯血，高血压，糖尿病。

② 十日万病皆愈，二十日瘢痕灭：可以彻底治愈各科疾病，治愈不复发，并有预防作用，体现了古人对药酒疗效的肯定。

### 3. 解析

（1）组方特点

本方中用了治疗阴虚内热的地骨皮和通大便、利小便、排污浊的干地黄，同时用了健脾利湿的泽泻、商陆和温胃散寒的肉桂、干姜、花椒。商陆苦寒性降，通二便，与泽泻同用，治疗水肿胀满、二便不通。本方可用于久病体虚引起的寒热错杂等多种慢性病防治。

（2）发酵作用

本方采用地上自然发酵、地下恒温恒湿提高发酵效果的方法。

具体办法：先是将地骨皮煮汁，然后用其汁渍曲酿酒。酒熟后，再将其他药物粉末装入绢袋中，浸入发酵器皿中密封，进行二次发酵。方中提到"一日一夕"的煮制到"坚覆上二十日""埋入地三尺"等制备工艺，体现对发酵时间、环境的严格控制。这是利用地温的恒定和土壤中地质环境的影响，提高了微生物发酵的效果。这也是自然环境条件、天人合一、运气学说、时间医学共同作用的体现。

### 4. 应用启示

本方发酵炮制工艺独特严谨。总体而言，本方通过多种药物的配伍，达到调和阴阳、祛除疾病、养生保健的目的。本方具有开发新药、新制剂的参考价值，但由于方中包含有一定毒性的商陆，因此，使用时必须非常谨慎。

关于文化故事的内涵及意义，本方提出在发酵过程中要求"沐浴整衣冠，向仙人再拜讫"的程序，反映了古人对中药炮制发酵制作的"敬畏之心"和高度责任感，这一文化具有重要的现实意义。

## 六、灵飞散

【出处】《千金翼方》。

### 1. 原文

云母粉（一斤），茯苓（八两），钟乳（七两），柏子仁（七两），桂心（七两），人参（七两），白术（四两），续断（七两），菊花（十五两），干地黄（十二两）。

上一十味，捣筛，以生天门冬十九斤，取汁溲药，着铜器中蒸之。一石二斗黍米下。出，曝干捣筛，先食服方寸匕，日一服。三日力倍，五日血脉充盛，七日身轻，十日面色悦泽，十五日行及奔马，三十日夜视有光，七十日头发尽落，故齿皆去。

更取二十匕，白蜜和捣二百杵，丸如梧子，作八十一丸，皆映彻如水精珠。欲令发齿时生者，日服七丸，三日即生。若发未白不落者，且可服散如前法，已白者，饵药至七年乃落。入山日服七丸，则绝谷不饥。

### 2. 注释

云母粉：云母是一种硅酸盐矿物，中医学认为其有镇静安神、明目祛翳等功效。

### 3. 解析

（1）组方特点

本方中有多种温补肾阳、滋阴润燥的药物。全方补虚损、填精血、长肌肉，对肾阴肾阳都具有调节作用，是一个具有改善体质、抗衰补虚作用的发酵中药方。

方中使用了矿物质类的云母粉、钟乳石，菌体类的茯苓，根茎类的人参、干地黄、白术。其中，云母主五脏积聚、久热胃闭，除邪气，破瘀血，通经络，利大小便，和脉，破五积，推陈致新；续断也叫接骨草，治关节腰痛，缓急，生肌肉，久服益气力；干地黄通血痹，填精髓，生肌肉，通大肠，利小肠，祛胃中宿食，通血脉，益气力；人参大补元气，为诸药之长。

（2）发酵作用

本方采用自然发酵法。用生天门冬汁作为溶媒，通过浸渍的自然发酵过程促进原料药中的活性成分溶出，药物转化分解，并产生新的活性物质。

### 4. 应用启示

本方采用矿物质、菌体、根茎类的多种药物，是具有促进排泄、增强代谢、推陈致新的多种功效的发酵方。该方十味药，取天门冬汁蒸，加黍米，曝干捣筛，炮制加工过程中溲、蒸、曝干捣筛。根据本方的用药特点、发酵炮制过程，可以看出这是一个治疗疑难病、慢性病的实用型的发酵中药方。本方也是开发改善体质、延缓衰老，治疗疑难病的中药新制剂，以及申报中药新药的参考方。

## 七、云母神仙方

【出处】《千金翼方》。

### 1. 原文

云母水主除万病，久服，长年神仙。方：云母（二十斤，细擘），芒硝（十斤），露水（一石），崖蜜（二斤）。

上四味，先取露水八斗作沸汤，分半洮汰云母再遍漉出，以露水二斗温之。纳芒硝令消置木器中。纳云母讫，经三七日出之令燥，以水渍之。粗皮令软，作袋。纳云母袋中，急系口。两人揉挺之，从寅至午勿住。出之，密绢筛末。余不下者，更纳袋中，揉挺如初，筛下，总可得五斤，以崖蜜和搅令如粥。纳薄削箭中，漆固口，埋舍北阴中，深六七尺，筑土令平。一百二十日出之皆成水，且温水一合，和云母一合，向东服，日三。水寒温自任，服十日，小盒饭黄，此先除劳气风也；二十日，腹中寒癖皆消；三十日，龋齿除者更生；四十日，不畏风寒；五十日，诸病皆愈，颜色日少。久服不已，长年神仙。

#### 2. 注释

① 除万病：这是一种夸张的表述，意为对很多病都有治疗效果。

② 长年神仙：这是一种神话化的描述，意指长期服用可达到延年益寿的效果。

#### 3. 解析

（1）组方特点

本方组方独特，巧妙地将云母、芒硝、露水与崖蜜四物融为一体，是天人合一的思想在实践中的体现。

方中以云母为君药，安神定志，明目祛翳。芒硝作为臣药，泻下通便，润燥软坚，助云母清除积滞，畅通经络。露水取天地之精华，能够调和诸药药性，寓含了多种自然因素和古人对大自然的敬畏之心。崖蜜滋补润燥，增强了本方导滞祛浊的作用。

（2）发酵作用

本方采用自然发酵法，发酵过程地上与地下结合，地上自然发酵，埋入阴凉地下恒温恒湿以提高发酵效率，并以崖蜜为溶媒促进发酵。方中用的云母、芒硝属矿物质类烈性药，发酵方法使用了多次揉搓，筛选后与崖蜜调和，埋入地下发酵。这种发酵方法促进了药物转化分解，产生新的活性物质和多种次生代谢物，提升药力，增强药效。

#### 4. 应用启示

本方特殊复杂的发酵法为本方的疗效提供了保障。本方以泻下药为主，清热泻下、润燥除积、促进代谢、推陈致新、改善肠道内环境、调节肠道菌群，是一个研发治疗疑难病、慢性病、抗衰老新药的参考方。

## 八、杏仁霜

【出处】《本草纲目》。

#### 1. 原文

杏金丹《左慈秘诀》云：亦名草金丹。方出浑皇子，服之长年不死。夏姬服之，寿年七百，乃仙去也。世人不信，皆由不肯精心修治故也。其法：须人罕到处。寅月杏树地下，通阳气。二月除树下草。三月离树五步作畦垄，以通水。亢旱则引泉灌溉。有霜雪则烧火树下，以救花苞。至五月杏熟自落，收仁六斗，以汤浸去皮及双仁者，用南流水三石和研，取汁两石八斗，去滓。以新铁釜用酥三斤，以糠火及炭然釜，少少磨酥至尽，乃内汁入釜。釜上安盆，盆上钻孔，用弦悬车辖至釜底，以纸塞孔，勿令泄气。初着糠火，一日三动车辖，以衮其汁。五日有露液生，十日白霜起即杏仁霜，又二日白霜尽，即金花出，丹乃成也。开盆炙干，以翎扫下，枣肉和，丸梧子大。每服三丸，空心暖酒下。至七日宿疾皆除，喑盲挛跛、疝痔瘿痫疮肿，万病皆愈。

**2. 注释**

① 左慈秘诀：左慈晚年埋头炼丹，留下《左慈秘诀》，本文对杏仁的论述被多部典籍转载。

② 修治：中药学术语。即炮制。

③ 浑：糊涂，不明事理。

④ 夏姬：夏姬（前640年前后一？），姬姓，名少盉，春秋时期郑国公主。夏姬是郑穆公的女儿，母亲为少妃姚子。因为嫁给封地位于株邑（今河南柘城县）的陈国司马夏御叔为妻，因而称为夏姬。

⑤ 寅月：即农历正月。古人把十二支和十二个月相配，以通常冬至所在的农历十一月配子，称为建子之月。由此顺推，十二月为建丑之月，正月为建寅之月，简称寅月。

⑥ 六斗：一斗为十升，每升约重1.5kg。

⑦ 双仁：一部分人认为，杏是双子叶植物，其种子一般分两瓣，双仁在此基础上更加一仁。古书描述："其双仁者，杀人。"另一部分人认为双仁指杏仁分开成两半，其不符合药用标准。

⑧ 南流水：地理名词，指一个地方自然状态下由北向南流动的水。

⑨ 三石：一石约等于一担（十斗）。

⑩ 铁釜：即铁锅。

⑪ 车辖：亦作"车鐴"，车轴两端的键，即销钉。

⑫ 酥：古代"酥"本义：酪类。由牛羊乳制成，又称"酥油"。会意，从禾，从酉（yǒu）。酥指食品，因而与禾、酉（代表酒）有关。

⑬ 杏仁霜：取净杏仁研末或捣如泥，数层草纸包裹，压榨去油，反复数次至草纸不显油迹，杏仁松散不黏结成饼，再研成细粉。多为临时加工炮制。

### 3. 解析

#### （1）组方特点

发酵原料的前处理与发酵效果有密切关系。为了能得到优质的杏仁霜，保证原料药杏仁的质量，将杏树的栽培前移到从选择杏树种植地点开始，包括对浇水、养护等工作都有具体的要求，然后从自然成熟掉落的杏仁中认真选出质优的杏仁，为杏金丹的成功制作创造条件。

#### （2）发酵作用

本方所表述的发酵后"五日有露液生，十日白霜起，又二日白霜尽"，其核心为杏仁汁长出"白霜"。

### 4. 应用启示

本方严谨的生产工艺流程，几乎达到了标准化。2000 年前，左慈就能提出这样先进的理念和思路，特别是严谨的生产制作工艺，很值得我们传承和学习。

本方的重要意义在于提示药品生产的过程中，认真做好炮制的前处理，创新性地将原料前处理前移到选择杏树的种植地开始，并重视杏树成长过程中的保养；发酵工艺也相当严谨，对原辅料的使用达到量化程度，可以说达到标准化程度。

### 附：研究进展

初步分析"白霜"的成分应是真菌类群，还包括酶类、多糖、钙、磷、铁、蛋白质、维生素等主要成分。含有这些营养成分的白霜，是一种治疗多种疾病的常用药。

杏金丹的"白霜"与柿霜有一定的相似性。大连民族大学环境与资源学院马梦晗等研究发现，柿霜是柿饼表面的精华部分，是内部糖分随水分扩散至表面，待水分蒸发后，在柿饼表面凝结成的糖霜，具有润肺止咳等功效。他们从柿霜中分离到 1 株红曲霉 SD3 菌株，选用蔗糖为唯一碳源对菌株进行液体发酵，用浓硫酸 – 苯酚法检测菌株发酵液中的多糖浓度，发现红曲霉 Monascus SD3 的多糖浓度为（0.51±0.022）mg/mL，为筛选多糖产生菌及开发新型多糖提供了新的方向。柿霜有以上功效，杏仁"白霜"是否有同样的功效？柿霜的研究对杏仁"白霜"的开发研究有一定的参考意义。

## 九、麋鹿角霜

【出处】《本草纲目》。

### 1. 原文

补元脏，驻颜色。用麋角一副，水浸七日，刮去皱皮，镑为屑，盛在一银瓶内，以牛乳汁浸一日，且常令乳高二寸，如乳耗更添，直候不耗，用油单数重密封瓶口，别用大麦一斗，安在甑内，约厚三寸，上安麋角瓶，更用大麦周围填实，露瓶口，不住火蒸一复时，如锅内水耗，即旋添热汤，须频看角屑粉烂发面，即住火取出，用细筛子漉去乳，焙干，每料八两；附子（炮制去皮）、干山药各三两，上为末，蒸枣肉和丸如梧子大。每服十五丸至二十丸，空心用温盐酒送下，炼蜜丸亦可。

### 2. 注释

①镑：是炮制方法之一。即用特制的镑刀或镑片机将软化好的动物角质类药材刮成薄屑的方法。质地坚硬的动物角质类药材一般也难以正常软化切片，所以多用此法制备成极薄的片屑或丝。

②甑：一是古代蒸饭的一种瓦器。底部有许多透蒸气的孔格，置于鬲上蒸煮，如同现代的蒸锅。二是现代蒸饭用的木制桶状物，有屉而无底。三是蒸馏或使物体分解用的器皿。

③一复时：指 24 小时。

④旋：随即。

⑤热汤：沸水；热水。

⑥漉：液体慢慢地渗下，滤过。

⑦焙干：在火上烤干。

⑧温盐酒：温的盐汤和温的黄酒，二者取其一就可以。

⑨炼蜜丸：是中药制作的一种方法，将蜂蜜放入锅中进行熬炼，当非常黏稠时将药物粉末掺入，团成药丸。

### 3. 解析

（1）组方特点

麋鹿角含有丰富的性激素和微量元素，可以改善男女性功能，经过制霜工艺炮制后，将其制成鹿角霜，疗效进一步提高，腥秽之味减少。本方具有强身健体、补益五脏、抗衰延年的作用。

（2）发酵作用

本方中所述的制作方法，是中药传统炮制技术制作"霜"药的方法，"霜"药是发酵产生的真菌类药物，这类药物对多种疾病都有显著的疗效。

### 4. 应用启示

珍贵的麋鹿角通过发酵炮制，制成麋鹿角霜，该工艺方法为贵重中药炮制加工提供了好思路。

# 十、秋冰乳粉丸

**【出处】**《本草纲目》。

## 1. 原文

固涩元阳，强壮筋骨，延年不老，除却百病。秋冰五钱，头生男乳晒粉五钱，头生女乳晒粉五钱，乳香二钱五分，麝香一分，炼制成蜜丸，如芡实子大小，用金箔包为衣，乌金纸包，黄蜡包裹收纳，不要让气体进入。为每月用乳汁化服一丸，后仍饮用乳汁以助药力。

秋冰法：用童男、童女尿各一桶，入大锅内，桑柴火熬干。刮下，入河水一桶搅化，隔纸淋过。复熬刮下，再以水淋炼之。如此七次，其色如霜，或有一斤。入罐内，上用铁灯盏盖定，盐泥固基，升打三炷香。看秋石色白如玉，再研，再如前升打。灯盏上用水徐徐擦之，不可多，多则不结；不可少，少则不省。自辰至未，退火冷定。其盏上升起者，为秋冰，味淡而香，乃秋石之精英也，服之滋肾水，固元阳，降痰火。其不升者，即寻常秋石也，味咸苦，蘸肉食之，亦有小补。

## 2. 注释

① 辰至未：辰为 7~9 时，未为 13~15 时。

② 秋石：古时秋石是一种药物的名称，别名：秋丹石、秋冰、淡秋石，属矿物质类钙化合物类药物。主治虚劳羸瘦、骨蒸劳热、咳嗽、咯血、咽喉肿痛、遗精等症状。

中国道家养生炼丹术对"秋石"的研究，被英国学者李约瑟称为中国古代科技的二十六项发明之一。这一技术中国一直在世界处于领先水平。"秋石"是一种矿物质类药，提炼的方法是用童男女尿液萃取，据说服之可以"长生不老"，古代方士常以此药进贡皇上。临床研究证明，"秋石"是一种治疗男性病，改善性功能的常用药，其中含有多种微量元素及理化成分。

## 3. 解析

（1）组方特点

本方采用古代道教炼丹治病法，与乳汁相结合发酵，也就是生物发酵与高温理化法相结合。原料以童子尿为主，通过反复发酵、提炼浓缩。

古人对秋石治病有种神秘感。本方具有强健身体、延缓衰老的特殊功效。

（2）发酵作用

用童男、童女尿各一桶，入大锅内，用桑柴火熬干。刮下筒壁附着物，用河水一桶搅拌溶化，隔纸滤过，再次刮下，再用水搅拌溶化，重复以上步骤共七次，使其颜色如霜，或有一斤重即可。放入罐内，上面用铁灯盏盖固定，用盐泥固定，升打三炷香时间，待秋石色白如玉，再次研磨，重复之前步骤。灯盏上用水慢慢擦拭，水不可多，多则不结晶，也不可少，少了药物不升。此操作从早上7点至下午3点，停火冷却。灯盏上的结晶即为秋冰，这是秋石中的上品，味道淡而香，服下可滋补肾水，固涩元阳，降痰火。不升者为普通秋石，味道咸而苦，蘸肉吃下，也有小补之功效。

### 4. 应用启示

秋石是一种有特殊功效的矿物质类药物，对此引发的争议很多，但是用于补肾强身、延缓衰老方面有大量记载，疗效肯定，故值得关注和深入研究。其提取炮制方法过程严谨，对现在药物炮制方法有启迪意义。

## 十一、地黄酒

【出处】《本草纲目》。

### 1. 原文

地黄酒，补虚弱，壮筋骨，通血脉，治腹痛，变白发。用生肥地黄绞汁，同曲、米封密器中。春夏三七日，秋冬五七日启之，中有绿汁，真精英也，宜先饮之，乃滤汁藏贮。加牛膝汁效更速，亦有加群药者。

### 2. 注释

①同曲、米：置神曲、糯米。

②绿汁：绿色汁液。

③精英：精华物质。

④群药：方剂中其他所有的药。

### 3. 解析

（1）组方特点

《本草纲目》谓地黄可"填骨髓，长肌肉，生精力，补五脏内伤不足，通血脉，利耳目，黑须发"，方中生地黄本为清热凉血药，同补中益气的糯米酿制成低度酒，则唯有活血气、封填骨髓、补益肝肾的功效。

（2）发酵作用

本方使用自然发酵法，用新鲜生地黄绞汁加入神曲、糯米发酵制作而成，能够增强全方活血补气、补益肝肾之功。

### 4. 应用启示

本方是一个预防疫病的发酵方。药酒常作为发酵溶媒和药引，能够起到"行药势，通血脉，散湿气"的作用。

**附：药酒的功效**

《备急千金要方》有记载："一人饮，一家无疫，一家饮，一里无疫。"可见药酒在古代预防疾病的重要性，也可见酒有助于提高免疫力。《汉书·食货志》曰："酒，为百药之长。"酒诞生后，我们的祖先在饮酒的过程中，发现了酒能"行药势，杀百邪恶毒气""通血脉，散湿气""除风下气""开胃下食""温肠胃，御风寒""止腰膝疼痛"，用酒入药还能促进药效的发挥，药酒还有延年益寿的好处，这一点在历代的医疗实践中已得到了证实。

# 十二、异类有情丸

【**出处**】《本草纲目》。

**1. 原文**

凡丈夫中年觉衰，便可服饵。盖鹿乃纯阳，龟、虎属阴，血气有情，各从其类，非金石草木比也。

鹿角霜、龟甲（酒浸七日，酥炙，研）各三两六钱，鹿茸（熏干，酒洗净，酥涂炙，研）、虎胫骨（长流水浸七日，蜜涂酥炙）各二两四钱，水火炼蜜，入雄猪脊髓九条捣，丸梧子大。每空心盐汤下五、七、九十丸。如厚味善饮者，加猪胆汁一二合，以寓降火之义。

**2. 注释**

① 长流水：经常流动的水，又称东流水，大而江河，小而溪涧，皆为流动之水。

② 水火炼蜜：《韩氏医通》金华师最恶以锅煎炼，非古法，授此。以白砂蜜一斤，大瓷碗盛重汤煮，不住搅，文武火，汤干加水，以蜜滴水不散为度。大率一斤炼成半斤。罐埋土七日。凡和丸剂，只以药末一半，入蜜，春万杵，干再糁，以布包裹，入甑内蒸软，又加未尽之末，如此三次，则丸剂可以久收，不复回润。

**3. 解析**

（1）组方特点

本方大量使用了血肉有情之品，用以大补肾阴肾阳。古人认为在填精益髓方面，血肉有情之品的功效强于金石草木一类的药物。

（2）发酵作用

在药物炮制方面，选用酒浸、酥炙等自然发酵炮制方法，增强了全方补益之功。

**4. 应用启示**

本方虽然是一个具有补肝益肾功效的发酵方，但是方中涉及国家保护类动物，如虎骨等，现实中难以实现，仅供科研参考。

## 十三、何首乌丸

【出处】《太平惠民和剂局方》。

### 1. 原文

补暖腑脏，祛逐风冷，利腰膝，强筋骨，黑髭发，驻颜容。

何首乌（三斤，用铜刀或竹刀切如棋子大，木杵臼捣），牛膝（去苗，锉，一斤）。

上件药，以黑豆一斗净淘洗曝干，用甑一所，先以豆薄铺在甑底，然后薄铺何首乌，又铺豆，又薄铺牛膝。如此重重铺，令药、豆俱尽，安于釜上蒸之，令豆熟为度。去黑豆，取药曝干，又换豆蒸之，如此三遍，去豆取药，候干为末，蒸枣肉和丸，如梧桐子大。每服三十丸，温酒下，食前服。忌萝卜、葱、蒜。此药性温无毒，久服轻身，延年不老。

### 2. 注释

何首乌，用量三斤，需使用铜制刀具或者竹制刀具，将其切成如同棋子般大小的块状，再用木质杵臼捣细；牛膝，去除苗根，锉成碎末状，取用一斤。

以上药材备好后，搭配黑豆一斗，先把黑豆仔细淘洗干净，然后摊开在太阳下晒干。准备一口甑（古代蒸食炊具），操作时，先在甑的底部薄薄地铺上一层黑豆，接着在黑豆上铺一层何首乌，之后再铺一层黑豆，又铺一层牛膝。按照这样层层交替铺叠的方式，直至把药材、黑豆全部铺完。安置在锅釜之上进行蒸煮，一直蒸煮到黑豆熟透为止。蒸完后，挑出黑豆，将何首乌与牛膝取出，放在太阳下晒干；接着再次更换新的黑豆，重复上述蒸制流程，前后一共要蒸三遍。三遍过后，彻底去除黑豆，单取药材，等药材完全干燥后，研磨成粉末状；再取蒸制过的枣肉，与之混合均匀，搓制成梧桐子大小的药丸。

### 3. 解析

（1）组方特点

本方以何首乌为君药，有补益肝肾、抗衰乌发、排污浊的功效；牛膝活血通经、补肝肾、抗衰老。以黑豆和枣肉为炮制辅料，黑豆入肾，有补肾益阴、健脾利湿之效；大枣味甘，"甘味归脾"，有健脾补血的功效，能入肝经，滋肝阴。本方主辅料共同发酵，具有强身健体、抗衰延年的功效。

（2）发酵作用

方中将新鲜的何首乌切成如同棋子般大小的块状，再用木质杵臼捣细；牛膝，去除苗根，锉成碎末状，取用一斤。这两味新鲜的原料药能起到发酵基质和溶媒的作用。通过自然发酵法，层层铺放药物和黑豆进行蒸制，使药物充分吸收黑豆的药力，经过三蒸三晒，反复强化药效，达到减毒增效的作用。

### 4. 应用启示

本方虽只有两味药，但两味药都是历代公认的具有改善体质、补益肝肾、抗衰老作用的药物。通过长期服用本方，可以持续地改善体质，从而达到延缓衰老的目的。

## 十四、还元丹

【出处】《景岳全书》。

### 1. 原文

一名延年益寿不老丹。此药大补元气，服一月自觉异常，功效不可尽述。

**此方为阴虚血热者宜之，诸阳虚者不可用。**

何首乌（半斤，用米泔水浸软，竹刀刮去皮，分四制。忌铁器，以砂锅、瓦器盛酒拌芝麻蒸一次，晒干；又用羊肉一斤切片拌蒸一次，晒干；再用酒拌蒸一次，黑豆拌蒸一次，各晒干），熟地黄，生地黄（酒浸，焙）（各三两），天冬，麦冬（各末，一两），人参（五钱），地骨皮（童便浸晒），白茯苓（酒浸晒干取末）（各一两）。上取乳汁六两，白蜜十两，同炼一器中，合前末为膏，瓷器取贮，勿令泄气。不拘时服一二匙，沸汤嗽咽之。

### 2. 注释

勿令泄气：密封保存。

### 3. 解析

（1）组方特点

本方滋阴清热、益气养血、宁心安神，治疗因长期虚损导致的神疲乏力、气短懒言、腰膝酸软、头晕目眩等症。

（2）发酵作用

本方采用自然发酵法炮制原料药何首乌，拌芝麻蒸，羊肉一斤切片拌蒸，酒拌蒸，黑豆拌蒸，自然发酵晒干。乳汁、白蜜为发酵溶媒，同原料药拌密封发酵，起到了减毒增效的作用。

### 4. 应用启示

本方用于亚健康状态的调理及阴虚体质者。

# 第三节　发酵中药面脂面膏美容方

## 一、则天大圣皇后炼益母草留颜方

【出处】《外台秘要》。

### 1. 原文

五月五日收取益母草，曝令干，烧作灰。取草时勿令根上有土，有土即无效。烧之时，予以水洒一所地，或泥一炉。烧益母草良久烬，无取斗罗筛此灰。干，以水熟搅和，溲之令极熟。团之如鸡子大，作丸，于日里曝令极干讫。取黄土泥作小炉子，于地四边各开一小孔子，生刚灰上下俱著炭，中央著药丸。多火，经一炊久，即微微着火烧之，勿令火气绝，绝即不好。经一时，药熟，切不得猛火。若药熔变为瓷巴黄，用之无验。火微，即药白色细腻，一复时，出之于白瓷器中。以玉槌研，绢筛，又研，三日不绝。收取药，以干器中盛，深藏。旋取洗手面，每朝将以洗手面，如用澡豆法。如无玉槌，以鹿角槌亦得。

### 2. 注释

① 斗罗：筛子。

② 搅和：搅拌调和。

③ 溲：浸泡。

④ 一炊：烧一顿饭的时间。

⑤ 一复时：指 24 小时。

⑥ 绢筛：用绢布筛。

### 3. 解析

（1）组方特点

本方是由益母草灰一味制成的留颜方。益母草具有活血祛瘀、利水消肿的作用，是历代以来常用的美容美肤、祛黑除皱的中药。唐代陈藏器《本草拾遗》说：益母草茎"入面药，令人光泽，治粉刺"。即可治疗女子气血不和而成的色素沉着。唐代则天皇后非常喜爱益母草洗面药，直到年逾耄耋，周围侍从仍"不悟其衰"。此方元代《御药院方》卷曾转载，改名为"神仙玉女粉"，但不用灰，谓"每用少许，早晚洗患处"，推测系直接应用益母草干粉。

（2）发酵作用

益母草烧灰后，相当于纳米级的石墨烯。石墨烯是一种高科技材料，石墨烯材料产生的远红外线具有很强的渗透力,易被人体吸收并转化为肌肤的内能,能与肌肤细胞的水分子产生有效的共振,作用点直达肌肤底层,使水分子活化,增强其分子间的结合力,从而活化蛋白质等生物大分子,使肌肤细胞处于较高振动能级。由于细胞的共振效应,将热能传递到人体皮下较深的位置,深层组织温度上升,产生的温热由内向外散发,从而使毛细血管扩张,加速血液循环,强化各个组织之间的新陈代谢,增加组织的再生能力,提高肌肤的免疫能力,从而达到胶原蛋白再生、延缓衰老、恢复皮肤活力等美容效果。石墨烯问世只有 15 年的时间,由于它特殊的性能和作用,影响了人类科学的多个领域,令人吃惊的是,1300 多年前的武则天用的美容美肤产品,就已经包含了如此高端的高科学技术成分。这在当今社会也属于世界领先水平,真是了不起的创新发明。

### 4. 应用启示

益母草烧灰后用来治疗皮肤病是一大创新,益母草烧灰后,富含钾盐,可以起到肥皂的作用。

本方益母草烧灰后的制作工艺相对复杂,个人操作实现难度较大。

## 二、苏合煎

【出处】《外台秘要》。

### 1. 原文

苏合香,麝香,白附子(炮),女菀,蜀水花(各二两),青木香(三两),鸡舌香,鸬屎(各一两)。上八味,先取糯米二升渐,硬炊一斗,生用一斗,合醇酢用水一斛五斗,稍稍澄取汁合得一斛,煮并令沸,以绵裹诸药,纳着沸浆中煎得三升,药熟以澡豆洗皮干处令燥,以药敷皮干上日再,欲敷药,常以酢浆水洗面后涂药,涂药至三四合,皮干处当小急痛,好处微微剥去便白,以浆三洗,三敷玉屑膏讫白粉之,若急痛勿怪,痒勿搔之,但以粉粉上面,按抑痒处满百日,可用脂胡粉取瘥。

### 2. 注释

①女菀:亦称白菀、织女菀、女宛、女肠等。味辛,性温,归肺、肾、脾经。温肺化痰,健脾,和中,利尿。

②蜀水花:别名鸬鹚屎。气味冷,微毒。去面上黑痣、疗面瘢疵、汤火疮痕。

③鸡舌香:亦称母丁香,桃金娘科植物丁香的近成熟果实。味辛,性温,可治暴心气痛、胃寒呕逆、风冷齿痛、牙宣、口臭、妇人阴冷、小儿疝气等症。

④硬炊:大火煮饭。

⑤绵裹:用棉布将原料包裹其中。

⑥皯：皮肤黧黑枯槁。

⑦酢：用酒发酵或以米、麦、高粱等酿制而成的酸味液体。

⑧澄：澄清，使液体里的杂质沉淀下去。

⑨胡粉：亦称粉锡、解锡、水粉、铅华、官粉等。味辛，性寒，有毒，归肾经。可消积，杀虫解毒，生肌，燥湿止痒。

⑩白粉：铅粉。画师用以设色，妇女用以涂脸。

### 3. 解析

（1）组方特点

本方要着重强调女菀的独特作用，女菀是古代很常用的除面皯，使皮肤变白的药物，内服外敷皆良。

（2）发酵作用

本方用具有发酵作用的鸬鹚屎、醇酢水、浆水等，对全方所用药物进行了发酵炮制，是本方取得好的疗效的重要因素。本方除了用植物药，还用了动物药，含有大量的动物蛋白、脂肪、维生素及矿物质，是营养人体皮肤所必需的。发酵过程中产生的酶，可以减少黑色素的生成，能嫩面抗皱，使皮肤洁白细腻。

### 4. 应用启示

本方具有杀菌抗炎、促进溃疡和疮面愈合、消除面上黑色素沉着的作用，可以使面部肌肤光泽洁白，适用于面部黧黑，皮肤干燥粗糙的黧黑斑、黄褐斑，有广泛的实用性，开发潜力巨大，是一个能带来很好经济效益和社会效益的好的名方，同时具有一定的防治疾病的科研价值。

附：《名医录》载：宋代太平兴国年间，有女任氏色美，嫁给进士王公辅。由于情志不遂，心中郁郁寡欢，久则面色渐黑，其母家到处求医。后遇一道士，自述能治此病，投以"女真散"。每次用酒送下二钱，一日二服。服后数日，面色渐微白，一月而颜美如故。母家因求恳其方，才知方中的主药就是女菀。

## 三、澡豆面脂手膏方

【出处】《外台秘要》。

### 1. 原文

《千金翼》论曰，面脂手膏，衣香澡豆，士人贵胜，皆是所要。然今之医门，极为秘惜，不许子弟泄漏一法。至于父子之间，亦不传示。然圣人立法，欲使家家悉解，人人自知，岂使愚于又面脂方，主面及皱皮靥黑，凡是面上之病，皆悉主之。

丁香（十一分），零陵香，桃仁（去皮），土瓜根，白蔹，白及，防风，当归，沉香，辛夷，商陆，麝香（研），栀子花，芎（各十二分），蜀水花，青木香（各八分），白芷，葳蕤，菟丝子，藿香，甘松香（各十五分），木兰皮，白僵蚕，藁本（各十分），茯苓（十八分），冬瓜仁（十六分），鹅脂，羊髓（各一升半），羊肾脂（一升），猪胰（六具），清酒（五升），生猪肪脂（二大升）。

上三十二味，生猪胰汁，渍药一宿于脂中，煎三上三下，以白芷色黄，去滓，以上件酒五升，猪胰以炭火微微煎，膏成贮器中，以涂面。

### 2. 注释

①澡豆：以豆粉为主，添加各种药物制成的洗涤用品，呈细丸状或粉状。起源于魏晋南北朝时期，在唐代达到了鼎盛阶段。其具有去污和改善皮肤的功效。

②皴皱：形容皮肤因干燥等原因而形成的裂纹或皱纹。

③黡黑：指的是皮肤上的深色斑点或印记。

### 3. 解析

（1）组方特点

本方是一个用于治疗皴皱、黡黑等面部问题的实用方。方中用了多种芳香类药物丁香、零陵香、沉香、甘松香等，可行气活血，畅达经络；活血化瘀的桃仁、土瓜根、白芷；美白淡斑的白蔹、白及、冬瓜仁；调理气血，促进皮肤新陈代谢的防风、当归。此外，还加入多种动物脂肪，如鹅脂、羊髓、羊肾脂、猪胰等，能够进一步达到滋养皮肤、增强皮肤弹性的效果。

（2）发酵作用

本方是一个发酵中药方。方中用了多种具有生物活性的药物，并加入清酒进行发酵炮制，以减少不良反应，增强全方疗效。

### 4. 应用启示

本方是一个美容祛斑、洁白面部的发酵中药外用方。

## 四、杜衡面膏方

【出处】《外台秘要》。

### 1. 原文

杜衡，杜若，防风，藁本，细辛，白附子，木兰皮，当归，白术，独活，白茯苓，葳蕤，白芷，天门冬，玉屑（各一两），菟丝子，防己，商陆，栀子花，橘仁，冬瓜仁，蘼芜花（各三两），藿香，丁香，零陵香，甘松香，青木香（各二两），麝香（半两），白鹅脂（半升），白羊脂，牛髓（各一升），羊胰（三具）。

上三十二味，先以水浸膏髓等五日，日满别再易水，又五日，日别一易水，又五日，二日一易水，凡二十日止。以酒一升，挼羊胰令消尽，去脉，乃细切香，于坩器中浸之，密封一宿，晓以诸脂等合煎，三上三下，以酒水气尽为候，即以绵布绞去滓，研之千遍，待凝乃止，使白如雪，每夜涂面，昼则洗却，更涂新者，十日以后色等桃花。

### 2. 注释

① 杜衡：属多年生草本，为马兜铃科植物，通常以根茎及根或全草入药，气芳香，有浓烈辛辣味，有麻舌感。具有镇痛、散风逐寒等功效。

② 坩器：指陶瓷器皿。坩的本义是坚硬的土。

### 3. 解析

（1）组方特点

本方是一个用于美容养颜的实用方。方中运用了草木类、矿物质类及生物活性类的多种药物，有芳香类药物麝香、丁香、零陵香等行气活血，畅达经络；祛风除湿的杜衡、杜若、防风、藁本等；美白淡斑的白芷、白茯苓；润泽肌肤的玉屑，以及多种动物脂肪，如白鹅脂、白羊脂、牛髓、羊胰等，能够增强全方滋养皮肤、美容养颜的功效。

（2）发酵作用

本方是一个发酵中药方。方中用了多种具有生物活性的药物，并加入酒进行发酵炮制，以减少不良反应，增强全方疗效。

### 4. 应用启示

本方是一个有美容养颜功效的实用方，能使人面色红润有光泽。

## 五、杏仁白附子美颜方

【出处】《外台秘要》。

### 1. 原文

杏仁（二升，去皮），白附子（三两），密陀僧（二两，研如粉），白羊髓（二升半），珍珠（十四枚，捣研如粉），白鲜皮（一两），鸡子白（七枚），胡粉（二两，以帛四两裹，一石米下蒸之，熟下，阴干）。

上八味，以清酒二升，又下羊髓研二百遍，捣筛诸药内之，研五百至千遍弥佳，初研杏仁即少少下酒薄，渐渐下使尽，药成，以指捻看如脂，即可用也。草药绢筛，直取细如粉佳。

### 2. 注释

① 杏仁：是蔷薇科杏的种子。味苦，性微温，有小毒，归肺、大肠经。有降气止

咳平喘、润肠通便、美白润肤的功效。

② 胡粉：铅粉，金属铅加工制成的粉末。味辛、甘，性寒，有毒，归肝、脾、胃、大肠经。有败毒抗癌、杀虫疗疮、祛瘀止血生肌、燥湿止痒的功效。

③ 密陀僧：为硫化物类方铅矿族矿物方铅矿提炼银、铅时沉积的炉底，或为铅熔融后的加工制成品。味咸、辛，性平，有毒，入肝、脾经。其味咸能化肿块，辛味能发散，行气行血，药性平和，具燥湿杀虫、解毒收敛防腐之效。

3. **解析**

（1）组方特点

方中用了祛风祛邪的白附子、白鲜皮；滋养皮肤的杏仁、白羊髓；美白养颜的珍珠；收敛抗炎的鸡子白；解毒燥湿的密陀僧、胡粉。全方祛风、润燥、滋养，是一个用于美容养颜的实用方。

（2）发酵作用

本方是一个发酵中药方。方中用了具有生物活性的药物白羊髓，并加入酒进行发酵炮制，以增强全方疗效。

4. **应用启示**

本方是一个用于美容养颜的实用方。方中所用胡粉（铅粉），虽有一定的收敛、杀虫和解毒作用，但要注意其毒性和使用安全性。

## 六、白及桃花面膜方

【出处】《外台秘要》。

1. **原文**

防风，白及，川芎（各五分），白术（八分），甘松，白蔹，木兰皮，瓜蒌，白芷，藁本，桃花，蜀水花，商陆，密陀僧，白僵蚕，零陵香，杜衡，鹰屎，白薇葌，土瓜根（各三分），麝香，丁香（各二两），白附子，玉屑（各四分），鹅脂（五合），鹿髓（一升），羊髓（一升），白腊（四两），猪膏（二升）。

上二十九味，细切，酢渍，密封一宿，明旦以猪膏煎，三上三下，白芷色黄为药成，去滓，搅数万遍，令色白以敷面，慎风日良。

2. **注释**

白及：味苦、甘、涩，性微寒，归肺、肝、胃经。有收敛止血、消肿生肌的功效。

3. **解析**

（1）组方特点

方中用了祛风活血的防风、桃花、川芎；美白养颜的白芷、白及、白蔹；芳香开窍的麝香、丁香，还加入鹅脂、鹿髓、羊髓等多种具有生物活性的药物，具有滋养皮肤、补充气血的作用。全方有美白除皱的功效，还是一个治疗黄褐斑的实用方。

（2）发酵作用

本方是一个发酵中药方。将药物用酢渍，密封一夜，再用猪膏煎至白芷色黄，去滓搅匀后使用。

### 4. 应用启示

本方用于美白除皱，还是一个治疗黄褐斑的实用方。在方中最后还记载使用说明，指出"以敷面，慎风日良"，本方主要用于面部外敷，在使用过程中需要注意避免风吹日晒。

## 七、美白膏

【出处】《外台秘要》。

### 1. 原文

防风，芎，白芷，白僵蚕，蜀水花，白蔹，细辛，茯苓，藁本，葳蕤，青木香，辛夷仁，当归，土瓜根，瓜蒌仁，桃仁（去皮尖）（各三分），猪脂（二升），鹅脂（一升），羊肾脂（一升）。

上十九味细切，绵裹酒二升，浸一日一夜，便纳脂中急火煎之，三上三下，然后缓火，一夜药成，去滓，以敷面，慎风日良。

### 2. 注释

芎：川芎。

### 3. 解析

（1）组方特点

方中用了祛风活血的防风、川芎、当归、桃仁；美白肌肤的白芷、白僵蚕、白蔹；再加入猪脂、鹅脂、羊肾脂等多种具有生物活性的药物。全方祛风活血、美白滋润，是一个美白润肤的实用方。

（2）发酵作用

本方是一个发酵中药方。将药材细切，然后用绵包裹在酒中浸泡一日一夜。将浸泡后的药材纳入由猪脂、鹅脂和羊肾脂组成的油脂中，急火煎之，三上三下，然后缓火，一夜药成。

### 4. 应用启示

本方是一个美白润肤的实用方，在使用过程中需要注意避免风吹日晒。

## 八、耐老去皱方

【出处】《外台秘要》。

### 1. 原文

祛风寒，令面光悦，耐老去皱。青木香，白附子，芎，白蜡，零陵香，白芷，香附子（各二两），茯苓，甘松（各一两），羊髓（一升半，炼之）。上十味，以酒水各半升，渍药经宿，煎三上三下，候酒水气尽膏成，去滓，收贮任用，涂面作妆，䵟黯皆落。

### 2. 注释

①青木香：为马兜铃科植物马兜铃的干燥根。味辛、苦，性寒，小毒，归肝、胃经。行气止痛，解毒消肿。

②白蜡：是木犀科白蜡属植物的通称，又称桦，因树上放养白蜡虫，故取名白蜡树。具有止血，生肌，定痛，治金疮出血、尿血、下血、疮疡久溃不敛、下疳等作用。

③䵟黯：色斑、暗沉等。

### 3. 解析

（1）组方特点

本方是一个传统中药美容方，主要用于祛风寒、令面光悦、耐老去皱。方中用了理气活血的青木香、川芎、香附子；祛风除湿的白附子、白芷；行气活血，畅达经络的零陵香、甘松等。

（2）发酵作用

本方是一个发酵中药方。先将药材以酒水各半升渍药经宿，然后煎三上三下，每次煎煮后都要将药液倒出，再重新加入酒水进行煎煮，直至酒水气尽膏成。这种独特的发酵工艺有助于提高全方疗效。

### 4. 应用启示

本方是一个美容祛斑的实用方。方中指出"涂面作妆，䵟黯皆落"，说明本方主要用于面部外敷，具有显著的美容祛斑效果。

## 九、美白面膜方

【出处】《外台秘要》。

### 1. 原文

玉屑，川芎，土瓜根，白芷，冬瓜仁，木兰皮，葳蕤，桃仁（去皮），白附子

（各四两），商陆根（五分），辛夷，菟丝子，藁本，白僵蚕，当归，黄芪，藿香，细辛，防风，麝香，青木香（各三分），猪胰（三具），蜀水花（一合），鹰屎白（一合），白狗脂（一升），鹅脂（一升），熊脂（二升）。上二十七味细切，以清酒渍一宿，微火煎一日，以新布绞去滓，以涂面，切慎风，任用之。

### 2. 注释

玉屑：为矿物软玉的碎粒。味甘，性平，无毒。《医林纂要·药性》记载玉屑有"镇心安神，平补五脏，清明耳目，润泽肌肤"的功效。

### 3. 解析

（1）组方特点

本方能够滋润皮肤，美容养颜。方中用了活血化瘀的桃仁、川芎；祛风解表的防风、细辛、藁本；清热燥湿的木兰皮；芳香化湿的藿香；滋养肌肤的菟丝子，再加入鹰屎白、白狗脂、鹅脂、熊脂等具有生物活性的药物，增强全方美白滋润肌肤的功效。

（2）发酵作用

本方是一个发酵中药方。药物用清酒渍一宿，既能发挥酒"通血脉，行药势"的作用，也可以使药物中的有效成分更好地溶出，有助于增强全方疗效。

### 4. 应用启示

本方是一个美白润肤的实用方。方中记载"切慎风"，强调使用后的注意事项，要求使用者注意避风，防止风邪乘虚而入，影响疗效。

## 十、崔氏蜡脂方

【出处】《外台秘要》。

### 1. 原文

白蜡（十两，炼令白），桃花，菟丝子，白芷，木兰皮，细辛，辛夷仁，白茯苓，土瓜根，栝楼根，白附子，杜衡，桃仁（去皮），杏仁（去皮）（各三分），蔓菁子油（二升半），羊髓，牛髓，鹿髓脂（各二合）。上十八味并细切，以黄酒渍一宿，用上件蜡、油、髓、脂等，煎如面脂法，其蔓菁油、酒在前，煎令烟出后，始下蜡、髓讫，内诸药，候白芷色黄膏成。任用，每以澡豆洗面后以涂之。

### 2. 注释

蔓菁子油：又称芜菁子油或芥子油，是从蔓菁种子中提取的精油。有明目、治疗黄疸、降低血脂和改善心血管健康、抗氧化和抗炎、治疗皮肤炎症和干燥的功效。

### 3. 解析

（1）组方特点

本方适用于美容养颜、祛斑。方中用了能活血化瘀、美白祛斑的桃花、桃仁、杏仁、菟丝子；润泽皮肤、消肿排脓的栝楼根；祛风散寒的细辛、白芷，又加入羊髓、牛髓、鹿髓脂等具有生物活性的药物，能增强全方滋润保湿、美白祛斑的功效。

（2）发酵作用

本方是一个发酵中药方。用黄酒渍药物一宿，既能发挥黄酒"行药势、通血脉"的作用，又能使有效成分更好地溶出。同时，酒的温热之性也有助于发挥药物的温通作用，对于改善面部气血循环有一定的帮助。

### 4. 应用启示

本方是一个美白祛斑、美容养颜的实用方。方中记载有详细的使用方法"每以澡豆洗面后以涂之"，强调先使用澡豆清洁面部，能够使皮肤更好地吸收面脂中的成分，从而增强面脂的美容效果。

## 十一、护肤除皱方

【出处】《外台秘要》。

### 1. 原文

蔓菁油（三升），甘松香（一两），零陵香（一两），辛夷仁（五分），白术（二升），细辛（五分），竹茹（一升），竹叶（切，五合），白茯苓（三分），蘼芜花（三分），羊髓（半升，以水浸，去赤脉，炼之），麝香（任炙）。

上十二味，切，以绵裹，酒浸经再宿，绞去酒，以脂中煎，缓火令沸，三日许香气极盛，膏成，乃炼蜡令白。看临熟下蜡调，瓷硬得所，贮用之。

### 2. 注释

蘼芜花：味辛，归肝、胆、心经。有疏风、平肝之效。

### 3. 解析

（1）组方特点

本方适用于美容养颜、祛斑除皱。方中用了能芳香辟秽、行气通络的甘松香、零陵香、麝香等多味芳香类药物；散风通窍的辛夷仁；健脾祛湿的白术；燥湿利水、美白的白茯苓。

（2）发酵作用

本方是一个发酵中药方。将药物切后以绵裹，酒浸两日。酒本身有辛散温通的作用，能增强药物的行散之力。同时，酒浸过程可以改变药物的性质，减少药物的毒性或烈性。

**4. 应用启示**

本方是一个美白润肤的实用方。通过酒浸药物，发挥其"通血脉，行药势"的作用，增强全方祛斑除皱的功效。

## 十二、常敷面脂方

【出处】《外台秘要》。

**1. 原文**

细辛，葳蕤，黄芪，白附子，薯蓣，辛夷，川芎，白芷（各一分），瓜蒌，木兰皮（各二分），猪脂（二升，炼成）。上十一味，切，以绵裹。用少酒渍一宿，内脂膏，煎之七上七下，别出一斤白芷，煎色黄药成，去滓，搅凝，以敷面，任用之。亦主金疮止血良。

**2. 注释**

葳蕤：玉竹，属滋阴养气补血之品，古人称玉竹平补而润，兼有除风热之功，故能驻颜润肤，祛病延年。

**3. 解析**

（1）组方特点

本方是一个美容养颜的实用方。方中用了补气养血的黄芪；活血行气的川芎；祛风散寒的细辛、白芷；滋润肌肤的瓜蒌、葳蕤；止血的白附子，其对于金疮等外伤性出血具有良好的效果。全方具有改善面部肤色、促进伤口愈合等疗效。

（2）发酵作用

本方是一个发酵中药方。将药物切后以绵裹，酒渍一宿，并加入脂中煎煮。同时使用这两种炮制方法，不仅能发挥酒辛散温通的作用，增强药物的行散之力，而且还能减少药物的毒性或烈性。

**4. 应用启示**

本方是一个美容养颜，并能促进面部伤口愈合的实用方。

## 十三、延年面脂方

【出处】《外台秘要》。

**1. 原文**

白术，茯苓，杜衡（各六分），葳蕤，藁本，川芎，土瓜根，瓜蒌（各五分），木兰皮，白僵蚕，蜀水花，辛夷仁，零陵香，藿香（各四两），菟丝子（八分），栀子花，麝香（酒浸，绵裹），鹰屎白（各三分），冬瓜仁（五分），桃仁（五合，并令碎），白蜡（三两），羊脂（肾边者，一升），猪脂（三升，水浸七日，日别易水），猪胰（一具），白附子（四分）。

上二十五味，并细切，酒二升，取猪胰、桃仁、冬瓜仁，绵裹纳酒中，挼令消，绞取汁，用酒渍药一宿，别煎猪脂令消，去滓，以猪脂、羊脂、白蜡于铛中，用绵裹内铛，微火煎三上三下，药黄色，去滓，待澄候凝，纳鹰屎末，搅令匀，以涂面妙。

### 2. 注释

杜衡：杜若，味辛，性微温。主治胸胁下有向上的不顺之气；能温暖内脏；治疗风入脑门的穴或脑部的毛窍，使头胀痛，流出许多鼻涕、眼泪之症。长期服用可补益瞳子，使眼睛明亮，身体轻捷。

### 3. 解析

（1）组方特点

本方是一个美容养颜的实用方。方中用了健脾利湿的白术、茯苓；养阴清热的杜衡、葳蕤；活血行气的藁本、川芎；清热解毒的土瓜根、瓜蒌；祛风止痒、美白肌肤的木兰皮、白僵蚕；芳香开窍、行气止痛的蜀水花、辛夷仁、零陵香、藿香；滋润肌肤、去除面部瑕疵的冬瓜仁、桃仁。同时，加入羊脂、猪脂等具有生物活性的油脂，能够滋润皮肤，形成保护膜，防止皮肤干裂。

（2）发酵作用

本方先将药物细切，用酒浸渍一宿，然后绞取汁，煎猪脂至消，去滓后加入猪脂、羊脂、鹰屎末等具有生物活性的油脂，用微火煎至药黄色，去滓搅匀涂面。同时使用酒浸、脂煎两种炮制方法，不仅能发挥酒辛散温通的作用，增强药物的行散之力，而且还能减少药物的不良反应。

### 4. 应用启示

本方能改善面部血液循环，使肤色红润有光泽。方中用的鹰屎白，中医学认为其具有美白淡斑的功效，但西医学中很少使用，值得关注。

## 十四、葳蕤麝香面膜面膏美颜方

【出处】《外台秘要》。

### 1. 原文

防风，葳蕤，川芎，白芷，藁本，桃仁（去皮），白附子（各六分），茯苓（八分），细辛，瓜蒌仁（研）（各四分），蜀椒（五十粒），鹰屎，鸬鹚屎，冬瓜仁（研，各三分），麝香（一分）。

上味，酒浸，淹润一夕，明日以绵薄宽裹之，以白鹅脂三升，羊脂三升并炼成者以煎之，于铜器中，微火上煎使之沸，勿使焦也，乃下之三上。看白附子色黄膏成，去滓，又入铛中上火，内麝香，气出仍麝香，更以绵滤度之，乃内瓜蒌仁、桃仁、冬瓜仁等脂，并鹰屎、鸬鹚屎粉等，搅令调，膏成待凝，以瓷器贮，柳木作槌子，于钵中研，使轻虚得所生光，研之无度数，二三日研之方始好，唯多则光滑，任用。

## 2. 注释

藁本：本品为伞形科藁本属植物藁本或辽藁本的干燥根茎及根。其气浓香，味辛、苦、微麻，具有除湿散寒、祛风止痛的功效。

## 3. 解析

### （1）组方特点

本方是一个美容养颜的实用方。方中用了祛风除湿、生肌止痛的白芷，能美白肌肤，淡化色斑；活血行气、祛风止痛的川芎，能促进面部血液循环，改善肤色暗沉；消除面部皱纹的白附子等药物。同时再加入白鹅脂、羊脂等具有生物活性的油脂，能"泽皮毛，灭瘢痕"，滋润营养皮肤，延缓皮肤衰老，防裂除皱。全方具有畅通经络、消退黑黯、悦白皮肤的功效。

### （2）发酵作用

本方是一个发酵中药方。将药物切后以绵裹，酒浸一日，并加入脂中煎煮。同时使用这两种炮制方法，不仅能发挥酒辛散温通的作用，增强药物的行散之力，而且还能减少药物的毒性或烈性。

## 4. 应用启示

本方具有美白嫩肤的功效。方中所用的鸬鹚屎，中医学认为其有解毒消肿、杀虫止痒的功效，但西医学中很少使用，值得关注。

# 第八章 中药发酵药物治疗30个病证的案例

## 第一节 延缓衰老治未病

### 一、发酵中药方

（一）杏仁霜

参见上文。

（二）麋鹿角霜

参见上文。

（三）秋冰乳粉丸

参见上文。

（四）地黄酒

参见上文。

### 二、发酵药物参与治疗方

异类有情丸

参见上文。

### 三、食疗食养方

（一）法制黑豆

【组成】黑豆500g，熟地黄10g，山茱萸肉10g，茯苓10g，补骨脂10g，菟丝子10g，旱莲草10g，当归10g，桑椹10g，五味子10g，枸杞子10g，地骨皮10g。

【用法】将黑豆用水浸泡30分钟备用，然后把上药装入布袋内，加水适量，煎煮30分钟取药液，再加水煎液，共煎取4次，过滤去渣，合并药液，加入黑豆，食盐100g，用武火煮沸后，改文火煨炖至药液干出锅，放在阳光下曝晒至干，装入容器内备用。每日随量嚼食。

【主治】肾虚消渴，水肿胀满，风毒脚气，黄疸浮肿，风寒湿痹，头晕目眩，须发早白，产后风痛，痈肿疮毒，解诸药毒。

（二）石菖蒲酒

【组成】石菖蒲、白术各等量。

【用法】将上药择净，布包，用黄酒适量密封浸泡，春冬 14 日，秋夏 7 日即成。每次 30mL，每日 3 次，温饮。

【功用】补肾益气。适用于风痹，骨立萎黄。久服不老强健，面色光泽。通血脉，调荣卫，耳目聪明，行及奔马，延年益寿。

# 第二节　中　风

中风属于中医脑病范畴，发病率高、致残率高、致死率高，而且患者数量呈急剧增长趋势，对人类健康构成严重威胁。中医学对脑病预防治疗积累了丰富经验，对预防中风发生、复发及康复均有较好疗效，中药发酵药物在中风干预和防治方面具有其独特优势。通过对历代名家发酵经验方的研究，筛选出了具有代表性的中风防治发酵经验方。

## 一、预防中风方

**不老丹**

参见上文。

## 二、预防中风复发方

**（一）竹沥枳术丸**

【出处】《寿世保元》。

1. 原文

白术（去芦，土炒），苍术（米泔浸，盐水炒）（各二两），木香（二钱），枳实（麸炒），陈皮（去白），白茯苓（去皮），半夏（白矾、皂角、生姜煎水浸一日，煮干），南星（制同上），黄连（姜炒），条芩（酒炒），当归（酒洗），山楂（去子），白芥子（炒），白芍（酒炒，各一两），人参（五钱）。

上为细末，以神曲六两，姜汁一盏，竹沥一碗，煮糊为丸，如梧桐子大。每服百丸，食远临卧，淡姜汤送下。

论三十六种风，七十二般气，上热下冷，腰脚疼痛，四肢无力，多睡少食，日渐羸瘦颜色不完，恶疮下注，口苦无味，憎寒毛悚，积年癥瘕气块，丈夫阳气断绝，妇人久无嗣息。

久患寒疟，呕吐泻痢，肠中积热，以致胁间痞闷，大便结燥，小便赤涩，肠风痔漏，肢节顽麻，手足瘫痪，步履艰辛，言语謇涩，不问男子妇人小儿皆可服。

### 2. 注释

① 三十六种风：一般是中医学中描述的一种疾病分类系统，用于归纳总结人体受风邪侵袭所引起的不同症状和病理变化。

② 七十二般气：泛指天气变化，二十四节气七十二气候。

③ 南星：味苦、辛，性温，有毒，归肺、肝、脾经。燥湿化痰，祛风止痉，散结消肿。

④ 神曲：味甘，性温，归脾、胃经。健胃和中，消食化积，增进食欲。

### 3. 解析

（1）组方特点

根据本方所用药物和主治的病证，患者属于脾肾双虚、痰湿壅阻、肝气不舒。本方以扶正祛邪为治则，使用健脾益气的人参、白术、茯苓扶正气；用化痰湿、消积滞的半夏、白芥子；活血通经的白芍、理气活血的当归，以及清热利胆的胆南星、竹沥、姜汁祛邪实。全方具有化痰清火、理气除湿、祛眩晕、疗麻木、消酒食、开郁结、养气血、健脾胃的功效，对食积郁结、肢节顽麻、手足瘫痪、步履艰辛、言语謇涩具有很好的疗效。

（2）发酵作用

本方是一个典型的发酵药物参与治疗方，针对性的发酵炮制在本方中起到主导作用。方中南星和神曲两味为发酵药物，茯苓为真菌类药物。方中黄连、黄芩、当归、白芥子、白芍等用姜炒、酒炒、酒洗，苍术用米泔水浸，盐水炒。本方中多种药物进行发酵炮制，然后将全方粉为细末，与神曲一起制作糊丸服用。这些药物和发酵辅料的共同运用促进了药物的分解、转化、吸收，增强了药效，必然起到了减毒增效的作用，这种炮制方法对中风的防治起到极大的促进作用。

### （二）搜风顺气丸

【出处】《寿世保元》。

### 1. 原文

锦纹大黄（酒浸，九蒸九晒，要黑色五两为主），火麻仁（微炒，去壳，二两），郁李仁（泡去皮，二两），枳壳（麸炒，二两），山茱萸（酒蒸，去核，二两），车前子（炒，二两五钱），槟榔（二两），干山药（酒蒸，二两），怀牛膝（去芦，酒洗，二两），菟丝子（水洗净，酒煨烂捣成饼，焙干，二两），独活（一两）。

上为末，蜜丸如梧桐子大，每服七八十丸，茶酒任下，百无所忌，早晚各一服。觉脏腑微动，以羊肚肺羹补之。久患肠风便血，服之除根。瘫痪语涩，服之平复。

2. **注释**

① 锦纹大黄：大黄，黄棕或黄褐色，中心有纹理，微显朱砂点，习称"锦纹"。大黄味苦，性寒。归脾、胃、大肠、肝、心包经。主治实热便秘，热结胸痞，湿热泻痢，黄疸，淋病，水肿腹满，小便不利，目赤，咽喉肿痛，口舌生疮，胃热呕吐，吐血，咯血，衄血，产后瘀滞腹痛，癥瘕积聚，跌仆损伤，热毒痈疡，丹毒，烫伤。

② 酒浸：黄酒拌匀，浸润至被吸收。

③ 九蒸九晒：九，泛指多次。指多次蒸熟，晾干。

④ 煨：把食物直接放在带火的灰里烧熟，或者是把原料放在锅中，加较多的水，用文火慢煮，煮烂时再放进盐的烹饪方法。

⑤ 羊肚肺羹：羊肚肺羹治下焦虚冷，小便频数。由羊肺1具（细切），羊肉120g（细切）组成。出自《寿亲养老新书》。

3. **解析**

（1）组方特点

本方对久患中风肠风便血者，服用后可以根治；对中风瘫痪语涩之症，服用后可以平稳恢复。方中用了补益肝肾的山茱萸、怀牛膝、干山药、车前子、菟丝子，泻肠胃积滞、理气通便、排污浊的大黄、槟榔、火麻仁，祛风除湿、治疗新旧顽风的独活等。本方中的补泻药都是效峻力强之药，是一个能够快速见效、实用性强的祛风邪的中药发酵药物参与治疗方。

（2）发酵作用

本方对酒大黄的炮制是重点，选用了锦纹大黄酒浸，九蒸九晒，这一典型的炮制方法减轻了大黄的毒性作用，促进其排污浊的效能。方中用了酒蒸山茱萸和干山药，酒洗怀牛膝，酒煨菟丝子，对这四味药的针对性炮制，必将使药物的有效成分得到充分的转化、释放。

（三）竹沥枳术丸、搜风顺气丸应用启示

竹沥枳术丸与搜风顺气丸是明代医家龚廷贤在《寿世保元》一书提出的预防中风复发方。用中药发酵药物对出现中风先兆症状者进行预防的思路，有很强的实用性。

龚廷贤根据临床经验得出了独到见解，明确提出了"大拇指及次指麻木不仁，或手足少力，或肌肉蠕动者"为中风先兆症状，并明确判断"三年内必有大风之至"。

对预防中风复发和发生有重要的现实意义。

对中风复发的治疗，龚廷贤使用了赵献可的理念和经验，晨服六味地黄丸或八味丸，晚服搜风顺气丸与竹沥枳术丸，用于临床中风复发的防治。

对于预后的判断，龚廷贤认为只要坚持"二药间服，久而久之，诸病可除，何中风之有"。这一判断，是建立在对中风发生发展的病因病机规律的科学认识基础上的。

龚廷贤虚心使用赵献可的治疗经验，这一做法也体现了两位名医对患者负责的责任心和高尚医德。

**附：大黄的相关研究进展**

（1）大黄具有泻下、抗炎、解热作用。对多种病原菌如葡萄球菌、溶血性链球菌、厌氧菌、淋病双球菌、白喉杆菌、炭疽杆菌等有抑制作用。

（2）重用大黄还可疏通胆小管及微胆小管内胆汁的淤积，并增强胆管舒缩功能。

（3）大黄酚有明显的抗衰老作用；用大黄素、芦荟大黄素、大黄酸处理可诱导多种肿瘤细胞凋亡的发生，表明大黄蒽酮衍生物有明显的抗肿瘤作用。

## 三、中风发作急救方

### （一）取涎丸

【出处】《圣济总录》。

**1. 原文**

中风不语，喉中如拽锯，口中沫出。天南星（大者一枚，去浮皮，剜中作坑，入醋令八分满，四面用火逼醋干，黄色，锉），藜芦一分。上二味，捣研为末，用面糊丸，如桐子大，每服三丸，温酒下，良久吐出，痰涎为效，吐不止，用冷葱汤呷即止。

**2. 注释**

① 中风不语：是中风常见后遗症。由多种因素引起，主要包括脑梗死或脑出血等。

中风后"不语症"为难治病，所以对中风早期干预，使其不发生、不复发，发病后及时抢救，可以避免多种后遗症的出现，是救治中风的基本原则。一旦已经成为中风不语症，西医学没有好的办法，取涎丸对中风不语有一定的疗效，可供临床参考。对此，多数采取中药调理、语言训练、针灸、按摩等传统康复疗法。

② 中风：有中腑、中脏、中血脉、中经络之分。

中腑者，多着四肢，手足拘急不仁，恶风寒，为在表也，其治多易，用"疏风汤"之类。疏风汤：当归、川芎、白茯苓（去皮）、陈皮、半夏（姜制）、乌药、香附、白芷、羌活、防风各八分，细辛、桂枝、甘草各三分。

中脏者，多滞九窍，唇缓失音，耳聋目瞀，二便闭涩，为在里也，其治多难，用"滋润汤"之类。滋润汤：麻仁、当归、生地黄、杏仁、羌活、大黄、槟榔、厚朴、枳实、红花。

③天南星：味苦、微辛，性凉，有小毒，归肺、肝、脾经。具有清热化痰、息风定惊的功效。用于痰热咳嗽，咳痰黄稠，中风痰迷，痰湿阻滞，癫狂惊痫。

④藜芦：味苦、辛，性寒，有毒，归肺、胃、肝经。具有祛风痰、杀虫的功效。可用于治疗痴呆、震颤、中风、癫痫、疥癣秃疮、喉痹症见痰涎涌盛者。

⑤拽锯：病状名。指喉中痰鸣，呼吸困难而产生拉锯样声音。卒中昏仆，多见此症。亦可见于某些喉头梗阻的病证。

**3. 解析**

（1）组方特点

本方所用两味药物均味苦，性寒凉，有小毒，具有化痰祛风的特性。

（2）发酵作用

本方是一个醋炙发酵炮制方。天南星为中药发酵药物，将天南星剥去浮皮切段放入坑内，醋炙后降低毒性，增强活血止痛的功效，达到减毒增效的目的。醋为酸性，还具有收涩、敛汗、止汗的作用。

方中两味药物均有小毒，藜芦还是十八反药之一，不能与参类药物（人参、党参等）、细辛、赤芍、白芍同用，使用过程中应注意药物不良反应。

**4. 应用启示**

取涎丸是治疗"中风不语"的发酵药物参与治疗方，为了减轻天南星的毒性，采取特殊的醋炮制的办法，并与祛风痰、防痴呆的藜芦同用，提高了药物的有效性和安全性，是用药思路上的创新。天南星和藜芦均为药性峻烈之品，毒性大，不良反应多，在治疗过程中，要关注其不良反应。

天南星为救治中风脑病的常用药，疗效肯定。但是多数在成药中使用，且多用胆南星，单味药临床使用较少。研究证明，该药对肿瘤、心脑血管疾病等有一定疗效。

藜芦在救治中风脑病方面有很好的效果，有望对疑难疾病的治疗实现突破，现有的研究还证实藜芦对治疗阿尔茨海默病和帕金森病有潜在的研究价值。

**附：藜芦和胆南星的相关研究进展**

（1）藜芦的研究进展

藜芦的主要成分为原藜芦碱、藜芦碱、伪藜芦碱、秋水仙碱、藜芦酰棋盘花碱等生物碱，对治疗阿尔茨海默病和震颤值得深入研究。藜芦具有催吐、降压、抑制呼吸、抑制结核菌、抗微生物、灭虫等作用。

（2）胆南星的研究进展

《本草纲目》制胆南星法指出：以生南星研末，腊月取黄牯牛胆和剂纳入胆中，系悬风处干之，年久者弥佳。

1）胆南星的炮制目的与功效研究

胆南星的原料药为天南星，是毒性中药，经过胆汁炮制南星叫胆南星，却无毒。天南星和胆南星在药性和药效作用上也不同，历代医药学家对胆汁制天南星所提出的传统理论，归纳为以下几个方面。

一是降低或消除天南星的毒性和燥性；二是改变天南星的性能，增强或突出清热化痰、息风定惊的作用；三是"胆南星……去其白涎，用牛胆套之，治痰郁肺热甚佳"。

通过上述分析，在胆南星的炮制过程中，胆汁并不是只起辅助作用的附加物料，而是从根本上影响主药的理化性质，改变了主药的性味，值得进行重点研究。

2）临床和药理研究

① 胆南星在临床上用于痰热咳嗽、咳痰黄稠、中风痰迷、癫狂惊痫等症。但在临床上多见入复方，很少见有单味药应用。成方抱龙丸、琥珀抱龙丸、牛黄镇惊丸、小儿太极丸、清气化痰丸、小儿保元丹、至宝锭等配方中，均配有胆南星。

② 现代临床报道胆南星与天麻、牛黄、全蝎等配伍治疗小儿肺炎；与百部、麻黄、甘草等配伍治疗小儿百日咳；与他药配伍治疗癫痫病及脑血管病后遗症等，均取得明显疗效。

③ 胆南星外敷涌泉穴，可治流涎及流行性腮腺炎。在药理方面，胆南星对昆明种小鼠的中枢系统有抑制作用，可增强戊巴比妥钠催眠作用，未见急性毒性反应，5%胆南星水溶液的镇痛率为90.91%。胆南星在临床和药理应用上总结了不少宝贵经验，但是能够解释胆南星炮制作用的药理实验研究还是较少，可进行进一步研究。

3）胆南星发酵研究

在胆南星传统发酵过程中，往往是发酵时间长，发酵次数多，加入胆汁次数多，可否把胆汁浓缩到适当浓度全部加入，单次发酵，结合现代发酵技术，在短时间内完成发酵，这样既能缩短工艺时间，又能降低生产成本，因此需要对胆南星的炮制工艺做更深入的研究。

**（二）夺命散**

【出处】《圣济总录》。

**1. 原文**

治中风卒倒，不省人事，口面喎斜，失音不语，但吐涎沫，或口噤不开，目瞑垂死，一切风疾。

黑豆（一合），乌鸡粪，马牙硝（研），龙胆（去芦头，锉碎）（各一分）。共四味，先将鸡粪及豆同炒熟，次入龙胆、马牙硝拌匀，以酒三盏，煎二盏去滓，分三服，不拘时候温服。

**2. 注释**

①一切风疾：风湿走注疼痛，中风口眼㖞斜，语言謇涩，或者瘙痒顽痹。

②马牙硝：又称硫酸钠、芒硝，味甘，性大寒，无毒。泄热通便，润燥软坚，清火消肿。用于实热便秘，大便燥结，积滞腹痛，肠痈肿痛；外治乳痈，痔疮肿痛。

③乌鸡粪：与鸡屎白功效基本相同。中药材鸡粪又称作"鸡屎白"，为雉科动物家鸡粪便上的白色部分。可利水，泄热，祛风，解毒。主治膨胀积聚，黄疸，淋病，风痹，破伤中风，筋脉挛急。

**3. 解析**

（1）组方特点

乌鸡粪与鸡屎白的功效基本相同。乌鸡粪未能查阅到相关记载，现将《本草纲目》中乌骨鸡的治病功效列出，以供参考，曰："乌骨鸡补虚劳羸弱，治消渴，中恶，益产妇，治女人崩中带下虚损诸病，大人小儿下痢噤口。"著名的乌鸡白凤丸就是滋养肝肾、养血益精、健脾固冲的良药，能补虚劳，提高生理功能，延缓衰老，强筋健骨，对防治骨质疏松、佝偻病、女性缺铁性贫血等有明显功效。

（2）发酵作用

本方中的动物排泄物乌鸡粪对发酵起着主导作用。

先将乌鸡粪及黑豆同炒熟，加入龙胆草、芒硝拌匀，再用酒三盏煎二盏，去滓，分三服，不拘时候温服。本方治疗病证多、范围大，有很好的疗效，但目前还没有看到动物排泄物微生物制剂制作使用的相关规定，鉴于此类方很少在临床使用，从科研角度把本方作为传承的经验记载为参考资料。

**4. 应用启示**

本方是用动物排泄物微生物发酵制作的发酵中药方，具有一定的科研价值。

本方的四味主药中，乌鸡粪为具有生物活性的动物排泄物，但目前尚未查到乌鸡粪的相关报道，只查阅到"鸡屎白"的记载。《日华子本草》言："治中风失音，痰逆，消渴，破石淋，利小肠余沥，敷疮痍，灭瘢痕。炒服，治小儿客忤。"《本草拾遗》言："和黑豆炒浸酒，主贼风，风痹，破血。又：炒服之，主虫咬毒。"以上两段记载一是提到中风失音，二是将黑豆和鸡粪炒酒浸，主贼风，风痹，破血。由此可以从侧面证明，鸡粪确有治疗中风语言障碍的效果，能够治疗中风不语症，值得深入研究。

（三）附子汤

【出处】《圣济总录》。

**1. 原文**

中风欲死，身体缓急，目不得开，舌强语涩。

附子（破，去皮脐，制，一枚），芍药，甘草，麻黄（去根节，先煎，掠去沫，焙），白术（各一两半），防风（去叉），防己（各一两半），人参，黄芩（去心），桂（去皮），独活（去芦），芎䓖（各一两），天雄（炮制，去皮脐，一枚）。上一十三味，锉如麻豆，每服五钱匕，水一盏半，入生姜半分切，煎至八分去滓，空心日、午、夜卧各温服，如人行五里，以热生姜粥投之，微汗出，慎外风。

**2. 注释**

① 桂：指肉桂。

② 芎䓖：指川芎。

③ 锉：意指切碎。

④ 附子：回阳气，散阴寒，逐冷痰，通关节之猛药也。诸病真阳不足，虚火上升，咽喉不利，饮食不入，服寒药愈甚者，附子乃命门主药，能入其窟穴而招之，引火归原，则浮游之火自熄矣。凡属阳虚阴极之候，肺肾无热证者，服之有起死之殊功。

**3. 解析**

（1）组方特点

方中附子、天雄均为有毒之物，临床使用应特别注意药物的不良反应。天雄、附子的使用要严格坚持炮制使用的原则。处方中的其他药物均有缓解毒性、促进疗效的作用。本方是一个实用性强，科研价值大，具有开发潜力的中药发酵药物参与治疗方。

（2）发酵作用

附子、天雄，此二药均为药猛性烈有小毒之品，在救治中风脑病过程中，能回阳救逆，使危重病证者阳气恢复，改善神志昏蒙、缓解闭证，为醒脑开窍之要药。通过发酵炮制附子、天雄，能减毒增效，对救治效果尤其重要。本方中附子、天雄几乎是起主导作用的发酵药，其他药多数为缓解由附子、天雄引起的大汗亡阳的不良反应，助中风闭证恢复。

**4. 应用启示**

本方为治疗中风脑病引起的舌强语謇的急救方，使用了回阳救逆、醒脑开窍的附子、天雄、肉桂治疗中风闭证，改善目不得开，舌不得语的中风危证。与此同时，创新性地使用了玉屏风散中的白术、防风、人参、防己益气护卫、预防大汗亡阳，麻黄固涩止汗，黄芩清上焦热，独活和川芎活血祛风，此方既能防大汗亡阳又能助天雄醒脑开窍。特殊的组方用药是本方的一大创新，这是一个具有开发价值、治疗中风脑病的潜力方。

**附：天雄的相关研究**

现代药理研究表明，天雄的主要作用表现在以下 5 个方面。

（1）抗炎作用和对内分泌的影响。

（2）镇痛、镇静和对体温的影响。

（3）对心血管系统的作用：①强心和升压作用；②对心率和心律失常的影响；③对休克的影响；④对血流量的影响；⑤对心肌缺血的影响。

（4）对免疫功能的影响。

（5）对阳虚动物模型的作用机制。

天雄的毒性：主要是乌头碱，其毒性是抑制呼吸中枢及引起心律失常，对心脏的毒性作用是通过兴奋中枢和对心脏的直接作用所引起的。不良反应：中毒表现与乌头基本相同，如口唇、肢体发麻，恶心呕吐，心慌，气促，烦躁不安，甚至昏迷，间或抽搐，严重者心跳、呼吸暂停，心电图显示室性期前收缩，而呈阿-斯综合征象。中毒者如能及时抢救，一般均可恢复。

**（四）豨莶草丸**

参见上文。

**附：豨莶草的相关研究**

相关研究显示，豨莶草主要含豨莶四醇、生物碱、酚性成分、皂苷、氨基酸、有机酸、糖类等成分。

## 四、中风康复方

### （一）葛粉索饼

【出处】《太平圣惠方》。

**1. 原文**

治中风心脾热，言语謇涩，精神昏愦，手足不遂，宜吃葛粉索饼。方：葛粉四两，荆芥一握，香豉二合。上件药以水三大盏，煮豉及荆芥，取两盏半，去滓，和葛粉作汁中，煮令熟，空腹食之。

**2. 注释**

①葛粉：为豆科植物葛的块根经水磨而澄取的淀粉。

②香豉：又名豆豉或淡豆豉，为我国传统发酵豆制品。

③索饼："面条"之古称。

④去滓：过滤药渣之意。

### 3. 解析

（1）组方特点

本方以淡豆豉为主，配以生津止渴的葛粉和解表散风的荆芥，是治疗中风康复期心脾有热、言语謇涩、精神昏愦、手足不遂等症状的有效方。

（2）发酵作用

淡豆豉清热除烦，对改善中风心脾有热引起的烦热诸症起关键作用。本方淡豆豉配葛粉做成索饼服用，是典型的食疗方，方法简便，使用方便，易学易懂，属于简、便、廉、验的处方。本方彰显了食疗食养的优势，食疗食养是治疗多种慢性病，包括中风病的重要办法之一，应引起重视，三分吃药七分养，这里的养比吃药更有意义。

### 4. 应用启示

本方是一个中药发酵药物参与治疗的食疗经验方，适用于治疗长期卧床和久治不愈的慢性病引起的心理障碍者。本方中的淡豆豉和葛粉、荆芥具有清热化痰、安神镇静、除烦的作用，同时具有改善心理障碍的作用。本方将方中药物制成索饼，治疗中风后遗症所引起的心理障碍等多种症状，其意义如"安身之本，必资于食，救疾之速，必凭于药；邪者风也，是以圣人言避风如避矢；故今人中风多病死者，是不避风邪毒气也，宜以食治之"。从此可以看出，在中风康复期，护理调理和情绪疏导对疾病康复期的患者恢复有十分重要的作用。本方方法简便，费用低廉，通俗易懂，在家庭即可制作，是一个深受欢迎的食疗方。

### 附：葛粉、荆芥与香豉的相关研究

根据相关药理研究，葛粉主要含有多糖、蛋白质等，具有解热、降血糖、降血脂、降血压、扩张脑血管、改善血液循环等作用。荆芥以单萜类成分为主，如薄荷醇、荆芥醇等。荆芥水煎液可增强皮肤血液循环，增加汗腺分泌，有微弱解热作用。荆芥对金黄色葡萄球菌、白喉杆菌有较强的抑制作用，对伤寒杆菌、痢疾杆菌、绿脓杆菌和人型结核分枝杆菌均有一定抑制作用。香豉，指发酵淡豆豉，方中仅此一味发酵药物，全方配伍中淡豆豉对发挥疗效起到重要作用，其主要成分为大豆苷、大豆素及多种维生素，具有微弱发汗，以及健胃、助消化的作用。

### （二）葱头薏苡粥

【出处】《太平圣惠方》。

### 1. 原文

治中风，头痛、心烦、苦不下食、手足无力、筋骨疼痛、口面㖞斜、言语不正，宜吃葱头薏苡粥。方：葱白一握，豉三合，牛蒡根切半升洗去粗皮，薄荷一握，薏苡仁三合。

上件药以水五大盏，煮葱白，牛蒡根，薄荷，豉等，煎取二盏半，去滓，入薏苡仁作粥，空腹食之。

### 2. 注释

牛蒡根：为菊科植物牛蒡的根。

### 3. 解析

（1）组方特点

本方主要用于治疗长期卧床，使患者肝气郁结、情志不遂，出现烦躁易怒或寡言少语等多种症状者。此类患者属于久病卧床，伴随精神抑郁或焦虑等神志病。本方使用葱白、豉、牛蒡根、薄荷、薏苡仁五味药，葱白、薄荷散郁结，牛蒡根和淡豆豉泄热除烦，薏苡仁健脾燥湿。本方广泛应用于肝郁、气郁、湿郁等多种郁证的治疗。

（2）发酵作用

本方是一个中药发酵药物参与治疗方，方中使用了发酵药物淡豆豉，是清热除烦、镇静安神的身心调理药，将此药与其余药物配合使用，既增强了淡豆豉的疗效，又促进了全方药效的提高。

### 4. 应用启示

本方是一个中药发酵药物参与治疗的食疗经验方，用于治疗中风夹杂食欲不振，胃生蕴热之证所引起的情志不畅、寡言少语、烦躁易怒的心理障碍者。本方中的淡豆豉和葱白、牛蒡根、薄荷、薏苡仁具有清热除烦、行气开郁的作用。将方中药物制成稀粥，可治疗中风后遗症所导致的"肝郁、气郁、湿郁"等多种郁证，对于改善中风患者常见的心理障碍有很好的疗效。本方是用于长期卧床患者心理疏导的调理方，值得深入研究。

### 附：葱白与牛蒡根的相关研究

根据相关药理研究发现，葱白的有效成分为蒜素、二烯丙基硫醚、苹果酸、维生素 $B_1$、维生素 $B_2$、维生素 $B_3$、维生素 C、维生素 A、黏液质等成分，具有抗菌、解热、利尿、健胃、祛痰的作用。牛蒡根主要成分多样，包括谷甾醇、豆甾醇、香树脂类、硫炔类等，具有抗菌、促生长、抗肿瘤等作用。

### （三）竹沥汤

【出处】《圣济总录》。

### 1. 原文

治中风，失音不语，昏沉不识人。竹沥，荆沥，梨汁（各二合），陈酱汁（半合）。四味相和，微煎一二沸，再滤一遍令温，细细灌入口中，口噤者，斡开口灌之。

### 2. **注释**

①竹沥：竹沥是禾本科植物淡竹及其同属近源的新鲜茎秆经火灼烤而流出的淡黄色澄清汁液。

②荆沥：中药名，为马鞭草科植物黄荆的茎用火灼烤而流出的汁液。

③陈酱汁：古代的一种调味料，用大豆、蚕豆、面粉等作原料，并加入盐水制成的糊状食品。

### 3. **解析**

（1）组方特点

方中竹沥具有清热豁痰、定惊利窍的功效，主治痰热咳喘，中风痰迷，惊痫癫狂。荆沥具有清热、化痰、定惊的功效，主治肺热咳嗽，痰黏难咳，小儿惊风，痰壅气逆，惊厥抽搐。《延年秘录》曰："热多用竹沥，寒多用荆沥。"丹溪曰："虚痰用竹沥，实痰用荆沥，并宜姜汁助送，则不凝滞。"梨具有止咳化痰、清热降火、清心除烦的功效，主治肺燥咳嗽，热病津伤烦渴，消渴，痰热惊狂，噎膈，目赤胬肉，烫火伤。陈酱汁具有清热解毒之功，主治蛇虫蜂螯毒，烫火伤，浸淫疮，中鱼、肉、蔬菜毒。四药合用，可治中风，肺热所致失音不语，昏沉不识人。

（2）发酵作用

方中所用陈酱汁在本方发酵过程中起主导作用。本方仅用竹沥、荆沥两味中药为主药，梨汁、陈酱汁两味是炮制发酵辅料和溶媒，本方具有清热除烦、利咽开音、豁痰醒神的作用，是防治中风失音发生的中药发酵药物参与经验方。

### 4. **应用启示**

本方"治中风，失音不语，昏沉不识人"。中风是现代常发病、多发病，具有起病急、病程久、治愈难的特点，多发于中老年人群，危害性极大。本方应用于中风后遗症患者，表现为风热所致的中风失音、昏厥等症，服用此方能够改善中风后遗症，是古代应用于中风的经验方。

陈酱汁是一味古老的食用调味剂，通过大豆发酵而成，具有悠久的食疗食养食治的应用历史，与竹沥、荆沥、梨汁共用，具有清热化痰、定惊开窍的功效。将方中药物制成汤剂，便于中风患者服用。

### 附：竹沥汤药物相关研究进展

根据现代相关研究发现，竹沥主要活性成分为多酚、糖类、有机酸等，具有明显化痰、止咳的作用，对新生隐球菌、烟曲霉菌、白念珠菌均有明显的抑菌作用，并具有抗炎作用。黄荆主要作用集中为抗炎镇痛、镇咳平喘、抗氧化、抗菌、抑制肿瘤细胞生长等方面。梨汁含有蛋白质、粗纤维、钾、钠等多种人体必需的活性成分及无机元素，具有润肺止咳、降火消痰和解酒的作用。陈酱汁含有氨基酸、维生素 $B_1$、维生素 $B_2$、维生素 $B_6$ 等，对人体神经系统具有重要作用。此外，在发酵的过程中，还会产生酚类化合物，具有抗氧化、抗炎等作用。

### （四）牛蒡子酒

参见上文。

# 第三节 颤 证

颤证属于西医学的帕金森病，是一个严重威胁中老年人健康的难治病。该病是以影响人的运动功能为主的全身性疾病。随着病情的发展，逐渐出现自主神经功能紊乱的一系列症状，给患者的生活、工作带来了很大的不便。对这样一种严重的疾病，全世界目前尚未找到根治的办法。因此，广大患者把治疗的希望寄托在中医中药上，在现实中，不少患者确实通过中医中药治疗病情得到改善，也取得了疗效，但是对该病中医在病因病机上缺乏深刻的认识和系统的论述。本文介绍了不同时期的六个"青盐丸方"治疗颤证的解析。"青盐丸方"用于治疗颤证的记载，最早见于宋代许叔微的《普济本事方》。在解析研究过程中，我们意外发现在许叔微之后，还有五个"方名相同药有异"的方子，但是所用药物性味、功效基本相同；同时发现这六方都有发酵药物参与治疗的情况，这是中药发酵药物和辅料参与治疗颤证的一个罕见的案例。这六个"青盐丸方"全部都用了中药发酵药物参与治疗，这一发现对颤证的病因、病机和治疗方法的研究都有重要价值。

青盐丸六方，几乎全部用了酒和曲、醋类药物，炮制或者作药引。青盐丸组方炮制多数用黄酒、曲类发酵药物，因为曲、酒类助消化、温胃散寒，起到辅助治疗作用。在长达 1000 年的时间里，不同时代、不同地域、不同医典中发现的六方全都用了发酵药和发酵辅料溶媒参与治疗，为颤证病因病机的研究提供了重要的线索。同时，对六方研究分析还得出一个重要结论，证明颤证（帕金森病）的发生与消化系统慢性胃肠炎关系密切。

发酵药物和发酵辅料参与治疗颤证历史久远，这些实践经验值得深入研究，同时对六方的研究中发现脾胃虚寒、脾肾双虚是导致帕金森病的重要病因病机，这一结论，也符合西医学"肠脑轴"学说。

## 一、"青盐丸六方"使用情况

六方中，青盐丸一号方中用了菟丝子黄酒浸，将全方粉为末，酒糊为丸，盐酒汤下。

青盐丸二号方中用了肉苁蓉酒浸、牛膝酒浸，全方粉为末，用酒浸后熬为膏，做丸如梧桐子大。

青盐丸三号方中六味药，酒煮面糊为丸，如梧桐子大，温酒盐汤下。

青盐丸四号方中鹿茸酒浸、阳起石酒一盏煮干、厚朴姜汁浸一宿，酒煮面糊为丸，如梧桐子大。

青盐丸五号方将方中药为末，加入青盐，同酒煮曲糊为丸，如梧桐子大。

青盐丸六号方中将青盐、硇砂、盐豉等药物，以醋糊为丸，温姜汤下。

## 二、"青盐丸六方"发酵作用解析

六方中，有五个方是酒糊为丸，一个方是醋糊为丸；两个方是酒盐汤送服，一个方是温姜汤送服。

六方中都用了黄酒或盐，酒能通血脉，行药势，散寒温胃；盐入肾，补肾壮阳，强筋骨。这些辅料的功能与治疗所需功能是完全一致的，通过与其他药混合煎煮后自身功能得到提高，与其他药互相影响也会提高全方药效，通过使用发酵辅料增强六方的功效，对颤证的治疗起到提高疗效的作用。

**附1: 青盐丸六方原文**

**1. 青盐丸一号方**

【出处】《普济本事方》《校注妇人良方》《古今医统大全》《证治准绳》。

【主治】肾虚足膝无力；肝肾虚损，腰膝无力，颤振弹曳。

【组成】茴香（三两，炒香），菟丝子（四两），干山药（二两），青盐（一两）。

【制作方法】将菟丝子洗淘，无灰酒浸，日中煎七日，冬天近火煨之，曝干别末，将余药末和匀，酒糊丸如梧子大。每服三五十丸，盐酒汤下。予顷常服数年，壮力进食。有一妇人足弹曳，因服此药，久之履地如故。

【注释】

① 无灰酒：指黄酒。无灰酒是不放草木灰的酒。

② 日中：指日头正当午；中午。

③ 弹曳：病证名，另有风弹曳。指肢体不能收摄，与半身不遂、偏枯等症类似。

## 2. 青盐丸二号方

【出处】《圣济总录》。

【主治】虚损腰痛，精滑尿多，四体困乏。

【组成】青盐（细研，一两），蜀椒（去目并闭口者，一两半），肉苁蓉（酒浸一宿，切，焙），牛膝（酒浸一宿，焙），巴戟天（去心）（各二两）。

【制作方法】上药五味，为末，用猪肾一对，去脂膜，细切研烂，以浸药酒熬为膏，丸如梧桐子大，焙干。

## 3. 青盐丸三号方

【出处】《圣济总录》。

【主治】下元积冷伤惫，筋骨无力，及小肠气疼痛，并肾脏风毒，腰膝乏力沉重。

【组成】青盐（研，一两），牡蛎（研，三两）。上二味，同研，入小瓷盒内，以盐泥固济令干，火煅通赤，取出候冷再研匀。天雄（炮裂，去皮脐），茴香子（炒），青橘皮（汤浸，去白，炒），附子（炮裂，去皮脐）（各一两）。

上六味。除前二味外，捣罗为末，再同研匀，酒煮面糊，丸如梧桐子大，每服二十丸，温酒盐汤下，不拘时候。

【注释】

①下元：为肾精汇聚之关元穴，脐下三寸正中之处，此处应指少腹部。

②肾脏风毒：肾主腰脚（膝），风邪客于肾经，久而不去，风毒流注，发于下部，故变腰脚（膝）弱之证。

## 4. 青盐丸四号方

【出处】《魏氏家藏方》。

【主治】脾积泻，经年不效者。

【组成】附子（生，去皮脐，锉，炒，一两），人参（去芦，一两），京三棱（炮，一两），肉桂（去粗皮，不见火，一两），木香（湿纸裹，煨，一两），鹿茸（燎，去毛，酒浸，一两），缩砂仁（一两），蓬莪术（生，一两），益智仁（一两），舶上茴香（一两），阳起石（酒一盏，煮干，别研，一两），川椒（二两，去目合口者，炒出汗），陈皮（三两，去白），厚朴（四两，去皮，姜汁浸一宿，炙干）。

【制作方法】上锉，加青盐四两，水浸药平一指许，煮干为度，焙干，为细末，酒煮面糊为丸，如梧桐子大。

## 5. 青盐丸五号方

【出处】《世医得效方》。

【主治】腰疼，及精滑漩多，四体困乏。

【组成】黑牵牛（二两，炒，别研，取头末），山药（去皮），杜仲（炒断丝），川乌（炮，去皮、脐），川楝子（去核），茴香（炒），红椒皮，青盐（别入），补骨脂（炒），陈皮（去白），苍术（切，炒黄色），附子（炮，去皮、脐）（各等分）。

【制作方法】上药为末，入青盐，同酒煮曲糊为丸，如梧桐子大。

### 6. 青盐丸六号方

【出处】《卫生宝鉴》。

【主治】一切冷积，作痛无时，宿食不消，及治一切酒食所伤。

【组成】青盐，硇砂（各一钱），细曲末（三钱），盐豉（四十个），大椒（三十粒），巴豆（三十个，去皮心膜，出油）。

【制作方法】上入拣枣三十个，同末入巴豆和匀，醋糊丸桐子大，每服三十丸，温姜汤下，积在上，食后服。

### 附2：青盐丸6方的发现与"胃肠病是帕金森病的主要病因"产生过程

#### 1. 青盐丸的发现

"青盐丸"是历代中医文献著述中记载的治疗颤证（帕金森病）的第一个成方。1080年，由宋代许叔微创立并收录在他的《普济本事方》一书之中，400年后（1487年）明代薛己将该方收录于他的《校注妇人良方》一书之中，薛己对该方进行了认真的临床观察和理论研究后，在主治病证"辡曳"前加了"颤振"二字。薛己增加的"颤振"二字意义非常大，其意义主要是肯定该方治疗颤振症的临床疗效，同时，还写了以"颤振"和"瘛疭"为题的2篇文章，一篇是"妇人筋脉瘛疭反论第七"，另一篇是"妇人颤振方论第八"。该文详细论述颤振的基本概念、诊断和鉴别诊断，病情的预后判断等创新性的见解，还将原名"青盐圆"改为"青盐丸"，薛己所做的工作是对青盐丸发展完善的一大贡献。在对青盐丸使用和研究的过程中，我们意外地发现在许叔微之后大约1000年时间里，还有5个"方名相同药有异"但是药物性味相同的青盐丸方。于是我们对这6个青盐丸进行了认真研究分析，发现"脾胃虚寒"和"脾肾两虚"引起的消化系统疾病（慢性胃肠炎）是导致肢体运动障碍的辡曳颤振证（帕金森病）的主要病因。

#### 2. 不同时代6个青盐丸方的病因病机与病证的密切性

青盐丸一号方：服用该方者应为脾胃虚寒，胃呆纳差，脘腹冷疼，体质消瘦，腰膝酸软，体虚乏力，肢体不能随意的辡曳病者，多属于西医学慢性消化道疾病引发的肢体运动障碍病。

青盐丸二号方：服用该方者为脾胃虚寒，胃呆纳差，腰膝冷痛，多属于西医学慢性消化道疾病所致营养不良，体质消瘦，低代谢疾病者。

青盐丸三号方：该方温脾暖肾，行气散寒，服用者多属体虚消瘦，脘腹冷痛，寒疝腹痛，以及脾肾阳虚所致的腰膝酸软、肾虚寒凝引起的行走艰难颤振瘛曳（帕金森病）者。

青盐丸四号方：该方适用于脾胃虚寒、脾肾双虚、肾虚血瘀的慢性胃肠炎、消化不良，体虚乏力，腰膝酸软，下焦湿热，寒疝腹痛，寒热错杂，以及出现多种复杂症状的正虚邪实之证者。

青盐丸五号方：服用该方者应为脾胃虚寒，体形消瘦，肾阴阳双虚，手足不温，阳痿早泄，滑精遗精，夜尿频繁，腰膝酸软冷痛，肢体倦怠属于四肢收摄无力的瘛曳（帕金森病）者。

青盐丸六号方：服用该方者多属平素饮食不节制、生活无规律的慢性胃肠病、消化不良者。

从以上可看出脾胃虚寒、脾肾双虚是青盐丸证的主要病因病机，有三个方子直接治疗颤振、瘛曳，两个方子治疗肢体运动障碍，只有一个方子没有涉及与颤振相关的内容，说明不同年代的青盐丸几乎有半数以上可治疗颤振相关疾病。从病因学上看，脾胃虚寒、脾肾双虚是帕金森病的重要病因。

**3. 不同时代 6 个青盐丸所用方药治则和药性的相似性**

历代以来 6 个"青盐丸"方，虽然用药组成上有差异，但其共同点是均以健脾和胃、补肝肾、益精血为主要治则，药物以青盐和调脾胃、补肝益肾药为主药。经对这6 个不同年代的方的治则用药进行了分析，让人意外地发现，相差了几十年，甚至几百年的药方，所用药物与治疗病证有非常一致的相似性，6 个方子几乎全都是由健脾和胃、补益肝肾的药物组成，其中三个方子从文字就能看出治疗颤振，两个间接表明治疗颤振，还有一个治疗饮食不节制引起的消化不良，说明 80% 以上的颤振（帕金森病）与消化系统慢性胃肠炎有密切关系。

**4. 青盐丸 6 方所用具体药物汇总分析**

青盐丸 6 方用药汇总分析：6 个方子共用了 33 种中药，其中健脾和胃的中药 18味；温阳补肾的中药 10 味，这两类共 28 种，约占 85%。

这两类治则的药物不论单独使用，还是交叉使用，病证都可按脾胃虚寒和脾肾双虚分类，结果表明脾胃虚寒所导致消化系统病（慢性胃肠炎）和脾肾双虚所导致肢体倦怠乏力（帕金森病）有密切的相关性，充分说明了消化系统病与帕金森病的病因有重要关系。

**5. 青盐丸 6 方药引、炮制所用发酵方法的相同性**

6 个青盐丸几乎全部用了酒和曲类药物炮制或者作药引，青盐丸组方炮制多数用黄酒、曲类发酵药物，因为曲、酒类助消化，温胃散寒，起到辅助治疗作用。如红曲、淡豆豉等中药发酵药物，可增效减毒，且可以通过调节肠道菌群改善内环境，符合"肠脑轴"学说，有利于帕金森病的防治。

**6. 颤振中肠胃、脑的相互作用的中医学依据**

以上 6 方得出的脾胃虚寒、脾肾双虚是导致帕金森病的重要病因病机符合中医学理论，《黄帝内经》曰："人之掉者，何气使然？岐伯曰：胃不实则诸脉虚，诸脉虚则筋脉懈惰，筋脉懈惰则行阴用力，气不能复，故为掉，因其所在，补分肉间。"《医学纲目》云："颤振与瘛疭相类，瘛疭则手足牵引，而或伸或屈，颤振则但颤动而不伸屈也。"中医学认为，脑与胃肠病理上相互影响。脑与肠在中医生理上相互为用，故在病理上也会相互影响。

# 第四节 郁 证

郁证属于中医情志病范畴，是一种严重威胁人类健康的身心疾病，对青少年和中年妇女带来的威胁尤为严重，特别是有自杀倾向者，对家庭和社会造成了巨大的压力，目前尚未有有效的治疗办法，不少人寄希望于中医中药，中医中药对于郁证的治疗确实积累了丰富的经验。《黄帝内经》对郁证治疗就已经有了较为系统的论述，历代以来，很多的中医名家在郁证治疗方面做了大量的理论和临床研究，并取得了显著的成效。

本文所解析的郁证三方是明代龚廷贤的临床实践经验总结，载入他的《寿世保元》一书，同时他提出中医脉症辨析分类治疗的方案。特别值得关注的是龚廷贤通过临床观察，发现郁证患者由于情志不畅，少言寡语，词不达意，为诊断带来很大困难，面对这种现象，龚廷贤在郁证诊断上十分重视脉诊，其对郁证脉象的总结归纳是中医治疗郁证的宝贵经验。

龚廷贤在郁证脉症辨析的方案中提出的郁证治疗、总病机和总治则，对临床具有重要指导意义。

## 一、治疗郁证总论

### 1.《寿世保元》郁证总论原文

脉多沉伏，或促，或细，或代。气郁则必沉而涩，湿郁则必沉而缓，热郁则必沉而数，痰郁则脉弦滑，血郁则脉芤而急促，食郁则脉必滑而紧盛。郁在上见于寸，郁在中见于关，郁在下见于迟，左右皆然。

夫郁者，结聚而不得发越也。当升者不得升，当降者不得降，当变化者不得变化也。此为传化失常，六郁之病见矣。气郁者胸膈痛，脉沉涩。湿郁者周身走痛，或关节痛，遇阴寒则发，脉沉细。痰郁者动则喘，寸口脉沉滑。热郁者，瞀闷，小便赤，脉沉数。血郁者，四肢无力，能食便红，脉沉。食郁者嗳酸腹饱，不能食，人迎脉平和，气口脉紧盛者是也。

一论丹溪曰：血气冲和，百病不生，一有怫郁，诸病生焉。其证有六：气、血、痰、湿、热、食是也。此方开诸郁之总司也。

**2. 解析**

（1）郁证脉象

基本脉象：脉多沉伏，或促，或细，或代。

寸口脉位：郁在上，见于寸，郁在中，见于关，郁在下，见于尺，左右皆然。

（2）六郁病脉

气郁则必沉而涩，湿郁则必沉而缓，热郁则必沉而数，痰郁则脉弦滑，血郁则脉芤而急促，食郁则脉必滑而紧盛。

（3）六郁症状与脉

气郁者胸膈痛，脉沉涩；湿郁者周身走痛，或关节痛，遇阴寒则发，脉沉细；痰郁者动则喘，寸口脉沉滑；热郁者，瞀闷，小便赤，脉沉数；血郁者，四肢无力，能食便红，脉沉；食郁者嗳酸腹饱，不能食，人迎脉平和，气口脉紧盛者是也。

（4）六郁总病机

夫郁者，结聚而不得发越也。当升者不得升，当降者不得降，当变化者不得变化也。此为传化失常，六郁之病见矣。

（5）六郁总治则

血气冲和，百病不生，一有怫郁，诸病生焉。六郁汤司之，解由痰、热、血、湿、气、食引起的诸郁之症。

## 二、治疗郁证的三方

### （一）六郁汤

**1. 原文**

香附（童便炒），苍术（米泔浸），神曲（炒），栀子（炒），连翘，陈皮，川芎，贝母，枳壳（麸炒），白茯苓，苏梗（各一钱），甘草（五分），上锉一剂，水煎服。

痰郁加南星二钱、半夏二钱。热郁加柴胡八分、黄芩二钱。血郁加桃仁八分、红花八分。湿郁加白术一钱五分、羌活一钱。气郁加木香一钱、槟榔一钱。食郁加山楂二钱、砂仁八分。

一论解诸郁火痰气，开胸膈，思饮食，行气消积散热，用此。

### 2. 注释

① 童便：童子尿中医称为"童便"，童子尿是小孩在 2 岁以内每天早晨的第一次晨尿，有清热降火的功效，临床用于治疗寒热头痛、癥积满腹，能明目益声、润肌肤、利大肠、祛咳嗽，治疗肺痿，止劳咳，润心肺，止咯血、鼻衄，治疗难产、胎衣不下和蛇犬咬伤等疾病。大多数用作药引子，有良好的调理身体作用。

另外，童子尿含有丰富的矿物质及身体所需的各种酶类、激素、干扰素等活性物质，能够改善人体活性物质的代谢，还能调节免疫功能及内分泌代谢，促进人体代谢功能的改善。

② 米泔：《本草纲目》记载，米泔水味甘，性寒，无毒。米泔水即为淘洗食米的水，是中药炮制常用的辅料，具有减弱药物辛燥气味和滑肠作用，还有调理脾胃，增进饮食的功能。

③ 白茯苓：真菌类药，具有清热利湿，治疗肠胃功能失调的作用。

### 3. 解析

（1）组方特点

古人有香附子"理血气，妇人之用"的记载，香附为疏肝理气之要药；苍术健脾燥湿，行气除胀，治疗脘腹胀满，中焦湿阻；神曲消食化积；栀子除烦安神；川芎、枳壳、陈皮、苏梗皆有理气解郁之功；连翘、贝母清热散结。全方健脾理气，消食除胀，活血解郁，为治疗郁证之有效方。

（2）发酵作用

方中使用了发酵药物神曲、具有生物活性的童便、真菌类的茯苓、炮制辅料米泔水，起发酵作用的药物达 4 种，这些药物的使用，促进了本方其他药物的分解、转化、吸收、排泄，起到减毒增效的作用。

### 4. 应用启示

郁证之病机：夫郁者，结聚而不得发越也。当升者不得升，当降者不得降，当变化者不得变化也。此为传化失常。六郁（气郁、湿郁、痰郁、血郁、食郁、热郁）之病见矣。方用六郁汤治疗诸郁，尤其针对郁火痰气，可开胸膈、行气消积散热，使血气冲和，百病不生。

有研究报道，气郁是百病之源，"理气"一法可以遏制郁证的病情发展，防治由郁而生他病，具有非凡意义。这一认识对新药开发、新制剂研制都有重要指导意义。

**（二）加味越鞠丸**

**1. 原文**

苍术（米泔浸，姜汁炒，一两），抚芎（一两），香附（童便浸三日，炒，一两），神曲（炒，一两），栀子（炒，五钱），陈皮（去白，一两），白术（去芦，炒，三两），黄连（酒炒，一两），山楂（去子，二两），白茯苓（去皮，一两），萝卜子（炒，五钱），连翘（五钱），枳实（麸炒，一两），当归（酒洗，一两），广木香（五钱）。上为末，姜汁打稀糊为丸，如梧子大，每服五六十丸，食后白汤送下。

一论气、湿、痰、热、血、食六郁，此宽胸快膈之药也。

**2. 注释**

酒：指黄酒。黄酒含有多种醇类、酪类、甘油、糖分、有机酸、氨基酸、维生素等。可加快血液循环，促进新陈代谢，具有舒筋活血、促进食欲、改善肠道菌群的作用。特别是黄酒中的锌元素，在本方中起到了促进食欲、改善肠道菌群的作用。

**3. 解析**

（1）组方特点

宿食积聚，湿热内蕴，湿阻中焦，气机不畅是引起郁证的主要因素，治疗用消食化积的苍术、抚芎、香附、神曲，治疗肝郁气滞用山楂、枳实、白术、黄连。患者必当脉沉弦，苔黄腻或水滑苔，体形肥胖，应属于当今社会三高及心脑血管病早期人群。

（2）发酵作用

本方中共使用了15味中药，其中有发酵药物神曲，真菌类的白茯苓，具有生物活性的童便炒香附，发酵辅料米泔水浸苍术、酒炒黄连，涉及发酵类药物多达5种。

**（三）越鞠二陈丸**

**1. 原文**

苍术（米泔浸），山栀子（炒黑），川芎，神曲（炒），香附（童便炒），山楂肉，陈皮，半夏（姜汁炒），白茯苓（去皮），海石，南星，天花粉（各二两），枳壳（去穰，麸炒，一两五钱），甘草（炙，五钱）。

上共为细末，滚水和成丸，如梧桐子大，每用二钱，食后用萝卜汤或姜汤、清茶任下，食后服。

**2. 解析**

（1）组方特点

本方在三方通用药的基础上，加海石、天花粉、南星，宽胸快膈。越鞠丸六郁兼顾，二陈汤燥湿化痰、疏肝解郁。方中海石、半夏、南星皆可入肺化痰，软坚散结。其中海石药理研究表明，其含有钙、镁、铁等微量元素。半夏、南星均为燥湿化痰要药，善治湿痰、寒痰，且半夏具有和胃降逆、开痞散结之功，可治疗梅核气、呃逆。

本方运用了海石、半夏、南星，说明宿食积聚日久化热生痰，患者为痰湿体质者。临床常见多为体形肥胖、三高潜在人群。本方与前两方相比，适合发病时间更久，潜在的心脑血管病发病人群。

（2）发酵作用

本方中共使用了14味中药，其中有发酵药物神曲、半夏、南星，真菌类的白茯苓，具有生物活性的童便炒香附，发酵辅料米泔水浸苍术，涉及的发酵类药物种类多，方法、要求各不相同，是发酵药物灵活运用的典型方剂。发酵可起到减毒增效、提高临床疗效的作用。

**附：越鞠二陈丸的相关研究**

现代药理研究显示，越鞠二陈丸不仅具有祛痰、镇咳的作用，还具有解痉、保肝、利胆、抑菌和调节免疫的作用，能治疗多种病证。如治疗慢性支气管炎，胃及十二指肠溃疡，口腔溃疡，慢性胃炎，内耳性眩晕，迁延性肝炎。

## 三、三方应用启示

六郁汤、加味越鞠丸、越鞠二陈丸三方治疗郁证均有显著疗效，其中发酵药物起了积极的作用，三方虽都治疗郁证，但侧重不同。六郁汤为治疗多种郁证的基本方；加味越鞠丸是治疗湿阻中焦，气机不畅之郁证；越鞠二陈汤是治疗痰湿阻滞之要方。

龚廷贤提出了一套中医脉症辨析分类治疗的方案，采用脉学对郁证进行诊断，有重要意义。同时他提出了"解""开""通"治疗郁证的三大原则，"解"即解诸郁结；"开"即开胸胁、化郁滞、思饮食；"通"即"以通为顺，以通为贵"，是治疗郁证的理念创新。

我们通过发掘明代名医龚廷贤治疗郁证的六郁汤、加味越鞠丸、越鞠二陈丸三方，发现三方治疗郁证具有很强的临床实用性和研究价值，是一组具有重要发掘传承价值的中药治疗郁证的经验方。

**附1：治疗郁证的参考方药**

（1）郁证治疗方药

郁证脏躁：甘麦大枣汤。

郁证百合病：百合地黄汤。

郁证梅核气：半夏厚朴汤合乌梅丸。

郁证奔豚气：奔豚汤、茯苓桂枝甘草大枣汤。

郁证虚烦不眠：酸枣仁汤。

郁证虚烦懊恼（坐立不安）：栀子豉汤、栀子甘草豉汤、栀子生姜豉汤、栀子大黄豉汤。

郁证烦惊谵语：柴胡加龙骨牡蛎汤。

**（2）郁证相关的其他治疗方药**

和解少阳枢机：大柴胡汤、柴胡桂枝汤。

调和营卫阴阳：桂枝汤、桂枝加黄芪汤。

活血化瘀：抵当汤。

化痰蠲饮：五苓散。

镇惊安神：桂枝甘草龙骨牡蛎汤。

消痞开郁：泻心汤方类，如半夏泻心汤、生姜泻心汤、附子泻心汤、黄连泻心汤、大黄黄连泻心汤。

温阳化气：茯苓四逆汤。

**附2：中医郁证与西医失眠、焦虑、抑郁的相似性**

**失眠：**郁证患者经常会出现入睡困难、早醒、睡眠质量差等失眠症状。这是因为郁证会导致患者情绪低落、焦虑和不安，使得他们难以放松和入睡。此外，郁证还可能引发患者夜间惊醒和做噩梦等睡眠问题。

**焦虑：**郁证患者常常伴随着焦虑症状，如紧张、不安、害怕和恐惧等。这是由于郁证会使患者对未来感到担忧和沮丧，产生对各种事物的过度担心和负面预期。这种焦虑情绪会进一步加重患者的抑郁感，形成一个恶性循环。

**抑郁：**郁证的核心症状即为抑郁情绪，患者常常感到悲伤、失望、无助和绝望等。这种情绪持续时间较长，且常常无法通过日常活动或积极的思考来缓解。郁证导致患者对生活失去兴趣和动力，降低了他们的情绪稳定性和幸福感。除以上相对常见的症状外，还可能出现其他症状，比如食欲改变、体重变化、注意力难以集中等。郁证还可能导致自卑、自责、自杀倾向等严重情绪问题。这些症状的出现与郁证对患者生理、心理和社交功能的影响密切相关。需要指出的是，每个患者的症状表现可能有所不同，因此确诊和治疗郁证需要综合考虑患者的具体情况和症状表现。

# 第五节　风　湿　痹

## 一、定义

风湿痹是由于风寒湿热等外邪入侵，闭阻经络关节，气血运行不畅，以全身关节呈游走性红、肿、重着、疼痛为主要临床表现。常指反应性关节炎。

## 二、诊断依据

1. 以四肢大关节走窜疼痛为主，伴重着、酸楚、麻木、关节屈伸不利。多有恶寒、发热等症。

2. 病前多有咽痛乳蛾史，或涉水淋雨、久居湿地史。

3. 部分患者可有低热，四肢环形红斑，或结节性红斑。常可心脏受累。

4. 红细胞沉降率增快，抗链球菌溶血素 "O" 大于 500 单位。

## 三、发酵中药方

（一）侧子酒

参见上文。

（二）威灵仙方

参见上文。

## 四、食疗食养方

（一）猪肚炙方

【组成】猪肚 1 枚，白酒适量，附子 15g，调味品适量。

【用法】将附子择净，研细；猪肚洗净，同附子、椒、葱、盐、酱等煮熟，取出切片，空腹分次服食；兼饮酒 50~100mL，每周 2 剂。

【功用】温阳健脾。适用于下焦风冷，腰脚疼痛，转动不得。

（二）豆豉酒

【组成】豆 30g，附子 15g，薤白 30g，川椒 50 粒。

【用法】将上药择净，同放锅中，炒至熟，而后加黄酒 300mL，煎四五沸即成。每次 100mL，搅稀粥 1 碗服食，每日 3 次。

【功用】温肾健脾。适用于下焦风湿，腰脚疼痛，行走无力。

（三）杏仁酒

【组成】杏仁适量。

【用法】将杏仁择净，切细，加好酒适量，研滤，取汁，加等量蜂蜜煮沸收贮即成。每次 20mL，每日 3 次温饮。

【功用】祛风除湿止痛。适用于风湿骨痛。

# 第六节　骨　痹

## 一、定义

骨痹是由于年老体衰，骨失滋养，气血失调所致局部或全身骨关节退化改变。临床表现以大关节疼痛，活动受限为主症。多见于退行性骨关节病、肥大性改变等。

## 二、诊断依据

1. 初起多见腰腿、腰脊、膝关节等隐隐作痛，屈伸、俯仰、转侧不利，轻微活动稍缓解，气候变化加重，反复缠绵不愈。

2. 起病隐袭，发病缓慢，多见于中老年人。

3. 局部关节可轻度肿胀，活动时关节常有咔嚓声或摩擦声。严重者可见肌肉萎缩，关节畸形，腰弯背驼。

4. X 射线摄片检查：示骨质疏松，关节面不规则，关节间隙狭窄，软骨下骨质硬化，以及边缘唇样改变，骨赘形成。

5. 查红细胞沉降率、抗"O"、黏蛋白、类风湿因子等可与风湿痹、尪痹相鉴别。

## 三、中药发酵方

**五加酒**

参见上文。

## 四、发酵药物参与治疗方

（一）无比山药丸

【出处】《太平惠民和剂局方》。

1. 原文

治丈夫诸虚百损，五劳七伤，头痛目眩，手足逆冷，或烦热有时，或冷痹骨疼，腰髋不遂，饮食虽多，不生肌肉，或少食而胀满，体无光泽，阳气衰绝，阴气不行。此药能补经脉，起阴阳，安魂魄，开三焦，破积聚，厚肠胃，强筋练骨，轻身明目，除风去冷，无所不治。

赤石脂，茯神（去皮、木），巴戟（去心），熟干地黄（酒浸尽），山茱萸，牛膝（去苗，酒浸），泽泻（各一两），山药（二两），五味子（六两），苁蓉（酒浸，四两），杜仲（去皮），炒菟丝子（酒浸）（各三两）。

上件为末，炼蜜和搜为丸，如梧桐子大。每服二十丸至三十丸，食前，温酒下，温米饮亦得。服之七日后，令人身轻健，四体润泽，唇口赤，手足暖，面有光悦，消食，身体安和，音声清响，是其验也。十日后长肌肉。此药通中入脑，鼻必酸疼，勿怪。

### 2. 注释

① 五劳七伤：五劳七伤中的五劳是指心、肝、脾、肺、肾五脏劳损；七伤是指喜、怒、悲、忧、恐、惊、思七情伤害。

② 赤石脂：是一种收涩药，为硅酸盐类矿物多水高岭石族多水高岭石。挖采后，除去杂石，打碎或研细粉。以色红、光滑、细腻、吸水性强者为佳。赤石脂别名赤符、红高岭、赤石土，主含四水硅酸铝及钛、镍、锶、钡等微量元素。

### 3. 解析

（1）组方特点

本方是一个由多种药物组成的具有补虚损、通筋脉、和阴阳、安魂魄、开三焦、破积聚、厚肠胃、强筋练骨、轻身明目等作用的治疗体虚多病、抗衰老方。本方主要用了补肝益肾的药物和安神定志的五味子及通泻利湿的泽泻，全方补益肝肾、祛湿散寒，使积聚得破、三焦得开、肠胃得安、体质改善，达到延年益寿的目的。

（2）发酵作用

本方是一个发酵药物参与治疗方。全方由12味中药组成，其中熟干地黄酒浸，牛膝去苗酒浸，苁蓉酒浸，菟丝子酒浸，四味用黄酒浸泡，还有一味茯神属于真菌类药。本方有四味中药使用酒浸炮制，同时还要求用蜂蜜制丸。黄酒甘辛大热，通血脉、散寒气、行药势，通过黄酒浸泡，使药的有效成分得到充分释放，促进了药效提高。方中服用方法，提出了用温酒送服。这种用发酵辅料炮制的办法，既增强了药效，又减少了不良反应，提高了全方的疗效。

### 4. 应用启示

本方是改善体质、治疗慢性病、延缓衰老的实用方，具有很强的临床实用性。本方也是一个治疗骨质疏松和抗衰老的参考方。

### （二）熟干地黄丸

【出处】《圣济总录》。

#### 1. 原文

治肾虚骨痹，面色萎黑，足冷耳鸣，四肢羸瘦，脚膝缓弱，小便滑数，补肾。熟干地黄，肉苁蓉（酒浸），磁石（煅，醋淬）（各二两），山茱萸（三分），桂（去粗皮），附子（各半两），山药（三分），牛膝（酒浸，一两），石楠，白茯苓，泽泻，黄芪（各三分），鹿茸（去毛，酥炙，三两），五味子（三分），石斛（一两），覆盆子，远志（各三分），补骨脂（炒，一两），萆薢，巴戟天（各三分），杜仲（一两），菟丝子（二两，酒浸，别研），白龙骨（一两）。共为末，炼蜜和杵数百下，丸如梧桐子大，每服空心，以温酒下三十丸，日三服。

#### 2. 注释

骨痹：主要症状是一个或数个关节疼痛、肿胀、屈伸不利，甚或关节僵直不用。西医学中的风湿性关节炎、类风湿关节炎等均属骨痹范畴。

#### 3. 解析

（1）组方特点

中医学认为"肾主骨，耳为肾之外窍。小便滑数，肾不纳气。四肢羸瘦，脚膝缓弱，脾主四肢"，本方证属于脾肾虚寒证。方中用了鹿茸、山茱萸等作为君药，主要起到补肾阳、益肾精的作用。附子温阳补肾、山药健脾和胃、牛膝补肝肾强筋骨为臣药。白茯苓、泽泻利湿散寒为佐药；五味子为使药，导药直达病所，同时增强补肾壮阳的功效。本方是一个治疗骨痹、脾肾双虚、腰膝酸软、头晕目眩、耳鸣耳聋、遗精滑精、尿频尿急、畏寒肢冷等的发酵药物参与治疗方。

（2）发酵作用

本方是一个发酵药物参与治疗方。方中用了磁石醋淬，牛膝酒浸，菟丝子酒浸，还有一味白茯苓属于真菌类药。通过醋淬、酒浸发酵炮制，使药的有效成分得到充分释放，促进了药效提高。方中还提出了用温酒送服的服用方法。这种用发酵辅料炮制的办法，既增强了药效，又减少了不良反应，提高了全方的疗效。

#### 4. 应用启示

本方是一个治疗骨痹为主，症见关节疼痛、腰膝酸软、畏寒肢冷、头晕目眩的脾肾双补的发酵药物参与治疗方。本方除了治疗骨痹为主的关节疼痛外，对骨质疏松也有很好的疗效。

## 五、食疗食养方

**葱豉粥**

【组成】香豉 50g，葱白 5 茎，羊髓 30g，盐花 15g，薄荷 10 茎，大米 50g。

【用法】将诸药择净，加清水适量煮沸，再加香豉、大米，煮为稀粥服食，每日 1 剂。

【功用】补益肝肾，疏风散寒。

# 第七节 咳 嗽

## 一、定义

咳嗽是因邪客肺系，肺失宣肃，肺气不清所致，以咳嗽、咳痰为主要症状的病证。多见于急、慢性支气管炎。

## 二、诊断依据

1. 咳逆有声，或伴咽痒咳痰。

2. 外感咳嗽，起病急，可伴有寒热等表证。

3. 内伤咳嗽，每因外感反复发作，病程较长，可咳而伴喘。

4. 急性期查血白细胞计数和中性粒细胞均增高。

5. 两肺听诊可闻及呼吸音增粗，或伴散在干湿啰音。

6. 肺部 X 射线摄片检查，正常或肺纹理增粗。

## 三、发酵药物参与治疗方

（一）豆豉蜀椒止咳方

【出处】《外台秘要》。

**1. 原文**

疗三十年咳逆上气，咽喉如水鸡鸣，或唾脓血，师药不能疗者。方：香豉（三升，熬），蜀椒（一升，汗），干姜（一斤），猪肪（三斤）。上三味，捣筛，纳肪药中，以水五升合豉等物，熟煎。每以二合服之，大效。

**2. 注释**

① 逆上气：肺气上逆，表现为咳嗽、气喘。

② 师药不能疗：常规医生所用药物无法治疗。

### 3. 解析

（1）组方特点

本方是一个治疗久治不愈的咳喘兼有唾脓血的重症患者的发酵药物参与治疗方。咳逆上气，是由于脾肾双虚，影响肺的通宣降逆功能。本方可健脾益肾，宣肺理气，解毒散寒。方中用了淡豆豉、蜀椒、干姜、猪肪四味药，其中淡豆豉健脾和胃；蜀椒、干姜温中散寒；猪肪解毒润肺、利肠胃、通小便、散瘀血、利血脉等。本方适用于久治不愈的虚寒咳喘患者。

（2）发酵作用

本方是一个发酵药物参与治疗方，淡豆豉在方中起到了增强药效、促进疗效的作用。

### 4. 应用启示

本方适用于老年慢性支气管炎、肺源性心脏病等。

### （二）劫嗽丸

【出处】《丹溪心法》。

### 1. 原文

诃子仁，百药煎，荆芥穗（等分）。共为末，蜜丸噙化。久咳失气，此药亦宜用之；新咳者不宜用也。

### 2. 注释

百药煎：为五倍子同茶叶等经发酵制成的块状物。具有润肺化痰、止血止泻、解热生津的功效。主治久咳劳嗽，咽痛，口疮，牙疳，便血，血痢，泄泻脱肛，暑热口渴。

### 3. 解析

（1）组方特点

方中用了诃子仁、百药煎、荆芥穗三味药，其中诃子仁疗喘咳痰嗽，久咳失音；百药煎润肺化痰，解热生津；荆芥穗发散风寒。全方具有敛肺止嗽的功效，是一个治疗因虚劳引起的久嗽不愈的经验方。

（2）发酵作用

方中用了发酵药物"百药煎"，是一个中药发酵药物参与治疗方。

### 4. 应用启示

百药煎为盐肤木上生长的蚜虫通过刺伤植物组织，刺激细胞增生而形成的囊状聚生物虫瘿。这些虫瘿被采摘后加工成中药材，称为"百药煎"（五倍子）。百药煎治疗咳嗽有显著的效果。本方具有一定科研价值，值得关注。

（三）半夏桔梗汤

【出处】《圣济总录》。

### 1. 原文

治脾肺寒热，劳咳，痰盛呕逆。半夏，桔梗，桑白皮，胆南星（各二两）。姜枣水煎三钱，温服。

### 2. 注释

胆南星：制天南星的细粉与牛、羊或猪胆汁经加工而成，或为生天南星细粉与牛、羊或猪胆汁经发酵加工而成。味苦、微辛，性凉，入肺、肝、脾经。可清热化痰，息风定惊。用于中风痰迷，惊风癫痫，痰火喘嗽，头风眩晕。

### 3. 解析

（1）组方特点

胆南星清热化痰，息风定惊，是一味常用的中药发酵药物，在本方中起主导作用。方中还用了半夏、桔梗、桑白皮，半夏化痰；桔梗宣肺止咳；桑白皮清热凉血。全方具有清热化痰、宣肺止咳的功效。

（2）发酵作用

本方是一个中药发酵药物参与治疗方。

### 4. 应用启示

胆南星是一味有小毒的发酵药物，使用药物时需注意其不良反应。

## 四、食疗食养方

（一）木耳粥

【组成】银耳 5~10g（或黑木耳 10g），粳米 50g，大枣 3~5 枚，冰糖适量。

【用法】先将银耳（或黑木耳）浸泡半天。另用粳米、红枣加水煮粥，待沸后，加入银耳、冰糖，同煮至粥熟。

【功用】滋阴养胃，润肺生津，适用于中老年肺病阴虚内热。

【食用注意】风寒感冒咳嗽者忌服。

（二）冬虫夏草全鸭汤

【组成】冬虫夏草 10g，老公鸭 1 只，绍酒 15g，生姜 5g，葱白 10g，胡椒粉 3g，食盐 3g。

【用法】鸭去毛洗净，剁去脚爪，再用凉水洗净。冬虫夏草、姜、葱洗净切片待用，先将鸭头顺颈劈开，纳入 8 枚冬虫夏草于鸭头内，再用棉线缠紧，余下的冬虫夏草同姜、葱一起装入鸭腹内，放入罐子中，再注入清汤，加食盐、胡椒粉、绍酒调好味，用湿棉纸封严其口，上笼蒸约 1.5 小时鸭即熟，加味精即可。

【主治】肺肾两虚之喘咳。

# 第八节 胃 脘 痛

## 一、定义

胃脘痛系因胃气郁滞，气血不畅所致，临床以上腹部近心窝处经常发生疼痛为主症。多见于胃、十二指肠炎症、溃疡、痉挛等疾病。

## 二、诊断依据

1. 胃脘部疼痛，常伴痞闷或胀满、嗳气、泛酸、嘈杂、恶心呕吐等症。

2. 发病常与情志不畅、饮食不节、劳累、受寒等因素有关。

3. 上消化道钡餐 X 射线检查、纤维胃镜及组织病理活检等，可见胃、十二指肠黏膜炎症、溃疡等病变。

4. 大便或呕吐物隐血试验强阳性者，提示并发消化道出血。

5. B 超、肝功能检查、胆道 X 射线造影有助于鉴别诊断。

## 三、发酵中药方

**苍术膏**

参见上文。

## 四、发酵药物参与治疗方

（一）消食丸

【出处】《本草纲目》。

1. 原文

消食丸：治脾胃俱虚，不能消化水谷，胸膈痞闷，腹胁膨胀，连年累月，食减嗜卧，口苦无味。神曲（六两），麦芽（炒，三两），干姜（炮，四两），乌梅肉（焙，四两），为末，蜜丸梧子大，每米饮服五十丸，日三服。

2. 注释

①胸膈痞闷：指前胸、胃脘部胀满、憋闷、不舒畅，常由湿浊阻滞或饮食内停引起。

② 臌胀：指肝病日久，肝脾肾功能失调，气滞、血瘀、水停于腹中所导致的以腹胀大如鼓，皮色苍黄，脉络暴露为主要临床表现的一种病证。

③ 焙：用微火烘烤。

### 3. 解析

（1）组方特点

本方适用于脾胃虚寒、脘腹胀满、食欲减退、口苦、饮食无味等。方中神曲、麦芽消食化积；干姜温胃散寒；乌梅生津止渴、除胀满。全方具有消食化积、理气散寒、除胀满之功。

（2）发酵作用

本方是一个发酵药物参与治疗方。方中用了发酵药物神曲，能够增强全方消食化积、温胃散寒除胀的功效。

### 4. 应用启示

本方用药量少、配伍精、服用方便，见效快，没有特殊的要求，是一个治疗因饮食积滞引起腹部胀满、宿食积聚、消化不良的慢性胃病的实用中药发酵药物参与治疗方，广泛适用于脾胃虚寒引起的胸膈痞闷，腹胁臌胀。方中所治病证，相当于西医学的慢性胃炎、肝炎。

### （二）特效枳术丸

【出处】《本草纲目》。

### 1. 原文

枳术丸：消痞强胃，久服令人食自不停也。白术（一两，黄壁土炒过，去土），枳实（麸炒，去麸，一两）。为末，荷叶包饭烧熟，捣和丸梧子大。每服五十丸，白汤下。气滞，加橘皮一两；有火，加黄连一两；有痰，加半夏一两；有寒，加干姜五钱，木香三钱；有食，加神曲、麦芽各五钱。

### 2. 注释

白汤：热的白开水。

### 3. 解析

（1）组方特点

本方是一个治疗寒热错杂引起痞满的实用方。白术健脾益气，枳实破积消滞。

（2）发酵作用

本方是一个自然发酵法制作的发酵中药方。

### 4. 应用启示

本方治疗寒热错杂引起的痞满，根据临床症状加减使用，气滞加橘皮；有火加黄连；有痰加半夏；有寒加干姜、木香；食积加神曲、麦芽。

**附：魏中海应用发酵药物治疗胃脘痛临床经验**

**1. 讨论**

魏中海制作"抑幽煎合剂""抑幽胶囊"治疗幽门螺杆菌感染导致的胃脘痛。"湿热生虫"是该病的病因病机，在经典方金铃子散、左金丸、半夏泻心汤基础上加用使君子散、化虫丸等制作了发酵中药抑幽1号和2号。此药对改善肠道内环境，调节肠道菌群有较好的作用。

1号方用于广泛感染的各阶段人群，适用范围广泛。

处方：炙黄芪20g，炙甘草6g，黄连10g，吴茱萸6g，醋延胡索10g，使君子10g，槟榔10g，苦参5g，公丁香2g，白豆蔻6g，淡豆豉10g。

2号方以抑幽为主，根据个人的体质辨证加减：体虚乏力者合六君子汤、小建中汤、一贯煎（口苦）等；萎缩性胃炎加鸡内金、白及、三七粉、淡豆豉、太子参；肥胖、痰湿体质者，加香砂养胃丸、薏苡仁汤、升降散等；腹胀满加厚朴、青皮、陈皮、苍术；吞酸加海螵蛸、酒大黄；腹部怕冷加佛手；呃逆加广木香。

**2. 服用方法**

按照"六腑以通为用"和"时间医学"使用特点，采用综合治疗方法，除了服药外，还提出了服用的方法和相关注意事项。

（1）少量多次空腹用药，每日4次服药。

（2）前三天药量加倍达到负荷量，第四天开始用维持量，共服药两周，甚至更长时间。

（3）建议患者服用菊苣等益生元。

（4）禁食生冷、辛辣、油腻食物于治疗全过程。

（5）注意合理饮水，避免不喝水和过量饮水。

（6）腹部按摩。

（7）用花椒、淡盐水漱口，或用胶囊水冲后漱口。

**3. 病案简介**

**案1**

王某，男，46岁。

因上腹部疼痛反复发作5年余，加重7天，于2020年3月11日就诊。患者5年前曾做胃镜示慢性浅表性胃炎。不规则服用雷尼替丁、奥美拉唑胶囊等多种胃药，症状时轻时重。幽门螺杆菌阳性。近7天来，胃脘胀痛，痛处固定，食后尤甚，嗳气反酸，舌暗红，苔白腻，脉细弦。

中医诊断：胃脘痛。

辨证：脾失健运，湿浊中阻。

治则：健脾化湿。

予抑幽煎加味：黄芪15g，吴茱萸5g，黄连10g，使君子10g，炒槟榔10g。肉桂6g，肉豆蔻6g，大黄6g（后下），焦三仙（各）10g，黄柏6g，炒蛇床子3g，炒川楝子10g，淡豆豉10g，公丁香2g，蒲公英10g，炙甘草6g，日一剂，水煎服，7剂。

胃脘胀痛明显减轻，后服用抑幽胶囊半个月，脘痛、嗳气泛酸基本消失，幽门螺杆菌阴性。半年后随访，未再复发。

**案2**

罗某，女，35岁。

因反复胃脘疼痛6年，加重5个月，于2021年12月24日来诊。

疼痛以辣、刺痛为主，情绪不畅时痛甚，伴口干苦，多梦，小便黄，大便干结。舌质红，苔黄腻，脉弦滑数。胃镜检查：胃体黏膜有灶性糜烂，胃窦黏膜水肿、增粗，色泽为红白相兼，红象为主，十二指肠球部黏膜灶性充血。幽门螺杆菌阳性。

中医诊断：胃脘痛。

辨证：肝胃郁热。

治则：疏肝理气，泄热止痛。

予抑幽煎加味：黄芪15g，吴茱萸5g，黄连10g，使君子10g，炒槟榔10g，柴胡10g，竹茹6g，大黄6g（后下），焦三仙（各）10g，黄柏6g，炒蛇床子3g，炒川楝子10g，淡豆豉10g，公丁香2g，蒲公英10g，炙甘草6g，日一剂，水煎服，7剂。

服药3剂时，胃痛大减，腑气顺通，胃纳增加，大便顺畅。以后服用抑幽胶囊半个月，症状消失。1个月后复查胃镜：急性炎症消失，慢性炎症好转至轻度，幽门螺杆菌阴性。随访1年未见复发。

**案3**

邱某，男，39岁。

因胃脘部胀闷疼痛不适3~4年，于2019年4月16日来诊。

胃镜检查为糜烂性胃炎，幽门螺杆菌阳性，1年前曾行三联根除幽门螺杆菌治疗，效果不著。目前幽门螺杆菌阳性，要求服中药治疗。刻下胃脘部嘈杂、胀满、有烧灼感，伴有吞酸、便干、小便黄。舌红苔黄，脉微略数。

中医诊断：胃脘痛。

辨证：中焦湿热。

治则：清热除湿，健运脾胃。

予抑幽煎加味：黄芪15g，吴茱萸5g，黄连10g，使君子10g，炒槟榔10g，栀子10g，竹茹6g，大黄6g（后下），焦三仙（各）10g，黄柏6g，炒蛇床子3g，炒川楝子10g，淡豆豉10g，公丁香2g，蒲公英10g，炙甘草6g，日一剂，水煎服，7剂。

服7剂症状明显缓解，以后服用抑幽胶囊半个月，诸症消失，幽门螺杆菌阴性。随访1年未见复发。

## 五、食疗食养方

### （一）神曲散

【组成】神曲30g，桂心15g，炙甘草7g，大麦芽30g，干姜15g，陈皮21g。

【用法】将上药择净，研细，和匀即成。每次6g，每日3次，清粥饮适量送服。

【功用】行气健脾。适用于食不消化，令人羸瘦无力，食少。

### （二）吴茱萸粥

【组成】吴茱萸15g，大米30g，葱、豉适量。

【用法】将吴茱萸择净，研细备用。取大米、葱、豉煮粥，待熟时下药末6g，再煮一二沸即成，空腹服食，每日3次。

【功用】温中行气，散寒止痛。适用于心腹冷痛，胀满。

### （三）白面羹

【组成】白面120g，曲末60g，生姜汁50mL，橘皮、花椒、生姜、羊肉各适量。

【用法】将白面、曲末、生姜汁加清水适量调匀，制作成饼，煮熟备用。橘皮、花椒、生姜、羊肉如常法煮熟，同饼调匀服食，每日1剂。

【功用】健脾开胃。适用于脾胃气弱，瘦弱无力。

### （四）羊脊骨羹

【组成】羊脊骨1具，大米100g，调味品适量。

【用法】将羊脊骨洗净，捶破，水煎取汁，纳入大米煮粥，或加调味品等，制羹服食，每日1剂。

【功用】温中健脾。适用于脾胃虚冷，羸瘦，不下食。

### （五）鸡子索饼

【组成】白面、鸡子、白羊肉各120g，调味品适量。

【用法】将羊肉洗净，切细，炒熟，同鸡子清、白面调匀作饼，于豆豉汁中煮熟，空腹服食，每日 1 次。

【功用】健脾益气，和胃消食。适用于虚损羸瘦。

（六）曲末粥

【组成】神曲 10~15g，粳米适量。

【用法】先将神曲捣碎，煎取药汁后，去渣，入粳米同煮为粥。

【功用】健脾胃，助消化。适用于消化不良，食积难消，脘闷腹胀，嗳腐吞酸。

【食用注意】宜温热食用。神曲亦可配合谷芽、麦芽、山楂等一同煎汁煮粥，可增强消化功效。

# 第九节 腰肌劳损

## 一、诊断依据

1. 有长期腰痛史，反复发作。

2. 一侧或两侧腰部酸痛不适，时轻时重，缠绵不愈。劳累后加重，休息后减轻。

3. 一侧或两侧骶棘肌轻度压痛，腰腿活动一般无明显障碍。

## 二、发酵中药方

（一）菟丝子方

参见上文。

（二）淫羊藿酒

参见上文。

## 三、发酵药物参与治疗方

**生栗子食治腰痛方**

【出处】《经验方》。

1. **原文**

治肾虚腰脚无力，以袋盛生栗悬干。每日吃十余颗，次吃猪肾粥助之，久必强健。

2. **注释**

生栗：味甘、微咸，性平，归脾、肾经。益气健脾，补肾强筋，活血消肿，止血。主脾虚泄泻，反胃呕吐，脚膝酸软，筋骨折伤肿痛，瘰疬，吐血，衄血，便血。

### 3. 解析

（1）组方特点

方中仅使用栗子一味药物，配合猪肾熬粥服用。制作方法简便，疗效显著。这是一个"药食同源"治疗肾虚腰疼的实用方。

（2）发酵作用

本方仅使用栗子一味药物，通过悬挂贮藏的自然发酵过程，可以使其增效减毒，更好地发挥药力。

### 4. 应用启示

本方适宜长期服食，既能治疗肾虚腰痛，又能强身健体。

## 四、食疗食养方

### （一）冬虫夏草粥

【组成】冬虫夏草 10g，猪瘦肉 50g，小米 100g。

【用法】将冬虫夏草洗净用布包好，与小米、猪肉（切成细片）同煮，粥熟，取出冬虫夏草，再加适量盐调味，即可食用。

【功用】滋肾润肺，补虚益精。适用于阴虚劳嗽，以及病后久虚不复等症。

【食用注意】感冒发热期间应忌食。

### （二）当归羊肉羹

【组成】羊肉 500g，当归 15g，黄芪 25g，党参 15g，生姜、食盐、味精各适量。

【用法】羊肉洗净、切块待用；党参、黄芪、当归用纱布袋装盛，同羊肉加水适量，用文火煨烂后，再加生姜末、食盐、味精煮至汁稠成羹即可。每次 1 小碗，日服 2 次，温热服食。

【主治】虚劳乏力、腰膝酸软等症。

# 第十节　面　瘫

## 一、定义

面瘫即面神经炎，是指茎乳突孔内急性非化脓性面神经炎，引起周围面神经麻痹，又称贝尔麻痹。本病属中医"中风"范畴，多为风邪侵袭、经脉不利所致，当以疏风散邪、疏通经络、活血化瘀为治。

## 二、发酵中药方

**麻子仁酒**

参见上文。

## 三、发酵药物参与治疗方

**当归汤**

【出处】《圣济总录》。

### 1. 原文

治中风手足偏枯，口面㖞斜，疼痛，一目不能合。当归，白芷，防风，白鲜皮，白术，芎䓖，杏仁（去皮尖），甘草（炙），甘菊花，天雄（去皮脐）（各一两），人参（半两）。上锉，如麻豆大。每服五钱匕，以水二盏，加生姜半分，煎至一盏，去滓温服，日三夜一，与食相间服之。

### 2. 注释

① 手足偏枯：指肢体不遂。

② 天雄：天雄是乌头的旁生块根，性热，有大毒。在此方中去皮脐并适量使用，旨在利用其温阳散寒、祛风除湿的作用，针对中风后可能存在的寒邪入侵进行治疗。

### 3. 解析

（1）组方特点

本方治疗风中络脉所引起的手足偏枯、口面㖞斜。用白芷、防风、天雄祛风解表、温阳散寒；川芎、当归活血化瘀、通经活络；白鲜皮、甘菊花祛风除湿、清热解毒；人参、白术、甘草益气健脾，改善体质，促进中风恢复。

（2）发酵作用

方中用了大辛大热的发酵药物天雄，配合活血通经的药物，可以促进天雄功效的发挥，加快病情恢复，是一个发酵药物参与治疗方。

### 4. 应用启示

本方是一个治疗风中络脉的实用方，在开发中风新药新制剂方面具有很高的参考价值。

## 四、食疗食养方

**枳壳浸酒**

【组成】枳壳适量。

【用法】取枳壳 1500g，刮去上面青末，微火炒祛湿气，加好酒适量浸泡，并常让酒瓶近火，微暖，令药味得出，7 日即成。每次 30mL，每日 3 次，温饮。

【功用】祛风除湿，通络止痛。适用于中风、口偏眼急等。

# 第十一节　消　渴

## 一、定义

消渴是由禀赋不足，阴虚燥热所致。口渴引饮为上消，善食易饥为中消，饮一溲一为下消，统称消渴。相当于糖尿病、尿崩症。

## 二、诊断依据

1. 口渴多饮，多食易饥，尿频量多，形体消瘦。

2. 初起可"三多"症状不显著。病久常并发眩晕、肺痨、胸痹、中风、雀目、疮疖等。严重者可见烦渴，头痛，呕吐，腹痛，呼吸短促，甚或昏迷厥脱危象。

3. 查空腹、餐后 2 小时尿糖和血糖，尿比重，葡萄糖耐量试验。必要时查尿酮体，血尿素氮、肌酐，二氧化碳结合力及血钾、钠、钙、氯化物等。

## 三、发酵中药方

**牛膝丸**

参见上文。

## 四、发酵药物参与治疗方

（一）近效极要消渴方

【出处】《外台秘要》。

1. **原文**

近效极要论：消渴旧来以为难疗，古方有黄连汤、牛胆丸为胜，亦不能好瘥。自作此方以来，服者皆瘥，服多者即吐水，岂有更渴之理。

黄连（六分），瓜蒌（五两），知母（五两），苦参（一大斤），牡蛎粉（五两），麦门冬（五两，去心）。上六味，各捣筛为散，以牛乳和，并手捻为丸，如梧子大，曝干。日再服，饱食讫，以浆水下之，服二十丸。如微利，减十丸；如食热面酒等，即加服五丸。忌猪肉。

### 2. 注释

① 胜：相对效果好。

② 瘥：痊愈。

### 3. 解析

（1）组方特点

黄连、苦参清热燥湿，清除体内燥热之邪，瓜蒌、牡蛎粉调理气机、软坚散结，知母、麦门冬养阴生津，从而改善消渴的症状。

（2）发酵作用

本方是一个发酵药物参与治疗方。通过加入具有生物活性的牛乳，促进原料药发酵，以增强药效。采用浆水送服，其中含有的乳酸菌可调节肠道菌群，改善肠道内环境，促进药物吸收。

### 4. 应用启示

本方通过牛乳的自然发酵增强药效，可以作为制作中成药的参考方，为开发糖尿病的慢性病调理新药提供参考。

## （二）卒消渴小便多方

【出处】《外台秘要》。

### 1. 原文

治小便卒太数，复非淋，一日数十过，令人瘦。豉一升，纳于盐中，绵裹之，以白矾好者半斤，置绵上，令蒸之三斗米许时，即下白矾。得消入豉中，出曝干，捣末，服方寸匕。

### 2. 注释

① 盐：味咸，性寒，入胃、肾、大肠、小肠经。具有涌吐、清火凉血、解毒之功，还有补肾、引火下行、润燥祛风、清热渗湿之效。

② 白矾：又称明矾、枯矾，是一种传统中药材，化学成分为硫酸铝钾。性寒，味酸涩，归肺、脾、肝经，具有解毒杀虫、止血止泻、燥湿化痰、祛痰定惊等功效。

### 3. 解析

（1）组方特点

方中用了辛散、苦泻、性凉的淡豆豉，为阴中之阴，能宣发郁热，滋阴生津。白矾性寒，味酸，酸能固涩。盐味咸，能引经入肾，充盈肾气，促使水湿运化，增强摄纳功能。全方能缩泉，治疗小便频数。

（2）发酵作用

方中用淡豆豉一升加入盐，放入袋中，蒸制三斗米熟所需的时间，再将白矾溶入豆豉中。这是一个发酵药物参与治疗方。

### 4. 应用启示

本方是一个药味少、制作简单的简便廉验方。方中因用到白矾，不宜长期服用。

## 五、食疗食养方

### （一）杏酪粥

【组成】浓杏酪、黄牛乳各100mL，大麦仁50g，砂糖适量。

【用法】将麦仁研细，加清水适量煮成粥糊，调入浓杏酪、黄牛乳、砂糖，再煮一二沸即成，每日1剂。

【功用】养阴生津。适用于三消、心热气逆、不下食等。

### （二）土茯苓猪骨汤

【组成】猪脊骨500g，土茯苓50~100g。

【用法】猪脊骨加水先煮汤，再入土茯苓，煮半小时左右即成。单食或佐餐。

【主治】消渴。

# 第十二节　胸痹心痛

## 一、概述

胸痹心痛是邪痹心络，气血不畅而致的胸闷心痛，甚则心痛彻背、短气不得卧为主症的心脉疾病。根据其病因病机及临床表现，中医将该病称为"胸痹""心痛""真心痛""厥心痛"等。

该病相当于西医学的冠状动脉硬化性心脏病。其发病率高，被称为人类的第一大杀手。在过去20多年中，因心脏病死亡人数增加了两倍之多，我国每年有260万人死于心脏病，每12秒钟有1人由于心脏病而被夺去了生命，呈现出明显的低龄化趋势。

冠状动脉硬化性心脏病是动脉粥样硬化导致器官病变的最常见类型之一，也是严重危害人类健康的常见病。本病多发生于40岁以后，男性多于女性，在欧美国家极为常见，美国约有700万人患本病，每年约有50万人死于冠心病，占人口死亡数的1/3~1/2，占心脏病死亡数的50%~75%。

中医对治疗胸痹心痛积累了丰富的经验，中药发酵药物在胸痹心痛的预防治疗方面有明显优势。我国著名中医药专家、中医学研究心血管病的泰斗式专家陈可冀，长期从事中西医结合治疗心脑血管病的临床研究，率先倡导应用活血化瘀法防治心脑血管病，开创了研发活血化瘀中药新药治疗冠心病的新途径，"活血化瘀"已成为全国中医治疗冠心病的主流治法。

## 二、发酵药物参与治疗方

### （一）三圣散

【出处】《圣济总录》。

**1. 原文**

论曰：卒心痛者，本于脏腑虚弱，寒气卒然客之，其状心如寒，痛不得息，千金治寒客心痛，而用大黄、黄芩，治心痛彻背，而用乌头、附子之类，治药相反如此，而在用之随宜而已。三圣散，治卒心痛不可忍。附子，莪术（各一两），胡椒（五钱），共末，热酒下一钱，女人醋汤下。

**2. 注释**

① 心如寒：身体受到寒邪侵袭，出现怕冷、手脚冰凉、心悸等症状。

② 痛不得息：强烈的疼痛让人无法得到片刻安宁。

③ 治心痛彻背：治疗贯穿到后背的剧烈的心痛。

**3. 解析**

（1）组方特点

本方中附子为回阳散寒逐冷之猛药，莪术主诸气诸血积聚，为最要之品，胡椒为大热之物，所以药力强，为心绞痛急救用药。

（2）发酵作用

用酒和醋送服，减轻药物毒性，增强药效。

**4. 应用启示**

本方药味虽少，但药力强，见效快，需注意不良反应。采用酒和药送服，中和药物毒性，制约其峻猛之力。

### （二）白豆蔻汤

【出处】《圣济总录》。

**1. 原文**

论曰：体虚之人，寒气客之，气结在胸，郁而不散，故为胸痹。其症心下坚满痞急，甚者疼痛抢心，如刺手不得犯，治之当辨至微，殆不可忽也。

白豆蔻汤治胸痹，心下坚痞急。白豆蔻，人参，木香，桂心（各五钱），黑干姜，京三棱（醋煮），炙甘草，陈曲（各一两），陈皮，大麦蘗炒香（各三两）。生姜水煎三钱，入盐少许，温服，日二。

2. 注释

①心下：通常指胃脘部。

②坚：表示坚硬的感觉，可能胃脘部肌肉紧张，或者有积聚。

③痞：是一种自觉胃脘部满闷不适的症状。

④急：拘急、急迫的感觉，胃脘部肌肉拘挛而产生的急迫感。

3. 解析

（1）组方特点

本方破血行气，消积止痛，散寒助阳，理气健脾，大补元气，复脉固脱。

（2）发酵作用

本方是一个发酵药物参与治疗方。京三棱具有破血行气、消积止痛的作用，醋煮可增强其破血逐瘀、消散癥瘕积聚（如体内瘀血肿块等）的作用。发酵药物神曲功专于消化谷麦酒积。

### （三）瓜蒌薤白半夏汤

【出处】《金匮要略》。

1. 原文

胸痹不得卧，心痛彻背者，瓜蒌薤白半夏汤主之。瓜蒌（一枚），薤白（切，三两），半夏（半升，洗）。上三味，以白酨浆一斗，煮取四升，去滓。温服一升，日三。忌羊肉、饧。

2. 注释

白酨浆：米酒。

3. 解析

（1）组方特点

以瓜蒌为君药，通阳散结、宽胸化痰。薤白为臣药，与瓜蒌配合，通阳散结。半夏为佐药，燥湿化痰。

（2）发酵作用

本方用米酒煮药，能起到"通血脉、行药势"的作用。

## 三、食疗食养方

### （一）归参鳝鱼羹

【组成】当归、党参各15g，黄鳝500g，料酒、葱、生姜、蒜、食盐等各适量。

【用法】将黄鳝剖背脊后，去杂切丝备用；当归、党参放纱布袋内扎口；将药、鳝鱼、调料再加水适量，大火烧沸，再用小火煎熬 1 小时，去药袋，加少量调味品后即可服食。吃鱼喝汤。

【主治】冠心病。

**（二）仙掌桃耳汤**

【组成】银耳 15g，仙人掌 60g，桃仁 30g。

【用法】水煎服，每日 1~2 次。

【主治】冠心病。

# 第十三节　痛　风

## 一、定义

痛风是由于嘌呤代谢紊乱致血尿酸增高引起的一组疾病，主要见于中老年男性和少数绝经后妇女，常有家族遗传史，饮食条件优越者易患本病。主要病理是尿酸盐结晶沉积于以关节、肾脏为主的身体各组织部位。临床上以高尿酸血症、特征性急性关节炎反复发作、痛风石沉积、痛风性慢性关节炎和关节畸形、肾小球和肾小管等实质性病变和尿酸结石形成为特点。其病程漫长，易损害肾脏，后期并发肾衰竭、动脉硬化、冠心病、脑血管硬化等。

痛风的病因：内因多为过食肥甘厚味，加之肾气不足，肝气郁结，久郁化火，横犯脾胃，致疏泄水谷失司，渗泄中满，满为湿浊之证；外因为湿气、风寒、热毒伤于肌肤，加之本虚，邪浊留驻血脉之中、分肉之间，形成湿浊痰瘀内阻，久留而不去，污浊凝滞堆积导致关节畸形、红肿、疼痛。治疗该病基本方法为"以通为用"，具体思路以升清降浊通瘀痹，疏导气机，祛湿泻浊，活血化瘀兼顾扶正祛邪，抗衰固本为主旨。

## 二、诊断依据

**（一）美国风湿病学会于 1997 年制定的痛风诊断标准**

1. 急性关节炎发作 1 次以上，1 日内即达到发作高峰。

2. 急性关节炎局限于个别关节。

3. 整个关节呈暗红色。

4. 第一趾关节肿痛。

5. 单侧趾关节炎急性发作。

6. 有痛风史。

7. 高尿酸血症。

8. 非对称性关节肿痛。

9. 发作可自行中止。

凡具备该规范三条以上，并可除外继发性痛风者，即可确诊。

**（二）国家中医药管理局发布的《中医病证诊断疗效标准》中的痛风诊断依据**

1. 多以多个趾指关节，卒然红肿疼痛，逐渐疼痛剧如虎咬，昼轻夜甚，反复发作。可伴发热、头痛等症。

2. 多见于中年老年男子，可有痛风家族史。常因劳累、暴饮暴食、吃高嘌呤食品、饮酒及外感风寒等诱发。

3. 初起可单关节发病，以第一跖趾关节多见。继则足踝、跟、手指和其他小关节，出现红、肿、热、痛，甚则关节腔可有渗液。反复发作后，可伴有关节周围及耳郭、耳轮和趾、指骨间出现"块瘰"（痛风石）。

4. 血尿酸、尿尿酸增高。发作期白细胞总数可升高。

5. 必要时做肾 B 超扫描、尿常规、肾功能等检查，以了解痛风后肾病变情况。X 射线摄片检查可示软骨缘邻近关节的骨质有不整齐的穿凿样圆形缺损。

## 三、发酵中药方

**松节酒**

参见上文。

## 四、发酵药物参与治疗方

**（一）防己汤**

【出处】《备急千金要方》。

**1. 原文**

疗风发历节，四肢疼痛，如槌锻不可忍者。防己，茯苓，白术，桂心，生姜（各四分），人参（二两），乌头（七枚，炮），甘草（三两，炙）。上八味，切，以黄酒一升，水一斗合，煮取三升半，一服八合，日三夜一。当觉焦热痹忽忽然，慎勿怪也。若不觉，复合服，以觉乃止。（凡用乌头，皆去皮熬令黑，乃堪用，不然至毒人，宜慎之。）

**2. 注释**

① 风发历节：风邪等外邪入侵人体，引发痛风。

② 一升：唐代一升约 600mL。

③ 水一斗合：加入一斗水。唐代一斗约 6000mL。

④ 八合：一合约 60mL，八合约 480mL。

⑤ 焦热痹忽忽然：热痹忽然发作。主要表现为关节疼痛剧烈，有灼热感，触之发热疼痛，伴全身发热口渴等。

⑥ 复合服：再次服用。

### 3. 解析

（1）组方特点

防己利水消肿，祛风止痛。茯苓、白术健脾，利水燥湿。桂心、生姜散寒止痛，温通经脉。人参大补元气。乌头祛风除湿。本方补益正气、祛风除湿、温通经络，是一个治疗痛风的实用方。

（2）发酵作用

本方原料药经过酒煮，酒不仅能通络散寒、行药势，而且促进药物溶解，提高疗效。

### 4. 应用启示

本方治疗痛风性关节炎效果显著，为治疗痛风的常用方。

## （二）松脂膏

【出处】《备急千金要方》。

### 1. 原文

治历节诸风，百节酸痛不可忍方。松脂三十斤炼五十遍，酒煮十遍，不能五十遍，二十遍亦可。炼酥（三升），温和松脂（三升），熟搅令极调匀。且空腹酒服方寸匕，日三。数数食面粥为佳，慎血腥生冷物、醋、果子，百日以后瘥。

### 2. 注释

数数：多次，频繁。

### 3. 解析

（1）组方特点

方中松脂祛风燥湿，酥补五脏、益气血，调和药性。本方可改善痛风引起的关节疼痛。

（2）发酵作用

本方为发酵药物参与治疗方。通过酒煮松脂，既发挥酒温通血脉的功效，又起到增强药性，提高疗效的作用。

### 4. 应用启示

本方为痛风慢性病综合调理的治疗方，可制成方便保存和服用的膏剂。

# 第十四节　痫　病

## 一、定义

痫病是由痰、火、瘀，以及先天因素等，致气血逆乱，清窍蒙蔽而发病，以卒然昏仆，强直抽搐，移时自醒，醒后如常人为特征的发作性疾病。主要指癫痫，包括原发性及继发性癫痫。

## 二、诊断依据

1. 全面性发作时突然昏倒，项背强直，四肢抽搐，或仅两目瞪视，呼之不应，或头部下垂，肢软无力。

2. 部分性发作时可见多种形式，如口、眼、手等局部抽搐而无突然昏倒，或幻视，或呕吐，多汗，或言语障碍，或无意识的动作等。

3. 起病急骤，醒后如常人，反复发作。

4. 多有家族史，每因惊恐、劳累、情志过极等诱发。

5. 发作前常有眩晕、胸闷等先兆。

6. 脑电图检查有阳性表现，有条件者做 CT、磁共振检查。

## 三、发酵中药方

太一丹

参见上文。

## 四、食疗食养方

### （一）星竺活鳖汤

【组成】活鳖 1 只（斤许者良），胆南星 10g，天竺黄 5g。

【用法】先将鳖以清水冲洗干净，煮熟去壳，不去内脏，然后以纱布裹胆南星入之，并加油、盐，文火炖烂，再去胆南星渣，需估计在未发作之前服用，吃肉喝汤，且以汤冲服天竺黄，一次用完，每日 1 次，连服 10 日为 1 个疗程。

【主治】癫痫。

### （二）蓖麻鸡蛋汤

【组成】红蓖麻根 50g，鸡蛋 2 个，食醋 10mL。

【用法】将蓖麻根水煎去渣取汁 250mL，趁热打蛋，加醋略煮。每日 1 剂，吃蛋喝汤。

【主治】癫痫。

# 第十五节 便 秘

## 一、定义

便秘系因气阴不足，或燥热内结，腑气不畅所致，以排便间隔时间延长，大便干结难解为主要临床表现的病证。常指习惯性便秘。

## 二、诊断依据

1. 排便时间延长，三天以上一次，粪便干燥坚硬。

2. 重者大便艰难，干燥如栗，可伴少腹胀急、神倦乏力、胃纳减退等症。

3. 排除肠道器质性疾病。

## 三、发酵药物参与治疗方

（一）大豆黪方

【出处】《圣济总录》。

1. **原文**

治诸风湿痹，筋挛膝痛，胃中积热，口疮烦闷，大便秘涩。大豆黄卷（炒熟，捣末，一升），酥（半两）。上二味研匀，不拘食前后，温水调下一匙。

2. **注释**

大豆黄卷：为豆科植物大豆的成熟种子经发芽干燥的炮制加工品。味甘，气平，无毒，归脾、胃、肺经。具有清热透表、除湿利气的功效。主治湿温初起，暑湿发热，食滞脘痞，湿痹，筋挛，骨节烦疼，水肿胀满，小便不利。

3. **解析**

（1）组方特点

大豆黄卷活血气，消水胀，清热利湿，治疗湿热之邪引起的湿痹痛、筋挛膝痛、胃中积热、口疮烦闷、大便秘涩等症。酥有滋养的功效，补充正气，改善体质。

（2）发酵作用

本方为发酵药物参与治疗方。大豆发芽的过程中，改变了大豆的性能，发酵后的大豆黄卷增强了清热利湿的作用。

### 4. 应用启示

本方治疗因湿热之邪引起的湿痹痛、筋挛膝痛、胃中积热、口疮烦闷、便秘等症。

### （二）地龙丸

【出处】《圣济总录》。

### 1. 原文

治风气壅滞，大肠秘涩，地龙丸。方：地龙（去土），牵牛子（半生半炒），苦参（各一两），乌头（生，去皮尖，四两）。上四味，捣罗为末，醋煮稀面糊，丸如梧桐子大。每服十五丸至二十丸，空心夜卧米饮下。

### 2. 注释

风气壅滞：外风邪入侵人体，游走于肌表、经络，造成经络气血壅滞。内风也致气机不畅，造成壅滞。

### 3. 解析

（1）组方特点

本方中地龙通络，牵牛子泻下逐水，苦参清热燥湿，乌头祛风除湿。全方治疗风气壅滞所致的便秘，攻补兼施，寒热并用，炮制灵活。

（2）发酵作用

本方为发酵药物参与治疗方，醋煮减轻药物毒性，增强药效。

### 4. 应用启示

本方为治疗风气壅滞所致的便秘的发酵药物参与治疗方。

### （三）羚羊角饮

【出处】《圣济总录》。

### 1. 原文

治健忘多惊，大便难，口中生疮，羚羊角饮。方：羚羊角（镑），人参，赤茯苓（去黑皮），羌活（去芦头），附子（炮裂，去皮脐），栀子仁（炒），牡丹皮，黄芩（去黑心），麦门冬（去心，炒），蔷薇根皮，大黄（炒）（各一两），防己（二两），胡黄连（半两），甘草（炙，三分）。上一十四味，锉如麻豆。每服五钱匕，水二盏，入生姜半分，拍破，盐豉四十粒，同煎至一盏，去滓，更入淡竹沥少许，搅令匀，食前温服。

### 2. 注释

①羚羊角：味咸，性寒，归肝、心经。平肝息风、清肝明目、散血解毒。

② 盐豉：豆豉，味甘、苦，性寒，归肺、胃经。解表、除烦、宣发郁热。盐和阴回阳，引吐，化食，祛风热，利二便。

**3. 解析**

（1）组方特点

方中羚羊角平肝息风，搭配羌活祛外风，兼治内风，安神定惊。栀子仁、黄芩、大黄、牡丹皮清热泻火、凉血解毒。胡黄连等清热利湿，减少热毒。赤茯苓、防己利水渗湿，麦冬生津，大黄泻下攻积。人参大补元气。炙甘草调和诸药。

（2）发酵作用

本方为发酵药物参与治疗方。豆豉宣发郁热，同时调节肠道菌群，促进药物吸收，通利大便。赤茯苓利水渗湿，调节津液。

**4. 应用启示**

本方治疗风热所致的健忘多惊，口舌生疮，便秘。

## （四）苁蓉润肠丸

【出处】《医钞类编》。

**1. 原文**

治发汗、利小便致亡津液，大便秘结，老人、虚人宜服。肉苁蓉（酒浸，焙），沉香（另研），麻子仁（捣汁），打糊为丸，米饮或酒下。

**2. 注释**

肉苁蓉：味咸，性温，归肾、大肠经。补肾阳，益精血，润肠道。

**3. 解析**

（1）组方特点

本方中肉苁蓉补肾阳，益精血，补充津液。沉香行气，促进肠道蠕动。麻子仁润肠通便。本方治疗因津液减少所致便秘。

（2）发酵作用

本方为发酵药物参与治疗方。酒浸促进有效成分的溶出。酒下增强药物的吸收和药效的发挥。

**4. 应用启示**

本方用于治疗因发汗、利小便或体虚所致的便秘。

# 四、食疗食养方

## （一）煮黑豆方

【组成】黑豆 15g，酥 150g。

【用法】将黑豆研细，加清水适量煮熟，纳入酥调匀，再煮一二沸即成，每日1剂。

【功用】疏风清热。适用于风湿痹、痉挛急痛、胃中积热、口疮烦闷、大肠秘涩等。

### （二）二参银耳汤

【组成】银耳 10g，太子参 15g，玄参 10g，冰糖适量。

【用法】将银耳、太子参、玄参、冰糖水煎内服。

【主治】气阴不足所致便秘。

# 第十六节　不　寐

## 一、定义

不寐是指脏腑功能紊乱，气血亏虚，阴阳失调，导致不能获得正常睡眠。

## 二、诊断依据

1. 轻者入寐困难或寐而易醒，醒后不寐，重者彻夜难眠。

2. 常伴有头痛、头昏、心悸、健忘、多梦等症。

## 三、发酵药物参与治疗方

### （一）栀子豉汤

【出处】《伤寒论》。

**1. 原文**

发汗吐下后，虚烦不得眠，若剧者，必反复颠倒，心中懊恼，栀子豉汤主之。栀子豉汤方，栀子十四个（擘），香豉四合（绵裹），上二味，以水四升，先煮栀子，得二升半，纳豉，煮取一升半，去滓，分为二服。温进一服。得吐者，止后服。

**2. 注释**

①懊恼：心中烦闷不舒、懊恼的感觉。

②擘：掰开。

**3. 解析**

（1）组方特点

栀子苦寒，能清泻三焦之火，导热下行；豆豉气味轻薄，既能宣散胸膈之郁热，又有和胃的作用。二者配伍，清中有宣，使郁热得以透散而解。

（2）发酵作用

本方为发酵药物参与治疗方。豆豉在这个方剂中的发酵作用是多方面的，既可以改变药物的性质减毒增效，又可以产生有益的营养物质和生物活性物质，同时还能促进消化吸收。

**4. 应用启示**

本方临床主要用于治疗抑郁症、焦虑症、失眠。

## （二）酸枣仁煎

【出处】《圣济总录》。

**1. 原文**

治虚劳心热，忧惧不得眠。酸枣仁（二两半，炒），乳香（二两，炙，去油），牛黄（另研，一分），丹砂（五钱，飞过），糯米（炒，二合），白蜜（四两）。共末，用白酒半斤，入蜜与末，慢火煎如稀饧，勿令焦，收贮，空心酒下一匙，日二。

**2. 注释**

① 虚劳心热：虚劳导致虚火内生扰心，出现心神不宁。

② 稀饧：类似糖浆的质地。

**3. 解析**

（1）组方特点

酸枣仁养心补肝、宁心安神；牛黄和丹砂清心热、镇惊安神；乳香活血行气；糯米补中益气，白蜜补中润燥，两者共同调和药性、补益身体，增强身体抗邪能力，从而改善虚劳状态。全方养心安神、清心除热、活血行气，治疗虚劳所致的惊惧不眠。

（2）发酵作用

本方为发酵药物参与治疗方。本方通过酒煮减轻药物毒性，增强药效。酒服增加药物溶解度，进一步提高治疗效果。

**4. 应用启示**

本方治疗慢性疲劳综合征伴随的自主神经功能紊乱。

## （三）大豆蒸热装枕外治失眠方

【出处】《肘后备急方》。

**1. 原文**

治卒连时不得眠。方：暮以新布火炙，以熨目。并蒸大豆，更番囊贮枕，枕冷复更易热，终夜常枕热豆，即立愈也。

## 2. 解析

傍晚时，用新布在火上炙热，以热布敷眼睛，并取大豆蒸热，装入布袋内作枕，枕冷后再换热豆，终夜经常枕热豆，即可很快痊愈。

## 3. 应用启示

本方可治疗持续一段时间的失眠症状。

## 四、食疗食养方

### 酸枣仁粥

【组成】酸枣仁 15g，粳米 50g。

【用法】将酸枣仁研细，用黄酒适量研滤取汁备用。取粳米煮粥，待熟时下酸枣仁汁，再煮三五沸即成，每日 1 剂。

【功用】暖肝散寒。适用于中风，筋骨风冷烦痹，或多不睡等。

# 第十七节　尪　痹

## 一、概述

类风湿关节炎（RA）是一种以慢性、侵袭性关节炎为主要表现的全身性自身免疫病，如果不经正规治疗，病情会逐渐发展，最终导致关节畸形，功能丧失。

RA 是一种慢性、致残性疾病，根据病情的严重程度及发病年龄的不同，其预期寿命要比正常人缩短 3~10 年，对人类健康构成了严重威胁。

近年来，肠道菌群的新发现、新学说、新认识，给这一疑难病证的治疗带来了新的希望，看到了新的曙光。

魏中海根据肠道菌群的新发现，即肠道菌群失调与风湿免疫病发生密切相关，提出了"脑病肠治""多病肠治"的理念，据此在治疗风湿病方面，把发酵中药的优势和肠道菌群新理念充分结合，以调理脾胃，改善肠道菌群为重点，重视脾胃和肠道的影响，按照中医的理论和临床辨证原则拟定了治疗风湿免疫病的祛湿除痹方，以及其他相关处方，取得了好的疗效。

## 二、魏中海应用发酵药物治疗尪痹临床经验

魏中海团队于 2019 年 7 月开始，经过论证、筛选药物，制订发酵方案，以治疗尪痹。现将几个典型病案介绍如下。

**案 1：幼年型类风湿关节炎危重症一例**

武某，男，10 岁，山西省忻州市人。患儿患幼年型类风湿关节炎 8 年。2012~2018 年，患儿在北京某西医医院反复住院治疗 35 次，未取得明显诊疗效果。北京多家医院专家给家属的建议：这种病既没有有效的内科治疗办法，又没有手术治疗的可能，建议回家疗养。

患儿于 2019 年 6 月来我院门诊就诊。刻下症：面色萎黄，口唇发绀，行走困难，呼吸急促，鼻翼翕动，耸肩呼吸，心慌心悸，稍动则心慌气短加重。

查体：身高 112cm，体重 14.5kg，心率 125 次/分；体形明显比同龄人瘦小，严重营养不良，同时伴有鸡胸、龟背；呼吸可见明显的"三凹征"，双肺呼吸音粗，可闻及散在喘鸣音；心脏各瓣膜听诊可闻及收缩期吹风样杂音，杵状指，双膝关节呈"鹤膝"样畸形。胸片示：肺纹理增粗。

西医诊断：幼年型类风湿关节炎。

中医诊断：尪痹。

病例分析：患儿所患疾病是"幼年型类风湿关节炎""骨质疏松""营养不良""发育缓慢""心脏压迫症"，属于中医"尪痹""鹤膝风""鸡胸""龟背"范畴。患儿长期使用免疫抑制剂和激素类药物，如甲氨蝶呤、环磷酰胺、丙种球蛋白、益赛普、沙利度胺、吡非尼酮等，损害肝肾功能，影响造血功能。本病涉及多系统、多脏器。

治疗方案：

1. 以改善体质为本，稳定病情是根。根据中医"脾为后天之本"的原则，通过健脾和胃，改善患儿体质。

2. 果断地停用、调整多种不良反应强的药物。逐渐将患儿所服用的 10 多种药物调整为两种。

3. 坚持中医为主的治疗原则，采用发酵中药，即祛湿除痹丸、口服液。

4. 发挥中医优势，创新运用药食同源的方法。将治疗药用发酵的方法制作成各种口味的饼干。

5. 坚持以患者为中心的原则，根据患者的体质状况，制订合理的营养方案和锻炼方法。鼓励患者做护肺保健操，晒太阳，调动患儿的自然机能。

6. 坚持多种形式的心理疏导，使患儿建立战胜疾病的信心。每次患儿就诊时我们都进行面对面的心理疏导，同时建立视频联系，日常进行心理疏导。

7. 视患儿为亲人，与患儿建立亲人般的医患关系。例如：为了减轻患儿的医疗费用负担，团队多位医生都为患儿垫付过费用。治疗期间，我们共制作过 5 次饼干，并在患儿不便来诊期间为其邮寄饼干、药物和营养品。

随访:

1. 激素、免疫抑制剂等西药基本停用,极大地减少了并发症及不良反应的发生。

2. 患儿可以自行上楼,并可以骑自行车。

3. 鸡胸明显减轻;胸片、胸部 CT 显示病情明显改善。

讨论:幼年型类风湿关节炎是儿童时期常见的风湿性疾病,以慢性关节炎为其主要特征,并伴有全身多系统受累。坚持中医为主的治疗方法是成功的关键。从本案例中看出,中医中药在风湿免疫一类疑难杂症中确有疗效,尤其是发酵中药可以取得很好的临床疗效,且价格低廉,不良反应小。食疗、锻炼是辅助治疗的重要措施。本案例中药食同源发酵饼干、功能锻炼功不可没。我们要对新的学说、新的理念大胆尝试和密切观察,采取积极的态度。以发酵中药为例,患儿患病时间长、体质差,停用西药后,使用发酵中药,既有减毒增效的作用,又可调节肠道菌群。且良好的医患关系,帮助患儿建立信心也是重要的一环,医患一家,视患者如亲人才能有好的疗效。

**案 2:三代人遗传性强直性脊柱炎**

冯某,男,22 岁,山西省忻州市人。主诉:间断关节肿痛 9 年。现病史:患者于 9 年前(2011 年,13 岁)无明显诱因出现关节游走性疼痛伴高热,在省城某西医医院住院治疗,诊断为幼年型类风湿关节炎。住院期间使用激素冲击、抗生素抗感染等治疗,治疗效果欠佳。于 2014 年来我院就诊,边服药边观察,于 2015 年年初出现腰骶部困痛、僵硬,伴双髋关节轻度活动受限。HLA-B27(+),骨盆平片示骶髂关节毛糙。

西医诊断:强直性脊柱炎。

治疗:

1. 鉴于患者长期服用激素、免疫抑制剂,出现严重不良反应的现实,治疗根据中医辨证施治原则,扶正祛邪、通经活络、补肾强督、祛湿止痛。

2. 自 2018 年始,根据科研观察制作发酵中药:祛湿除痹丸和口服液、着痹消丸和口服液、痛痹消丸和口服液。

3. 鉴于患者特殊的身世,给予心理疏导,使患者及家属增强战胜病痛的信心。

随访:目前,患者已经 22 岁,身高 180cm,体重 58kg。在云南大学上大学三年级,并担任篮球队队长。患者从发病至今,已有九年半病程。按照强直性脊柱炎 10 年自限期,患者病情不再发展,或者发展缓慢。患者只要坚持合理的康复治疗,病情就会得到基本控制。

讨论：强直性脊柱炎是一种慢性的影响全身外周大关节的进行性、炎症性疾病，主要导致脊柱和骶髂关节病变，发病常常呈现家族聚集性。中医学认为其基本病机为阳脉之海督脉气血不通，导致脊柱筋骨不荣，属"痹病""大偻""竹节风""龟背风""高骨病"等范畴。

目前，西医学对于强直性脊柱炎尚没有根治的方法和有效阻止强直性脊柱炎病情进展的疗法。现在治疗强直性脊柱炎的研究还停留在控制炎症，缓解症状，防止畸形。

中医学认为，强直性脊柱炎发病责之内因、外因共同作用。内因以自身正气亏虚为根本，外因则为外感六淫诸邪所致，内外合邪，邪气伏于人体督脉之上，病邪深入筋脉、骨髓、脊髓，督脉痹阻不通而诱发该病，因此中医治疗强直性脊柱炎强调祛邪通络、补肾强督。

我们还偶然发现该患者属于家族聚集性的强直性脊柱炎患者。现总结如下。

### 1. 强直性脊柱炎的遗传性

众多学者对于强直性脊柱炎的研究结果显示，强直性脊柱炎属于遗传性疾病，强直性脊柱炎的发生，相关因素有遗传、内分泌、感染和环境等。

强直性脊柱炎的发生在很大程度上是由基因决定的，其遗传度甚至超过了90%。具有强直性脊柱炎家族史的人群，其强直性脊柱炎发生率是无强直性脊柱炎家族史人群的30倍，具有明显的家族聚集性，但是关于强直性脊柱炎的遗传性证据的临床个案报道却很少看到。

正因如此，本组病例有着非常重要的临床和科研价值。

### 2. 家族聚集性强直性脊柱炎一组案例

在对冯某诊治的过程中，我们偶然发现他母亲和姥姥均有风湿免疫相关症状，根据这一线索，我们对其三代人进行了临床观察和实验室检查验证，结果发现，三代人为程度不同的强直性脊柱炎患者，检测重要指标 HLA-B27 均为阳性。

这一发现对该病的流行病学研究有重要意义。这对该病的早发现、早治疗，以及科学研究提供了重要的、有价值的线索。

### 3. 症状体征汇总

患者临床症状体征汇总：①名称；②年龄；③病史；④肿胀、疼痛关节，腰部、骶髂关节疼痛；⑤髋关节活动度；⑥疼痛缓解方式；⑦"4"字征；⑧脊柱畸形；⑨晨僵。

儿子，22岁，发病9年，症状：双膝、骶髂关节疼痛，疼痛：重度（6分），髋关节活动度：50度，疼痛缓解方式：药物+休息+ 无脊柱畸形，晨僵：腰骶部4小时。

母亲，46岁，发病40年，症状：双膝、左手小关节疼痛，疼痛：轻度（3分），髋关节活动度：70度，疼痛缓解方式：休息，晨僵：无。

姥姥，73岁，发病10年，症状：双手小关节、腰骶部，疼痛：中度（5分），髋关节活动度：60度，疼痛缓解方式：休息+药物，晨僵：无。

**案3：关节变形的类风湿关节炎**

刘某，女，37岁，山西省太原市人。2006年确诊为类风湿关节炎。发病14年来，转诊于省城多家医院诊治，未取得满意效果。目前患者全身多关节严重畸形，肢体僵硬，活动受限，生活无法自理，以轮椅代步，难以自由行动。

治疗：以中医中药为主，采用发酵的办法，服用祛湿除痹丸和口服液、痛痹消丸和口服液、着痹消丸和口服液，有效地减轻了病情，晨僵基本消失。胸部CT与三年前住院时比较没有明显变化。发酵中药可缓解疼痛，使病情得到控制。

讨论：研究认为，类风湿关节炎多数在一、二级即停止发展。只要及时、规范地坚持治疗多数可以控制发展，停留在二级病情的状况之下，不会发展至三、四级。

刘某这样关节畸形、生活不能自理的重症患者，提示我们必须高度重视类风湿关节炎患者的早期、规范治疗以免贻误病情，防止进一步的内脏侵犯。

**案4：早期类风湿关节炎患者成功孕育生子一例**

李某，女，28岁，山西省太原市人。患者于2017年因双手小关节对称性红肿痛僵，季节气候变化（着凉）症状加重，同时伴有贫血就诊。通过免疫系列、血常规等辅助检查，诊断为类风湿关节炎（早期）。患者服用治疗风湿痹证的中药2个多月，症状得到改善。随后患者所服用中药全部经过发酵，在1年多的治疗后，患者之前所服激素及免疫抑制剂等西药均稳定停药，病情稳定，症状基本消失，各项检查基本正常。

至此患者提出是否可以怀孕，当时我们评估患者病情稳定，体质已经恢复正常，考虑患者怀孕不会影响病情。患者于2019年年初怀孕，怀孕期间，停用所有药物治疗。患者病情没有出现反复和加重，并且各项临床症状基本消失。10个月后患者顺利产下一名男婴。1年后，患者疾病复发，出现关节疼痛、晨僵、怕冷、贫血，但症状总体较前轻，精神状况良好，可正常工作生活。

**案5：类风湿关节炎伴有关节变形，多处风湿结节好转一例**

张某，女，46岁，理发师，山西省偏关县人。患者患类风湿关节炎20余年，多方求医，关节仍晨僵、疼痛、肿胀反复发作。近年来，关节变形严重，双手呈"尺偏"畸形，手指畸形，呈"天鹅颈"畸形。双足及手呈散在类风湿结节，局部凸起红肿，触痛明显、长期腹泻，非常痛苦，影响其正常工作。

2019 年 8 月 10 日，患者于我院就诊，服用祛湿除痹丸、口服液，并配合汤药治疗 1 个月。风湿结节明显变小、质地变软，部分小结节消失。晨僵和疼痛缓解明显，大便正常，双手较前灵活。类风湿因子由 356U/L 降至 156U/L，红细胞沉降率由 52mm/h 降至 20mm/h。

# 第十八节　急性腰扭伤

## 一、诊断依据

1. 有腰部扭伤史，多见于青壮年。

2. 腰部一侧或两侧剧烈疼痛，活动受限，不能翻身、坐立和行走，常保持一定强迫姿势，以减少疼痛。

3. 腰肌和骶棘肌痉挛，或可触及条索状硬块，损伤部位有明显压痛点，脊柱侧弯。

## 二、发酵中药方

**杜仲黄酒外涂治腰痛方**

【出处】《肘后备急方》。

### 1. 原文

杜仲黄酒外涂治腰痛。杜仲三升许捣碎，以黄酒和匀，涂痛处，干后再涂。同时艾灸足外踝赤白肉处三壮。

### 2. 解析

（1）组方特点

方中仅使用杜仲一味药，杜仲味甘、性温，归肝、肾经。具有补益肝肾、强筋壮骨的作用，适用于腰膝疼痛、筋骨无力、头晕目眩。本方制作方法简便，疗效显著。

（2）发酵作用

本方是一个发酵药物参与治疗方。方中所用黄酒能行药势、通血脉、除寒邪、消肿止痛，与杜仲共同发酵制成药酒，能进一步增强全方疗效。

### 3. 应用启示

方中用黄酒与杜仲和匀外涂，是治疗腰急性扭伤的外治方，这是一个创新方。此外，本方还能有效缓解腰扭伤疼痛有血肿的症状，是一个开发新药新制剂的参考方。

# 第十九节　附　骨　疽

## 一、定义

附骨疽是因毒邪深袭，阻于筋骨，经络壅塞，气血凝滞而成。相当于急、慢性化脓性骨髓炎。

## 二、诊断依据

1. 起病急骤，始有寒战高热，患肢疼痛彻骨，不能活动，动则剧痛，局部胖肿，皮肤焮红灼热。骨膜穿刺可抽出脓液，脓肿穿破骨膜后疼痛缓解。溃后因骨破坏，脓水淋漓，不能愈合，可由急性转为慢性，形成窦道，骨骼高低不平，反复发作。

2. 常有明显化脓性病灶存在，或有外伤，感受风寒湿邪等诱发因素。

3. 儿童及青少年易罹患，成年人次之。好发于四肢骨干，尤以下肢为多见。

4. 急性期血白细胞总数及中性粒细胞明显增高。血培养可为阳性。

5. X射线摄片，一般2~3周后能显示骨影模糊区、骨膜反应、骨质破坏等影像。约4周后才能发现死骨。

## 三、发酵中药方

### （一）野葛膏

参见上文。

### （二）苍梧道士陈元膏

参见上文。

# 第二十节　水　疝

## 一、定义

水疝是由先天肾气不足、脾失健运及外伤等，使水湿内停于肾子（睾丸）及子系（精索）所致，以阴囊下垂肿大或子系处有瘰包为特征。相当于睾丸鞘膜积液及精索囊肿。

## 二、诊断依据

1. 多为单侧性阴囊肿大，逐渐增大，伴阴囊下坠感。

2. 睾丸鞘膜积液者阴囊肿大如卵圆形，表面光滑有波动感，与阴囊皮肤不粘连。睾丸及附睾不易摸到。

3. 精索囊肿在精索上扪及囊性肿块。

4. 先天性水疝，多为交通性鞘膜积液，在卧位或推压阴囊，肿块可逐渐缩小或完全消失，站立后又可出现。以婴幼儿为多见。

5. 继发性水疝，常有外伤、感染、血丝虫病等病史，一般发病较急，肿块不因体位变动而有所改变。

6. 透光试验阳性，如有血性液体、乳糜及反复感染时可为阴性。穿刺可抽到液体。

## 三、发酵药物参与治疗方

**夺命丹**

【出处】《仁术便览》。

**1. 原文**

治远年近日小肠气，偏坠搐疼，脐下痛，以致闷乱，及外肾肿硬，日渐滋长，阴间湿痒，抓成疮癣。吴茱萸（去枝、梗，一斤），四两用酒浸，四两用醋浸，四两用汤浸，四两用童子小便浸，各浸一宿，同焙干，泽泻（去灰土，二两）。上为细末，酒煮面糊圆，如梧桐子大。每服五十圆，空心、食前，盐汤或酒吞下。

**2. 注释**

①远年：患病时间很久。

②近日：近期发病。

③小肠气：小肠疝气。

④偏坠：一侧阴囊肿大坠胀。

⑤搐疼：一种抽搐、痉挛性的疼痛。

⑥闷乱：心烦意乱、精神不佳。

⑦汤浸：水浸泡。

⑧酒煮面糊圆：用酒煮后的面糊制作药丸。

**3. 解析**

（1）组方特点

方中吴茱萸散寒止痛，泽泻利水渗湿。本方治疗小肠疝气引起的疼痛、肿胀、阴部湿痒。

（2）发酵作用

本方为发酵药物参与治疗方。吴茱萸分别经过酒浸、醋浸、水浸、小便浸自然发酵，增强吴茱萸散寒止痛之效，并产生不同种类的次生代谢产物，进一步增强药效。酒煮不仅温通经络，行药势，而且促进药物成分在胃肠道的溶解吸收，提高生物利用度，增强疗效。

**4. 应用启示**

本方治疗患病已久或近来发作的小肠疝气引起的疼痛、肿胀、阴部湿痒。

# 第二十一节　瘾　疹

## 一、定义

瘾疹特征为身体瘙痒，搔之出现红斑隆起，形如豆瓣，堆累成片，发无定处，忽隐忽现，退后不留痕迹。相当于西医的荨麻疹。

## 二、诊断依据

1. 突然发作，皮损为大小不等、形状不一的水肿性斑块，境界清楚。

2. 皮疹时起时落，剧烈瘙痒，发无定处，退后不留痕迹。

3. 部分病例可有腹痛腹泻，或有发热、关节痛等症。严重者可有呼吸困难，甚至引起窒息。

4. 皮肤划痕试验阳性。

5. 皮疹经过 3 个月以上不愈或反复间断发作者为慢性瘾疹。

## 三、发酵中药方

**（一）葫蘆膏**

参见上文。

**（二）茺蔚浴汤**

参见上文。

**（三）疗风疹痒闷生疮洗汤方**

参见上文。

以上诸方均可治疗瘾疹，适用于不同的证型，治疗方法有内服外用，有湿浸干擦等多种方法，是中药在皮肤病辨证分型施治上的典型案例。

## 四、发酵药物参与治疗方

### （一）深师疗风搔瘾疹方

【出处】《外台秘要》。

1. 原文

天雄（炮），母（知母也），牛膝（各四分），防风（六分），桂心，干蓝，细辛，人参（各三分），瓜蒌（五分），白术（八分）。

上十味捣筛。先食服半钱匕，日再，不知稍增之。忌猪肉生葱生菜桃李雀肉等。

2. 注释

天雄：是毛茛科乌头属植物乌头形长的块根。具有祛风散寒、益火助阳、回阳救逆的功效。

3. 解析

（1）组方特点

本方以天雄为君，知母为臣，牛膝为佐。全方具有祛风止痒、清热解毒、活血化瘀、益气健脾、温阳散寒等多种功能，从而达到治疗风搔瘾疹如漆疮、连心中闷的目的。

（2）发酵作用

方中使用了发酵药物天雄，极大地促进了全方疗效。

4. 应用启示

方中用多种药物制散内服来治疗风搔瘾疹如漆疮、连心中闷，是一个疗效显著的实用经验方。

### （二）千金瘾疹百疗不瘥方

【出处】《外台秘要》。

1. 原文

马蔺子、荫藿、芫蔚子、矾石、蒺藜、茵芋、阳桃、萹蓄各二两。上八味，切，以酢浆水二斗，煮取一斗二升，内矾石洗之，日三。

2. 注释

酢浆水：浆水，将洗净晾干的蔬菜焯水后，与面糊汤混合，加入发酵引子，在温暖处发酵至酸香即可。

### 3. 解析

（1）组方特点

方中用了马蔺子、蓖蕻、芫蔚子、矾石、蒺藜、茵芋、阳桃、蒿蓄等药物，马蔺子疗皮肤寒热，一切疮疖；蓖蕻疗风疹瘙痒，丹毒，疮肿；芫蔚子活血化瘀；蒺藜攻坚散结；茵芋祛风除湿，散寒止痛；阳桃清热生津，利尿解毒。全方清热解毒，活血祛风，攻坚散结，用于治疗风疹瘾疹，皮肤瘙痒。也可以制成洗澡所用的"药浴液"，通过皮肤的吸收作用，达到治疗全身或局部病证的效果。

（2）发酵作用

将方中药物粉碎，用酢浆水煮制成"药浴液"，既能发挥酢浆水收敛、解毒的作用，又有消毒杀菌的护肤作用。

### 4. 应用启示

方中酢浆水加入药物制成药浴液，用于治疗身痒风搔瘾疹，是一个疗效显著的实用经验方。本方是开发护肤"药浴液"的参考方。

## （三）疗风痹瘾疹方

【出处】《外台秘要》。

### 1. 原文

以酒六升，煮大豆三升，四五沸，服一杯，日三。

### 2. 注释

大豆：黄豆。

### 3. 解析

（1）组方特点

方中仅使用大豆一味药，制作方法简便，疗效佳，是一个有效治疗瘾疹的简、便、廉、验实用方。

（2）发酵作用

本方以酒煮大豆的自然发酵法制作而成。

### 4. 应用启示

方中用酒煮大豆来治疗瘾疹不愈的症状，是一个"小方治大病"的实用经验方，值得推广。

## （四）延年涂风疹方

参见上文。

## （五）近效大葱疗风疹方

【出处】《外台秘要》。

### 1. 原文

生葱一大束，三尺以上围者，并根须，盐三大升，以香浆水三石，煮取两石，并大斗。于浴斛中适冷热浸，虽积年患者，不过三两度浸必瘥。

### 2. 注释

香浆水：浆水，将洗净晾干的蔬菜焯水后，与面糊汤混合，加入发酵引子，在温暖处发酵至酸香即可。

### 3. 解析

（1）组方特点

方中仅使用生葱一味药，用浆水煮制。

（2）发酵作用

本方用浆水煮制生葱，既能发挥浆水收敛、解毒的作用，又有助于生葱中有效成分的溶出和药效的发挥。

### 4. 应用启示

方中使用生葱一味药，用浆水煮制成外涂药液，用于治疗身痒风搔瘾疹，是一个疗效显著的实用经验方。

## （六）疗卒风疹秘验方

【出处】《外台秘要》。

### 1. 原文

锻石随多少，和醋浆水涂疹上。随手即减。（出第一卷中）

### 2. 注释

醋浆水：浆水，将洗净晾干的蔬菜焯水后，与面糊汤混合，加入发酵引子，在温暖处发酵至酸香即可。

### 3. 解析

（1）组方特点

本方使用锻石与醋浆水调和外涂，这种方法制作简单易操作，且具有显著疗效，是一个有效治疗瘾疹的简、便、廉、验的实用方。

（2）发酵作用

本方用锻石与醋浆水调和，醋浆水有收敛、解毒的作用，又有助于药物成分的溶出和药效的发挥。醋浆水与锻石的结合，促使药物成分发生转化，产生新的活性物质，从而增强了治疗效果。

### 4. 应用启示

方中用锻石与醋浆水调和外涂瘾疹，是一个疗效显著、简单易行的实用经验方。

（七）疗瘾疹烦满及血不止方

【出处】《外台秘要》。

1. 原文

取新湿马屎绞取汁。服二升。微者一升立愈。若干者水湿取汁。

2. 注释

新湿马屎：新鲜马屎。

3. 解析

（1）组方特点

方中仅使用新湿马屎一味药，制作方法简便，临床疗效显著，是一个简、便、廉、验的经验方。

（2）发酵作用

方中用的新湿马屎是一种具有生物活性的物质，富含多种生物活性成分，这些成分具有杀菌解毒的作用。

4. 应用启示

本方是一个简、便、廉、验的民间验方，现在很少有人使用，但有一定的研究价值。

## 五、食疗食养方

**蜂蜜酒**

【组成】白蜜1份，黄酒2份。

【用法】将上药煮沸，空腹饮用，每日3次。

【功用】养血祛风。适用于瘾疹、瘙痒不止等。

# 第二十二节　黧黑斑

## 一、定义

黧黑斑是发生在面部的黄褐色或灰黑色斑片，不高出皮肤。类似于黄褐斑。

## 二、诊断依据

1. 面部皮损为黑斑，平于皮肤，色如尘垢，淡褐或淡黑，无痒痛。

2. 常发生在额、眉、颊、鼻背、唇等颜面部。

3. 多见于女子，起病有慢性过程。

4. 组织病理检查示表皮中色素过度沉着，真皮中嗜黑素细胞也有较多的色素，可在血管和毛囊周围有少数淋巴细胞浸润。

## 三、发酵中药方

### 苏合煎

参见上文。

## 四、食疗食养方

### 牛肝化斑粥

【组成】鲜牛肝 500g，白菊花 9g，白僵蚕 9g，白蒺藜 9g，白芍 9g，白茯苓 12g，茵陈 12g，生甘草 3g，丝瓜 30g，粳米 100g。

【用法】白菊花、白僵蚕、白蒺藜、白芍、白茯苓、茵陈、生甘草放入纱布包好，与鲜牛肝、丝瓜、粳米加水煮成稠粥，煎后捞取药包，500mL 分两日服用，吃肝喝粥，每日早晚各服 1 次，每个疗程 10 天，中间隔 1 周，连服 3 个疗程，不发生任何不良反应。

【主治】头身色斑。

# 第二十三节 白 发 病

## 一、概述

近年来白发、脱发人群急剧增加，究其原因，与生活工作节奏加快、思想压力加大及饮食结构的不均衡、不合理有重要关系。

按照中医理论"肾主骨髓，其华在发"，肾虚弱则白发。肝主血，"血为发之余"，肝血亏虚或肝气郁结，肝旺血燥，血热偏盛则使发失濡养则早白、脱发。肝郁困脾，脾失健运，故气血生化无源而白发、脱发。肝郁化火，则水不涵木，肾水难以抑心火则发白。以上论述说明白发、脱发与肝、脾、肾、心都有一定的关系。

关于发色：由于人种不同发色各有不同，亚洲人多为黑色。头发的颜色是由于接近毛乳头的毛球部的黑色素细胞产生的色素而形成的，黑色素细胞内有一种叫酪氨酸的物质，经酪氨酸酶，在铜离子和紫外线的催化作用下，形成一种叫多巴的化合物，再经过一系列生化反应形成黑色素，由黑色素细胞传送到头发的髓质及皮质中，使头发呈现出黑色。

关于脱发：脱发是指各种因素引起头发脱落的现象，通常每个人每天掉落 50~100 根头发是正常的，如果脱发量大，时间长，可出现轻微甚至十分明显的秃头。脱发、斑秃的原因主要有先天因素、感染性疾病、内分泌障碍、神经精神因素、物理因素、皮肤病等。脱发者常伴有头皮发痒、发红、肿胀、皮屑增多。

毛囊与脱发：脱发的发生归根结底还是毛囊出现了问题，因为头发是从毛囊中长出来的，一旦毛囊出现了问题，那么头发必然会受到影响，所以毛囊是头发健康的关键所在。毛囊从毛细血管中吸收营养，然后将多余的营养暂时存在毛基质中，供后续头发生长的消耗，毛囊从血液和毛基质中提取养分，从头发下端生产出发干，不断将头发顶出毛孔周围的毛基质细胞，由于养分充分，细胞膨胀充分，充满弹性，向内挤压毛孔，从而对毛发形成固定，使头发不容易活动脱落。

白发、脱发也是老年退行性现象，是人体衰老的表现。《黄帝内经》曰女子"六七，三阳脉衰于上，面皆焦，发始白"，男子"六八，阳气衰竭于上，面焦，发鬓颁白"。老年白发是由于机体新陈代谢减慢，细胞活力衰退，毛囊的毛球部黑色素细胞的活力低下，生成黑色素的能力减弱，生成黑色素颗粒减少，于是头发就由黑慢慢变成白色。

## 二、发酵中药方

### （一）九仙丸
参见上文。

### （二）乌须方
参见上文。

## 三、食疗食养方

### 地黄酒
【组成】肥地黄 500g，糯米 37.5kg，面曲 2500g。

【用法】将上药择净，肥地黄捣汁加糯米、面曲如常法酿酒即成。每次 30mL，每日 3 次，温饮。

【功用】补益乌发，补虚弱，壮筋骨，通血脉。适用于腹痛、白发、毛发脱落等。

# 第二十四节　白　驳　风

## 一、定义

白驳风是以皮肤变白，形状不一，并不痒痛为特征的皮肤病。相当于白癜风。

## 二、诊断依据

1. 皮损颜色变白，或斑或点，形状不一，无痛痒。

2. 可发生在身体各处，以四肢、头面多见。

3. 多见于情志内伤的青年。

4. 组织病理检查示表皮明显缺少黑色素细胞及黑色素颗粒。基底层往往完全缺乏多巴染色阳性的黑色素细胞。

## 三、发酵药物参与治疗方

### （一）商陆散

【出处】《备急千金要方》。

**1. 原文**

治疗白癜风，亦主疬疡。生商陆根（一升），白蔹，炮天雄，黄芩（各三两），干姜（四两），炮附子，踯躅花（一升）。上七味，捣筛。酒服五分匕，日三。忌猪肉、酒水。

**2. 注释**

疬疡：指皮肤出现的一些病变，包括紫白癜风之类的皮肤病。

**3. 解析**

（1）组方特点

方中炮天雄、炮附子、干姜振奋阳气、驱散寒邪、温通经络。商陆根、踯躅花祛湿、祛风。白蔹、黄芩清热解毒、散结。本方治疗风寒湿所致的白癜风等皮肤病。

（2）发酵作用

本方为发酵药物参与治疗方。天雄有毒，经过炮制，其毒性减轻。方中酒服，进一步减小毒性，并促进疗效。

**4. 应用启示**

本方治疗因风寒湿所致的白癜风等皮肤病。

### （二）矾石硫黄疗白癜风方

【出处】《备急千金要方》。

**1. 原文**

治疗白癜风。矾石、硫黄。上二味研磨，等份，酢和敷之。

**2. 注释**

酢：指醋。

**3. 解析**

（1）组方特点

本方中矾石外用解毒杀虫、燥湿止痒，起收敛的作用。硫黄有小毒，外用解毒杀虫疗疮，以毒攻毒，改善皮肤色素脱失的状况。

（2）发酵作用

方中用醋调和。醋调促进药物溶解渗透，减小毒性，改善局部微环境，同时醋有杀菌、软坚散结的治疗作用。

**4. 应用启示**

本方为治疗白癜风的外用药，可作为开发白癜风外用新药的参考方。

### （三）生胡桃油方

【出处】《备急千金要方》。

**1. 原文**

治疗白癜风。生胡桃油、黄酒。黄酒服生胡桃油一合，日三，稍加至五合。百日服五升瘥。忌生冷、猪、鱼、蒜。

**2. 注释**

胡桃油：味甘，性凉，具有润肠通便、解毒生肌之功效。《本草纲目》记载："有润燥、解毒、止痛、消肿之功。"《名医别录》说："利大肠，胞衣不落。生者摩疙肿，生秃发。"

**3. 解析**

（1）组方特点

方中生胡桃油润燥通便、解毒生肌，通过滋养肌肤，改善皮肤的营养状态，促进色素的恢复。

（2）发酵作用

本方酒服增强胡桃油有效成分的溶出，促进吸收，增强药效。黄酒又可以行药势、通血脉，帮助胡桃油更好地发挥滋养肌肤、调和气血的作用。

**4. 应用启示**

本方药味简便，是一个治疗白癜风的发酵药物参与简便廉验方。

## 四、食疗食养方

### 鸽炖补骨脂

【组成】白鸽 1 只，补骨脂适量。

【用法】将白鸽洗净，补骨脂用纱布包扎纳入鸽腹内，加入葱末、姜粉、味精、盐等调味品，炖至鸽熟，食鸽肉。

【主治】白癜风。

# 第二十五节 月 经 不 调

## 一、概述

凡是月经的周期或经量出现异常者，称为"月经不调"。《妇科玉尺》云："经贵乎如期，若来时或前或后，或多或少，或月二三至，或数月一至，皆为不调。"所以月经不调有以月经周期改变为主的月经先期、月经后期、月经先后无定期、经期延长和以经量改变为主的月经过多、月经过少等。月经不调是常见的妇科疾病，除量、期的异常外，常伴有经色、经质的变异。

月经先期系由气虚不固或热扰冲任，血海不宁，导致月经周期提前 7 天以上，甚或半月余一行的月经病。月经后期系由营血亏损、阳虚、寒凝、气滞、冲任不畅导致月经延后 7 天以上而至，甚或 40~50 天一行的月经病。月经先后无定期系由肝郁肾虚，气血失调导致血海蓄溢失常，出现月经周期提前或延后 7 天以上而至的月经病。经期延长系阴虚内热、瘀阻冲任、血不归经，致使经期虽基本正常，但行经时间超过 7 天，甚至淋沥半月方净的月经病。月经过少系由精血衰少，血海不盈，或痰阻瘀滞，血行不畅，致使经期虽准，但经量较正常明显减少，或经期不足 2 天经量少的月经病。月经过多系由虚、血热使冲任不固，或因瘀血内阻，血不归经，致月经量较正常明显增多，而周期基本正常的月经病。

## 二、发酵中药方

### （一）万病丸

参见上文。

## （二）浸酒方

参见上文。

# 三、发酵药物参与治疗方

## （一）吴茱萸汤

【出处】《圣济总录》。

### 1. 原文

治妇人经血久寒，月水不利，吴茱萸汤。方：吴茱萸（汤浸七遍，焙干，微炒，二两半），小麦（淘净），桂（去粗皮），半夏（汤浸七宿，炒黄）（各二两），生姜（切，炒，三两），大枣（去核，炒，十枚），人参，芍药（各一两），甘草（炙），水蛭（以糯米少许同炒，米熟去米，虫微炒），虻虫（去翅足，微炒），牡丹皮，牛膝（酒浸，切，焙，各半两），桃仁（汤浸去皮尖、双仁，麸炒黄色，二十枚）。

上一十四味，粗捣筛。每服三钱匕，酒水各半盏，煎七分，去滓温服，日三。

### 2. 注释

吴茱萸：为芸香科植物吴茱萸的未成熟果实。味辛、苦，性热，有小毒，归肝、脾、胃、肾经，具有散寒止痛、降逆止呕、助阳止泻等功效。

### 3. 解析

（1）组方特点

本方治疗寒邪侵袭，经络阻滞，寒凝血瘀所致的经水不通。温经散寒祛寒邪、活血化瘀破瘀滞、健脾益气行血气。方中吴茱萸、肉桂温经散寒；桃仁、水蛭、虻虫活血通络导瘀滞；小麦、大枣、人参、芍药、半夏、生姜祛湿健脾，补益血气。

（2）发酵作用

方中用了酒浸牛膝，酒水各半盏煎煮药物的方法，促进全方药效提高。

### 4. 应用启示

本方是一个治疗妇人经血久寒，月水不利的实用方。

## （二）牛膝汤

【出处】《圣济总录》。

### 1. 原文

治妇女逾年，月水不通，脐下结块，牛膝汤。方：牛膝（酒浸，切，焙），牡丹皮，芍药（炒），当归（切，焙），柴胡（去苗），川芎，鳖甲（去裙，醋炙），羌活（去芦头），桃仁（去皮尖、双仁，炒黄），陈橘皮（汤浸，去白，焙），白蔷薇根，附子（炮裂，去皮脐）（各一两），京三棱（一两半），桂（去粗皮，半两）。

上一十四味，咬咀如麻豆。每服五钱匕，水一盏半，煎至七分，去滓温服，空心食前。

**2. 注释**

牛膝：味苦、酸、甘，性平，归肝、肾经。逐瘀通经，强筋壮骨，补益肝肾，引血下行，利尿通淋。

**3. 解析**

（1）组方特点

本方用了活血通经的牛膝、桃仁、当归、川芎；疏肝解郁的柴胡；温阳散寒的附子。同时，还用了软坚散结的京三棱、鳖甲，消散脐下结块。通过攻补兼施的治疗原则，达到治疗妇女逾年，月水不通，脐下结块的目的。

（2）发酵作用

本方是一个发酵药物参与治疗方，方中主要药物牛膝酒浸、鳖甲醋炙，起到增强药效，提高疗效的作用。

**4. 应用启示**

本方是肾虚寒凝、月水不利的治疗方。

# 四、食疗食养方

（一）**生地黄酒**

【组成】生地黄 500g。

【用法】将生地黄择净，研细，加黄酒 3 份，煎取一半，滤净，分为 3 服，每日 1 剂。

【功用】活血养血。适用于月经不调。

（二）**当归生姜羊肉汤**

【组成】当归、生姜各 150g，瘦羊肉 1000g，八角、桂皮各少许，盐、味精各适量。

【用法】当归、生姜用纱布包好，羊肉洗净切成小块，加八角、桂皮共同放入砂锅内文火焖煮至羊肉烂熟，去药渣，食肉喝汤。服时加盐、味精调味，每日 2 次。

【主治】月经不调。

# 第二十六节 痛 经

## 一、定义

痛经系由情志所伤，六淫为害，导致冲任受阻；或因素体不足，胞宫失于濡养，导致经期或经行前后呈周期性小腹疼痛的月经病。

## 二、诊断依据

1. 经期或经行前后小腹疼痛，痛及腰骶，甚则昏厥。呈周期性发作。

2. 好发于青年未婚女子。

3. 排除盆腔器质性疾病所致腹痛。

## 三、发酵药物参与治疗方

**当归汤**

【出处】《圣济总录》。

**1. 原文**

治妇人月水不利，脐下撮痛，食减羸劣，当归汤。方：当归（切，焙），甘草（炙，锉），桂（去粗皮），木贼，大黄（炒），京三棱（炮，锉）（各一两），威灵仙（去土），生干地黄（焙），王不留行，槟榔，延胡索，代赭石（煅，醋淬），天雄（炮裂，去皮脐），鳖甲（去裙，醋炙）（各一两半），红蓝花（炒，三分）。

上十五味，哎咀如麻豆。每服五钱匕，水一盏半，煎八分，去滓温服，不拘时候。

**2. 注释**

①月水不利：指女性月经周期不规律，经血排出不畅，量少或色暗，伴有血块等。这通常与气血两虚、瘀血内阻有关。

②脐下撮痛：指小腹部位疼痛，由于气血不畅、瘀血阻滞在胞宫（子宫）所致。

③食减羸劣：指食欲减退，身体消瘦。

**3. 解析**

（1）组方特点

方中当归、红花、王不留行、京三棱、大黄破血行气、活血通经、散瘀止痛。肉桂、天雄温通经脉、散寒。威灵仙、延胡索理气行血、活血止痛。甘草调和诸药、补脾和胃。槟榔调理脾胃、生化气血。

（2）发酵作用

本方用了一味发酵药物天雄；两味醋炮制药代赭石、鳖甲。几味药物炮制增强了全方的药效，提高治疗效果。

**4. 应用启示**

本方是一个治疗气滞血瘀所致的痛经方。

## 四、食疗食养方

### （一）红花酒

【组成】红花 10g。

【用法】将上药择净，研细，加黄酒适量，煎至五分，去滓顿服，不止再服。

【功用】活血散结，行气止痛。适用于痛经、产后腹中刺痛等。

### （二）生山楂茶饮

【组成】生山楂 30g。

【用法】泡水当茶饮。

【功用】益气消食，活血通经。

# 第二十七节　疳　　证

## 一、定义

疳证指喂养不当，脾胃受伤，影响生长发育的病证。相当于营养障碍的慢性疾病。

## 二、诊断依据

1. 饮食异常，大便干稀不调，或脘腹膨胀等明显脾胃功能失调者。

2. 形体消瘦，体重低于正常平均值的 15%~40%，面色不华，毛发稀疏枯黄，严重者干枯羸瘦。

3. 兼有精神不振，或好发脾气，烦躁易怒，或喜揉眉擦眼，或吮指磨牙等症。

4. 有喂养不当或病后饮食失调及长期消瘦史。

5. 因蛔虫引起者，谓之蛔疳，大便镜检可查见蛔虫卵。

6. 贫血者，血红蛋白及红细胞减少。

7. 出现肢体浮肿，属于营养性水肿者，血清总蛋白量大多在 45g/L 以下，血清白蛋白在 20g/L 以下。

## 三、发酵药物参与治疗方

肥儿丸

【出处】《太平惠民和剂局方》。

1. 原文

治小儿疳病者，多因缺乳食吃太早所致；或因久患脏腑胃虚虫动，日渐羸瘦，腹大发坚，不能行步，面黄口臭发热，面无精神，此药杀虫进食。神曲（炒），黄连（去须，各十两），肉豆蔻（面裹，煨），使君子（去皮，麦蘖炒）（各五两），槟榔（不见火，细锉，晒，二十个），木香（二两）。上为细末，猪胆为丸如粟米大。每服三十丸，量岁数加减，熟水下，空腹服。

2. 注释

麦蘖：性平，味甘，归脾、胃经。行气消食、健脾开胃、退乳消胀。属消食药。

3. 解析

（1）组方特点

方中神曲、木香健脾消食，使君子、槟榔杀虫，黄连清热燥湿、泻火解毒。通过杀虫、健脾消食、清热的功效，改善腹大、消瘦、面黄等症状。

（2）发酵作用

本方是一个发酵药物参与治疗方。通过加入具有生物活性的猪胆汁，使原料药自然发酵，促进原料药更好溶解，并产生新的活性物质，增强药效。使君子用麦蘖炒自然发酵，增强药效。方中主药为发酵药物神曲，主健脾消食。

4. 应用启示

本方治疗小儿因辅食进食太早、腹内有虫、脾胃虚弱所致的疳积。

## 四、食疗食养方

（一）健脾糕

【组成】茯苓、芡实、莲肉、山药、党参各 300g，糯米粉 1500g，粳米粉 3000g，白糖 500g。

【用法】加水调匀，蒸熟切成条状糕。每早食数条。可常食。

【主治】小儿疳积。

（二）香姜牛奶

【组成】丁香两粒，姜汁一茶匙，牛奶 250mL，白糖少许。

【用法】丁香、姜汁、牛奶共煮沸后，除去丁香，加入白糖即可。早餐或夜宵食。

【主治】疳积。

# 第二十八节 视瞻昏渺

## 一、定义

视瞻昏渺是因气血失调，精气不能上荣于目所致，自觉视力下降，视物昏蒙而外眼无异的眼病。相当于慢性球后视神经炎、中心性浆液性脉络膜视网膜病变等。

## 二、诊断依据

1. 视物模糊，逐渐加重，或眼前有暗影遮挡，外眼无翳障气色。

2. 眼底检查，视神经乳头、黄斑区及其他部位可查见相关病变。

3. 视野、眼电生理检查和荧光眼底血管造影有助于诊断。

## 三、发酵药物参与治疗方

（一）神曲丸

【出处】《备急千金要方》。

1. 原文

主明目，百岁可读注书。方：神曲（四两），磁石（二两，研），光明砂（一两，研）。

上三味末之，炼蜜为丸如梧子大，饮服三丸，日三，不禁，常服益眼力，众方不及，学者宜知此方神验不可言，当秘之（一名磁朱丸）。

2. 注释

① 磁石：为氧化物类矿物尖晶石族磁铁矿，主含四氧化三铁。能镇惊安神，平肝潜阳，聪耳明目，纳气平喘。主治惊悸失眠，头晕目眩，视物昏花，耳鸣耳聋，肾虚气喘。

② 光明砂：朱砂，是一种矿物类中药。味甘，性微寒，有毒，归心经。具有镇心安神、清热解毒、明目的功效。

3. 解析

（1）组方特点

本方以磁石为君，取其益阴潜阳、震慑心神之功；朱砂为臣，用其重镇安神、清心定志之力；神曲为佐，健胃和中，以消重镇之药损伤胃气；用蜂蜜为丸，亦有缓和药性之意。

（2）发酵作用

本方中所用的神曲是由辣蓼、青蒿、杏仁泥、赤小豆及鲜苍耳草等原料，加入面粉或麸皮后发酵而成的一种发酵中药。神曲富含酵母菌、淀粉酶、挥发油、脂肪油及维生素B族等成分，具有下气调中、健脾和胃的功效。与其他中药材配伍使用，能够提高疗效。

4. 应用启示

神曲丸（磁朱丸）在现代临床中仍有广泛应用，不仅用于治疗眼科疾病如视网膜病变、玻璃体混浊等引起的视力下降，还常用于治疗神经衰弱、精神病、高血压等伴有失眠、心悸等症状的疾病。此外，本方还能改善睡眠质量，增进视力，具有保护视力、预防眼疾病的作用。这是一个开发中药新药和新制剂的有价值的参考方。但需注意，由于朱砂含有硫化汞等有毒成分，使用时必须严格控制剂量和疗程，避免中毒反应的发生。

（二）补肝丸

【出处】《备急千金要方》。

1. 原文

治眼暗晾晾不明，寒则泪出，肝痹所损。方：兔肝（二具），柏子仁，干地黄，茯苓，细辛，蕤仁，枸杞子（各一两六铢），防风，芎，薯蓣（各一两），车前子（二合），五味子（十八铢），甘草（半两），菟丝子（一合）。上十四味末之，蜜丸。酒服，如梧子二十丸，日再服，加至四十丸。

2. 注释

①晾晾不明：眼暗不明、视物模糊。
②寒则泪出：指遇寒时容易流泪的眼疾。

3. 解析

（1）组方特点

全方药物配伍合理，以补肝明目、养血安神的兔肝为主药；滋补肝肾、益精明目的枸杞子，养心安神、润肠通便的柏子仁为辅药，增强主药疗效；祛风解表的细辛、防风等药物为佐药，协助主药治疗兼症；活血行气的川芎为使药，引导诸药直达病所。并且，本方不仅针对眼部症状进行治疗，还注重整体调理，如选用茯苓健脾宁心、干地黄滋阴补肾等，以改善患者的整体体质和免疫力，体现了中医治疗的整体观念和辨证施治原则。

（2）发酵作用

方中用了具有生物活性的药物兔肝和真菌类药物茯苓。方中还强调用酒送服，能行药势、通血脉，有助于药物更好地发挥作用。

### 4. 应用启示

本方应用了中医"以脏补脏"的理论，兔肝具有补肝明目的功效。

## 四、食疗食养方

### （一）胡萝卜粥

【组成】胡萝卜适量，粳米适量，淡豆豉适量。

【用法】每次取新鲜胡萝卜根适量，洗净切碎，同粳米、淡豆豉入锅内，兑水，用武火煮至水花粥稠即可。

【功用】健脾和胃，下气化滞，明目。适用于消化不良、久痢，以及夜盲症、小儿软骨病、营养不良等。

### （二）羊肝平肝汤

【组成】羊肝 60g，谷精草、白菊花各 10g。

【用法】将谷精草、白菊花洗净，用干净纱布包裹扎口。羊肝除去筋膜，切成薄片，洗净。将羊肝片与药袋一同放入锅内，加水适量煮熟，先用大火烧沸后，改用小火煮 20~30 分钟，去药袋并羊肝渣，取汤饮用。

【主治】目糊视不明。

# 第二十九节　驻　　颜

## 一、发酵中药方

### （一）则天大圣皇后炼益母草留颜方

参见上文。

**附：武则天常用的含有益母草的其他美容方**

#### 1. 钟乳粉散

益母草 200~300g，钟乳石 30g，白附子 10g，白及 10g，白蔹 10g，细辛 3g，为末，用醋或者蜂蜜搅拌均匀，夜间涂面，早晨用米泔水洗净。

【主治】适用于面部皮肤色素异常。

**2. 益母草涂方**

【出处】《普济方》。

【组成】益母草500g。

【用法】将益母草切成短节，晒干，烧灰，再用醋和为细团。以炭火七度。研细过筛，用蜜和匀，贮于瓷盒中备用。每晚临卧前，先以浆水洗面，再用药涂之。

【主治】活血祛瘀，白面润肤，治疗雀斑、黑斑、粉刺。

**（二）永和公主驻颜美容澡豆方**

【出处】《外台秘要》。

**1. 原文**

悦面色如桃花，光润如玉。急面皮，去黚黮粉刺。

白芷（七两），芎䓖（五两），皂荚末（四两），葳蕤，白术（各五两），蔓荆子（二合），冬瓜仁（五两），栀子仁（三合），瓜蒌仁（三合），萆豆（三升），猪脑（一合），桃仁（一升，去皮），鹰屎（三枚），商陆（三两，细锉）。

上十四味，诸药捣末，其冬瓜仁、桃仁、栀子仁、瓜蒌仁别捣如泥，其猪脑、鹰屎合捣令相得，然后下诸药，更捣令调，以冬瓜瓤汁和为丸。每洗面用浆水，以此丸当澡豆，用讫，敷面脂如常妆饰，朝夕用之，亦不避风日。

**2. 注释**

①澡豆：在古代可以说是全能化妆品，可洗手、洗脸、洗头、沐浴、洗衣服。孙思邈在《千金翼方》中写道："衣香澡豆，仕人贵胜，皆是所要。"意思是说，下至贩夫走卒，上至皇亲国戚，"澡豆"是居家必备。西医学家发现"澡豆"的配料都是食材，吃到肚子里"溶解脂肪"的功效就像用肥皂去污，又干净、又彻底。据说，在我国台北故宫博物院，还保留有大量的澡豆制作配方、工艺。

②更捣令调：再捣细使其调和。

③浆水：浆水是由粟米发酵而成的白色浆液，有调中和胃、化滞止渴的功效，可以治疗胃气不和引起的嗳气、厌食、恶心、胃痛吞酸、胃脘胀闷等症状，能够帮助增强食欲、减少过多的胃酸分泌，以及促进胃肠排气。浆水还有化滞作用，能够消除腹内积滞的食物，促进胃肠道蠕动，有助于恢复脾胃的运转功能；同时浆水还有生津止渴的作用，可以缓解烦躁、干咳等病证。

**3. 解析**

（1）组方特点

本方在普通增加面容光泽，除黚黮药物的基础上，使用桃仁、栀子仁、蔓荆子活血清热散风，鹰屎、猪脑善祛黚黮、治面疱、润肌肤。澡豆是古代冲洗身体时用的一种清洁洗涤剂，多由药物与各种豆粉、糯米、白面混合，悦泽人面，松解手面皱纹。因此经常使用本方，可使面部热邪得散，气血畅达，皮肤光泽紧致，皱纹、黑气、粉刺自然逐渐消失。

（2）发酵作用

本方为发酵药物参与治疗方，方中加入猪脑、鹰屎等生物活性药，通过自然发酵，增强全方疗效。

### 4. 应用启示

澡豆方主要由皂角粉、白芷、大豆、红小豆组成。其主要制作方法是将全部原材料研磨成细粉，与鹿角胶、江米共同发酵制作而成，是典型的生物护肤养颜的高档产品，具有很高的研究、开发价值。本方对于面部黧黑粗糙干燥、面部粉刺、皱纹等问题有很好的疗效，具有现代临床意义。

### 附: 古人怎么做澡豆洗澡?

澡豆是古时候滋养皮肤的一种颗粒剂，以豆粉主导，配合各种各样的药品做成。澡豆的关键作用是使皮肤光洁莹润和防止皮肤疾病。澡豆不仅效果绝佳，而且健康天然，在古代也是奢侈品，除了达官显贵外，平民百姓也是少有人能用得起。

唐代最知名的澡豆方，当属永和公主所创的 2 个秘方。一个是洗脸方，另一个是洗澡方，2 个药方都收录在宋代的《太平圣惠方》里。

### 1. 永和公主澡豆秘方

皂荚 300g，大豆、赤小豆各 250g，白芷、羌活、瓜蒌仁各 150g，鸡骨香 90g。将全部的原材料碾磨筛尽，去筋削皮，做成药粉。洁面时当洁面粉用，早中晚各用一次。永和公主洗澡用的澡豆方制作还要麻烦一些，关键复杂在"粥干"的制作上。先把热饭倒进凉水中浸泡五六天，取顶层冷水烧开后，放进鹿角胶让其熔化，再添加江米用文火熬出粥，把粥铺开晾干，就变成透明的粥干，仿佛是漂亮的"肥皂"。粥干就属于古时候的发酵加工工艺了。

### 2. 永和公主澡豆洗澡粉秘方

大豆面五升，皂荚五挺，江米二升，鹿角胶三两，白蔹三两，白及三两，白茯苓三两，黄芩三两，白芷二两，白附子二两，桃仁半升（汤浸，削皮），甜杏仁半升（汤浸，削皮），沉香一两。依照上文中的方式制好粥干后，将粥干与桃仁、甜杏仁、大豆、白蔹、白及、白茯苓、黄芩、白芷、白附子、沉香、皂荚一起捣为细末，存储起来预留。洗澡的时候能用来清洗肌肤。

民俗也有一种要以白豆屑作为主料，添加青木香、甘松香、白檀香、血竭、丁香花五种香辛料令其清香，另外配白僵蚕、黄芩等多种能够让皮肤白嫩细腻的中草药材，除此之外也可加滋养肌肤的蛋清和猪胰子。

## 二、食疗食养方

### （一）葡萄酒

【组成】干葡萄 500g，曲末、糯米各适量。

【用法】将糯米炊熟，候冷，入酒曲、葡萄末，如常法酿酒即成。每次 30mL，每日 3 次，温服。

【功用】驻颜色，暖腰肾。适用于气血不足引起的心悸失眠、神疲盗汗、头目眩晕、腰膝无力等。

### （二）黄精鲤鱼粥

【组成】黄精 10g，鲤鱼 120g，海带 50g，芹菜 20g，甜酒 15mL，粳米 200g。

【用法】黄精切碎，海带切段，鱼用火烤微焦去骨刺，芹菜切长条。粳米下锅，加水、盐、酱油、甜酒搅匀，再放黄精、海带、鱼肉、芹菜，稍煮，米熟即可服食。

【主治】容颜易老。

# 第三十节　发酵中药面膏面脂美容

生物发酵技术是当今热门领域，通过发酵生产制作的美容美肤化妆品，具有效果好、不良反应小的独特优势，使用这类美容美肤化妆品，既有发酵中药的一般特点，又有"天人合一"的中药特有效果，能使皮肤呈现自然健康的肤色，由内而外焕发光泽。使用这类美容面膏面脂，利用中药渗透、吸收的作用，不仅能美容养颜，还能减少皱纹、除黑斑，防治各种皮肤疾病。这类产品能够迎合现代人的健康理念，有着广阔的发展前景。

本书介绍的面膏面脂 12 方各具特色，适用于不同证型的各类人群使用，均出自唐代王焘《外台秘要》卷三十二。

### （一）澡豆面脂手膏方

参见上文。

### （二）杜衡面膏方

参见上文。

### （三）杏仁白附子美颜方

参见上文。

（四）白及桃花面膜方

参见上文。

（五）美白膏

参见上文。

（六）耐老去皱方

参见上文。

（七）美白面膜方

参见上文。

（八）崔氏蜡脂方

参见上文。

（九）护肤除皱方

参见上文。

（十）常敷面脂方

参见上文。

（十一）延年面脂方

参见上文。

（十二）葳蕤麝香面膜面膏美颜方

参见上文。

第五篇

传统中药发酵炮制技术发掘成果篇

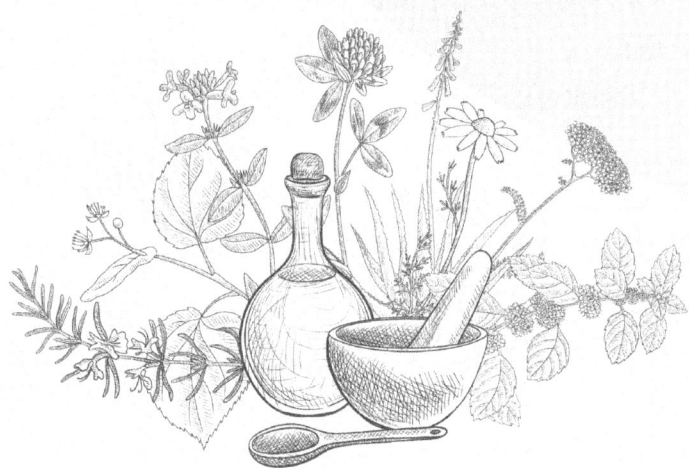

# 第九章　发掘传统中药发酵炮制经验

## 第一节　传统中药发酵炮制

从发掘中医学宝库精华的角度，把历代古人在这方面积累的经验，以及发酵辅料使用的作用意义，收载入本书，以供研究参考。

### 一、发酵的基质、底料、辅料的区别

发酵的基质、底料和发酵辅料尽管在发酵过程中都有重要作用，但它们并不是完全相同的概念。下面详细说明它们的区别。

#### （一）发酵基质

定义：发酵基质是指可以被微生物（如酵母、细菌等）利用的原料或物质。这些物质提供了发酵所需的营养成分。

常见例子：糖类（如葡萄糖、蔗糖）、淀粉、水果、谷物等。

#### （二）发酵底料

定义：发酵底料通常指的是在发酵过程中用作主要原料的基础成分。它可以包括基质，但通常还涵盖其他成分，如水。

常见例子：在酿造啤酒时，麦芽和水可以被看作底料。

#### （三）发酵辅料

定义：发酵辅料是指在发酵过程中添加以改善发酵效果或影响最终产品特性的一些辅助成分。这些通常不直接参与主要发酵反应，但对产品品质有影响。

常见例子：酵母营养剂、维生素、微量元素等。

小结：

发酵基质：主要营养源。

发酵底料：主要的原料基础。

发酵辅料：辅助成分，可改善发酵效果。

## 二、历代发酵辅料和溶媒的应用

中药发酵炮制历史悠久，发酵辅料也有很多，有固体的，也有液体的。中药发酵辅料和溶媒是中药发酵过程中的重要组成部分，为中药发酵提供环境和条件，帮助提取和转化有效成分。以下是一些基本的发酵辅料和溶媒及其功效与用法。

### （一）中药发酵辅料

#### 1. 米糠

【功效】富含纤维素、维生素和矿物质，能促进多种微生物的生长和繁殖。

【用法】通常作为基质添加到发酵物中，增加营养成分。

#### 2. 糖类（如葡萄糖、麦芽糖等）

【功效】提供发酵所需的糖源，促进微生物的代谢。

【用法】按照适当比例添加，通常在发酵初期加入。

#### 3. 蛋白质源（如豆粉、鱼粉等）

【功效】提供氮源，促进微生物生长。

【用法】在发酵基质中与其他辅料混合，增加营养成分。

#### 4. 发酵剂（如酵母、乳酸菌等）

【功效】帮助调节发酵过程，控制发酵速度和产品质量。

【用法】根据不同的发酵需求，添加适量的活性发酵剂。

### （二）中药发酵溶媒

#### 1. 水

【功效】最常用的溶媒之一，能够有效提取药材中的水溶性成分。

【用法】用来浸泡、煎煮药材，通常在发酵前或发酵过程中使用。

#### 2. 醇类（如乙醇、甲醇等）

【功效】能溶解多种有机成分，适合提取药材中的有效成分。

【用法】用作浸提剂，需根据不同药材及提取目标选择醇的浓度。

#### 3. 醋酸等酸性溶液

【功效】可以提高某些成分的溶解度，促进发酵反应。

【用法】在特定发酵过程中添加，需谨慎控制浓度。

## 三、古代中药发酵辅料应用经验

古代应用中药发酵炮制辅料也是为了提高发酵效果，根据使用的原料和要达到的防治疾病目标而选用，使其在防治疾病上发挥更好的作用。在传统认识中，药物"炮制"的含义为"制药"的总称。古代名医大家都很重视中药发酵辅料的使用，如明代的李中梓在《本草通玄》一书中，就提出："酒制升提，盐制润下，姜取温散，醋取收敛，便制减其温，蜜制润其燥，壁土取其归中，麦麸资其谷气，酥炙者易脆，去穰者宽中，抽心者除烦。"清代《本草便读》又云："炒焦入血，炒黑则能清血分郁热。"清代《本经逢原》在论述香附各种炮制方法与疗效的关系时指出："入血分补虚，童便浸炒；调气盐水浸炒；行经络酒浸炒；消积聚醋浸炒；气血不调，胸膈不利，则四者兼制；肥盛多痰，姜汁浸炒；止崩漏，童便制炒黑，走表药中则生用之。"由此可见，中药炮制是中医长期临床用药经验的总结。炮制辅料的确定应以临床需求为依据。炮制辅料是否合理，方法是否恰当，直接影响临床疗效。

### （一）古代中药发酵液体辅料

#### 1. 酒

味甘、辛，性大热，能通血脉，行药势，散寒矫味矫臭，同时也是良好的有机溶媒，药物的多种成分，如盐类、苷类、鞣质、苦味质、有机酸、挥发油、树脂、糖类及部分色素（如叶绿素、叶黄素）等皆易溶于酒中。因此，药物经酒制后，有助于有效成分的溶出，而增强疗效。浸药多以白酒，炙药多以黄酒。酒多作为活血、清热药炮制的辅料，例如：①酒黄芩：取黄芩片，加酒润1小时，至酒被吸尽，晒干或晾干，即成。黄芩为清热燥湿药，用于清湿热，清热解毒，安胎。酒制升提，清上焦热。②酒大黄：取大黄片，加酒稍焖，用微火炒到稍变色即可。大黄为泻下药，用于破积滞、泄实热、行瘀血。生用泻下力强；酒制引药上行，清头目风热。

#### 2. 醋

在中药炮制中醋主要用于散瘀止血、理气止痛、利水消肿、解毒等。醋还能引药入肝经，增强药物的疗效。醋的化学成分包括乙酸等有机酸，能够增加药物的溶解度，提高疗效。

#### 3. 蜂蜜

蜂蜜主要由果糖和葡萄糖组成，具有补中、润燥、止痛、矫味矫臭的作用。蜂蜜在中药炮制中常用于增强药物疗效，如黄芪、甘草等。蜂蜜的化学成分包括酶类、氨基酸、维生素等，能够与药物起协同作用，增强疗效或解毒。

### （二）古代中药发酵固体辅料

#### 1. 稻米炒党参

稻米：味甘，性平，能补中益气，健脾和胃，除烦止渴，止泻痢，用于补气药和部分有毒药物炮制。炒党参，取党参和米同时下锅，微火炒至米由白色变深黄色为度，取出过筛即可。

### 2. 稻米炒斑蝥

稻米为补气药，用于补中益气。米炒：和胃健脾。取斑蝥与大米同焙至米焦黄色，筛去米，除去足、翅即可。斑蝥为外用药，有毒，用于攻毒蚀疮。炒制：减缓毒性。

### 3. 麦麸炒枳实

麦麸：味甘淡，能和中益脾，与药物共制能缓和药物的燥性，矫味，增强疗效，一般健脾理气药多用其炮制。麦麸置铁锅内炒热或冒烟时，加入枳实片，炒至黄色，筛去麦麸即可。本品为理气药，用于破气消积。

### 4. 麦麸炒白术

麸炒：缓和药力，取其和胃，用于消食积。将麦麸撒入锅内，冒烟时，加入白术片，炒至黄色，筛去麦麸即可。本品为补气药，用于健脾，祛湿和中。生用：健脾。麸制：取其和胃，用于健脾止泻。

### 5. 盐炒巴戟天

食盐：味咸，性寒，清热凉血，软坚散结，解毒防腐，矫味，加强补肾作用。盐巴戟：取巴戟肉，加盐水拌匀至盐水渗入后，晾干，炒至呈黄色即可。

### 6. 盐炒杜仲

盐杜仲：取杜仲片，加盐水拌匀，微火炒至微焦，喷入少量清水晒干。杜仲为助阳药，用于补肝肾，强腰膝，暖宫安胎。盐制：入肾，增强补肾作用。

### 7. 伏龙肝炒山药

土：味甘，性温，能温中和胃，止泻止呕，收敛润肠，与药物共制后降低药物刺激性，常用于健脾和胃药的制备。伏龙肝炒山药：伏龙肝粉炒热，加入山药片，用微火炒至表面显土黄色，取出筛去土即可。山药为补气药，用于补脾，补肾固精。土制：加强其和脾胃的作用。

### 8. 伏龙肝炒当归

伏龙肝炒当归：将伏龙肝粉炒热，加入当归片炒到微焦黄色即成。本品为补血药，具有补血活血、调经止痛、润肠通便的作用。生品：用于补血润肠。炒制：活血止痛。

历代以来，使用的中药发酵辅料很多，有些至今仍广泛使用，有些使用很少。但辅料改变药性的作用是肯定的，应该对辅料进一步研究探索。本书把古代医家根据自己临床经验创制或者是民间传承而来的实践经验进行归纳整理，以供临床科研参考使用。

### 附：中药炮制常用辅料

中药炮制学中所用的炮制辅料与中药发酵辅料基本相同，有很大的相似性，但也不完全一致。

辅料：药剂中除主药以外的一切附加物料的总称。

炮制辅料：指具有辅助作用的附加物料，它和主药起到增强疗效或降低毒性，或影响主药理化性质等作用。炮制辅料的作用在于以下两个方面：一是具有中间传热体作用；二是发挥药性作用（协同或拮抗）。

**1. 液体辅料**

（1）酒

制药用酒为白酒和黄酒两大类。黄酒为粮食酿造而成，含乙醇15%~20%；白酒为酿造后经蒸馏而成，含乙醇50%~70%。

炮制用酒以黄酒为主，用于酒炙、酒蒸、酒炖、酒浸淬等；白酒多用于浸泡药物。酒的性味甘辛、大热，能活血通络、祛风散寒、行药势、矫臭矫味。

药物经酒制后有助于有效成分的溶出，而增强疗效。动物的腥膻气味为三甲胺、氨基戊醛类等成分，酒制时它能随酒挥发而除去，酒有酯类等醇香物质，可以矫臭矫味。

（2）醋

制药多用米醋等食用醋，含醋酸4%~6%。

醋制的方法有醋炙、醋蒸、醋煮、醋浸淬等。

醋性味酸苦、温，具有引药入肝、理气、止血、行水、消肿、解毒、散瘀止痛、矫味矫臭的作用。

醋具酸性能与药物中所含的游离生物碱等成分结合成盐，增加溶解度而易煎出有效成分，使疗效增强，如延胡索。醋能缓和大戟、芫花等峻下逐水药的药性和降低其毒性。醋能引药入肝，增强药物疏肝止痛的作用，如柴胡。醋能和具腥膻气味的三甲胺类结合成盐而无臭气，故可矫臭矫味，如五灵脂。

（3）蜂蜜

蜂蜜为蜜蜂采集花粉酿制而成。主要成分为果糖、葡萄糖，两者约占蜂蜜的70%，尚含少量蔗糖、麦芽糖、矿物质、蜡质、含氧化合物、酶类、氨基酸、维生素等物质。

炮制常用的是炼蜜。其性味甘平，能补中润燥，止痛，解毒，矫味矫臭。

蜂蜜能与药物起协同作用，增强其润肺止咳、补脾益气作用；还能矫味，缓和药性及降低药物的不良反应等。

（4）食盐水

食盐水为食盐的结晶体加水溶解，经过滤而得的澄明液体，主要成分为NaCl，尚含少量的硫酸盐、镁、钡、氟、砷、铅等。其性味咸寒，能强筋骨、软坚散结、清热凉血、解毒、防腐，并能矫臭矫味。

药物经盐制后，能改变药性，增强滋补肝肾、滋阴降火、疗疝止痛等作用。常用盐制的药物有杜仲、巴戟天、小茴香、车前子等。

（5）生姜汁

生姜汁为鲜姜经捣碎加水取汁或生姜切片后加水共煎去渣而得的黄白色液体，主要成分为挥发油、姜辣素（姜烯酮、姜酮、姜萜酮混合物），另含多种氨基酸酚及树脂状物。

其性味辛温，能发表、散寒、止呕、化痰、解毒。

药物经姜制后，能抑制其寒性，增强疗效，降低毒性。

（6）胆汁

胆汁为牛、猪、羊的新鲜胆汁，为绿褐色、微透明的液体，略有黏性，有特异腥臭气。主要成分为胆酸钠、胆色素、黏蛋白、脂类及无机盐类等。

胆汁味苦，性大寒，能清肝明目，利胆通肠，解毒消肿，润燥。与药物共制后，能降低毒性和温燥之性，增强疗效，如胆南星。

（7）黑豆汁

黑豆汁为黑色大豆加水煎煮去渣而得的黑色浑浊液体。黑豆含蛋白质、脂肪、维生素、色素、淀粉等。

其性味甘平，能活血，利水，滋补肝肾，养血祛风，解毒。

药物经黑豆汁制后能增强药物的补益作用，降低药物的毒性和不良反应，如何首乌。

（8）甘草汁

甘草汁为甘草饮片加适量水共煎去渣而得的黄棕色至深棕色的液体。甘草主要成分为甘草甜素、甘草苷、还原糖、淀粉及胶类物质等。

其性味甘平，能和中缓急，润肺，补脾，解毒。药物经甘草汁制后能降低毒性，缓和药性。

（9）米泔水

米泔水为淘米时第二次滤出之灰白色浑浊液体，含少量的淀粉和维生素，现有用2%大米粉加水搅匀代用者。

米泔水性味甘凉，对油脂有吸附作用，用于浸泡含油质较多的药物，如苍术、白术，除去部分油质，缓和辛燥之性。

（10）其他

其他的液体辅料还有植物油、羊脂油、其他药汁等，根据医疗需要而选用。

## 2. 固体辅料

（1）稻米

稻米为禾本科植物稻的种仁，主要成分为淀粉、蛋白质、脂肪、矿物质，尚含少量的维生素 B 族、多种有机酸类及糖类。

中药炮制多选用大米或糯米。其性味甘平，能补中益气，健脾和胃，除烦止咳，止泻痢。与药物共制，可增强疗效，如党参；降低刺激性和毒性，如斑蝥、红娘子。

（2）麦麸

麦麸为小麦的种皮，呈褐黄色，主要含淀粉、蛋白质及维生素等。

其性味甘淡，能和中益脾。与药物共制能缓和药物的燥性，去除药物的不良气味，增强疗效。常用麦麸制的药物有枳壳、枳实、僵蚕、苍术、白术等。

（3）白矾

白矾为三方晶系明矾矿石经提炼而成的不规则的结晶体，无色、透明或半透明，主要成分为硫酸铝钾。

其性味酸寒，能解毒，祛痰杀虫，收敛燥湿，防腐。与药物共制，可以防止药物腐烂，降低毒性，增强疗效。

（4）豆腐

豆腐为大豆种子粉碎后经特殊加工制成的乳白色固体，主要含蛋白质、维生素、淀粉等。

其性味甘凉，益气和中，生津润燥，清热解毒。与药物共制，可降低其毒性，去除污垢。

（5）土

中药炮制常用的土是灶心土（伏龙肝），即柴灶内久经柴草熏烧的土，取出刮去焦黑的外层，研细备用。

其性味辛温，能温中和胃、止血、止呕、涩肠止泻等。与药物共制，可降低药物的刺激性，增强疗效。常用土制的药物有白术、山药、当归等。

（6）蛤粉

蛤粉为软体动物文蛤等的贝壳经煅制粉碎后的灰白色粉末。

其性味咸寒，能清热、利湿、化痰、软坚。与药物共制，可去除药物的腥味，增强疗效，如阿胶。

（7）滑石粉

滑石粉为单斜晶系多鳞片状或斜方柱状的天然矿石，经碾细过筛而成的白色粉末。

其性味甘寒，能利尿、清热解暑。炮制中作为中间传热体拌炒药物，使其受热均匀。主要用于烫制刺猬皮、水蛭、鱼鳔胶等。

（8）河砂

筛取中等粗细的河砂，淘尽泥土，除尽杂质，晒干而成。

用河砂作为中间传热体拌炒药物，取其温度高，受热均匀，可使坚硬的药物质变酥脆，易于粉碎和煎出药效；还可破坏药物的毒性，易于除去非药用部位。常用砂烫的药物有马钱子、狗脊、龟甲、鳖甲等。

（9）朱砂

朱砂为三方晶系硫化物类矿物辰砂，主要含硫化汞。炮制时用朱砂的细粉给药物拌衣。朱砂性味甘微寒，可镇惊、安神、解毒。拌朱砂衣的目的是增强药物的宁心安神作用。常用朱砂拌衣的药物有麦冬、茯苓、茯神、远志等。

## 四、历代中药传统发酵方法

中药发酵炮制工艺多种多样，根据发酵方式分为自然发酵、地下恒温发酵及一些特殊发酵方法。多采用一种发酵方法发酵或者多种合用。

自然发酵是一种传统的中药发酵方法，具有天然的特点。它不需要人工接种特定的微生物，符合传统中医对天然药物的理念。自然发酵主要依靠自然界中的微生物，如霉菌、酵母菌等，这些微生物存在于空气、土壤、植物表面等环境中。当中药处于适宜的环境条件时，这些微生物就会在中药表面或内部定植并生长繁殖。微生物在中药上生长繁殖的过程中会进行一系列的代谢活动。它们会分泌各种酶类，如淀粉酶、蛋白酶、纤维素酶等。这些酶会分解中药中的相应成分，如将淀粉分解为葡萄糖、蛋白质分解为氨基酸。同时，微生物自身的代谢过程也会产生一些代谢产物，如有机酸、酒精等，这些物质会与中药成分发生相互作用，从而改变中药的性质。例如传统的六神曲等发酵中药就是通过自然发酵制成的，在民间应用广泛。常见方法有固态发酵及液体发酵。固态发酵如酿酒法、曲法、酿醋法、制酱法等，常用于粮食、果基类药材，有时也用于根茎类药材；液体发酵如渍法等，多用于根茎类药材，溶媒多为酒、醋、浆水、米泔水，特殊溶媒如药材鲜汁、崖蜜、胆汁等起双重作用。由于依赖自然界的多种微生物进行发酵，产生的发酵产物成分复杂多样。这种复杂性可能会带来多种药理作用，也为中药的进一步研究和开发提供了丰富的资源。然而，这种方法也存在一定的局限性，如发酵过程较难精确控制，不同批次之间的质量稳定性可能较差，因为自然环境中的微生物种类和数量会受到季节、地域等因素的影响。

地下恒温发酵取地下环境的温度湿度恒定的环境特点，大多数微生物能够保持稳定的代谢活性。许多适合中药发酵的微生物，如酵母菌、霉菌等，在适宜的恒温环境下可以持续、稳定地分泌酶类，这些酶能有效分解中药中的成分，如将多糖分解为单糖、蛋白质分解为氨基酸等，从而促进中药发酵进程。地下环境除了恒温外，通常湿度相对较高，并且具有一定的静谧性，受外界干扰较少。较高的湿度有助于保持中药发酵过程中微生物生长所需的水分，静谧的环境有利于减少外界震动、噪声等因素对微生物生长的影响，使得微生物能够在相对稳定的状态下进行代谢活动。多适用于矿物质类，如钟乳、云母；以及树脂类，如松脂、乳香、没药等。

特殊发酵方法，如渍曲合用、地上地下结合等联合发酵。

总结历代发酵方法，大致分为以下八种。

## （一）酿酒发酵法

### 1. 原料准备

（1）中药选择

根据酿酒的目的和功效需求来挑选中药。例如，若要酿造具有滋补气血功效的酒，一般选择人参、当归、黄芪等中药材。这些药材需要进行净制处理，去除杂质、泥土等，有的还需要切成适当的片、段等形状以便于发酵过程中有效成分的溶出。

（2）酒曲与基酒原料

酒曲是酿酒发酵的关键，传统的酒曲中含有丰富的微生物群落，如酵母菌、霉菌等。基酒原料通常为中药原料或其他（如粮食、水果）。动植物类用干粉或鲜汁，粮食类需要进行蒸煮等预处理，水果类则需去除腐烂部分并洗净。

### 2. 发酵过程

（1）混合处理

将处理好的中药与酒曲、基酒原料混合在一起。如果是粮食基酒，可先将中药与蒸煮后的粮食拌匀，再加入酒曲。若是水果基酒，可把中药与水果混合破碎后加入酒曲。例如，在酿造人参酒时，把人参片与蒸熟的高粱、酒曲按一定比例混合。

（2）发酵条件控制

①温度：不同的酒曲和发酵体系对温度要求不同。一般发酵温度在15~30℃。对于含有中药的发酵，温度控制更为关键，因为某些中药成分在过高温度下可能被破坏。如在酿造枸杞葡萄酒时，发酵温度保持在20℃左右较为适宜。

②湿度：环境湿度也会影响发酵效果。在相对湿度50%~70%的环境下，有利于

微生物的生长繁殖和发酵反应的进行。

③密封与搅拌：发酵容器需要适当密封，防止外界杂菌污染，但也要保证一定的透气性，以满足微生物呼吸需求。在发酵过程中，还需要定期搅拌，使中药、酒曲和基酒原料充分接触，促进发酵。搅拌频率可能为每天 1~2 次。

（3）发酵时长

根据所酿的酒和中药种类不同，发酵时长有很大差异。短则数天，长则数月甚至数年。例如，一些简单的中药果酒发酵可能 7~10 天完成，而像某些滋补类的中药粮食酒可能需要发酵 3~6 个月。

### 3. 后处理

（1）过滤分离

发酵完成后，需要通过过滤或离心等方法将酒液与中药残渣、微生物菌体等固体物质分离。可以使用滤网、滤纸或者专门的过滤设备。

（2）陈酿

过滤后的酒液有的还需要进行陈酿，在特定的容器（如橡木桶）中存放一段时间，使酒的口感更加醇厚。陈酿时间根据酒的种类和品质要求而定。

## （二）曲法发酵法

### 1. 原理

（1）微生物群落的作用

曲是含有多种微生物的发酵剂，如霉菌、酵母菌和细菌等。在中药发酵中，这些微生物相互协作。霉菌可将中药中的复杂成分如淀粉、纤维素等分解为简单的糖类等物质；酵母菌接着利用这些糖类进行发酵，产生酒精、二氧化碳等产物；细菌可能参与一些特殊成分的转化或修饰。例如，在六神曲的制作中，曲中的微生物群落共同作用，将面粉和药材混合物发酵，改变其原有性质。

（2）酶促反应

曲中的微生物能分泌多种酶，如淀粉酶、蛋白酶、纤维素酶等。这些酶在中药发酵过程中发挥关键作用。淀粉酶可将中药中的淀粉分解为葡萄糖，蛋白酶能分解蛋白质为氨基酸，纤维素酶可分解纤维素。以人参发酵为例，曲中的淀粉酶作用于人参中的少量淀粉成分，使其分解，为后续的发酵反应提供能量和原料。

### 2. 操作过程

（1）曲种的制备

①原料混合：首先选择合适的原料，一般包括中药材、谷物（如麦麸、小麦、大麦等）和水。将中药材粉碎或切成小块，与磨碎的谷物按一定比例混合，例如中药材

与谷物的比例可能为（1:5）~（1:3）。加入适量的水，使原料混合成具有一定湿度的面团状物质。

②接种微生物：可以采用自然接种或纯种接种的方式。自然接种是将混合原料放置在特定的环境中（如通风良好、温度和湿度适宜的房间），让空气中的微生物自然落入原料上生长繁殖。纯种接种则是选择特定的微生物菌种，如特定的霉菌、酵母菌菌株，按照一定的接种量（如每100g原料接种1~2g菌种）接种到原料中。

③曲的培养：将接种后的原料放入容器（如瓦缸、曲盘等）中，在适宜的温度和湿度下培养。不同的曲种培养条件有所差异，一般温度在20~35℃，相对湿度在60%~80%。培养过程中，要定期翻动原料，保证微生物生长均匀。培养时间根据曲的种类而定，短则3~5天，长则1~2周。

（2）中药发酵过程

①药材准备：将需要发酵的中药进行处理，如洗净、干燥、粉碎等。如果是复方中药，要按配方比例准确称取。

②混合发酵：将制备好的曲与中药按一定比例混合，例如曲与中药的比例为（1:10）~（1:5），放入发酵容器（如发酵罐、陶瓷缸等）中，在合适的条件下进行发酵。发酵温度一般在25~30℃，要控制好湿度和通风条件。发酵时间依据中药种类和发酵目的而定，可能持续数天到数月。

### 3. 曲法在中药发酵中的作用

（1）提高有效成分的转化

曲中的微生物及其分泌的酶能够将中药中的一些难溶性成分转化为易溶性、生物活性更高的成分。例如，将某些中药材中的糖苷类成分转化为苷元，提高其药理活性。

（2）产生新的活性物质

通过曲法发酵，微生物的代谢活动可能合成新的化合物。如在一些发酵研究中发现，经过曲法发酵后的中药产生了具有抗氧化、抗菌等新功能的物质。

（3）改善中药的性能

曲法发酵可降低中药的毒性或不良反应，提高中药的适口性。像半夏经曲法发酵后，其毒性明显降低，更适合药用。

### （三）酿醋发酵法

#### 1. 原理

（1）微生物代谢

酿醋法用于中药发酵主要基于微生物的作用。酿醋过程中的微生物主要是醋酸菌，它能将酒精进一步氧化为醋酸。在中药发酵中，先通过酵母菌等微生物将中药中的糖类发酵为酒精，然后醋酸菌利用酒精作为底物，在有氧条件下将其转化为醋酸。同时，中药中的其他成分会与产生的醋酸发生反应，如某些碱性成分可能与醋酸发生中和反应、一些含氮化合物可能与醋酸形成盐类等，从而改变中药的性质。

（2）酶促反应

微生物在发酵过程中会分泌多种酶。例如，酵母菌分泌的酶可分解中药中的淀粉、糖类等物质，为酒精发酵提供原料。醋酸菌分泌的氧化酶可将酒精氧化为醋酸。这些酶促反应不仅影响中药的化学成分，还会影响其药理活性。

**2. 操作过程**

（1）原料准备

① 中药选择与处理：选择适合酿醋发酵的中药，如山楂、乌梅等具有酸性成分或富含糖类的药材。将中药洗净、晾干后，进行粉碎或切碎处理，以增加其表面积，便于微生物作用。例如，山楂去核后切成小块。

② 辅料准备：需要准备含淀粉或糖类的辅料，如糯米、大米等。将辅料洗净，浸泡数小时后蒸煮成饭状，以便微生物发酵。

（2）酒精发酵阶段

① 接种酵母：将处理好的中药和蒸煮后的辅料混合，加入适量的酵母菌。酵母菌可以是活性干酵母，按照一定的接种量（如每千克原料接种 1~2g 酵母）加入。

② 发酵条件控制：将混合物放入发酵容器（如陶瓷缸）中，在适宜的温度（20~30℃）和湿度下进行酒精发酵。发酵过程中要定期搅拌，使物料充分接触空气，一般搅拌频率为每天 1~2 次。酒精发酵时间为 3~7 天，其间可观察到有气泡产生，这是酵母发酵产生二氧化碳的表现。

（3）醋酸发酵阶段

① 醋酸菌接种：酒精发酵结束后，在发酵物中接入醋酸菌。醋酸菌可以是自然接种（如利用空气中的醋酸菌）或纯种接种（使用专门培养的醋酸菌液）。

② 有氧发酵控制：醋酸发酵是有氧发酵，需要保证发酵容器内有良好的通风。可以采用浅盘发酵或在发酵容器上设置通气孔等方式。发酵温度控制在 25~35℃，发酵时间为 7~14 天。在这个过程中，酒精逐渐被氧化为醋酸，可通过检测酸度来判断发酵进程。

（4）后处理

① 过滤澄清：醋酸发酵结束后，通过过滤除去发酵物中的固体杂质，如中药残渣、微生物菌体等，得到澄清的醋液。可以使用滤网、滤纸或过滤设备进行过滤。

② 陈酿与调配：过滤后的醋液可进行陈酿，将其放置在合适的容器（如橡木桶）中存放一段时间，使醋的口感更加醇厚。根据需要，还可以对醋进行调配，如加入适量的蜂蜜、冰糖等改善口感。

### 3. 应用与优势

（1）改善中药性能

通过酿醋法发酵中药，可增强中药的某些药理作用。例如，山楂经过酿醋法发酵后，其消食化积的作用可能会因为醋酸等成分的生成而增强。

（2）独特的风味与口感

酿醋法发酵的中药具有独特的醋香，改善了中药的口感，使其更容易被接受。这种带有醋味的中药制品在食疗方面有一定的优势，可用于制作药膳等。

### （四）制酱发酵法

### 1. 原理

（1）微生物分解转化

制酱法用于中药发酵是基于微生物对中药成分的分解和转化。在制酱过程中，主要涉及霉菌、酵母菌和细菌等多种微生物的协同作用。霉菌（如米曲霉等）首先在中药原料上生长，它能分泌淀粉酶、蛋白酶等多种酶类。淀粉酶将中药中的淀粉分解为葡萄糖等糖类，蛋白酶把蛋白质分解为氨基酸。酵母菌接着利用这些糖类进行发酵，产生酒精和二氧化碳，细菌则可能参与一些风味物质的形成及对剩余成分的进一步转化。

（2）成分相互作用

中药中的各类成分在微生物的作用下发生复杂的相互作用。例如，中药中的生物碱、黄酮类等成分可能与微生物代谢产生的有机酸、醇类等发生化学反应，形成新的化合物或复合物，从而改变中药的原有性质，如提高其溶解性、生物利用度或产生新的药理活性。

### 2. 操作过程

（1）原料准备

① 中药处理：选择合适的中药，如一些具有滋补作用的中药材，像枸杞、山药等。将中药洗净、晾干后，进行粉碎处理，根据中药的质地不同，粉碎程度有所差异，一般制成粗粉或细粉。

② 辅料准备：需要准备一些制酱常用的辅料，如大豆或小麦粉。大豆要先浸泡、煮熟，小麦粉则可直接使用。如果是大豆，浸泡时间为6~12小时，使其充分吸水膨胀，然后煮熟至软烂。

（2）制曲过程

①混合接种：将处理好的中药、大豆（或小麦粉）混合均匀，接入曲种。曲种可以是含有多种微生物（如米曲霉等霉菌、酵母菌和细菌等）的混合物。接种量根据原料的量而定，一般为原料重量的 0.1%~0.5%。

②曲的培养：将混合接种后的原料放入合适的容器（如曲盘或陶瓷缸）中，在特定的温度和湿度下培养。温度一般控制在 25~35℃，相对湿度保持在 70%~80%。培养过程中要定期翻动，使原料受热均匀，微生物生长一致。曲的培养时间为 3~7 天，随着时间的推移，可以看到原料表面长出白色或黄绿色的菌丝。

（3）发酵过程

①加盐与加水：制曲完成后，将曲料放入发酵容器（如瓦缸）中，加入适量的盐和水。盐的用量一般为曲料重量的 5%~10%，水的量要根据曲料的吸水性和最终酱的稠度来确定，通常曲料与水的比例为（1∶1）~（1∶1.5）。

②发酵控制：密封发酵容器，在合适的温度下进行发酵。发酵温度以 20~30℃为宜，发酵时间较长，可能需要 1~3 个月。在发酵过程中，要定期搅拌，使酱体上下发酵均匀，一般每隔 3~5 天搅拌一次。

（4）后处理

过滤与包装：发酵完成后，通过过滤除去酱中的固体残渣，如中药渣、大豆皮等，得到较为纯净的中药发酵酱。然后将酱进行包装，可以采用玻璃瓶或密封袋等包装材料，以保持其品质。

## 3. 应用与优势

（1）增强药效与产生新活性物质

微生物的发酵作用可能增强中药的原有药效，并且可能产生新的活性物质。例如，枸杞经过制酱法发酵后，其抗氧化等保健功能可能得到提升，或者产生具有特殊生理功能的新化合物。

（2）提高中药的接受度

制酱法发酵的中药具有独特的风味，类似传统的酱料，更容易被消费者接受，尤其是对于一些口感不佳的中药来说，这种发酵方式改善了其食用性。

## （五）渍法发酵法

## 1. 原理

（1）渗透与成分溶出

渍法是利用液体辅料浸泡中药，使辅料渗透到中药组织内部。在中药发酵的情境下，液体辅料（如酒、醋等）能够溶解中药中的一些成分，如生物碱、黄酮类等，使这些成分更易被微生物利用。例如，酒渍中药时，酒中的乙醇可以溶解脂溶性成分，将其带到溶液中，为后续发酵中的微生物提供更多可作用的底物。

（2）改变微生物生长环境

渍制所用的液体辅料会改变中药的 pH、渗透压等环境因素。以盐水渍为例，会提高中药的渗透压，抑制一些杂菌的生长，同时筛选出适应这种高渗环境的微生物参与发酵。而醋渍会降低 pH，酸性环境适合某些耐酸微生物（如醋酸菌等）生长，从而影响发酵的微生物群落结构。

（3）特殊溶媒

如药材鲜汁、崖蜜、胆汁等药材，起双重作用，既发挥药效又产生发酵作用。微生物在特殊溶媒存在的发酵体系中，其细胞膜的通透性、酶的活性等可能发生改变。微生物为了适应溶媒环境，会调整自身的代谢途径。例如，当溶媒为高极性的有机溶剂时，微生物可能会增加合成一些极性物质的能力，以维持细胞内外的渗透压平衡。而微生物的代谢产物又会反过来影响溶媒的性质，如产生的酸性物质可能降低溶媒的 pH，进一步影响中药成分的溶出和发酵进程。

**2. 操作过程**

（1）药材预处理

首先要对中药药材进行净选，去除杂质、非药用部位等。然后根据药材的质地和大小，可进行适当的粉碎或切割处理，以便液体辅料更好地渗透。例如，质地坚硬的根类药材如人参，可切成薄片；果实类药材如山楂，可压破果皮。

（2）选择液体辅料

①酒渍：常用的酒为黄酒等无灰酒。

黄酒酒精度数相对较低（10%~20%），含有多种氨基酸、糖类等营养成分，对某些需要温和环境的药材较为合适。酒渍时，酒的用量一般以没过药材为宜。

②醋渍：醋的种类如米醋、陈醋等都可用于渍法。醋渍的浓度根据药材和发酵要求而定，一般使用原醋或者适当稀释后的醋，药材与醋的比例可为（1:5）~（1:2）等。

③盐水渍：使用食用盐配制盐水，盐水浓度一般为 5%~10%，以确保既能改变环境又不至于对药材成分和后续发酵造成过大影响。

（3）渍制过程

将处理好的药材放入合适的容器（如陶瓷罐、玻璃缸等）中，加入液体辅料，密封容器。渍制时间因药材和辅料而异，酒渍可能需要数天到数周，如酒渍丹参，可能需要浸泡 7~14 天；醋渍和盐水渍时间可能较短，一般 3~7 天。在渍制期间，可定期搅拌，使药材均匀受渍。

### 3. 渍法在中药发酵中的作用

（1）增强药效

渍法本身就可能改变中药的药效，再经过发酵，这种效果可能进一步增强。

（2）调节发酵方向

不同的液体辅料渍制后的中药在发酵时会有不同的产物生成。比如醋渍后的中药在发酵时可能产生更多的有机酸类物质，这些物质具有调节人体酸碱平衡等功效；酒渍后的中药在发酵时可能会增强某些活性成分的生成，提高发酵产物的生物活性。

（3）提高发酵效率

通过渍法使中药成分更易被微生物分解转化，加快发酵速度。例如，酒渍后的药材，其中的有效成分更易被微生物摄取，发酵周期可能从原本的数周缩短到1~2周。

（4）改善口感

渍法能改善发酵后中药的口感，如酒渍后的发酵中药可能具有独特的酒香，更容易被患者接受。

## （六）渍曲合用发酵法

### 1. 概念

当渍法和曲法合用时，是把渍制后的药材再进行曲法发酵或者在曲法发酵过程中运用渍法的原理添加特定的液体辅料。

### 2. 操作流程

（1）药材处理

先按照渍法要求对中药药材进行处理。然后选择合适的液体辅料，如酒、醋、盐水等。以酒渍为例，将药材洗净后放入适量的酒中浸泡，浸泡时间根据药材性质而定，质地疏松的药材可能浸泡数小时，质地坚硬的药材可能浸泡数天。

（2）渍后发酵准备

渍制完成后，取出药材沥干（如果是酒渍，药材含有一定酒精成分）。然后准备曲的制作或选用合适的曲。如果制作曲，将含有渍制后药材的原料（可能添加面粉等物质作为曲的载体）与微生物菌种混合，微生物菌种可以是从自然界筛选的，也可以是经过人工选育的特定菌种。

（3）发酵过程

在发酵容器（如瓦缸等）中进行发酵。控制发酵的温度、湿度和通气条件等，温度一般在20~35℃，湿度保持在相对湿度60%~80%为宜。如果是需要通气的发酵类型，要保证适度的空气流通。发酵时间根据药材种类、曲的性质等因素而定，可能持续数天到数周。

### 3. 发酵作用

（1）加强增效作用

例如在对某味活血化瘀的中药材进行处理时，先使用醋渍，醋能使药材中的某些成分溶解或发生化学变化，增强其活血化瘀的作用。然后再进行曲法发酵，曲中的微生物进一步分解转化药材成分，可能产生新的活性物质，从而提高药材的药效。

（2）加强减毒功效

某些有毒性的中药材，通过渍曲合用的方法，可以先利用渍法中的液体辅料对毒性成分进行初步处理（如与毒性成分反应等），再通过曲法发酵过程中的微生物作用，进一步降低毒性，提高药材的安全性。

（3）改善口感与风味

在一些养生保健的中药发酵制品中，先渍制（如用酒渍）能赋予药材特殊的风味，再通过曲法发酵可以产生独特的香气和口感，使中药制品更容易被接受。

### （七）地下恒温发酵法

#### 1. 操作过程

（1）场地选择与准备

① 场地选择：需要选择合适的地下空间，如地下室、地窖等。这些空间要具备良好的密封性，以防外界空气过度流通导致温度湿度不稳定。同时，要确保地下空间没有地下水渗漏等问题，避免影响发酵环境。

② 环境调控：在使用前，要对地下空间进行清洁和消毒处理。可以采用紫外线照射、化学消毒剂擦拭等方法，以清除可能存在的有害微生物。此外，根据发酵的需求，可能需要对地下空间的温度湿度进行微调。如果地下空间温度略低于发酵所需温度，可以采用加热设备（如电暖器等）进行适当升温；如果湿度不足，可以通过加湿器等设备增加湿度。

（2）发酵容器与中药原料处理

① 发酵容器：选择适合地下环境的发酵容器，如陶瓷罐、玻璃罐等。这些容器具有较好的密封性，能防外界杂菌污染，同时又能在一定程度上适应地下环境的温度湿度变化。

② 中药原料处理：将中药进行预处理，包括洗净、晾干、粉碎（根据需要）等操作。然后将处理好的中药放入发酵容器中，根据发酵配方加入适量的辅料。

（3）发酵过程

接种与密封：向发酵容器中接种合适的微生物，微生物可以是经过筛选的纯种微生物，也可以是自然混合的微生物群落。接种后，密封发酵容器，确保容器的密封性良好，防止外界空气和杂菌进入。

### 2. 优势与应用

**（1）温度稳定性优势**

地下恒温发酵能够提供稳定的温度条件，使得发酵过程更加稳定、可预测。与地面环境相比，受季节、昼夜等因素的影响较小，有利于提高发酵产品的质量稳定性。

**（2）特殊中药发酵应用**

对于一些对温度敏感的中药发酵，地下恒温发酵具有独特的优势。例如，某些含有热敏性成分的中药，在地下恒温环境下发酵可以有效避免因温度波动导致这些成分被破坏，从而更好地保留中药的有效成分，提高发酵后中药的药效。

## （八）地上地下结合发酵法

### 1. 原理

**（1）环境互补**

① 地上环境的特点：地上环境光照充足、通风良好，温度和湿度受外界气候影响较大，昼夜温差相对明显。这种环境有利于某些喜光、对通风要求高的微生物生长，例如一些需氧型霉菌。这些微生物在光照和通风良好的条件下，能够更有效地进行光合作用（如果微生物有此能力）或呼吸作用，从而加速自身的生长繁殖，在中药发酵初期对中药成分的分解转化起到重要作用。

② 地下环境的特点：地下环境温度相对恒定，湿度较高且波动小，静谧少干扰。这种恒温恒湿的环境适合一些对温度和湿度变化敏感的微生物（如特定的酵母菌和细菌）的生长。在中药发酵过程中，当发酵进入需要稳定环境以促进微生物深入代谢的阶段，地下环境能够提供这样的条件。

**（2）微生物群落的协同作用**

地上地下不同的环境会孕育不同的微生物群落。在中药发酵采用地上地下结合的方式时，这些不同的微生物群落可以相互协作。例如，地上微生物分解中药中的纤维素、木质素等大分子物质，将其转化为小分子物质，这些小分子物质随着中药原料转移到地下环境后，地下的微生物可以进一步对其进行代谢转化，如将小分子糖类转化为醇类、酸类等，从而更全面地改变中药的性质。

### 2. 操作过程

**（1）地上阶段**

① 场地准备：选择开阔、通风良好且光照充足的地上场地，如露天的发酵场或有良好采光和通风设施的大棚。对场地进行清洁和消毒处理，防止有害微生物的污染。

② 原料处理与接种：将中药原料进行洗净、晾干、粉碎等预处理。根据发酵需求

选择合适的微生物进行接种，如接种一些适应地上环境的霉菌或放线菌。接种量依据原料的量和微生物的特性而定，一般为原料重量的 0.1%~1%。

③发酵条件控制：将接种后的中药原料放置在地上场地的合适容器（如竹编筐或浅陶瓷盘）中。控制温度在 15~30℃（白天温度较高，夜间温度较低，但在这个范围内波动），湿度保持在 50%~70%。要定期翻动原料，保证微生物生长均匀，翻动频率为每天 1~2 次。地上发酵时间根据中药种类和微生物的生长情况而定，一般为 3~7 天。

（2）地下阶段

①场地选择与准备：选择合适的地下空间，如地窖或地下室。确保地下空间干燥、清洁且密封良好。对地下空间进行消毒处理，如用紫外线照射或化学消毒剂熏蒸。

②转移与二次接种（如有需要）：将经过地上发酵的中药原料转移到地下发酵场地的合适容器（如陶瓷缸或玻璃罐）中。如果需要，可以再次接种适合地下环境的微生物，如特定的酵母菌或细菌，接种量根据实际情况调整，可能为原料重量的 0.05%~0.5%。

③发酵条件控制：地下发酵的温度依据地下环境的自然温度，一般在 10~25℃ 的恒定温度范围。湿度控制在 60%~80%。密封发酵容器，但要保证一定的透气性（如果微生物有此需求）。地下发酵时间较长，可能为 7~14 天或更长，其间要定期检查发酵情况，如观察中药的颜色、气味、质地等变化。

### 3. 优势

（1）提高发酵质量和效率

地上地下结合的发酵方式充分利用了地上和地下环境的优势，使得微生物群落能够在不同阶段发挥最佳作用，从而提高发酵的质量和效率。例如，对于一些复杂的中药复方，这种方式可以更彻底地分解转化其中的成分，提高有效成分的含量。

（2）适应多种中药发酵需求

不同的中药由于其成分和药理特性不同，对发酵环境有不同的要求。地上地下结合的发酵方式可以根据中药的特性灵活调整地上和地下发酵的时间、接种的微生物种类等参数，从而适应多种中药的发酵需求，提高中药发酵产品的多样性和适用性。

## 五、中药曲剂的发展和演变过程

曲的起源历史悠久，早在前 12 世纪的青铜时代，在《尚书·说命》中就记载商王武丁和大臣傅说的对话："王曰：'来！汝说。台小子旧学于甘盘，既乃遁于荒野，人宅于河。自河徂亳，暨厥终罔显。尔惟训于朕志，若作酒醴，尔惟红蘗；若作和羹，尔惟盐梅。尔交修予，罔予弃，予惟克迈乃训。'"商王说的意思是："来呀！你傅说。我旧时候向甘盘学习过，不久就出巡于荒野，入居于河洲，又从河洲回到亳都，到后来学习没有显著进展。你当顺从我想学的志愿，比如做甜酒，你就做曲蘖；比如做羹汤，你就做盐和梅。你要多方指正我，不要抛弃我；我当能够履行你的教导。"其中就有"若作酒醴，尔惟红蘗"的句子，上古时期所说的红蘗就是指含酵母的酒曲。这说明了中药临床应用之曲是在酿酒业发展的基础上出现的，曲与酒相维系。后来人们通过在酒曲的基础上加入其他药物而制成专供药用的各类曲剂。冰曲剂是中药里的一种剂型，临床应用广泛，就是将中药药末与面粉混合掺匀，使之不干不湿，经发酵后切块而成。

东汉时期张仲景所著的《金匮要略·血痹虚劳病脉证并治第六》中的"薯蓣丸"，方中就有"曲"这味药，以增强益气调中的功效。中药曲剂的制作，即将药材粉碎成粗粉，与适宜的黏合剂（多用面粉）制成软材，将其置于一定的温度和湿度条件下，由于霉菌和酶的催化分解作用，使药物发泡、生衣，然后切成块状，晒干或低温干燥而制成药曲。具体到不同品种，则采用不同的方法进行加工处理后，再置温度、湿度适宜的环境中进行发酵。一般温度在 30~37℃，相对湿度 70%~80%，在微生物和酶的作用下发酵。经发酵处理后的药物，气味芳香，无霉气，曲块完整不松散，表面粗糙布满黄衣，内部生有霉斑。发酵制曲法的关键在于对温度和湿度的把握，这对其发酵的速度影响很大。温度过低或过分干燥，发酵会慢甚至不能发酵；温度过高，则会杀死霉菌，不能发酵。通过发酵使药物改变原有的性能，产生新的治疗作用，以增加用药品种。常见的曲剂有六神曲，并由此衍生出建神曲、半夏曲、沉香曲、采云曲和霞天曲等品种。

《本草经疏》载："古人用曲，即造酒之曲，其气味甘温，性专消导，行脾胃滞气，散脏腑风冷。"但这些曲在临床运用上各有侧重，极易混淆。下面分别详细解读这些曲制剂的制法、功效及适应证。六神曲：又称神曲、六曲，为临床上常用的一种曲。李时珍在《本草纲目》中记述了神曲得名的由来，曰："昔人用曲，多是造酒之曲。后医乃造神曲，专以供药，力更胜之。盖取诸神聚会之日造之，故得神名。（制作神曲应在阴历六月初六或三伏天，传说为天上的青龙、白虎、朱雀、玄武、勾陈、螣蛇六神聚会之日）。"我国制造神曲始于北魏，贾思勰在《齐民要术》中虽记载有造神曲古法，但烦琐不便。近时造法，更简易也。叶梦得《水云录》云："五月五日，或六月六日，或三伏日，用白面百斤，青蒿自然汁三升，赤小豆末、杏仁泥各三升，苍耳自然汁、野蓼自然汁各三升，以配白虎、青龙、朱雀、玄武、勾陈、螣蛇六神，

— 355 —

用汁和面、豆、杏仁作饼，麻叶或楮叶包，如造酱黄法，待生黄衣，晒收之。"

　　元代以前神曲均系造酒之曲，至明代以后才有加入青蒿等药制成神曲的方法。现代制作六神曲沿袭了古法，处方：辣蓼、青蒿、苍耳草各500g，赤小豆、苦杏仁各100g，麦麸5000g，面粉2500g。制法：先将苦杏仁、赤小豆粉碎成粗粉，与面粉、麦麸混匀；另取辣蓼、青蒿、苍耳草加水煎煮1小时，滤过，滤液浓缩成清膏，趁热与上述药粉拌匀，保持适当温度和湿度，自然发酵至表面遍生黄白色或灰白色霉衣取出，切成约3厘米见方的小块，晒干即成。方中的面粉（白面和麦麸）来源于大麦，味甘咸性凉，入脾、胃经，长于健脾利湿，和胃宽肠；赤小豆俗名红小豆，助面粉健脾利湿；杏仁润肠通便；辣蓼、苍耳草、青蒿性均辛散，能疏风透表，散湿止痛，其中苍耳草善治风湿痹痛，辣蓼善止痢疾腹痛，青蒿清热。六神曲性温，味甘、辛，入脾、胃经。据测定，六神曲主要成分为酵母菌，还含有挥发油、苷类、脂肪油及维生素B族等，具有健脾和胃、消食调中的功效，临床上用于治疗脾胃虚弱、饮食停滞、胸痞腹胀、呕吐泻痢、产后瘀血腹痛、小儿腹大坚积等症。六神曲既可生用，亦可炒黄或炒焦，炒焦称为焦神曲，消导作用更强。用焦神曲配伍焦山楂、焦麦芽，俗称"焦三仙"。焦神曲消各种饮食积滞；焦山楂主要消油腻的肉食积滞；焦麦芽善消淀粉类的食积，这三味药组合，具有健脾开胃、消食导滞的功效。《中华人民共和国药典》中含六神曲的成方制剂有70多个，而部颁标准中含六神曲的成方制剂有300多个。六神曲可煎汤内服，常用量为每次6~12g，或粉碎后入茶、丸、散等制剂用。对丸剂中有金石药品，难以消化吸收者，可用神曲糊为丸，如磁朱丸（原名"神曲丸"）中就用较多的六神曲与磁石研粉，加入朱砂制成丸剂，具有镇心、潜阳、明目的功效，由于佐以大剂量的六神曲，既健脾助消化以防金石药伤胃气，又利于金石药的吸收，以发挥药效。

　　建神曲又称建曲、范志曲、百草曲，最早生产于福建的泉州，《药性考》名泉州建曲，清代赵学敏载入《本草纲目拾遗》，是六神曲的加味方。六神曲及其大部分原料药也是建神曲的原料药，在六神曲的处方基础上加入枳壳、枳实、木香、槟榔、大黄、使君子、防风、羌活、厚朴、延胡索、莪术、高良姜、麦芽等44味中药研为细末，加入赤小豆、小麦拌匀，以青蒿、赤柱草、苍耳草煎汤和药，反复揉匀发酵而成。其性温，味苦，具有健脾消食、理气化湿及解表的功效，适用于感冒风寒、头痛、食滞胸闷、腹痛吐泻、痢疾、小儿伤饥失饱等症。它的功效与神曲相似而消食化积的作用增强，消食之中并有解表作用，最大特点是适宜食滞不化兼感风寒者。《药性考》称其曰："搜风解表，调胃行痰，止嗽、疟、痢、吐泻；能安温疫岚瘴，散疹消斑。感冒头痛，食滞心烦，姜煎温服，或二三钱。"半夏曲始创于明代的《韩氏医通》，是将生半夏、法半夏各半，研成粉末，再用生姜汁和面粉加温开水调成稀糊，倒入半夏粉中揉搓成团，发酵后，以木制模型压制成小块，晾干而成。本品性平，味苦、辛，具有止咳化痰、消食化积的功效，用于治疗咳嗽痰多、苔腻呕恶等症。以半夏入曲，取其燥湿化痰之力，对治疗寒湿生痰具有良好疗效。

沉香曲是先将木香、藿香、檀香、降香、砂仁、白蔻仁、郁金、枳壳、槟榔等23味中药研成粉，混合均匀，另取六神曲捣碎做成稀薄浆糊，与上列之混合粉末掺合均匀，做成软材，压入已用沉香粉铺匀的模具中成型，然后取出干燥即可。其性温，味苦香，具有理脾胃气、疏导化滞、消除胀满、祛痛止泻的功效，适用于风寒感冒、食积气滞、胸闷脘胀、胁肋作痛、呕吐吞酸等症。多入群药煎汤内服。注意：阴虚内热者慎用。

采云曲是由焦神曲、炒白术、薄荷、枳壳、麦芽、厚朴、焦山楂、紫苏、肉桂、青皮、羌活、桔梗、木香、白芷、槟榔、甘草、陈皮、草果、檀香、半夏、茯苓、干姜、白芍等27味中药制成，具有祛风散寒、健胃消食的功效，用于治疗风寒感冒、饮食停滞、胸闷腹胀、呕吐嗳酸、消化不良等症。现已制成颗粒剂的中成药，包煎取汁服或用开水冲服，更为方便。注意：风热感冒、过敏体质者及孕妇忌服；服药期间忌食生冷油腻。

霞天曲出自《本草备要》，先将霞天膏（黄牛肉煎汁炼成）用热水加热使之溶解，然后与半夏、焦术、茯苓、党参、炙甘草、陈皮等中药研成的细末混合均匀，放入涂有麻油的模具中成型，取出晒干即成。其性温，味甘、微苦，入脾、肺二经，具有健脾益胃、化痰蠲饮的功效，用于脾胃虚弱、体倦腹胀、宿饮痰核等症。《本草备要》载："治沉疴痼痰，功效最烈。"《饮片新参》载："健胃化痰，消宿饮、癖块、痰核。"注意：内热燥痰者忌用。

典籍上记载，按不同之辅药及治疗功效，还有生姜曲、矾曲、皂角曲、竹沥曲、麻油曲、牛胆曲、开郁曲、硝黄曲、海粉曲等曲类制剂，实际上这些曲剂在临床上并不应用，亦无商品出售，故略之。

# 第二节 从中药炮制的演变看继承传统炮制的重要意义

中药发酵，这一凝聚着中医千年智慧结晶的独特技艺，是中医在漫长岁月的实践探索中，一点一滴积累和总结而来的。它绝非简单的经验集合，而是充分彰显了中医原创的科学技术，在中医药的宝库中熠熠生辉。

中药发酵，作为中医学不可或缺的重要组成部分，其意义远非表面所见。在中医临床治疗的广袤领域里，发酵药物的使用占据着举足轻重的地位，是治病救人的重要手段。中药的疗效，是中医临床得以立足的根本，是中医能够延续千年、济世救人的生命线。可以毫不夸张地说，中药与中医犹如鸟之双翼、车之两轮，是推动中医药事业蓬勃发展的两大关键支柱，缺一不可。

然而，现实的情况却令人痛心疾首。在当今社会，对中药的重视程度远远不够。中药人员在整个医疗体系中的地位待遇，与中医相比相差甚远，这种落差极大地影响了中药领域的发展。而中药发酵炮制这一细分领域，所面临的问题更是层出不穷，现状令人担忧。

首当其冲的，便是人才匮乏问题，且严重到了令人揪心的程度。如今，愿意学习中药发酵炮制这门古老技艺的人寥寥无几，而掌握精湛技术、能够传承衣钵的前辈也少之又少，导致出现了严重的技术人才断层危机。

近年来，中医药院校的毕业生本应是中药领域的新生力量，可现实却让人无奈。许多本是中药专业出身的学子，毕业后纷纷选择改行。他们有的投身西医领域，有的干脆弃医从商。这背后，反映出从事中医药行业的人员往往得不到应有的重视，他们的付出和努力难以得到充分的认可，从而导致了人才的大量流失。

在发掘古代名医名著的艰辛过程中，我们却看到了令人惊叹，也令人感慨的另一番景象。古代中医炮制者，大多采用师带徒的传统方式传承技艺。在这种传承模式下，学医与炮制药物紧密结合，学徒们在日复一日的实践中学习和锻炼，将理论知识与实际操作完美融合。他们以严谨认真的工作作风和态度，对待每一味中药的炮制过程，倾注了无数的心血和汗水。这种精益求精、执着专注的精神，实在值得我们后人敬佩和传承。

为了让更多人深入地了解中药发酵炮制的真实情况，唤起大家对中药的重视，我们精心挑选了 3 本中药名著。不仅收录了书中的序和导读内容，还从中选用了 10~20 味具有代表性的中药加入其中。希望通过这样的方式，让广大读者能够真切地感受到古代中药炮制者的敬业精神，领略他们为传承和发展中医药文化所作出的巨大贡献。

中药发酵炮制承载着中医药的历史与文化，关乎着中医药事业的未来。我们每个人都应肩负起传承和发展的责任，重视中药，关注中药发酵炮制这一珍贵技艺，让中医药这颗中华民族的瑰宝，在新时代绽放出更加耀眼的光芒。

## 一、《本草汇言》的学术价值

《本草汇言》最大的学术价值是记载了明代后期浙江一带上百名医药家的药物论

说，同时还摘录了大量的明代医方资料。这些都是不见于其他本草书的新资料。书中采访所得的诸家药论和用药经验，大大地丰富了中医临床用药和药性理论的内容。从倪朱谟注解的文字来看，他确实对医药有较深入的研究。例如，倪氏极力反对服食丹药，认为丹砂"非良善之物"，并历数砒石的种种危害。倪氏对药物的品种也有一定的研究。例如，他对银柴胡、北柴胡、软柴胡的辨析比较明晰。书中还记载了当时浙江温州、处州山农人工种植茯苓的情况，以及他个人到晋（今山西）、蜀（今四川）山谷中访问龙骨产区的所见所闻。由于《本草汇言》新内容多，编排得体，故书成之后，有人给予了很高的评价。如倪元璐序中评曰："（此书）与李濒湖之《纲目》、陈月朋之《蒙筌》、缪仲淳之《经疏》，角立并峙。于以羽翼前人，启迪来者，厥功懋焉。"另《浙江通志》也称赞说："世谓李（时珍）之《本草纲目》得其详，此《本草汇言》得其要，可并垺云。"

《本草汇言》与李时珍的《本草纲目》、陈月朋的《本草蒙筌》、缪仲淳的《本草经疏》，并称四大本草名著。

**1.《本草汇言》的作者简介和内容简介**

倪朱谟，明末医药学家，字纯宇，钱塘（今浙江杭州）人，通医学，为人治疾有良效。他毕生搜集历代本草书籍，详加辨误及考订，明天启四年（1624年），撰成《本草汇言》二十卷。书稿由其子倪洙龙刊行于明末清初。

据载倪氏"少沉默好古，治桐君、岐伯家言，得其阃奥。治疾奇效，多奔走而延致之，不得则怨"（《浙江通志》）。倪氏在广泛收集本草文献资料的同时，又"周游省直，于都邑市廛、幽岩隐谷之间，遍访耆宿，登堂请益。采其昔所未详，今所屡验者，一一核载"（《本草汇言》凡例），编为《本草汇言》。

该书汇集了历代本草书40余种，还汇集了采访148名明代医药家所得的药论或方剂。像这样在采访搜求上百家医药家药论的基础上编纂而成的本草著作，在古代还是十分罕见的。

《本草汇言》前十九卷为各论，共收集药物581种，分草、木、服器、金石、土、谷、果、菜、虫、禽、兽、鳞、介、人等14部，沿袭的是明代李时珍《本草纲目》的分部方式，但排列次序有所变更。与一般本草书不同的是，该书把总论部分放在全书的最后一卷，列气味阴阳、升降浮沉等药学专题23项，内容亦多采自《本草纲目》。

全书共有药图530幅（以图名为计算依据），分别集中附在各卷之前。这些药图中有约180幅为药材图（如条黄芩、片黄芩等），有的药材图与明代李中立《本草原始》有相似之处。书中第十八卷记载了药图的绘制时间和绘图者，即"万历庚申

（一六二〇年）萧山庠士汤国华太素甫绘图，钱塘处士翁立贤恒玉甫勒象"。

**2.《本草汇言》典型三例**

**（1）甘草**

味甘，气平，无毒。生用性寒，炙用性温。通入手足十二经。

苏氏曰：生陕西、河东州郡及汶山诸夷处。李时珍曰：春生青苗，高二三尺，叶如槐，微尖而糙涩，似有白毛。七月开紫花，结荚，至熟时荚拆，子扁如小毕豆，极坚，齿啮不破。根长三四尺，粗细不定，皮赤色，上有横梁，梁下皆细根也。此物有数种，以坚实断理者为佳。其轻虚纵理及细韧者不堪用。又蜀汉中及汶山诸夷中来者，其皮赤，断理坚实者是抱罕草，最佳。抱罕乃西羌地名。凡使用者，去头尾及赤皮，炙用。

**甘草** 和中益气，补虚解毒之药也（方龙潭）。健脾胃，固中气之虚赢；协阴阳（鲁当垣），和不调之营卫，故治劳损内伤，脾虚气弱，元阳不足，肺气衰虚。其甘温平补，效与参、芪并也。又如咽喉肿痛，佐枳、桔、鼠黏，可以清肺开咽；痰涎咳嗽，共苏子、二陈，可以消痰顺气；佐黄芪、防风，能运毒走表，为痘疹气血两虚者，首尾必资之剂。得黄芩、白芍药，止下痢腹痛；得金银花、紫花地丁，消一切疔毒；得川黄连，解胎毒于有生之初；得连翘，散悬痈于垂成之际。凡用纯热纯寒之药，必用甘草以缓其势。如附子理中汤用甘草，恐其僭上；调胃承气汤用甘草，恐其速下。此是缓之之法也。寒热相杂之药，必用甘草以和其性。如小柴胡汤有柴胡、黄芩之寒，人参、半夏之温，内用甘草，此是和之之意也。又建中汤用甘草，以缓脾急而补中州也。凤髓丹用甘草，以缓肾急而生元气也。协和群品，有元老之功；普治百邪，得王道之化。《经》云"以甘缓之"是也。

陈廷采先生曰：五味之用，苦直行而泻，辛横行而散，甘上行而发，酸束而收敛，咸止而软坚。甘草味之极甘，当云上发可也。《本草》反言下气，何耶？盖甘味有升降浮沉，可上可下，可内可外，有和有缓，有补有泻，居中之道具尽故尔。

高元鼎先生曰：实满忌甘草固矣，若中虚五阳不布，以致气逆不下，滞而为满，服甘草七剂即通。

缪仲淳先生曰：《本草》谓甘草为九土之精，安和七十二种石，一千二百种草，又能止渴，通经脉，解百物毒。甘为脾药，甘能入脾生血，故止渴。血虚则经脉不通，能生血则经脉自通矣。其解一切金石草木虫鱼禽兽之毒者，凡毒遇土则化，甘草为九土之精，故能解诸毒也。甘能缓中，中满者忌之。呕家忌甘，酒家亦忌甘，诸湿肿满及黄疸、臌胀、郁结诸证禁用。

朱东生先生曰：甘草生泻火，炙补中。用梢去尿管涩痛，又利小便。用节消痈疽肿毒，又能护膜生肌。

**集方** 《许长如手集》：治脾胃不和，一切劳损内伤，诸不足证。用甘草三钱，人参三钱，黄芪、白术各五钱，当归身七钱，生姜五片，黑枣十枚，水煎服。《伤寒类要》：治伤寒心悸、脉结代者。用甘草一两，水煎服。仲景方：治伤寒咽痛，少阴证。用甘草五钱，水煎服。《圣济录》：治赤白下痢。用甘草一钱，川黄连一钱五分，水煎服。同前：治舌肿塞口，不治杀人。用甘草一两，水煎浓汤，乘热漱口，频吐渐消。《外科精要》：治一切痈疽诸发，预先服之，能消肿逐毒。用大甘草五斤，湖水一石，煎至五斗，入瓷砂锅内慢火熬成膏，以瓷瓶收贮，每服十茶匙，白汤下。凡病丹石烟火药发，亦解之。或微利无妨。《经验方》：治诸般痈毒初起。用甘草一两，水煎服。令人以毒处口咂之。《直指方》：治痘疮频渴。用甘草五钱，水煎，频频与之。如内热加黄连、花粉各一钱，内虚加人参、黄芪各一钱。李迅方：治阴下悬痈，生于阴囊、谷道前。初发如松子，渐大如莲子，后赤肿如桃李，成脓即破，破后难愈。用大甘草二两炙黄透，再用溪流淡水五碗，煎一碗，食前服。如未溃可消，已溃可敛，半月痊愈。《直指方》：治蛊毒药毒。用甘草节数寸，以真麻油浸之，年久愈妙。每用少许，嚼咽，或水煎服亦妙。《金匮玉函》：治小儿中蛊欲死者。用甘草五钱，水煎服，即吐出。

人参养荣汤治积劳虚损，气血俱亏。用甘草、人参、白术、茯苓、陈皮、黄芪、当归、白芍药、远志肉各一钱，北五味七分，熟地黄三钱，肉桂八分，黑枣二个，生姜二片，水煎服。四君子汤治中气虚乏，脾元不足，饮食减少，精神疲惫。用甘草炙六分，人参、白术、茯苓各二钱，加黑枣三个，生姜二片，水煎服。六君子汤治中气虚，脾胃弱，虚痰、虚嗽，气逆不宁。用前方加半夏、陈皮各一钱，加枣、姜，水煎服。

**倪朱谟曰：**甘草为药中国老，诸方配用极多。今随手聊选数方，不足以尽其用。凡草木金石禽兽虫鱼诸部集方中配用不少，如临证择方目见。

（2）淡豆豉

味苦、酸，气寒，无毒。可升可降。

李氏曰：《外台秘要》造豉法：诸大豆皆可造豉，以黑大豆者入药良。有咸豉、淡豉两种，入药只宜淡豉。其法：六月内用黑大豆二三斗，水淘净，浸一宿，沥干，蒸熟，取出摊席上，候微温，即以蒿盖之。每三日一看，候黄衣上遍，即取曝干，筛簸极净，再以水拌，干湿得所，以汁出指间为准，即至瓮中筑极实，干桑叶覆盖，厚三寸许，泥封瓮口，勿令泄气。大烈日连瓮晒七日，取出，曝一时，又以水拌入瓮，仍筑实，如此晒曝，凡七次，取出甑上蒸过，摊去气，仍入瓮收之，封筑日久，则豉成矣。

**淡豆豉** 治天行时疾，疫疠瘟瘴之药也（《药性论》）。王氏（绍隆）曰：此药受水湿暑霉之郁积，腐泅酝酿。又气蒸日曝，周复七转，转沉重为轻浮，发腐臭为爽朗，去陈浊为新清，开幽闭为明畅，乃宣郁之上剂也。凡病一切有形无形，壅胀满闷，停结不化，不能发越致疾者，无不宜之。故统治阴阳互结，寒热迭侵，暑湿交感，食饮不运，以致伤寒寒热头痛；或汗吐下后，虚烦不得眠，甚则反覆颠倒，心中懊憹，一切时灾瘟瘴，疟痢斑毒，伏痧恶气，及杂病科，痰饮，寒热头痛，呕逆，胸结腹胀，逆气喘吸，蛊毒，脚气，黄疸，黄汗，一切沉滞浊气搏聚胸胃者，咸能治之。倘非（甄氏）关气化寒热时瘴，而转属形藏实热而成痞满燥实坚者，此当却而谢之也。观仲景栀子豉汤，则知邪乘表尽将里之胸而未成陷入之实，其证曰：虚烦，心中懊憹，反复颠倒不得眠，身热不去者，主之，则得之矣。

卢不远先生曰：豉者，水藏之主谷也，用蒸暑霉晒之法，使之变水作火，故可从治寒热温暑诸疾。原从寒本作始者，莫不驱除。

**集方** 《肘后方》：治伤寒一二日，初觉发热头痛，脉洪紧，无汗者。用淡豆豉五合，葱白二十茎，葛根一两，麻黄五钱，水三碗，煎一碗服，覆被取汗，愈。《伤寒论》：治伤寒汗吐下后，虚烦不得眠，若剧者，必反覆颠倒，心中懊憹。用栀子豉汤主之。用淡豆豉四合，大栀子十四枚，以水四碗，先煮栀子二碗半，入豉同煮，取药汁碗半，去滓，分作二服，温进一服，得吐，止后服。如气少者，本方加甘草五钱。如呕逆者，本方加生姜一两。《方脉正宗》：治大头瘟瘴，头痛发热，胸胀气急者。用淡豆豉八钱，连翘一两，生姜五片，葱白五茎，水五大碗，煎二碗半，徐徐服。同前：治寒热瘟瘴如疟，于山林深谷中，四、五、六月有病此者。用淡豆豉三钱，槟榔二钱，草豆蔻一钱五分，柴胡、大腹皮各一钱，生姜五片，水二碗，煎一碗服。《肘后方》：治时疟腹胀，寒热，遍身疼。用淡豆豉五合，槟榔五钱，水二碗，煎一碗，得吐即愈。王氏《博济方》：治血痢久不止，并治热毒下血。用淡豆豉二两，大蒜肉一两五钱，火煨熟，共捣成膏，丸梧子大。每早服百丸，白汤下。《方脉正宗》：治斑毒伤寒。用淡豆豉五合，赤小豆三合，生姜十片，水数碗，煎汁频饮。治乌痧恶气，刺血后，仍腹痛未止。用淡豆豉五合，荞麦三合，水三碗煎汁，待冷，频饮。《方脉正宗》：治痰饮头痛，寒热呕逆，如伤寒相似。用淡豆豉三合，制半夏五钱，茯苓三钱，生姜十片，水煎服。《千金方》：治中酒成病。用淡豆豉五合，葱白十茎，水二升，煎一升服。同前：治寒食气三邪，胸结腹胀。用淡豆豉五钱，厚朴、枳实（姜水拌炒）各四钱，木香一钱五分，川黄连一钱，水三碗，煎碗半，徐徐服。《别录》方：治逆气喘吸，因寒邪食积者。用淡豆豉一两，杏仁（去皮研）八钱，真紫苏叶五钱，生姜五片，水二碗，煎一碗服。杨复方：治诸般蛊毒。用淡豆豉五合，胆矾一钱（研末），水三碗，煎二碗，温饮，随吐即愈。《肘后方》：治脚气冷疼，肿胀。用淡豆豉五合，煮汁频饮，以渣敷足上。《方脉正宗》：治黄疸黄汗。用淡豆豉五合，茵陈叶二两，生姜皮、猪苓各五钱，水五碗，煎二碗，徐徐服。

**续补集方** 《食医心鉴》治小儿偶触恶气，寒热昏闷。用淡豆豉捣成膏，团鸡子大，以摩腮上及手足心六七遍，又摩心胸脐腹六七遍，放地上，即瘥。《圣惠方》：治小儿胎毒。用淡豆豉五钱，浓煎汁一盏，以小茶匙徐徐与之。十日一制，周岁为期。《方脉正宗》：治痰积齁喘。用淡豆豉一两，捣如泥，入砒石末三分，枯白矾末二钱，丸绿豆大。每用冷茶送下七丸，小儿三丸。服时忌食热汤饮食等物半日。《子母秘录》：治妊娠胎动。用淡豆豉五钱，当归身三钱，白术二钱，水煎服。《药性论》：治阴茎生疮。用淡豆豉捣烂如泥，和蚯蚓粪各等分，水调涂，干落即易。忌酒、蒜、椒、芥。《千金方》：治殴伤，有瘀血凝聚，腹中满闷。用淡豆豉一升，水二升，煮十沸服。

（3）生地黄

味甘，气寒，无毒。气薄味厚，沉而降，阴也。入手足少阴、厥阴，及手太阳经。酒浸上行外行。日干者平，火干者温，功用相同。蒸熟者，温平而补。少滞气、泥膈，唯和砂仁、酒再蒸，乃佳。

陈藏器曰：地黄出江南怀庆及浙杭。今咸阳、渭城亦有，以江南者为上。二月生苗，高者不及尺余，低者仅四五寸。叶似车前，叶上有皱纹而毛涩。又似小芥叶而颇厚，中心皱纹如撮。茎上有细毛，茎稍开小筒子花，红、黄色，亦有紫色、白色者。结实如小麦，粒甚细而色沙褐。根长四五寸，如人手指，通黄色，粗细长短不一，间有枝重一两外者，汁液最多，虽暴焙极燥，顷则转润。古人种子，今唯种根，入土即生。种宜肥壤宽地，则根大而多汁液。其法以苇席围编如车轮，径丈余，以土实苇席中为坛，坛上又以苇席实上为一级，比下坛径收一尺。如此数级，乃以地黄根节寸断之，莳坛上，层层令满，逐日水灌，令茂盛，至春秋分时自上层取之，根皆长大而不断折，不被垦伤故也。本草以二月、八月采根，殊未穷物性。八月残叶犹在茎中，精气未尽归根；二月新苗已生，根中精气以上滋于叶，不如正月、九月采者气全也。又曰：江浙种者，受南方阳气，质虽光润而力微。怀庆山崖种者，禀北方纯阴，皮有疙瘩，中有花心而力大也。李时珍曰：鲜地黄捣汁，治吐血热疹及伤寒阳毒热极。其性凉，日曝干者为生地黄。其性平。蒸熟色纯黑，其性温补。蒸熟地法：取地黄百斤，择肥大者六十斤，洗净土气，曝令微皱，以拣下者四十斤，亦洗净，木石臼中捣烂绞汁，拌前曝干地黄，日中再曝干，甑上蒸半日，即成熟地黄矣。生干地黄与熟地黄，唯取粗大者为佳。如细小者，恐能滑脾胃，唯入疮疡煎药料中，解热凉血，常用之。

**地黄**　凉血补血（张元素）之药也。生则入手少阴（陈赤葵集），凉血而生血；熟则入足少阴，补血而滋阴。所以呕、吐、咯、衄、唾血之证，非此不除；惊悸怔忡，烦热之证，非此不效。盖心肾之要药也。复入厥阴肝经，生则凉血而明目，熟则补肝而益胆。但入少阴心与太阳小肠经，为阳分之药，宜生而不宜熟。是以崩漏、淋带、吐血、衄血、溺血、便血、疮疥热血，或胎动下血，或小便赤涩，大便闭结诸证，当以凉血解热，降火润燥之剂，生地黄足以治之。入少阴肾经，为阴分之药，宜熟而不宜生。是以阴虚不足，血气有亏，情欲斫丧，精髓耗竭，肾水干涸，或血虚劳热，或产后血分亏损，或大病之后，足膝乏力诸证，当以补血滋阴，益肾填精之剂，熟地黄足以补之。

又按：生地，禀仲冬之气，得土之正色，合地之坚凝，为补肾要药，益阴上品，故凉血补血有功。血得补则筋受荣，肾得之而骨强力壮。又胎产劳伤皆血之愆，血得其养则胎产获安。又肾开窍于二阴而血主濡之，二便所以润也。熟地稍温，其功更溥。六味丸以之为首，天一所生之木也。四物汤以之为君，乙癸同源之义也。久病阴伤，新产血败，在所必需也。但二地之性凉而泥膈，凡产后恶食作泻，虽见发热，恶露作痛，不可用，误用则泄不止。胃气者，后天元气之本也，胃困则饮食不运，精血不生，虚热何自而退？凡见此证，宜多用炮姜、桂心、人参、白术，必自愈也。凡阴虚咳嗽，内热骨蒸或吐血等候，一见脾胃薄弱，大便不实或天明溏泄，产后泄泻，产后不食，久病不食，俱禁用地黄。凡胸膈多痰，气道不利，升降窒塞，药宜通而不宜滞，汤丸中亦禁入地黄。设有气证，当用而不可无者，则以桂心少佐可也。痰证，当用而不可少者，则以姜汁拌炒可也。

卢不远先生曰：地黄，别名地髓。苗不能高，生意在根。味甘色黄，沉重多汁，当入脾，为脾之肾药。熟之则色黑，能入肾填髓，反为肾之脾药。形如血脉，《本经》用主伤中，填骨髓，长肌肉，疗折跌绝伤诸疾。思其命名地髓，质润膏肥可知矣。又谓逐血痹，除寒热积聚者何耶？盖血者，取中焦水谷之液，变化赤色，以行经隧，如水、如汁、如经隧，皆象其形。痹者，闭而不通，随其血之不通而为病。如在目则赤，在齿则痛，在肉理则痛肿，在心则昏烦，在肺则咯血，壅遏而为身热，枯耗而为燥涩痿软，泛滥而为吐衄崩漏。血痹颇广，各以类推。逐者，俾其流通之义也。观其入土易生可知矣。须发为血脉之余，血痹则黄赤易见。可使之黑者，痹去而血华也。性唯润下，功力到时，二便通利，以为外徵。如血中有痹，则骨髓不满，肌肉不长，筋脉断绝，均谓伤中。若填满，若生长，若接续，皆克成血液之流通者也。所云寒热积聚，唯从痹字中生，第加一转语耳。因彼不通，所以积聚。若作五积六聚，用地黄以除之，未有不反益其积聚者。如寒中、阳虚胃弱之证，在所必忌。否则腻膈滑肠，中满减食矣。

陈廷采先生曰：按丹溪方云："气病补血，虽不中病，亦无害也。"读之不能无疑焉。夫补血药剂，无逾地黄、当归。若服过多，其性缠滞，每于胃气，亦有亏尔。当见胃虚气弱不能运行，血越上窍者，用此合成四物汤，以为凉血补血之剂。多服调治，反致胸膈痞闷，饮食少进，上吐下泻，气喘呕血，日渐危迫，去死几近。此皆因血药伤其冲和胃气，安得谓无害耶？大抵血虚，固不可专补其气，而气虚亦不可过补其血。所贵认证的真，量剂佐助，庶几不失于偏损也。

**集方** 《方脉正宗》四方：治血崩、血漏、血淋、血滞，不拘新久，用地黄三斤，煎浓汁数碗，再加川黄连、真阿胶、丹参、牡丹皮、人参各一两，同汁煎稠，滤去渣，缓火慢煎熬成膏。每早晚各服十余匙，白汤下。如久病虚极，本方再加鹿胶四两，如法服。治吐血不止，用生地黄捣汁一升二合，入真鹿角胶三两，砂锅内煎，以胶化尽为度。每服一二杯。治心热吐衄，以脉数能食者，用生地黄汁一升，入酒煮，大黄膏一两，同熬将稠，滤去大黄，以生地黄汁频频饮。治鼻出衄血不止，用生地黄和地龙，共捣成膏，以薄荷汤调服。每次半盏，徐徐饮即止。《圣惠方》：治吐血便血，以生地黄汁一升，铜器煎沸，入牛皮胶一两，待化，再入姜汁半盏，分五服即止。或微转一次不妨。《百一选方》：治肠风下血，用生地黄酒浸煮，捣膏三两，北五味子、姜炭各一两，苍术二两，共为末，捣和地黄膏为丸。每早晚各服三钱。《董延玉家抄方》：治小便血，以生地黄三两、建莲肉二两、麦门冬（去心）一两、水五碗，煎一碗，徐徐服。《外科小品》：治诸疮热血痛痒，用生地黄、土茯苓各三两，金银花、紫花地丁各一两，枸杞子四两，用水十碗，煎四碗，徐徐饮。《圣惠方》：治胎动下血，用生熟地黄四两、甘草五钱、鸡子清十个，共煎汁，徐徐饮。《马瑞云传》：治小便赤涩癃闭，用生地黄一两，茯苓、车前子各五钱，灯心百枝，水煎。如热甚，加川黄连一钱。同前：治大肠血热血燥，虚闭不通，以生地黄八两，酒水各四碗，煎汁饮。以下十方出方龙潭《本草纂要》：治阴虚不足，肾水干涸，用熟地黄、山茱萸、枸杞子、白茯苓、麦门冬、鳖甲胶、龟甲胶、人参、知母。治产后血分亏损，精神衰惫，用熟地黄、杜仲、当归、白术、白芍、丹参、黄芪、枸杞子、阿胶。治大病后足膝乏力，精神困倦，用熟地黄、於白术、黄芪、麦门冬、石斛、枸杞子、山药、山茱萸。治心虚惊悸、怔忡、健忘，用熟地黄、人参、远志、麦门冬、酸枣仁、柏子仁、茯神、甘草。治产后一切血虚发热，用熟地黄、当归、川芎、蒲黄、炒黑豆、炮姜、泽兰、益母草、牛膝、续断、杜仲、鹿角胶。治须发黄白不黑，用熟地黄、何首乌、桑椹子、甘菊花、蜀椒。治小儿齿牙不生，用熟地黄、鹿茸、五味子、人参、人乳、粉白茯苓。治妇人经事不调，用熟地黄、白芍药、当归身、川芎、阿胶、蕲艾、香附子。治男妇子嗣虚少，用熟地黄、人参、枸杞、五味子、麦门冬、鹿茸、车前、覆盆子、菟丝子。治男妇精血不足，用熟地黄、沙苑蒺藜、肉苁蓉、鹿茸、山茱萸、北五味子。二地入琼玉膏，为阴阳两补之剂。《广笔记》：治肝肾二经目疾，用怀庆大生地一斤，酒洗净，真甘州枸杞一斤，用淡水砂锅内煎汁，以渣无味为度。去渣，将清汁装大瓶内，重汤煮，以汁十耗其九，入炼蜜六两，收入净瓷瓶内，早晚白汤调服十余茶匙。治多思谋虑，心神不宁，不能眠者，用怀生地黄、麦门冬，俱酒煮，捣膏，枣仁、茯神、丹参、沙参各二两，竹茹、远志、甘草、北五味子各二钱，俱炒过，共为末，和入麦冬地黄膏内，炼蜜为丸，如弹子大。每早晚各服一丸。此药安养心神，滋阴补肾，有水火既济之妙。

## 二、《中药炮制品古今演变评述》的学术价值

《中药炮制品古今演变评述》对181种常用中药炮制方法的源流演变进行了系统搜集整理，展示了古法的丰富内容，并与现代通用方法进行了对照分析，指出了目前应重视挖掘、抢救的炮制方法，对中药炮制学学科发展有重要的指导意义。中药炮制理论与技术是中医药学的重要组成部分。张炳鑫是我国著名中药炮制研究家，他在博览各类古籍（炮制类、本草类、方书类、医学类、综合类等）相关记载的基础上，撰写了《中药炮制品古今演变评述》一书。

张炳鑫编撰的《中药炮制品古今演变评述》一书，面世就受到中医界的普遍欢迎。因为该书的编写内容新颖、应用资料翔实，有很强的实用性和可读性，有重要的科研价值。该书虽然论中药炮制，但是在编写过程中记录了众多的名医大家经验。本书的内容反映了老一辈中医大家的渊博知识，这是一本可供发酵炮制参考的精品书。

中药炮制演变是人类在与疾病斗争中表现出的智慧。现代发酵是传统发酵技术的进一步发展。以多种药物为例介绍如下。

### 1. 代赭石

【药材来源】本品为一种赤铁矿的矿石。

【性味归经】苦，寒。入肝、心经。

【功用】平肝潜阳，降逆，止血。主用于肝阳上亢所致的头痛、眩晕等症。

【古代炮炙概述】代赭石始载于东汉《神农本草经》，列在下品，但在该书中未记载炮炙方法。稍后的东汉《金匮要略方论》中首先提出了"碎"的炮炙方法，以后的医药书籍中多数记述有代赭石不同的炮炙方法。综合古代代赭石炮炙方法，主要有碎、研、水飞、煨、烧、煅及淬，有加辅料的，也有不加辅料的。辅料有醋、蜜蜡。

下面予以分别介绍。

（1）不加辅料炮炙

包括碎、研、杵捣、水飞、煅、烧、煨，每一个炙法又有不同的要求。

① 碎法：如前述，代赭石炮炙方法最早载于《金匮要略方论》，曰"碎"。其后，唐代《外台秘要》、宋代《类证活人书》及清代《医宗金鉴》中都有相同记载。一些书籍中还记载了碎的不同要求，如宋代《伤寒总病论》中提到"杵碎细：如入汤用则绵裹"，《类证活人书》中提到"研碎"，清代《医宗金鉴》中提到"碎绵裹"。

② 研法：在南北朝的刘宋时期《雷公炮炙论》中最早提出研法"又研一万匝方入"。其后一些书中更进一步提到了研的不同要求，如宋代《太平惠民和剂局方》中提到"捣研水飞令极细方入药"，明代《普济方》中提到"研细，水浸一宿，澄去清水，焙干"。

③ 水飞法：在宋代《太平惠民和剂局方》中最先提出"水飞"，明代《本草纲目》中提到"水飞过用"。其后，明代《本草原始》中提到"研细水飞过用"及清代《本草纲目拾遗》中提到"研末水飞过用"。

④ 煅法：在宋代《小儿药证直诀》中最先提出"煅"。其后，明代《奇效良方》、明代《本草通玄》、清代《吴鞠通医案》及《医家四要》中均提到。一些书籍中还记述了煅的不同要求，如宋代《圣济总录》中提到"煅研"、宋代《传信适用方》中提到"煅赤"、明代《景岳全书》中提到"火煅、醋淬"、清代《本草备要》中提到"煅，醋淬水飞用"。

煮、浸、煨、烧、淬等法将在加辅料炮炙下予以介绍。

（2）加辅料炮炙

应用辅料有醋、蜜蜡，其中以蜜蜡为辅料不是十分普遍。

① 以醋为辅料：在宋代《博济方》中首先提到用醋为辅料炮炙，曰"壳醋淬"。其后，宋代《太平惠民和剂局方》、元代《卫生宝鉴》、明代《景岳全书》、清代《本草经解要》等多部书中都提到醋炙方法，而醋炙又有不同的制法和要求，其中包括："醋煮"，见明代《普济方》；"醋浸"，见清代《医宗金鉴》；"醋淬"，见元代《卫生宝鉴》及明代《医学纲目》；"醋淬不计遍数，以碎为度"见宋代《小儿卫生总微论方》及明代《普济方》；"醋淬十遍"，见宋代《传信适用方》及清代《本草述》；"醋淬七次"，见宋代《济生方》、明代《保婴撮要》、清代《得配本草》；"醋淬五次"，见宋代《普济本事方》及清代《医宗金鉴》；"烧红醋淬三次"，见清代《本草述钩元》。清代《串雅内编》曰："火烧醋淬十次，细研水飞晒干。"

② 以蜡为辅料：应用白蜡为辅料最早见于《雷公炮炙论》，云："凡使，不计多

少，用（蜡）水细研尽，重重飞过，水面上有赤色，如薄云者去之，然后用细茶脚汤煮一伏时，取出，又研一万匝方入。"又云："用净铁铛一口，着火得铛热底赤，即下白蜡一两于铛底，逡巡间，便投新汲水冲之于中，沸一二千度了，如此放冷，取出使之。"但是代赭石应用蜡炙在古代不是十分普遍，其他提"蜡炙"的书籍如明代《本草纲目》中引《雷公炮炙论》曰："凡使，研细，以蜡水重重飞过，水面上有赤色如薄云者去之……又研一万匝，以净铁铛烧赤，下白蜜蜡一两，待化投新汲水冲之，再煮一二十沸，取出，晒干用。"其后，明代《本草乘雅半偈》及清代《修事指南》中亦有相同记载。

（3）其他

特殊炙法，如宋代《普济方》中提到"煨赤研"及清代《本草述钩元》中提到"煨醋淬"，又如宋代《伤寒总病论》中提到"如入汤用则绵裹"，清代《医宗金鉴》中提到"绵裹"。

【评述】代赭石有平肝降逆、凉血止血之功。由古代文献看，从汉代至唐代只有"碎""研""煮"的记载与方法。由宋代及其以后不仅增加有"煅法"与要求，同时还记述"淬炙"和应用辅料"醋"的内容与方法，如《重修政和经史证类备用本草》载"以火烧通赤，淬入醋中，以淬竭为度，捣罗如面"，又如《小儿卫生总微论方》载"火煅醋淬不及遍数，以易碎和手捻碎为度"。稍后还记载有醋淬三次、五次、七次、十次的炙法。从古代文献看炮炙代赭石方法发展至宋代已臻于完整，记述炮炙方法亦有增多。因为除记述"煅法"外，还有浸、煨赤、烧红、淬等内容。明代对煅炙作用亦有精辟论述，云："今人唯煅赤，以醋淬三次或七次，研，水飞过用，取其相制，并为肝经血分用也。"其后对炮炙与剂型应用亦有论述，如《本草蒙筌》载："火煅醋淬，方研极细末水飞，唯作散调，勿煎汤服。"但不是所有煅炙法均以醋为辅料。如宋代《圣济总录》，其后《奇效良方》《吴鞠通医案》中都有不用辅料煅炙的记载，其中历代文献就有18部文献记载研细、水飞的方法，有34部文献记载煅淬制法，当然古代不可能认识三氧化铁（代赭石）在温度高于570℃时会还原成什么及在什么条件下可生成氧化铁的结果，更不知晓它的药效作用还可能与其中的微量元素有关。应从现代已知技术研究古代炮炙代赭石方法是否能提供更多的金属元素作用，以资继承并提高合理的炮炙技术。

## 2. 甘草

【药材来源】本品为豆科植物甘草、胀果甘草或光果甘草的干燥根及根茎。

【性味归经】甘，平。入心、肺、脾、胃经。

【功用】清热解毒，止咳祛痰，补脾和胃，调和诸药。用于咽喉肿痛、咳嗽、心悸、脘腹虚痛、疮疡等。

**【古代炮炙概述】**甘草的记载始于东汉《神农本草经》，但该书未记载甘草的炮炙方法。稍后的《金匮玉函经》中首先记载"炙焦为末，蜜丸"。此后的医药书籍中大多记载有甘草的各种炮炙方法。综合之，不加辅料的炮炙法有炙、炒、炮、煨、溏，加辅料的炮炙法有酒制、醋制、盐制、油制、蜜制、水制、胆汁制等。

（1）不加辅料炮炙

①炙法：是甘草最早的炮炙方法，始载于东汉《金匮玉函经》，曰"炙焦为末，蜜丸"。此后文献还记述了炙法的不同要求。如宋代《类证活人书》中曰"炙微赤，锉"，明代《普济方》提到"炙紫色""去皮炙"，清代《类证治裁》提到"炙黑"等。

②炒法：在汉代《金匮要略方论》中最先记有"炒"。此后，文献还记述了炒的不同要求，如宋代《博济方》提到"炒存性""炒令黄"，金代《儒门事亲》提到"锉、炒"，元代《瑞竹堂经验方》提到"微炒"，清代《霍乱论》提到"去皮微炒"。

③炮法：在唐代《颅囟经》中见有"炮"的记载。此后，明代《普济方》《本草纲目》相继载有"炮黄色""先炮令内外赤黄用"。

④煨：在宋代《类编朱氏集验医方》中最先见有"煨"的记载。此后，元代《活幼心书》，清代《医宗金鉴》均载"湿纸裹煨透"，清代《本草纲目拾遗》又进一步要求"一枝……重三钱，纸包，水湿，火内煨熟"。

⑤溏：在宋代《太平惠民和剂局方》中最先见有"溏"的记载。此后，金代《素问病机气宜保命集》、明代《证治准绳》、清代《本草述》等都有此记载。

⑥其他制法：包括焙、烧、炮后焙、炒后炙和燃后炒。在宋代《校正集验背疽方》中最先载有"去节去皮，细锉焙""去节去皮炙黄锉焙"。此后，明代《普济方》亦提到"捣焙，去渣"。在宋代《圣济总录》中见有"于罐内烧不令烟出"的记载。在宋代《类编朱氏集验医方》中见有"炮熟锉焙"的记载。在明代《证治准绳》中见有"用湿纸裹煨，焙干为细末"。在宋代《小儿卫生总微论方》中见有"微炒炙"。

此外，在明代《普济方》中尚见到"一两分为三片，刀前者生，刀后者炙熟"的记载。

（2）加辅料炮制

1）酒制

①酒蒸：在南北朝的刘宋时期《雷公炮炙论》中最早见有"凡使，须去头尾尖处，其头尾吐人。每用，切长三寸，劈作六七片，使瓷器中盛，用酒浸蒸，从巳至午，取出曝干，锉细"。此后，明代《本草乘雅半偈》亦有类似的记载。

②酒炒：在明代《医宗必读》中见有"酒炒"的记载。此后，清代《叶天士秘方

大全》中又进一步要求"加黄酒湿透，炒半黑"。

③酒炙：在清代《握灵本草》中见有"凡用须去头尾或酒炙或酥炙或长流水炙"的记载。

2）醋制

在宋代《苏沈良方》中见有"纸裹五七重，醋浸，令透火内慢煨干，又浸，如此七遍"的记载。此后，明代《普济方》也云："一半生用，一半纸裹五六重，醋浸透，火内慢煨干。"

3）盐制

在宋代《圣济总录》中最早见有"盐水浸炙黄"的记载。此后，南宋《三因极一病证方论》和明代《奇效良方》等书中亦有类似记载。在明代《普济方》中有"盐炙""盐擦炙""盐炒"的记载。

4）油制

在《雷公炮炙论》中见有"使一斤用酥七两涂上，炙酥尽为度"的记载。此后的文献又有不同要求，如宋代《圣济总录》曰"于生油内浸过炭火上炙，候油入甘草用"。明代《普济方》曰"油浸三宿"，《医宗必读》曰"涂麻油炙干"。

5）蜜制

在唐代《千金翼方》中最早见有"蜜煎甘草涂之"的记载。此后，明代《医学纲目》和《鲁府禁方》、清代《医方集解》和《得配本草》等都有蜜制的记载。有的文献尚载有不同的方法和要求，如宋代《太平惠民和剂局方》曰"蜜炒"，明代《炮炙大法》曰"切片用蜜水拌炒"，明代《先醒斋医学广笔记》、清代《成方切用》都提到"去皮蜜炙"。

6）水制

最早在宋代《经史证类备急本草》中见有"炙，劈破，以淡浆水蘸三、二度，又以慢火炙之"。此后，文献又载有不同的方法和要求，如明代《本草纲目》曰："方书炙甘草，皆用长流水蘸湿炙之，至熟刮去赤皮或用浆水炙熟，未有酥炙酒蒸者。"清代《外科大成》曰："粉甘草半斤，内用无节者四两，劈破，用长流水浸透，炭火炙蘸水，以一盆水尽为度，切片。"《外科大成》曰："粉甘草截断，用涧内水浸润，慢火炙透。"《外科证治全生集》曰："切三寸一段，水浸透，放炭火铁筛慢炙，炙至汁将出，即取离火，暂冷再炙，炙至草熟去皮切片。"

7）胆汁制

在宋代《圣济总录》中见有"猪胆汁浸五宿，液出炙香"。此后，清代《医宗金鉴》中亦提到"胆汁浸一宿"。

8）乌药制

在清代《医学从众录》中见有"一两五钱，用乌药一两煎汁收入，去乌药"的记载。

9）沙炒

在明代《普济方》中见有"沙炒"的记载。

10）麸炒

在明代《普济方》中见有炮再"麸炒"的记载。

11）姜汁炒

在明代《医宗必读》中见有"姜汁炒"的记载。

12）米炒

在清代《得配本草》中见有"和中补脾，粳米拌炒，或蜜炙用"的记载。

此外，在金代《珍珠囊》中尚见有"补三焦元气，调和诸药，共力成功者。病在上为天，制度宜炒、酒洗"的记载。

【评述】甘草的炮制方法十分丰富，不加辅料炮制有炙、炒、炮、煨、燀等法，加辅料炮制有酒制、醋制、蜜制、水制、油制、米制、胆汁制等。每种方法则又有程度不同的质量要求。炮制理论主要有生甘草泻火，炙甘草补气；甘草梢止茎中痛，甘草节消肿毒；酒制调和诸药及治上，蜜制健脾调胃，半炒和中补脾，油制救危出方，治误吞诸毒。约33部古代文献记载了甘草的炮制理论。

由近代演变目前，常用的炮制方法有生片、蜜炙、单炒三种，其中最常用的方法是生用和蜜炙两种。

分析古今对甘草的炮制情况，亦是经历了一个演变发展的过程，方法由少到多最后又少，工艺从粗到精，炮制理论从无到有，最后趋于完善，且每个时期的发展亦是不平衡的，汉代仅有单独的"炙"和"炒"两种方法，亦未提及炙和炒的程度和炙所用的辅料。南北朝开始出现用辅料酒和油炮制，并有一定的规格和标准。至宋代由于医药学的发展，炮制技术的提高，炮制方法骤增，出现了锉、醋制、煨、水制、烧、胆汁制、盐制、熬膏、燀、槌碎等；炮制要求有所提高，如"炒令黄""先破开，火上微炙，黄赤色""炙赤色，切细"等；炮制理论始见有"炙去微凉，生则味不佳"的论述。至元明时期，炮制方法只增加了姜汁制、麸炒和沙炒，其他方法有所减少，但此时期甘草的炮制理论大量出现，内容十分丰富，有生熟异治；有用药部位不同治疗疾病有异；亦有炮制辅料不同治疗疾病有异的理论。至清代炮制方法明显减少，只增加了米炒和乌药制。米炒和蜜炙和中健脾的论述开始出现。目前甘草常用的炮制方法有切片、蜜炙和单炒三种。

关于甘草的炮制意义和演变有以下几点值得探讨。

① 甘草为临床常用的中药之一，具有益气补中、清热解毒、祛痰止咳、缓急止痛、缓和药性的功能，素有"百药之首"之称。近年来对甘草的研究表明，甘草中含有多种具生理活性的成分，其中有的具营养作用，有的有解表作用，有的有增强免疫能力之功，有的有抑菌杀菌作用。其中主要成分甘草酸属三帖皂苷类，水解后可产生葡糖醛酸，入肝可协助肝脏增强解毒功能，防止有毒成分对肝脏的损害。甘草酸及水解产物甘草次酸有抗炎、抗过敏、杀菌、解药毒等作用。另一种成分是甘草苷，属黄酮类成分，对消化性溃疡、胃肠痉挛有治疗作用，又可调节胃酸分泌，改善血液循环，增强机体抵抗力等。经过蜜炙，甘草酸含量减少约20%，而甘草苷的含量变化不大，又加上蜂蜜本身有补中润燥、止痛、解毒、矫味矫臭作用，与甘草起协同作用。目前临床用药情况是生品多用以清热解毒，缓和药性，祛痰止咳，调和诸药；蜜炙用以益气补中，治脾胃虚弱，食少便溏，劳倦发热。这说明生品与蜜炙具有不同治疗作用。但清炒甘草是否与蜜炙目的相同尚缺乏资料。

② 古代文献有"凡使须去头尾尖处""刮去赤皮"的要求。但目前在各地区已很少见到采用。应该找出其科学方面的依据，然后再给予肯定或否定。

③ 关于甘草的用药部位，从明至清，均有大小之分，头、节、梢之分的论述。目前各地区分开药用的亦不多，故此类问题值得深入研究。

### 3. 黄芪

**【药材来源】**本品为豆科植物黄芪的根。

**【性味归经】**甘，微温。入脾、肺经。

**【功用】**补气升阳，益卫固表，托毒生肌，利水退肿。用于脾肺虚或中气下陷所致表虚自汗，气血不足所致痈疽不溃或溃久不敛，水肿尿少等症。

**【古代炮炙概述】**黄芪始载于东汉《神农本草经》，在唐代《银海精微》中较早地提到"蜜炙""蜜浸火炙"。古代主要的炮炙方法有蒸、蜜炙、盐炙、酒炙。下面分别予以介绍。

（1）不加辅料炮炙

① 蒸法：南北朝的刘宋时期《雷公炮炙论》中提到"先须去头上皱皮，了，蒸半日出，后用手擘令细，于槐砧上锉用"。明代《本草纲目》中也有相同记述。宋代《博济方》提到"去芦，蒸出擘破，于槐砧上碎锉"，《圣济总录》提到"蒸过焙干"。明代《本草乘雅半偈》提到"修治去头上皱皮，蒸半日，劈作细条，槐砧锉用"。

② 炒法：宋代《圣济总录》提到"去芦头锉炒"。

（2）加辅料炮炙

①以蜜为辅料：唐代《银海精微》提到"蜜炙""蜜浸火炙"。宋代《小儿药证直诀》及《全生指迷方》均提到"蜜炙"，《普济本事方》提到"蜜水涂炙"，《太平惠民和剂局方》提到"捶扁蜜刷炙"。明代《普济方》提到"半生半蜜炙"；《本草纲目》提到"今人捶扁，以蜜水涂炙数次，以熟为度，亦有以盐汤润透，器盛于汤瓶，蒸熟切用者"；《增补万病回春》提到"以蜜水浸，炒用之"；《本草原始》提到"制去头刮皮，生用治痈，蜜炙益损"；《寿世保元》也提到"疮疡生用，补虚蜜水炒用"；《景岳全书》提到"蜜炙性温，能补虚损"。清代《长沙药解》提到"凡一切疮疡总忌内陷，悉宜黄芪蜜炙用。生用微凉，清表敛汗宜之"。

②以盐为辅料：宋代《太平惠民和剂局方》提到"洗净寸截，捶破丝擘，以盐汤润透。用盏盛，盖汤饼上一炊久，焙燥"。南宋《三因极一病证方论》提到"盐汤浸"。宋代《济生方》提到"去芦，盐水浸焙"。明代《证治准绳》提到"用淡盐水润，饭上蒸，焙干""上部酒拌炒，中部米泔拌炒，下部盐水炒"。明代《外科启玄》提到"盐水拌炒""蜜水涂炙一半，盐水浸炙一半，饭上蒸三次再焙"。

③以酒为辅料：宋代《传信适用方》提到"细切，用无灰酒浸，夏月七日，冬月十四日。如要急用，将慢火量煮"。明代《本草纲目》提到"酒炒，为末"。

④特殊炙法：清代《增广验方新编》提到"九制黄芪"，即"黄芪二斤，洗净切片烘干。第一次用木通二两煎水泡一夜，晒干。二次升麻一两照前。三次牡丹皮二两四钱照前。四次沙参三两五钱照前。五次玉竹四两六钱照前。六次制附子一两照前。七次五味子二两照前。八次防风二两照前。九次蜜糖三两拌炒，制完蒸过，七日可服。每用二钱，水一杯，饭上蒸好，临时兑酒少许服，渣再煎服"。

有关黄芪炮炙作用的阐述较多，如明代《医学入门》提到"疮疡生用，肺虚蜜炙，下虚盐水炒"。明代《医宗粹言》提到"削皮劈开，用蜜水涂之慢火炙过用补中益气。如是若实腠理以固表，须酒炒"。明代《炮炙大法》提到"补气药中蜜炙用，疮疡药中盐水炒用，俱去皮"。明代《本草通玄》提到"古人制黄芪多用蜜炙，愚易以酒炙，既助其表达，又行其泥滞也。若补肾及崩带淋浊药用，须盐水炒用"。清代《本草新编》提到"或问黄芪何故必须蜜炙，岂生用非耶？然疮疡之门偏用生黄芪，亦有说乎曰，黄芪原不必蜜炙也，世人谓黄芪炙则补而生则泻，其实生用未尝不补也"。清代《本草从新》提到"入补药中，捶扁蜜炙。如欲其稍降，盐水炒。有谓补肾及崩带淋浊药，宜盐水炒。达表生用，或酒炒亦可。阴虚者宜少用，恐升气于表，而里愈虚尔。用盐水炒，以制其升性，亦得"。清代《得配本草》提到"补虚蜜炒，嘈杂病乳炒，解毒盐水炒，胃虚米泔炒，暖胃、除泻痢，酒拌炒，泻心火、退虚热、托疮疡，生用"。清代《本草求真》提到"血虚肺燥，捶扁蜜炙。发表生用。气虚肺寒酒炒。肾虚气薄，盐汤蒸润，切片用"。

【评述】由古代文献记载看，黄芪开始炮炙是熟用，其后到唐代发展为蜜炙，并且指出生用与蜜炙用治疗病证不同。到宋代又发展出盐炙和酒炙，明代发展出米泔水炒，并有九制黄芪，明清两代对黄芪的不同炮炙方法所发挥的作用有精辟的分析。由此看来，黄芪的炮炙内容是比较丰富的。

近代黄芪炮炙方法，继承了古代主要传统，有炒黄芪（浙江、苏州）、蜜黄芪（北京、江西等）、酒黄芪（江西）、盐黄芪。但是大多数地区均为蜜炙，酒、盐炙法不用，米泔炒法则近代未应用。

古代文献阐述的疮疡生用，补中益气蜜炙，下虚补肾盐炙，腠理固表酒炙，这些炮炙理论从古到今一直指导着临床使用，并经临床实践证实是正确的，但是应进一步以传统理论为指导，从临床药理、有效成分的变化等方面加以深入探索，以更好地古为今用。对于失传的米泔炒及九制黄芪的炮炙方法，尚有进一步挖掘及研究的必要。

### 4. 白术

【药材来源】本品为菊科植物白术的干燥根茎。

【性味归经】甘、苦，温。入脾、胃经。

【功用】健脾益气，燥湿利水，止汗，安胎。用于脾虚食少、腹胀泄泻、痰饮眩悸、水肿、自汗、胎动不安等症。

【古代炮炙概述】白术始载于东汉《神农本草经》，列在上品，但该书未记载其炮炙方法。其后的唐代《千金翼方》中首先提出"熬"的炮炙方法。以后的古代医药书籍中多数记述有白术不同的炮炙方法。综合古代白术的炮炙方法，主要有炮、炒、煨、焙、烧、蒸、浸、洗、煮、炙等。在炙法中有不加辅料的，也有加辅料的。辅料有米泔、土、蜜、酒、麸、人乳、绿豆、牡蛎、面、姜汁、醋、盐等。下面予以分别介绍。

（1）不加辅料炮炙

不加辅料炮炙包括熬、炮、炒、煨、煮、烧，每一种炮炙方法又有不同的要求。

① 熬法：在唐代《千金翼方》中提出"熬令色变""熬黄"。

② 炮法：在宋代《博济方》中首先提出"炮黄色"。其后如宋代《圣济总录》中也有"炮"的记载。

③ 炒法：宋代《博济方》中首先提出"炒黄"。以后有43部文献中都提到炒法，如明代《普济方》中提到"微炒黄"，《证治准绳》中提到"略炒去油"，《寿世保元》中提到"微炒"，《医宗必读》中提到"炒焦"。清代《本草从新》中提到"凡炒白

术，止宜炒黄，若炒焦则气味全失"，《本草纲目拾遗》中提到"炒黄不宜焦，焦则无力矣"。

④煨法：宋代《太平惠民和剂局方》中首先提出"煨"。其后的《急救仙方》、金代《珍珠囊》、明代《奇效良方》、清代《医宗金鉴》中都有相同记载。

⑤煮法：明代《普济方》中提出"水煮过"。

⑥烧法：在清代《本经逢原》中提出"烧存性"。

⑦蒸法：清代《本经逢原》中首先提出"饭上蒸数次"，《沈氏女科辑要笺正》中提出"蒸熟"，《增广验方新编》中提到"饭上蒸炒"。《女科要旨》《笔花医镜》中亦提到蒸的炮炙方法。

（2）加辅料炮炙

应用的辅料有米泔、麸、土、黄芪、石斛、牡蛎、蜜、绿豆、酒、人乳、麦芽、面、姜汁、醋、陈皮汁、盐及附子。其中以米泔和土为最常见，麦麸为较常见。在炙法中有用一种辅料的，也有两种或两种以上辅料合并使用的。

1）单一辅料炮炙

①以米泔为辅料：宋代《博济方》中首先提到"米泔浸一宿洗净"，其后如南宋《三因极一病证方论》、明代《医学入门》、清代《本草汇》等书中都提到白术米泔炙。而米泔炙又有不同的制法和要求，其中包括"米泔浸半日去芦"，见明代《医学入门》；"米泔浸一宿，锉碎炒"，见明代《普济方》；"去芦，淘米泔水洗，薄片晒干"，见明代《寿世保元》；"泔浸一宿，焙"，见明代《医学纲目》；"米泔洗炒"，见清代《医学从众录》；"淘米水泡炒"，见清代《增广验方新编》；"白米泔水浸三昼夜，洗净浮皮，蒸晒十次，有脂黏乎为度，切片熬膏"，见清代《本草纲目拾遗》。

②以麦麸为辅料：宋代《类编朱氏集验医方》中首先提出"麸炒"。其后的明代《医学纲目》中提到"麸皮同炒，去麸皮"，明代《医宗粹言》中提到"用麸炒萎黄色"。

③以土为辅料：最早见于唐代《外台秘要》，曰"土炒"。历代有78部文献记述有白术土炙。而土炙中又有不同制法和要求。如宋代《类编朱氏集验医方》中提到"土水煮烧"，《疮疡经验全书》中提到"用陈壁土炒"；明代《增补万病回春》中提到"去芦油土炒"；清代《医宗说约》中提到"土炒萎黄用之"，《本草述》中提到"黄壁土炒过，去土""黄土拌蒸，焙干，去土"，《医方集解》中提到"东壁土炒"，《本草汇》中提到"陈东壁蒸之"，《嵩崖尊生全书》中提到"土蒸不可炒"。

④以醋为辅料：宋代《圣济总录》中首先提出"醋浸一宿炒"。其后的清代《外科大成》中提到"醋浸"，《良朋汇集》中提到"醋炒"。

⑤ 以蜜为辅料：明代《普济方》中最早提到"汤浸半月，切片子蜜炙香黄色""蜜略涂，纸铫慢火炒"。其后蜜炙又有不同的制法和要求，如清代《本草通玄》中首先提到"以蜜水炒之"，以后在《本草备要》等书中都有相同记载，《本草汇》中提到"蜜水炙"，《本经逢原》中又提到"蜜水拌蒸"。

⑥ 以绿豆为辅料：在明代《普济方》中提出"以绿豆炒香，去豆"。

⑦ 以酒为辅料：明代《外科理例》中首先提到"酒制"。其后在酒炙中又有不同制法和要求，如清代《医宗说约》中提到"用酒拌蒸"，《良朋汇集》中提到"酒炒"，《本草纲目拾遗》中提到"酒浸九蒸九晒"。

⑧ 以人乳为辅料：在明代《本草蒙筌》中最早提到"人乳汁润之"，其后的明代《本草纲目》、清代《本草汇》中都有相同记载。而乳炙又有不同制法和要求，如清代《药品辨义》中提到"人乳浸，饭上多蒸用"，《本草汇纂》中提到"乳拌"，《医学从众录》中提到"人乳拌蒸晒"。

⑨ 以面为辅料：明代《景岳全书》中首先提到"面炒"，其后的明代《先醒斋广笔记》、清代《成方切用》中都有相同记载。

⑩ 以姜汁为辅料：清代《本草汇》中首先提出"姜汁焙之"，其后的《温热暑疫》中提到"姜汁拌生用""姜汁炒"，《本经逢原》中又提到"姜汁拌晒"。

⑪ 以陈皮为辅料：在清代《医学从众录》中提出"用陈皮煎汁收入，去陈皮"。

其他辅料炙法如明代《寿世保元》中提到"盐水炒"，清代《类证治裁》中提到"盐炒"，明代《医学纲目》中提到"用黄芪同炒，去黄芪""用石斛同炒，去石斛""用牡蛎同炒，去牡蛎"。

2）两种或两种以上辅料合并炙

合并应用的辅料有米泔与麦麸，米泔与麦芽，米泔与土，黄芪、石斛、牡蛎与麦麸，米泔、土与蜜，蜜与人乳，人乳与米泔，附子、生姜与醋，米泔与米等。

① 米泔与麦麸：最早见于宋代《苏沈良方》中提到"米泔浸一宿，切，麸炒黄色"，其后如《校正集验背疽方》中提到"用米泔浸半日，到小指头大方块，焙干，再用麦麸炒至黄色，不得伤火，去麸将白术锉用"。

② 米泔与土：明代《医学入门》中最早提出"米泔浸半日去芦，泻胃火生用，补胃虚土炒"，而合炙又有不同制法和要求，如明代《本草原始》中提到"米泔浸，切，土炒"，清代《沈氏女科辑要笺正》中提到"米泔浸一日，黄土炒香"，清代《本草纲目拾遗》中提到"用糯米泔浸，陈壁土炒，炒黄不宜焦，焦则无力矣"。还有明代《炮炙大法》中提到"米泔浸去油者，山黄土裹蒸晒九次，洗净去皮，切片晒干"，清代《本草述》中提到"去油者去皮切片，米泔水浸透，晒干，陈壁土裹蒸晒九次，洗

净仍晒干用",明代《医宗必读》中提到"泔浸一宿,土蒸切片,慢火炒黄甲(色)"。

③米泔、土与蜜:明代《医宗必读》中首先提出"米泔水浸半日,土蒸切片,蜜水拌匀炒令褐色",其后如清代《本草必用》中亦有相同记载。

④附子、生姜与醋:在明代《奇效良方》中提出"附子一两,入生姜四两,用醋煮十数沸,焙干"。

⑤米泔与麦芽:清代《外科大成》中提出"鲜白者米泔浸去涩水,切片晒干,同麦芽拌炒"。

⑥米泔与米:在清代《长沙药解》中提出"泔浸切片盘盛,隔布上下铺湿米,蒸至米烂,晒干用"。

⑦人乳与米泔:清代《本草害利》中提出"人乳拌蒸,糯米泔浸"的炙法。

⑧蜜与人乳:在清代《本草辑要》中提出"蜜水炒,人乳拌蒸用"。

⑨黄芪、石斛、牡蛎与麦麸:两种以上辅料合炙最早见于元代《丹溪心法》,其中提到"分作四分,一分用黄芪同炒,一分用石斛同炒,一分用牡蛎同炒,一分用麸皮同炒,上各微炒黄色,去余药只用白术,研细",其后的明代《证治准绳》中有相同记载。清代《本草纲目拾遗》中则提到"於术四两分四制,一两黄芪煎汁炒,一两牡蛎粉炒,一两麸皮汤炒,一两石斛汤炒,只取术为末"。

此外,明清时期有40多部文献中述及关于白术的各种炮炙作用。如"凡炒白术止宜炒黄,若炒焦则气味全失",见清代《本草从新》;"人乳汁润制其性也""欲润其燥",见明代《本草蒙筌》《景岳全书》;"脾病以陈壁土炒过,窃土气以助脾也",见明代《本草纲目》;"土炒燥湿健脾胃",见明代《仁术便览》;"若疗脾疾先用米泔浸透,次以黄山土拌蒸九次,窃土气以助脾及宣胃府酝酿敷布之用耳",见明代《本草乘雅半偈》;"米泔浸之,借谷气以和脾也",见明代《本草通玄》;"姜汁炒燥湿痰寒痰""去滞",见明代《仁术便览》、清代《得配本草》;"去湿利水麸炒",见明代《医宗粹言》;"入清胀药麸炒,借麸入中""入清燥药蜜水炒,借润制燥",见清代《本草求真》;"脾虚而气滞者,枳实煎水渍炒或香附煎水渍炒",见清代《本草述钩元》。

【评述】古代白术的炮炙方法有50多种,应用的辅料有20多种,炙法以清炒和土炙法为最普遍,麸炙法也较常见。历代炮炙方法由简到繁,一般都有质量要求,特别到明清时期提出了很多新的炮炙方法,并对炮炙的作用与目的做了很多精辟论述,如乳、蜜炙以润制燥,土、麸、米泔类炙以助脾和胃,姜汁、枳实炙以燥湿化痰祛滞。可见前人对白术炮炙非常重视,积累了丰富的宝贵经验。

由白术炮炙的意义和演变提出以下几点供探讨。

①在白术炮炙方法的演变中,以炒、土炒及麸炒三法文献记载最多,提出时间

早，沿用历史长，其炮炙要求和作用目的认识比较一致，目前各地仍然沿用不衰，这些传统炮炙方法很值得发扬。

②古代根据辨证施治的不同病证和不同方剂的需要，还使用过许多辅料炮炙，如米泔、人乳、酒、面等，都有其炮炙目的和作用，但现在已无沿用。古代这些炙法究竟对白术的功效有何影响，有无实用价值和科学性，应认真进行研究，待搞清楚，找出科学依据，再予以肯定或否定为妥。

③前人认为白术只宜炒黄不宜焦，炒焦则气味全失，焦则无力矣。但目前尚普遍应用焦白术，究竟白术能否炒焦，亟待研究解决。同时，土炒与麸炒白术的炮炙原理、工艺、质量及白术的燥性成分与有效成分的关系等问题都有待运用现代科学技术，结合临床疗效观察，深入研究解决，以使传统经验日臻完善，更加发扬。

**5. 巴戟天**

【药材来源】本品为茜草科植物巴戟天的干燥根。

【性味归经】辛、甘，微温。入肾、肝经。

【功用】补肾阳，强筋骨，祛风湿。用于腰膝无力、关节酸痛、少腹冷痛、阳痿遗精。

【古代炮炙概述】巴戟天始载于东汉《神农本草经》、汉代《华氏中藏经》，最先见有去心的记载。此后的文献记载了巴戟天的不同炮炙方法，包括加辅料的酒炙、米炒、盐炒、甘草汤炙、枸杞汤炙、面炒、油炸等，以及不加辅料的炒和焙。其中酒炙在文献中记载较多。

（1）不加辅料炮炙

①炒：在明代《医学纲目》中见有"去心炒"的记载。清代《笔花医镜》又提及"炒"。

②焙：在清代《外科大成》中见有"汤泡去心微焙"的记载。

（2）加辅料炮炙

①酒炙：在唐代《银海精微》中最早见有"酒浸一宿，去皮心"的记载。此后，文献又记载了酒浸、酒煮、酒浸焙、酒浸炒、酒炒焙、酒洗、酒浸蒸的炮炙方法，如宋代《博济方》曰"去心，用无灰酒煮五七沸以来，却晒或焙干"，《圣济总录》曰"去心酒浸焙"，《太平惠民和剂局方》曰"凡先去心，以酒浸一昼夜，锉焙干"，《类编朱氏集验医方》曰"酒煮去心"。元代《瑞竹堂经验方》曰"去心，酒浸炒"，亦有"酒浸炒、去心"的记载。明代《医宗必读》曰"酒炒焙"。清代《医宗说约》曰"去骨，酒洗"，《玉楸药解》曰"去梗，酒浸蒸晒"。其中要求"酒浸"的较多。

②米炒：在宋代《博济方》中见有"糯米炒，候赤黄色，米不用"的记载。此

后，宋代《圣济总录》《太平惠民和剂局方》及清代《本草述》等都有记载。方法皆大同小异。

③盐水制：包括盐水煮和浸。在明代《医学入门》中见有"盐水煮去心"的记载。此后，明代《证治准绳》中要求"盐汤浸"，至清代《傅青主女科》仍有盐水浸的要求。

④甘草汤制：在明代《仁术便览》中见有"甘草汤浸去心"的记载。此后，文献尚有甘草汤炒或煮的记载。如明代《景岳全书》曰"甘草汤炒"，《先醒斋广笔记》曰："甘草汁煮，去骨"。清代《成方切用》还记有"甘草汤浸剥炒"。

⑤枸杞汤制：在明代《仁术便览》中见有"枸杞汤浸者"的记载。此后，明代《景岳全书》还要求"枸杞汤洗，炒"。

⑥面炒：在宋代《太平惠民和剂局方》中见有"去心面炒"的记载。

⑦油炸：仅在明代《普济方》中见有"油炸焙干用"的记载。

⑧盐酒合制：仅在明代《奇效良方》中见有"去心，青盐酒煮"的记载。

⑨枸杞子、酒、菊花合制：在南北朝的刘宋时期《雷公炮炙论》中最早见有"凡使，须用枸杞子汤浸一宿，待稍软漉出，却用酒浸一伏时，又滤出，用菊花同熬令（焦）黄，去菊花，出，布拭令干用"。此后，明代《本草纲目》《炮炙大法》《一草亭目科全书·异授眼科》，清代《本草述钩元》《修事指南》等也转录了此法。

⑩金樱子汁炒：在清代《得配本草》中见有"摄精金樱子汁拌炒"的记载。

【评述】巴戟天为中医常用的补肾壮阳药之一。炮制主要是酒制，从唐代至清代约有49部文献记述了酒浸、酒蒸、酒煮、酒炒等方法。其次为米炒，盐水制，甘草汤制，枸杞子、酒和菊花合制等方法。对每种方法都不同程度地指出了炮制要求，如米炒要求"赤黄色"等。

到目前为止，巴戟天的炮制主要是清蒸、盐水蒸、甘草汤蒸及盐水炒、盐麸炒、盐水煮等方法。

对于巴戟天的酒制，是该药炮制方法中应用较早、记载较多的一种方法。清代《得配本草》中有"治风湿好酒拌炒"的记载。这是因为酒味辛、甘，性大热，能升提药力，能行能散，通经活络，有兴奋神经、扩张血管的作用，并且是良好的有机溶剂，故巴戟天借酒力而达到治疗作用。部分地区目前仍在应用。

对于盐制巴戟天，文献记载不太多。但由于巴戟天是一味补肾壮阳药，而盐是人体新陈代谢必不可少的物质，且有重坠走下入肾的功能，与巴戟天起协同作用，达到助阳补肾的功效，为此大部分地区目前均用盐制。1977年版《中华人民共和国药典》收载了盐水蒸。

考查巴戟天的炮制，枸杞子、酒和菊花合制，从《雷公炮炙论》始不少文献有所记载。且清代《得配本草》尚有"滚水浸去心，助阳杞子煎汁浸蒸。祛风湿好酒拌炒。摄精金樱子汁拌炒。理肾气菊花同煮"的论述。但此法目前应用得很少，更未见到此方面的研究报道，值得深入探讨。

### 6. 黄连

【药材来源】本品为毛茛科植物黄连、三角叶黄连或云连的根茎。

【性味归经】苦，寒。入心、肝、胃、大肠经。

【功用】清热燥湿，泻火解毒。用于肠胃湿热所致的腹泻、痢疾、呕吐等症，以及热盛火炽、壮热烦躁、神昏谵语、痈肿疮毒、耳目肿痛等症。

【古代炮炙概述】黄连始载于东汉《神农本草经》，古代炮炙方法较多，内容很丰富，对其炮炙作用也有详细阐述，下面分别予以介绍。

（1）不加辅料炮炙

① 熬法：唐代《千金翼方》中提到"熬"，但不常见。

② 炒法：唐代《银海精微》中提到"炒"。宋代《博济方》中提到"炒令稍焦，赤色"，《小儿药证直诀》中提到"去须，炒"，《校注妇人良方》中提到"炒""炒黑"。明代《济阴纲目》中提到"炒黑"。

（2）加辅料炮炙

1）以酒为辅料

唐代《银海精微》中提到"酒洗""酒洗炒"。南宋《三因极一病证方论》中提到"燎去须，酒浸银器中，重汤煮，滤出，晒干，添酒煮，七次止"。金代《珍珠囊》中开始提到酒的炮炙作用，曰："酒炒、酒浸，上颈已上。"元代《卫生宝鉴》中提到"半斤用酒一升，汤内熏蒸，伏时取出晒干为末"，《丹溪心法》中提到"半斤，净酒二升浸，以瓦器置甑上蒸，至烂取出，晒干"。明代《本草发挥》中提到"酒炒则上行"，《普济方》中提到"苦，纯阳，泄心火，心下痞，酒炒、酒浸，上颈已上""净，半斤，酒二斤，重汤蒸，候时取出，曝干"，《济阴纲目》中提到"酒煮"。

2）以姜为辅料

宋代《旅舍备要方》中提到"入生姜同杵，炒令紫色"，《证类本草》中提到"宣连一两，生姜四两，一处以慢火炒，令姜干脆，色深，去姜，取连，捣末"，《圣济总录》中提到"去须一两，生姜四两，慢火炒令姜赤色，去姜取黄连"，《小儿卫生总微论方》中提到"二两，锉匀如豆大；又用生姜四两净洗，亦匀切如豆大。同入石银器中炒，不住手搅，贵得匀也，炒至生姜焦脆，去姜不用，只用黄连"。元代《卫生宝鉴》中提到"入生姜拌炒令黄色",《丹溪心法》中提到"姜汁炒"。明代《本草发挥》中提到"以姜汁炒黄连，辛散冲热有功"，《奇效良方》中提到"去须，分作二分，一分同姜切片同炒黑色，一分姜汁浸一宿，次日晒干"，《外科正宗》中提到"姜汁拌炒"。

3）以蜜为辅料

宋代《史载之方》中提到"蜜浸一宿，火上炙干"，《太平惠民和剂局方》中提到"凡使，先净去须，锉碎，用蜜拌，慢火炒干，方入药用"。清代《医方集解》中也提到"蜜水拌，蒸晒九次"。

4）以米泔水为辅料

宋代《小儿药证直诀》中提到"去须，米泔浸一日"。以后，宋代《小儿卫生总微论方》及元代《卫生宝鉴》中均有相同的提法。

5）以童便为辅料

宋代《证类本草》中提到"黄连四分碎切，以童子小便五大合浸，经宿"。元代《瑞竹堂经验方》中提到"锉如大豆，用童子小便浸一宿，滤去渣，晒干为末"。

6）以麸子为辅料

宋代《圣济总录》中提到"麸炒，焦黄色"，金代《儒门事亲》中也提到"麸炒"。

7）以吴茱萸为辅料

宋代《圣济总录》中提到"去须一两，用吴茱萸半两同炒，以茱萸黑色为度，放地上出火毒，不用茱萸"，《小儿卫生总微论方》中提到"一分，用吴茱萸一分同炒，去茱萸不用，只用黄连"。元代《丹溪心法》及明代《奇效良方》中均提到"去须，十两用吴茱萸五两同炒赤色，去茱萸不用"。清代《医方集解》中提到"黄连二十两，吴茱萸十两，同炒去茱萸用……用吴茱萸同炒者，取其能利大肠壅气，且以杀大寒之性也"。

8）其他辅料

①猪胆汁：宋代《圣济总录》中提到"（末）用猪胆一枚，入末在内，以好醋煮十余沸，取出挂，候干研为末"。

②巴豆：宋代《小儿卫生总微论方》中提到"用巴豆七个，去皮膜，用水一盏同煮，水尽去巴豆不用，只使黄连"。明代《奇效良方》及《证治准绳》均提到"半两，锉，同巴豆三粒炒黄，去豆"。

③附子：明代《普济方》中提到"半两，用附子半两煮，去附子用"。

④冬瓜汁：明代《普济方》中提到"净，锉，用冬瓜汁浸一宿，晒干，凡七次"。

⑤陈壁土：明代《证治准绳》中提到"细切，用陈壁泥同炒"。

⑥吴茱萸、酒：明代《寿世保元》中提到"二两，内一两，用吴茱萸一两炒，去茱萸，用黄连；内一两，酒炒"。

⑦酒、猪胆汁：明代《寿世保元》中提到"酒浸，猪胆汁炒"。

除上所述，在众多的文献中，不仅记述了炮炙方法，还阐述了作用，如明代《本草蒙筌》中提到"火在上炒以醇酒，火在下炒以童便，实火朴硝，虚火酽醋，痰火姜汁，伏火（火伏在下焦者）盐汤，气滞火同吴茱萸，血瘕火拌干漆末，食积泻亦可服陈壁土研炒之，肝胆火盛欲呕，必求猪胆汁炒，又治赤眼，人乳浸蒸，或点或吞，立能劫痛"，《医学入门》中提到"生用治实火斑狂烦渴。吴茱萸水炒，调胃厚肠，治冷热不调……黄土炒，治食积，安蛔虫……盐水炒，治下焦伏火"，《本草纲目》中提到"五脏六腑皆有火，平则治，动则病，故有君火相火之说，其实一气而已。黄连入手少阴心经，为治火之主药，治本脏之火，则生用之。治肝胆之实火，则以猪胆汁浸炒；治肝胆之虚火，则以醋浸炒；治上焦之火，则以酒炒；治中焦之火，则以姜汁炒；治下焦之火，则以盐水或朴硝炒；治气分湿热之火，则以茱萸汤浸炒；治血分块中伏火，则以干漆水炒；治食积之火，则以黄土炒。诸法不独为之引导，盖辛热能制其苦寒，咸寒能制其燥性，在用者详酌之"，《万病回春》中提到"去须生用，泻心清热；酒炒厚肠胃；姜制止呕吐"，《本草原始》中提到"以布拭去芦须。火在上炒以醇酒，火在下炒以童便，实火朴硝，虚火酽醋，痰姜汁，伏火盐浸"，《医宗粹言》中提到"酒炒去头目之火；姜汁炒去痰火胃火，不伤脾胃；去实火三黄解毒汤中用不必炙，只要去毛净"，《寿世保元》中提到"下火童便，痰火姜汁，伏火盐汤，气滞火吴萸，肝胆火猪胆，实火朴硝，虚火酒炒"。明代《炮炙大法》及清代《本草述钩元》中均提到"去须切片，分开粗细，各置姜汁排透用棉纸衬，先用山黄土炒干研细，再炒至将红，以连片隔纸放上炒干，再加姜汁，切不可用水，纸焦易新者，如是九次为度，赤痢用湿槐花拌炒，上法入痢药中。至于治本脏之火则生用之，治肝胆之实火则以猪胆汁浸炒；治肝胆之虚火则以醋浸炒；治上焦之火则以酒炒；治中焦之火则以姜汁炒；治下焦之火则以盐水或朴硝炒；治气分湿热之火则以吴茱萸汤浸炒：治血分块中伏火则以干漆水炒。诸法不独为之导引，盖辛热能制其苦寒，咸寒能制其燥性，在用者详酌之"。明代《本草正》中提到"火在上炒以酒，火在下炒以童便，火而呕者，炒以姜汁，火而伏者，炒以盐汤。同吴茱萸炒可以止火痛，同陈壁土炒可以止热泻"，《本草通玄》中提到"清心火者生用，清肝胆火者吴茱萸拌炒，上焦之火宜酒炒，中焦之火宜姜汁炒，下焦之火宜咸水炒。盖辛热能制其苦寒，咸润能制其燥耳"。清代《医宗说约》中提到"清热酒炒，治泻痢姜汁拌炒，开火郁汤泡吴茱萸拌炒，去萸用。肠红下血，入猪大肠中煮熟用。痈肿疔疮生用"，《药品辨义》中提到"姜制以和其寒，则少变其性，引至热所，则能止呕。酒炒引上以清头目。猪胆汁炒泻肝胆火。单炒黑用，脾虚热泻独为妙剂。生用痈肿毒解，尤其所宜"，《得配本草》中提到"泻心火生用，火在上酒炒，火在下童便炒，火在中姜汁炒，伏火盐水炒，火在气分而痛，吴茱萸拌炒，食积成火，黄土炒，止泻壁土炒，肝胆火醋炒，或胆汁炒，热结于下，朴硝拌炒，血中伏火，干漆拌炒"。

【评述】从古代文献看，黄连的炮炙方法是十分丰富的，也是由简到繁发展的，特别是到了明清两代，不仅炮炙内容十分丰富，而且对各种炮炙作用进行了解释。

近代，黄连的炮炙内容也较丰富，继承了古代的各种主要炮炙方法，有酒黄连（酒洗、酒拌、酒炒），姜黄连（姜汁炒、姜汁拌），萸黄连（吴茱萸拌、吴茱萸炒、吴茱萸煮），醋黄连，盐黄连，胆黄连（猪胆炒），炒黄连（清炒及土炒），黄连炭。但是，这几种炮炙方法并非每个省市都有应用，因此从提高炮炙质量及满足各种病证的需要角度考虑，各地的医疗、医药部门实有继承和恢复以上几种炮炙方法的必要。从众多的黄连炮炙方法看，一些方法也是逐步演变与发展的，如唐代的熬法逐步被更好的炒法所代替。宋代的米泔水炙，一是被明代的黄土炒所代替，以增强止泻作用，二是被姜炙所代替，以增强止呕作用，保留了中焦火用姜汁炒的方法。童便炙原是治下焦之火，后来被盐水炙及朴硝炒所代替。除此以外，古代其他的一些方法是否应当保留与继承，值得进一步的研究和探讨，特别应该配合临床治疗的需要去加以研究，才能做到事半功倍。

## 7. 黄芩

【药材来源】本品为唇形科植物黄芩的根。

【性味归经】苦，寒。入肺、胆、胃、大肠经。

【功用】清热燥湿，泻火解毒，止血安胎。用于湿热所致的多种病证及肺热咳嗽、内热亢盛、迫血妄行、胎热不安。

【古代炮炙概述】黄芩始载于东汉《神农本草经》，古代炮炙以炒为主，应用辅料比较广泛，有酒、醋、姜、米泔水、猪胆汁等，下面分别予以介绍。

（1）不加辅料炮炙

炒法：唐代《银海精微》中较早地提到"炒"。宋代《太平惠民和剂局方》中提到"凡使，先须锉碎，微炒过，方入药用"，《校注妇人良方》中提到"炒焦"。元代《原机启微》中提到"黄芩除上热，目内赤肿，火炒者妙"。明代《济阴纲目》中提到"炒黑"。

（2）加辅料炮炙

1）以酒为辅料

唐代《银海精微》中提到"酒洗""酒制""酒炒"。宋代《校注妇人良方》提到"酒炒"。元代《汤液本草》对酒炙作用较早地有了阐述，"病在头面及手梢皮肤者，须用酒炒之，借酒力以上腾也。咽之下脐上须酒洗之。在下生用"。金代《珍珠囊》也提到"酒炒上颈，主上部积血，上焦有疮者须用黄芩酒洗"。明代《医学入门》提到"酒炒上行，便炒下行，寻常生用"，《本草纲目》提到"酒炒上行，主上部积血"，《本草原始》提到"条芩治上膈病酒炒为宜，片芩治下焦病生用最妙"，《炮炙大法》提到"入肺经用枯芩去腐酒浸切炒，入大肠或安胎等俱用子芩酒浸切炒"。

2）以醋为辅料

元代《瑞竹堂经验方》提到"枝条者二两重，用米醋浸七日，炙干，又浸又炙，如此七次"。明代《普济方》提到"醋浸一宿，晒"，《寿世保元》提到"醋炒"。

3）以姜为辅料

明代《宋氏女科秘书》《济阴纲目》均提到"淡姜汁炒"。

4）其他辅料

①米泔水：清代《医宗金鉴》提到"米泔浸七日，炙干又浸，又炙，如此七次"。

②猪胆汁：明代《本草通玄》提到"得猪胆除肝胆火"，清代《医宗说约》提到"治胆热用猪胆汁拌，晒干"。

③吴茱萸：清代《本草述》提到"吴茱萸炙者，为其入肝散滞火也"。

④皂角子仁、侧柏：清代《外科大成》提到"（条芩）每斤用皂角子仁、侧柏各四两，水煮半日，汁干为度，用芩"。

有关黄芩的炮炙作用，文献记载较多，摘要介绍如下：明代《医宗粹言》提到"治头目痰须酒炒，去肺火生用，去虚痰火姜汁炒，治上病用片芩，治下病用条芩"。清代《医宗说约》提到"除风热生用，入血分酒炒，治泻痢姜汁拌炒，治胆热用猪胆汁拌晒干"，《长沙药解》提到"清上用枯者，清下用实者，内行醋炒，外行酒炒"，《本草从新》提到"坚重者下降，上升酒炒，泻肝胆火猪胆汁炒"，《得配本草》提到"酒炒上行，生用下行，猪胆汁炒，泻肝胆火，片芩泻肺胃上焦之火，子芩泻大肠下焦之火"。

【评述】黄芩应用虽早，但有炮炙记载却较晚，到唐代才有了炒法和酒炙，这时期可能对于黄芩中与黄芩苷共存的酶分解其苷而产生疗效的不稳定有所感性认识，故提出了炙法，在这时期还尚未有切制饮片的技术，只是锉碎炒用。

近代黄芩的炮炙方法继承了古代的传统主要方法（如炒、酒炙、姜炙），并且有一定发展，主要在炒的基础上发展有蒸切（江西），煮切（山东、西安），焦黄芩（内蒙古、山西），黄芩炭（广东、北京）。在辅料的应用方面，发展有蜜黄芩（河南）。蒸切及煮切法，一方面是为了软化药材，便于饮片切制，而另一方面主要是破坏与黄芩苷共存的酶的活性，以保存药效，炙炭以增强黄芩清热止血的作用，蜜炙以增强黄芩清肺热、润肺止咳的作用。

在众多的辅料中，根据黄芩的临床应用，醋炙及猪胆汁炙法似应恢复，以提高治疗效果，对于吴茱萸等炙法，亦应进一步加强研究，以挖掘和丰富中医炮炙学的内容。

### 8. 柴胡

【药材来源】本品为伞形科植物柴胡、狭叶柴胡或同属数种植物的干燥根。

【性味归经】苦，微寒。入肝、胆、三焦经。

【功用】和解退热，疏肝解郁，升提中气。用于感冒发热、寒热往来、胸胁胀痛、疟疾、脱肛、月经不调等症。

【古代炮炙概述】柴胡始载于东汉《神农本草经》，唐代《备急千金要方》较早地提到"熬变色"，古代柴胡的炮炙方法主要有炒、酒炒、蜜炒，下面予以分别介绍。

（1）不加辅料炮炙

① 熬法：唐代《备急千金要方》提到"熬变色"，但不多见。

② 炒法：明代《一草亭目科全书·异授眼科》提到"炒"，但不多见。

（2）加辅料炮炙

① 以酒为辅料：元代《丹溪心法》中提到"酒拌"，《原机启微》中提到"酒炒"。明代《本草蒙筌》中提到"折净芦头，疗病上升用根酒渍。中行下降，用梢宜生"。清代《本草汇》提到"酒炒"，《本草述》提到"酒炒三遍"。

② 蜜炒：明代《医学入门》提到"有咳汗者，蜜水炒"。清代《本草述》提到"蜜水炒"。

有关不同辅料炮炙的作用，在明代以后的一些文献中开始有了记述，如明代《本草发挥》中提到"柴胡泻肝火，须用黄连佐之。欲上升则用根酒浸。欲中及下降，则生用梢"，《医学入门》提到"外感生用，内伤升气酒炒三遍，有咳汗者，蜜水炒"。清代《本草述钩元》《本草备要》提到"凡使，上升用根酒渍。中行下降用梢，宜生，外感生用。内伤升气酒炒三遍。有咳汗者，蜜水炒。勿令犯火力，便少效"，《药品辨义》提到"制以酒拌，领入血分，以清抑郁之气，而血虚之热自退，酒拌下无炒字，因柴胡不宜见火"，《得配本草》中提到"外感生用多用，升气酒炒少用。下降用梢，上升用根，有汗咳者蜜炒，痨疳用银柴胡，犯火便无效"，《本草从新》及

《医家四要》提到"外感生用，内伤升气酒炒。凡治中及下降用梢，有汗咳者，蜜水拌炒"。

【评述】柴胡为发汗解郁药物，并且是肝、胆、心、心包络、胃的引经药，古代炮炙发展较晚，唐代记述了熬法，但一些主要炙法及作用的阐述却在明代以后。近代柴胡炮炙方法，除继承了古代的炒柴胡、蜜柴胡、酒柴胡外，还发展了鳖血柴胡（炒、拌法）、柴胡炭及醋柴胡，据称醋制可增强其疏肝、活血、止痛的作用，鳖血制以养阴制疟，可退虚热和骨蒸痨热。在今后的科研工作中，研究用各种不同辅料炮炙柴胡，其作用的转变机制及工艺标准的制定是一项十分重要的工作。

### 9. 延胡索

【药材来源】本品为罂粟科植物延胡索的块茎。

【性味归经】辛、苦，温。入肝、胃经。

【功用】活血、散瘀、理气、止痛。主治心腹腰膝诸痛、月经不调、癥瘕、崩中、产后血晕、恶露不尽、跌仆损伤等症。

【古代炮炙概述】

（1）不加辅料炮炙

不加辅料炮炙有炒、熬、炮、煨、焙等。

1）炒

宋代《博济方》首先提出"于银器内炒"。以后，诸医籍只单纯载"炒"字者如下：宋代《圣济总录》《全生指迷方》《传信适用方》《校注妇人良方》《类编朱氏集验医方》，明代《奇效良方》《本草蒙筌》《婴童百问》《医学纲目》《宋氏女科秘书》《景岳全书》《济阴纲目》《医宗必读》等。

有不少医籍还提出炒的具体要求如下。

① 微炒（或"略炒"）：由宋代《太平惠民和剂局方》首先提出。以后宗之者：南宋《三因极一病证方论》，元代《瑞竹堂经验方》，宋代《疮疡经验全书》，明代《奇效良方》《证治准绳》《济阴纲目》，清代《医门法律》《良朋汇集》《医宗金鉴》《成方切用》。

② 炒去皮（壳）：南宋《三因极一病证方论》首先提出"微炒去壳"。以后，宋代《校注妇人良万》《济生方》《类编朱氏集验医方》，明代《证治准绳》均载"炒去皮"。

③ 炒赤色：宋代《本草衍义》记载。

④ 炒香：明代《普济方》记载。

自清代以后，还有不少医籍进一步提出炒的目的："炒用调血"（或"欲其调血当以炒用""调血炒用"等），此种记载首见于清代《医宗说约》。以后，宗之者：《本草述》《本草述钩元》《本草备要》《药品辨义》。

2）熬

宋代《重修政和经史证类备用本草》有记载。

3）炮

明代《普济方》有记载。

4）煨炒

明代《普济方》有记载。

5）焙

明代《仁术便览》提出"微焙"。

（2）加辅料炮炙（均为单一辅料炮炙）

1）以醋为辅料炮炙

① 醋炒（或"米醋炒"）：宋代《博济方》首先提出"醋炒"。以后宗之者：宋代《圣济总录》，明代《普济方》《滇南本草》《本草通玄》，清代《握灵本草》《本草汇》《医宗说约》《本草述》《本草述钩元》《本草备要》《药品辨义》《本经逢原》《修事指南》《医宗金鉴》《幼幼集成》《本草从新》《得配本草》《沈氏女科辑要笺正》《本草纲目拾遗》《本草求真》《本草辑要》《本草害利》《本草汇纂》《笔花医镜》《医家四要》等。

② 醋煮：宋代《济生方》首先提出。以后宗之者：明代《医学入门》《证治准绳》《济阴纲目》《炮炙大法》《先醒斋广笔记》。

③ 醋炙：明代《普济方》首先提出"米醋炙黄"。以后宗之者：明代《医宗必读》，清代《增广验方新编》。

④ 醋煨：明代《医学纲目》首先提出"醋纸包，煨热，用布擦去皮"。以后宗之者有明代《济阴纲目》（"煨熟"）。

⑤ 醋蒸：明代《本草乘雅半偈》云"醋润蒸之，从巳至亥，俟冷取出，焙干研细用"。

2）以粳米为辅料

宋代《圣济总录》云"粳米炒米熟用"。

3）以糯米为辅料

宋代《太平惠民和剂局方》首先提出"拌糯米炒赤去米"。以后宗之者：南宋《三因极一病证方论》《校注妇人良方》《女科百问》，明代《普济方》《秘传证治要诀及类方》《奇效良方》《证治准绳》《济阴纲目》。其中《秘传证治要诀及类方》未云"炒赤"。

4）以灰为辅料

宋代《类编朱氏集验医方》云"灰炒"。

5）以盐为辅料

宋代《类编朱氏集验医方》首先提出"盐炒"。以后，明代《本草通玄》进一步明确"下部盐水炒"，类此者尚有清代《握灵本草》《本草汇》《本草述》《本经逢原》《修事指南》《得配本草》。

6）以酒为辅料

①酒磨：明代《医学入门》首先提出"酒摩（庄按：疑为"磨"字）或煮服"。以后，明代《本草正》云"亦善落胎利小便及产后逆血上冲，俱宜以……或用酒磨服亦可"。

②酒煮服：明代《医学入门》首先提出"酒摩（庄按：疑为"磨"字）或煮服"。以后，明代《本草正》云"亦善落胎利小便及产后逆血上冲，俱宜以酒煮服"，清代《医宗金鉴》云"酒煮"。

③酒炒：明代《增补万病回春》首先提出"酒炒"。以后宗之者：明代《医宗必读》《本草通玄》，清代《握灵本草》《本草汇》《医宗说约》《本草备要》《药品辨义》《本经逢原》《本草必用》《医宗金鉴》《本草从新》《得配本草》《本草求真》《本草辑要》《类证治裁》《本草分经》《增广验方新编》《本草害利》《医醇賸义》《本草汇纂》《笔花医镜》《医家四要》。其中不少医籍还提出了目的：明代《本草通玄》首先提出"上部酒炒"；清代《医宗说约》首先提出"酒炒行血"；清代《药品辨义》详述了具体病证"酒炒行血，女人月候不调，崩中淋瘕产后恶露"；清代《本草分经》提出"酒炒调血"。

④酒蒸、焙：明代《本草乘雅半偈》云"酒润……蒸之，从巳至亥，俟冷取出，焙干研细用"。

⑤酒焙：清代《类证治裁》提此。

⑥酒制：清代《本草述》首先提出"欲其行血，当以酒制"，后《本草述钩元》云"行血酒制"。

（3）关于"生用"问题

自清代《医宗说约》首先提出"生用破血"。以后，提此者如下：清代《本草述钩元》《本草备要》《药品辨义》《本草从新》《得配本草》《本草求真》《本草辑要》《本草分经》《本草害利》《医家四要》。

【评述】从延胡索的历代炮炙发展来看，开始是宋代提出"锉""碎""捣""研""去皮"等简单方法，但在同一时代则发展迅速，继简单加工后便提出"炮炙"的方法，如"炒法""炮法""煨法""焙法"，这几种方法都是以"生用"转变为"熟用"，而且还提出炒后可以"调血"，生用则是"破血"。因而"生"与"熟"的疗效是不一样的。而在这一时代进一步发展了"醋炒""醋煮""醋炙""醋煨""醋蒸""粳米炒""糯米炒""灰炒""盐炒"等方法，这些方法中以"醋"来炮炙延胡索就有五种法则。但醋炙是总称，都是如何使醋能与延胡索结合在一起而采用不同的具体办法。

发展到明代则又提出"酒磨服""酒煮""酒炒""酒蒸""酒焙""酒制"。这一发展亦是在宋代的各种法则基础上而又以中医的辨证理论发展的。

总的来看，目前全国只保留了"醋炒""醋煮"。个别地区尚有不同的方法，从中医辨证来说"盐炒""酒炒"或"酒磨服"是应当保留下来的。

由延胡索的功能主治活血、散瘀、理气、止痛来看，醋炙则能散瘀、理气、止痛，治疗产后血晕；盐炙则能治疗腰膝诸痛；酒炙则能治疗月经不调、崩中、产后恶露不尽。因此，对延胡索的炮炙方法应进一步研究挖掘，以提高疗效。

### 10. 当归

【药材来源】本品为伞形科植物当归的干燥根。

【性味归经】甘、辛，温。入肝、心、脾经。

【功用】补血和血，调经止痛，润肠通便。用于血虚萎黄、眩晕心悸、月经不调、经闭、痛经、虚寒腹痛、肠燥便秘、风湿痹痛、跌仆损伤、痈疽疮疡等症。

【古代炮炙概述】当归始载于东汉《神农本草经》，列为中品，但在该书中未记载炮炙方法。稍后的南齐《刘涓子鬼遗方》中首先提出了"炒"的炮炙方法，以后的医药书籍多数记述有当归各种不同的炮炙方法。综合古代当归的炮炙方法，主要有炒、熬、炙、浸、洗、煅、烧及焙等，有不加辅料的，也有加辅料的。辅料有酒、醋、姜汁、生地黄汁、童便、黑豆汁及土等。下面予以分别介绍。

（1）不加辅料炮炙

不加辅料炮炙包括炒、焙、烧、熬、炙、煅，在每个炙法中又有不同的炮炙要求。

①炒法：如前述，最早提出的当归炮炙方法，载于《刘涓子鬼遗方》，曰"炒"，其后的宋代《博济方》、金代《素问病机气宜保命集》、元代《卫生宝鉴》、明代《普济方》、清代《本草述》等医药书籍中都有相同记载。一些书籍中还记述了炒的不同要求，如宋代《太平圣惠方》中提到"微炒"，清代《吴鞠通医案》中提到"炒黑"。

②熬法：在宋代《博济方》中提出"熬令香"。

③炙法：宋代《圣济总录》中首先提出"炙"的炮炙方法，其后的明代《普济方》中提到"微炙"。

④煅法：在明代《医学纲目》中提出"煅存性"。

⑤烧法：明代《济阴纲目》中首先提出了"火烧存性"，其后的清代《外科大成》中又提出了"烧灰为末"的炮炙要求。

（2）加辅料炮炙

应用的辅料有米、酒、醋、生地黄汁、姜汁、童便、黑豆汁及土，在炙法中有用一种辅料的，也有两种辅料合并使用的。

①以米为辅料：在宋代《圣济总录》中最早提出"米炒"，其后的清代《医学从众录》中又提到"米拌炒"。

②以酒为辅料：唐代《银海精微》中最早提出"酒浸""酒洗"。其后有80部医药文献中都提到酒炙方面的内容。而酒炙又有不同的制法和要求，如元代《汤液本草》提出"头止血，身和血，梢破血"；明代《普济方》中云"头破血，身行血，尾止血"，《本草纲目》中归纳有"元素曰：头止血，尾破血，身和血，全用即一破一止也……杲曰：头止血而上行，身养血而中守，梢破血而下流，全活血而不走……治上当用头，治中当用身，治下当用尾，通治则全用"。清代《本草害利》提到"炒极黑能治血避血痢，炒焦则味苦，苦则涩血也"。

对辅料炙的作用亦有论述："如眼痛不可忍者，同当归身以酒浸煎。病在头面及手梢皮肤者须用酒炒之，借酒力以上腾也，咽之下脐之上酒洗之。酒浸助发之意也。治上酒浸，治外酒洗。唯酒蒸当归又治头痛"，见元代《汤液本草》。"血病酒蒸"，见明代《医学入门》。"酒浸行经活血"，见明代《仁术便览》。"酒煮治血虚头痛，酒浸治臂痛"，见清代《本草经解要》。"上行酒炒，导血归源之理"，见清代《本草害利》。"体肥痰盛姜汁渍"，见明代《本草蒙筌》。"姜汁浸焙不恋膈"，见明代《仁术便览》。"凡痰涎者恐其黏腻，呕吐者恐其腻膈，以姜同炒"，见清代《药品辨义》。"入止衄崩下药中须醋炒过，少少用之，多则反能动血"，见清代《本草述钩元》。"脾虚者米拌炒用，使无肠滑之虑"，见清代《药品辨义》。"用吴萸同炒治久痢"，见清代《本草经解要》。"止血活血童便炒""恐散气芍药汁炒"，见清代《得配本草》。

【评述】历代对当归的药用部位及其功效、炮炙方法及其作用非常重视，炙法由简到繁，炮炙作用逐渐明确，内容十分丰富。当归的入药部位分全归及头、身、尾，炙法有炒、炙、煅、烧等，每种方法又有质量要求，如炒黑、熬香、炙黄、煅存性、烧灰等。加辅料炙的内容更加丰富，仅单一辅料就有酒、醋、姜汁、童便等十余种，都是历代根据不同病证和不同方剂需要而发展的方法，文献记载的这些传统炮炙经验都是极为有价值的宝贵资料。

当归炮炙的意义和演变，有以下几点值得探讨。

① 当归不加辅料炮炙，其作用目的基本是一致的，由古代的炒黑演变为现代的炒炭。酒炙是当归炮炙的主体，古人认为酒性升腾发散，可助药势，使当归的作用趋势"向上""向外"，增强活血止痛等功效。为此历代采用酒洗、浸、润、拌焙干，以及酒炒、酒煎、酒蒸等法，近代仅沿用酒炙法即酒炒法。清代始提出土炒法，至今仍沿用，而且当归酒炙、土炒、炒炭三种方法已作为目前的法定制法，可见古代这些传统炮炙方法都是比较成熟的经验，值得继承，并加以发扬。

② 按传统习惯把当归的根头称"归头"，主根称"归身"，支根称"归尾"，全体称"全当归"。雷公最早提出三者的医疗作用不同，其后通过人们临床实践不断予以修正和完善，到金元时期已进一步明确，认为"当归头止血而上行，身养血而中守，梢破血而下流，全活血而不走"。近代仍沿用此说，并且依此指导着中医临床用药，但目前在实际应用中已基本上不区分了，一概以全当归供药用。还有很多辅料炙法，特别是明清时期提出的如以生地黄汁、姜汁、童便、黑豆汁、芍药汁及吴茱萸等为辅料炮炙，现代都已不沿用。为整理发掘当归的炮炙经验，应通过多种途径，结合中医临床，进行认真的科学研究，搞清前人的炮炙经验是否具有科学道理，待清楚后再做出肯定或否定的结论。

③ 目前虽已将酒当归、土炒当归、当归炭三个炮炙品列入法典，但三者的炮炙原理不清楚，炮炙法尚无科学依据，炮炙工艺有待改进，缺乏最佳质量标准和检测方法，以及如何进一步提高当归的临床疗效等，都是值得很好地进行深入研究的课题，以便保证质量，使传统经验更好地为临床服务。

## 三、《本草新编》的学术价值

### 1.《本草新编》序一的现代文翻译

人如果不学习医术，就不能救治他人；医生如果不研读《本草》，就不能合理用药。自从神农氏尝百草以来，撰写《本草》的有数十家，但这些著作在传抄过程中出现错误，没能得到纠正以达到准确无误的状态，有见识的人对此感到担忧，都希望能有一个人站出来对这些错误进行辨析校正。我的弟子陈远公，有志向却还没实现。在科举落第后，他专心致力于轩岐之学，写了《内经》之后，又写了《六气》这本书。现在他又来撰写《本草》，他的志向宏大，而且所写的书很奇特。唉！陈远公想要撰写这本书已经很久了，但之前他不敢动笔。陈远公喜好游历，遍访名山大川，五岳四渎，他眼界开阔，能够畅快地抒发心中的奇妙感受，但又不是随意乱写。他在交兵战乱、生死患难、荣辱兴衰中都有过亲身经历，亲眼看到人们因疾病缠身而死亡的情况，还深入研究过书中记载的花草树木、鸟兽虫鱼等知识。陈远公见闻广博且咨询精细，既能辨别疑难复杂的问题，又能使自己的文笔流畅，他的书很奇特，而且陈远公的才能不止于此。陈远公晚年在燕市遇到一个异人，得到许多秘籍，他从早到晚研究探寻，几乎忘记吃饭和睡觉，完全不顾及自己的生活状态。唉！真的很奇特啊！然而陈远公的高雅并不表现在他的奇特上，他遇到异人后忘记了周围的一切，撰写奇书时忘记了自己，只是担心人们因用药有误而不能被救治。他一心专注于著书，在完成《内经》《六气》这两本书后，又重新撰写《本草》。唉，真的很了不起啊，而且陈远公更加了不起了。人们说拯救一个人是近期的功绩，拯救千万人是长远的功绩。希望用药的人都能成为良医，那么《本草》的功用，就不得不被大家争辩讨论了。确实啊，陈远公真的很了不起。我对他的书评价很高，喜欢这本书的人还有很多。

吕道人岩题于大江之南时康熙己巳灯宵后三日

**2.《本草新编》劝医六则的现代文翻译**

人活在这世上，没有病痛就算是神仙般的日子了。要是能够节制欲望、减少过错，让自己的身心处于安然舒适的状态，那么日常的生活里到处都是快乐的境地，会觉得神仙居住的洞天福地也不过如此。无奈有些人一见到美色就不顾性命，一见到钱财就忘了家，忙忙碌碌地追逐这些，结果陷入了深渊，沉沦在苦海之中，忧愁怨恨的心思由此产生，嗔怒争斗的事情也随之而起，损耗了精力元气，疾病也就跟着来了。倘若能知道自己的错误并且悔悟，在将要生病的时候就服药，在已经生病的日子里赶紧找医生诊治，那么病随治随好，又有什么可担忧的呢？可人们往往对别人的过错看得很清楚，对自己的过错却很糊涂。而且还忌讳生病、不愿看医生，拖延等待，等到病严重了，才感叹之前没有及时医治，可这时已经来不及了。我劝世间的人要趁早医治。

人生了病很难痊愈，就应该多服用药物。因为疾病的形成，原本就不是一天两天的事，那么病要治好，又怎么会是一朝一夕就能做到的呢？无奈有些人只想着马上就能有效果，必然会导致即将成功治好病的机会一下子就没了。更有一些贪图利益的人，只想着能得到丰厚的酬谢，全然不顾这样做带来的危险，有的用轻粉这类峻猛的药物来求得一时的病情好转，没过多久，毒性发作，疾病又生出来了，往往就没办法救治了。哪比得上攻补的方法一起使用，根据情况斟酌损益，既能去除病邪，又能让身体恢复正常。虽然治好病的时间可能会稍微长一点，但是能让人终身受益无穷啊！我劝世间的人不要追求速效。

疾病关乎生死，医生要是能治好病，那功劳实在是很大的。世上有些人在病情危急的时候，许下重金酬谢医生，可等病好了，给医生的报酬却很少。等到再次生病的时候，医生看到他家的门都不愿意进去了，这是谁的过错呢？把性命看得像鸿毛一样轻，把金钱看得像膏血一样重，这是多么轻视自身而看重财物呀！我劝世间的人不要吝惜酬谢医生的功劳。

病好了却忘记报答医生，这是世俗之人的负心之举；病好了就向人家索要报酬，这也是医生有失德行的表现。因为治病本身是有功劳的，索要报酬了功劳就显得小了；治病后忘掉自己的功劳，不索要报酬，那功劳就大了。重要的是心里要有救人的实在心意，不应该只贪图利益。不要因为病家富裕，就生出觊觎钱财的心思；也不要因为病家贫穷，就有了懒散懈怠的想法。有的故意拖延病情留下祸患，有的靠恐吓患者来获取钱财，这些都是走入了恶道。我劝行医的人千万不要索要报酬。

人如果不深究医理，就不可以去学医；学医的人如果不深究医理，就不可以用药治病。把医理弄明白了，才能知晓阴阳、认识经络、洞察脏腑、领悟寒热虚实的不同、明白攻补滑涩等治法的差异，这样自然就能遵循医经又能灵活变通，在诊治时运用自如了。否则的话，只是白白读了《脉诀》，空空看了《本草》，一动手就出错，一开口就说错，原本想积累功德，反而损害了德行。我劝学医的人一定要尽力深究医理。

医学道理经过探讨就会更加明晰，汇集众人的见解和议论，才可以辅助一个人增长见识。倘若一定认为别人说的都不对，只有自己是正确的，固执己见、毫不改变，那么自己的见解就不会有进步，又怎么能从广博精深的医学知识中受益呢？近来医术方面众说纷纭，想要寻求志同道合能帮助自己的人，很难找到。然而天下这么大，难道缺少有奇能的人吗？广泛地采集、多方地咨询，收获肯定不会少。我劝学医的人一定要有虚心求学的胸怀。

# 第六篇

## 发酵中药养生防病篇

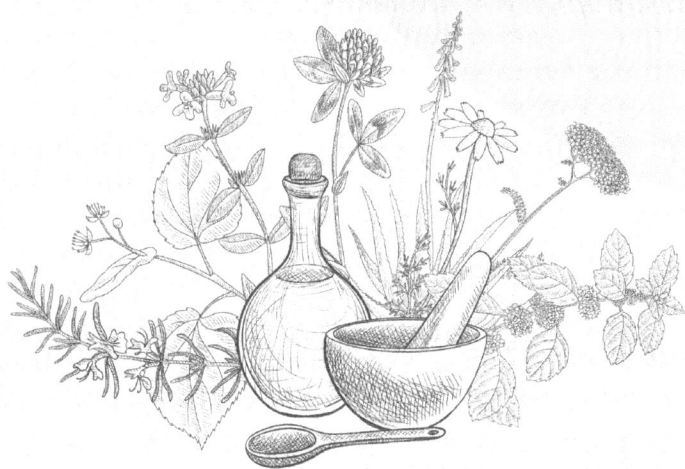

# 第十章　真菌类药物的概念与临床应用

## 第一节　真菌的概念

真菌属于微生物范畴，是具有真正细胞核的、能产生孢子的、没有叶绿素的有机体，它们一般都能进行有性和（或）无性繁殖，并常为分枝的丝状营养体，典型的具有几丁质的细胞壁。

从生物学的观点来看，真菌不具备叶绿素，因而不能进行光合作用，只能从基质中吸收营养，靠寄生、腐生或共生得以生存。就其细胞中所贮藏的养分而言，是肝糖而不是淀粉。这几点是真菌与绿色植物的明显区别。另外，真菌的细胞具有细胞壁，而动物细胞没有细胞壁，这一点则是真菌与动物的明显区别。

真菌的营养体主要包括原生质团、单细胞或具须（假根）的单细胞、假菌丝及菌丝体等类型。但是，大多数真菌的营养体是菌丝体。菌丝宽度 2~10μm，较高等的真菌菌丝有隔。

食用菌均可以产生肉眼可见的子实体，所以称作大型真菌。但是，无论真菌子实体的大小如何，其孢子和菌丝的微细构造等都必须借助显微镜才能够进行详细观察，所以真菌属于微生物范畴。

## 第二节　药用真菌与食用菌

### 一、药用真菌

药用真菌是中医药的重要组成部分。《神农本草经》就记述了用茯苓、灵芝等多种药用真菌，如猪苓"利水道"，茯苓可用来治疗"心下结痛"。《本草纲目》收载的药用真菌包括木耳、马勃、香菇、蘑菇等约 20 种。至 20 世纪 60 年代，有名可查的药用真菌达到 40 种左右。《药性论》所记"神曲"能"化水谷宿食"，这是我国历史上最早的人工制成的典型的真菌药物，一直沿用至今。《名医别录》录有"酱"，还记载了用马勃治疗疮疡，与"神曲"同为真菌药物。《本草纲目拾遗》记有"酒酿"。

随着人类社会的不断发展，药用真菌品种不断增多。对药用真菌的使用、研究更加重视。药用真菌在我国已有 6000 年之久，在仰韶文化时期，我国古人就已经开始采食蘑菇。据文献记载，我国从夏代就已开始用谷物酿酒，在酿酒过程中用真菌发酵是关键的工艺。以药用真菌来治疗肿瘤，在《神农本草经》中已经有早期的记载。南宋陈仁玉所著《菌谱》记载了浙江等地 11 种食用菌，明代潘之恒《广菌谱》也记载了 11 种食用菌。

## 二、食用菌

食用菌不仅是一道美味佳肴，而且营养价值很高，含有多种人体必需的化学成分，如必需氨基酸、食物纤维、矿物质、维生素等，是一类很好的保健食品。目前的动物实验和临床应用研究结果表明，食用菌对于病毒引起的疾病，因血液中胆固醇增高引起的疾病，由于缺少维生素而引起的多种疾病，都有不同程度的预防和治疗作用。

# 第三节 药用真菌的临床经验

## 一、灵芝

谈到古代中医使用的药用真菌，不能不说起灵芝。芝类药用始载于《神农本草经》，并列为上品。根据芝的颜色不同，又将其分成赤芝、黑芝、青芝、白芝、黄芝、紫芝六种。《本草经集注》曰："此六芝皆仙草之类，俗所稀见，族种甚多，形色环异，并载《芝草图》中。今俗所用紫芝，此是朽树木株上所生，状如木檽。"《名医别录》描述："赤芝生霍山……紫芝生高夏山谷……六芝皆无毒，六月、八月采。"《本草纲目》引证历代有关芝类的记载，提出："芝类甚多，亦有花实者，本草惟以六芝标名，然其种属不可不识。"古人对灵芝的药用价值有深刻认识，医家也对之推崇备至，称为"仙草"，后形成绚丽的灵芝医药、养生文化。

## 二、桑黄

在药用真菌中，目前桑黄多用于治疗肿瘤。但在古代，桑黄主要用于妇科疾病，被称为"妇科圣药"。《药性论》记载其功效为："治女子崩中带下，月闭血凝，产后血凝。男子疝癖，兼疗伏血、下赤血。"也就是说，古人认为桑黄对于与血有关的疾病具有疗效。此后，《新修本草》《本草纲目》等医籍中，也有类似的记载。中医药流传到日本后，在200多年前的江户时代，即把长崎县男女群岛的女岛及伊豆群岛的八丈岛桑树上所长的桑黄蕈作为汉方药，100多年前即有学术文献描述这种产于桑树的真菌具有药用价值。我国台湾山区民众则称桑黄为"桑仔菇"。直到第二次世界大战后，日本医生为治疗因原子弹爆炸而罹患癌症的患者，对各种野生真菌进行试验，发现桑黄对肿瘤具有强大的治疗功效，桑黄的抗肿瘤功效才被世人所认识。

## 三、茯苓

多孔菌科真菌茯苓药性平和，因而中医将其用于多种疾病的治疗。有大量中药方剂使用了茯苓。《伤寒论》中，以茯苓等药材配伍成茯苓甘草汤、五苓散，至今仍用于治疗肿瘤导致的胸水、腹水等，临床效果良好。《金匮要略》载茯苓杏仁甘草汤用于治疗肺癌所致胸闷憋气，小半夏加茯苓汤用于治疗肿瘤引起的胸腔积液伴眩晕、心悸，茯苓泽泻汤用于治疗肿瘤化疗导致的"胃反、吐而渴欲饮水"。至今这些方剂因有良效而常用于肿瘤治疗。陶弘景称茯苓为"上品仙药"。《本草求真》云："茯苓入四君，则佐参术以渗脾家之湿，入六味，则使泽泻以行肾邪之余，最为利水除湿要药。书曰健脾，即水去而脾自健之谓也……且水既去，则小便自开，安有癃闭之虑乎，水去则内湿已消，安有小便多见之谓乎。故水去则胸膈自宽而结痛烦满不作，水去则津液自生而口苦舌干悉去。"《名医别录》曰："止消渴，好睡，大腹，淋沥，膈中痰水，水肿淋结。开胸腑，调脏气，伐肾邪，长阴，益气力，保神守中。"《本草衍义》曰："行水之功多，益心脾不可阙也。"《本草衍义补遗》曰："茯苓，仲景利小便多用之，此治暴新病之要药也，若阴虚者，恐未为宜。"《药性论》曰："开胃，止呕逆，善安心神。主肺痿痰壅。治小儿惊痫，心腹胀满，妇人热淋。"中医将茯苓用于呼吸系统、消化系统、神经系统、泌尿系统、生殖系统等疾病的治疗。茯苓也用于养生，留下许多佳话。

## 四、冬虫夏草

冬虫夏草多用于保健养生的食疗方。《月王药诊》记载冬虫夏草有"治肺部疾病"的功效。蒲松龄曾为冬虫夏草写过一首诗："冬虫夏草名符实，变化生成一气通。一物竟能兼动植，世间物理信难穷。"《重庆堂随笔》记载："冬虫夏草，具温和平补之性，为虚疟、虚痨、虚胀、虚痛之圣药，功胜九香虫。凡阴虚阳亢而为喘逆痰嗽者，投之悉效，不但调经种子有专能也。"

## 五、乌灵参

冬虫夏草是一种老少皆知的药用真菌，具有良好的养生效果，但与其作用相当的乌灵参却往往不为人知。乌灵参又名黑柄炭角菌，其菌核部位生长在白蚁废弃的蚁巢中。因有似人参的补气作用且功效灵验而得名。乌灵参有健脾除湿、镇静安神、补气固肾、养血等功效。《四川中药志》载乌灵参："补心、催乳、除湿镇惊、利小便、止惊悸。"清代县志载："乌灵参其苗出土易长，根延数丈，结悬空窟中，当雷震时必转动，故谓之雷震子。圆而其内色白，能益气。"

## 六、猪苓

猪苓也常用于抗肿瘤方剂中。《家用良方》载有苓术二陈煎，其中使用了猪苓。该方成分包括猪苓、泽泻、茯苓、半夏、白术、陈皮、炙甘草、干姜（炒黄）。可治疗癥瘕，出现腹部结块，或胀，或痛，或异常出血，与现代所说的子宫肌瘤、卵巢囊肿的表现一致。

## 七、金耳

金耳因其颜色金黄，又称黄木耳，因其形似人脑，又称脑耳。金耳多见于高山栎林带，生于高山栎等树干上，并与韧革菌有寄生或部分共生关系。金耳在20世纪30年代受到热捧，被称为中国最新发现、最有价值的补品之一。作为一种特殊的真菌食品，金耳不仅含有丰富的氨基酸、矿物质等，而且含有特殊的抗肿瘤活性物质。金耳含有丰富的多糖类物质，可抑制过敏性气管炎症、舒张支气管（平喘）、降血糖、增强记忆及改善脑损伤。金耳菌丝体多糖由鼠李糖、甘露糖、葡萄糖、半乳糖、岩藻糖组成。子实体多糖由葡萄糖、葡糖醛酸、甘露糖、木糖、鼠李糖组成。

## 八、云芝

云芝的药用价值可谓声名远扬，中医使用云芝治病有悠久的历史。云芝分布于各地的原始森林，寄生在海拔3000m以上的阔叶树和朽木上。作为一种大型珍贵药用真菌，云芝目前常用于抗癌治疗。从云芝菌丝体及发酵液中提取的多糖，均具有强烈的抑癌作用，在日本作为一种抗恶性肿瘤的药物。近年的临床研究发现，云芝还具有降低肿瘤放化疗不良反应、稳定白细胞数量的功能，引起学术界的关注，原汁还用于慢性及活动性肝炎、慢性支气管炎等疾病的治疗。

## 九、山慈菇

山慈菇味辛，气寒，有小毒。消痈肿，解诸毒，化蛊毒，解虫伤，疗犬咬，拔蛇毒，散痈疽。又醋磨敷面，善剥面皮，除䵟黯，化疣赘。其味辛气寒，专散热消结，快利而无钝滞者也。除此数证之外，并无别用，不可轻施。其生山中湿地，冬月生苗，如秋叶而稍小。二月中抽一茎，高尺许，茎端作花，有白、黄、红色三种，瓣上俱有黑点间杂，众花攒簇成朵，如丝线纽结，状甚可爱也。三月结实，子有三棱。四月中苗枯，即掘取其根，形似水慈菇而小，又似大蒜而有毛，迟则苗腐难觅矣。一种叶如车前草，茎干花实则一也。

## 十、马勃

马勃味辛，气平，无毒，敷诸种恶疮之药。马勃生湿地及腐木上，俗称马疣勃。五六月卒然而发，紫褐虚浮，状如狗肝。大者如斗，小者如拳如杓。以指弹之，即有尘出。修治：密室中置筐帏纸，以生布张开，缓缓摩擦，下以盘承取末用。

## 十一、土茯苓

土茯苓味甘、淡，气平，无毒。祛风湿，利关节，治拘挛骨痛，解恶疮结毒。能代谷不饥，健脾胃，壮筋力，止泄泻者，因气味甘平，而无消伐之性也。土茯苓生楚蜀闽浙山箐及海畔山谷中。蔓生如莼，茎有细点，叶类竹大厚而且滑。又如瑞香叶而长有五六寸。其根状如菝葜而圆，小者如鸡鸭子，大者如拳，连缀而生，远者离尺许，近或数寸。皮似茯苓，色有赤白，肉似芋，味甘兼涩，亦可生啖。入药以色白者为佳。

## 十二、桑上寄生

桑上寄生味苦、微甘，气温，无毒。阳中之阴，可升可降。通行手足阴阳十二经。益血脉，养筋骨，安胎，祛痹痛。桑上寄生生弘农山谷桑树上。其他木，如松、枫、榆、柳、槠、槲、桃、梅等树上，间或亦有寄生。形类相似，气性不同，服之反有毒。求此药，须得自行亲督人采，或买取唯根间连桑木者，方真。叶如橘而软厚，茎如槐而肥脆。三四月作黄白花，六七月结黄绿实，大如小豆，汁稠黏。或断茎视之，色深黄者佳。秋终采。修治：根、茎、枝、叶，一揽用。用铜刀切细，阴干，不可见火。此药难得真者，若以他木寄生者充之，不唯气性不同，且反生毒害。

# 第四节 药用真菌的现状及前景

药用真菌总数 1 万余种，其中植物药最多，占 80% 以上，其他的为动物药与矿物药。传统上将药用真菌归属于植物药类，其历史原因是对真菌与植物之间进行区别的科学分类直到 20 世纪才开始起步。在此期间，中国著名的真菌学家戴芳澜院士的《中国真菌总汇》和著名真菌学家邓叔群的《中国的高等真菌》奠定了中国真菌分类学的基础，并开启了中国真菌科学研究的大门。

近现代对真菌的重要药用认识体现在抗生素上，这类药品中很大一部分来自真菌的代谢产物，给医学界带来革命性影响。抗生素在增进人类健康、治疗疾病方面建立了卓越功勋。1628 年，担任圣玛丽医学院细菌学主任的弗莱明在研究葡萄球菌的生长。有一次，在做好一些细菌培养后，他就外出度假了。回来时，他发现一个培养皿盖子滑开了，平皿受到霉菌（一种真菌）污染，但在污染的周边却没有葡萄球菌的生长。弗莱明对这个现象进行了仔细的思考和研究，发现了青霉素，开辟了抗生素时代。

随着社会经济环境的变化，人类在充分享受经济发展成果的同时，更希望减少经济发展所带来的地球环境的破坏。因此，更多的人开始追求自然、俭朴的生活方式。正是这种生活方式的回潮，社会各个领域开始更多地使用自然的物质来满足人类的生活需要。中草药、野生药用真菌等传统中医药的医疗及养生保健手段开始在世界范围内受到欢迎。中国药用真菌研究专家刘波曾说：我坚信，现今人类的不治之症一定能够从药用真菌中找出有效的治疗方法！药用真菌的应用前途将是无限光明的！会给人类带来更大的幸福！

# 第十一章　发酵中药与养生健身抗衰老

## 第一节　历代名医养生抗衰老
## 理论论述与发酵中药使用

中医药养生历史悠久，发酵中药在养生健身方面同样积累了丰富的经验，这些来自实践的经验曾为人类健康作出重大的贡献，直到现在，仍然有着很强的实用意义和推广价值。以下介绍几位名医大家养生抗衰的经验和经验方。

### 一、孙思邈养生抗衰的发酵经验和经验方

#### （一）孙思邈治疗慢性病的发酵中药六大验方

孙思邈是唐代著名医学家，被誉为"药王"。他的《备急千金要方》中记载了多个治疗慢性疾病的方剂，这些方剂通过发酵后，药效更加温和，适合长期服用，用于治疗脾肾两虚导致的腰膝酸软、食欲不振、面黄肌瘦等症状。此外，孙思邈还强调通过发酵中药来提高药效，减少毒性。他所创立的中医防治慢性病的发酵中药六验方，是一组难得的具有治慢性病抗衰老特点的发酵中药经验方。这些验方是古人长期实践的经验总结，是中医学宝库中的精华，是传承发展的重要内容。该组各方的用药特点、发酵方法各具特色，且均具有改善体质、调节免疫、防治慢性病、延缓衰老的作用。这些验方不仅有很强的临床实用性和科研价值，而且对抗衰老、慢性病防治研究，抗衰老新制剂、中药新药研发也有重要参考价值。

**1. 初精散**

参见上文。

**2. 五精酒**

参见上文。

**3. 白术酒**

参见上文。

4. **枸杞酒**

参见上文。

5. **灵飞散**

参见上文。

6. **云母神仙方**

参见上文。

### （二）孙思邈延缓衰老的发酵中药四大名方

孙思邈在耄耋之年，依然精力充沛，写出了举世巨著《千金翼方》《备急千金要方》，书中记载了大量养生延年的经验和方法，需要我们深入探究、认真传承，以造福社会。在养生方面孙氏研究较深，其延年益寿方药较其前后医辈全面完善，内容丰富。在其论著中，有关养生方面的理论依据记载有黄帝与岐伯高谈"谷之五味"；与仲景谈"人体平和，性须好将养"；与扁鹊讲"不知食宜者，不足以存生也"；还举例有"列子""彭祖""老子"等诸家有关养生之道的论述。孙氏亦说："虽常服饵，而不知养性之术亦难以长生也。"从《备急千金要方》和《千金翼方》分析，孙氏除善治妇、儿、内、外科疾病外，亦钻研养生之道，用近代观点分析孙氏的医疗体系，实属虚证和老年病的权威，为了防治人体衰老，孙氏编写"养性""辟谷""飞炼"等篇章以求长生不老，延年益寿。孙氏能够活到140多岁，与他的养性学说分不开，并以孙氏本人实例说明孙氏有关延年益寿的方药实有探讨价值。孙思邈所推荐的抗衰老四方，深受欢迎，在当时形成了一定的社会影响，因此得以传承发展。

1. **彭祖延年柏子仁丸**

参见上文。

2. **大黄芪丸**

参见上文。

3. **济神丸**

参见上文。

4. **无比薯蓣丸**

参见上文。

## 二、张子和治未病延缓衰老预防中风的"不老丹"方

张子和精通医，贯穿《素》《难》之说，"阐发千载之秘"，重视实践，对中医学祛邪学说的发展，从理论到临床均作出了重要贡献。

"邪去正安"是张子和学术思想的核心。他提出了"陈莝去而肠胃洁"。张子和认为人体发病皆由于邪气侵袭所导致，邪气入侵，必然会出现虚实变化的病理规律，病程长短与病情轻重皆与邪有关。要治愈疾病，必须攻其邪气，邪气得以去除，则正气得以恢复，这是他的发病学观点的基本内容。

他发明的"不老丹"一方，具有预防"中风诸证发生、常服轻身延年、乌须发"的作用。不老丹全方主药仅三味，"苍术、地骨皮、何首乌"，但辅药有"新鲜桑椹汁、花椒、盐、酒、醋、黑豆、枣、蜂蜜"八味之多。该方具有治"一切诸风"和"抗衰老、乌发、明目"的重要功效。该方以治未病思路，通过调理肠胃功能为重点，是防治慢性病的发酵中药方。

**不老丹**

参见上文。

## 三、《寿世保元》中的预防中风复发方

明代医家龚廷贤在《寿世保元》一书提出"搜风顺气丸"与"竹沥枳术丸"两个预防中风复发方。用中药发酵药物对中风出现先兆症状者进行预防的思路办法，有很强的实用性。这些方剂通过发酵中药，提高了药效和安全性，适用于中风后遗症患者，可有效预防中风复发。

龚廷贤根据临床经验得出了独到见解，明确提出了"凡人如觉大拇指及次指麻木不仁，或手足少力，或肌肉蠕动者"为中风先兆症状，并明确判断"三年内必有大风之至"。对预防中风复发和发生有重要的现实意义。

对中风复发的治疗，龚廷贤使用了赵献可的理念和经验，晨服六味地黄丸或八味丸，晚服搜风顺气丸与竹沥枳术丸，用于临床中风复发的防治。

对于预后的判断，龚廷贤认为只要坚持"二药间服，久而久之，诸病可除，何中风之有"，这是建立在对中风发生发展的病因病机规律的科学认识基础上的。

该方是预防中风脑病发生和复发的发酵药物参与治疗精方。对中风病引起的肢节顽麻、手足瘫痪、步履艰辛、言语謇涩也有很好的疗效。方中所使用的发酵中药胆南星燥湿化痰、祛风止痉，发酵中药神曲健胃和中、消食化积、增进食欲，使脾的运化、输布功能得到加强，能有效地预防中风发生。

**（一）竹沥枳术丸**

参见上文。

**（二）搜风顺气丸**

参见上文。

# 第二节　历代中医大家养生抗衰的理念论述

## 一、扁鹊的"通郁滞，血脉流通"病因病理观

扁鹊是春秋战国时期的名医，他提出了"通郁滞，血脉流通"的病理观，认为气血通畅是健康的关键。他的治疗方法不仅包括药物治疗，还强调通过针灸、按摩等手段来疏通经络，促进气血流通。

"审闭结""通郁滞""血脉流通，病可得生"是扁鹊学术思想的核心内容，是扁鹊病因观、病机观、治疗观的具体体现。《潜夫论·实边》曰："且扁鹊之治病也，审闭结而通郁滞，虚者补之，实者泻之，故病愈而名显。"

"闭结、郁滞"是人类大部分疾病的病因、病机，扁鹊所言的"审"是审查判断之意，闭结、郁滞不是凭空而生，必有其因。这里虽没有说出其具体病因，但比说出意义更明确。因为几乎所有疾病，起因不外乎闭结、郁滞，比如常见的气血闭塞、肝气郁结，以致滞塞不通。扁鹊又言："致水火之剂，通闭散结，反之于平。"这是扁鹊告诉我们审闭结、散郁滞的大法，如照此法去做，就可以达到"血脉流通，病可得生"，病就可以痊愈，平安无事。扁鹊简练的语言深刻准确地表达了他的病因观、病机观、治疗观。这些内容对扁鹊学术思想的认识有重要意义，其学术价值对中医学和人类健康有重大影响，使我们认识到，扁鹊不愧是一个具有渊博知识的宗师级人物。

## 二、葛洪养生抗衰"治未病"理念与经验方

### （一）葛洪养生抗衰"治未病"理念

葛洪是东晋时期的著名医学家，他强调"治未病"的理念，主张通过预防来避免疾病的发生。他的《肘后备急方》中记载了许多具体的方药，如通过发酵中药来增强药效，减少毒性，提高人体免疫力。他的《抱朴子内篇》记载多种养生防病方法，如导引行气、吐纳练气等，强调以不伤为本、药养治未病。他观察细致，辨证方法简单实用，如对肿病、心痛胸痹病辨证，突出主症，言简意赅，实用性强。《肘后备急方》对传染病和慢性病均提出预防方法，如温毒、疫等传染病的内服、艾灸预防，以及脚气病的豉酒预防。如内服法"度瘴散，辟山瘴恶气，若有黑雾郁勃及西南温风，皆为疫疠之候。方：麻黄、椒各五分，乌头三分，细辛、术、防风、桔梗、桂、干姜各一分。捣，筛，平旦酒服一钱匕。辟毒诸恶气，冒雾行，尤宜服之"。再如预防温病传染言："断温病令不相染……密以艾灸病患床四角各一壮，不得令知之，佳也。"同时

其对当时常见的慢性病也提出了预防手段，如对当时岭南多发病脚气病提出："脚气之病，先起岭南，稍来江东，得之无渐，或微觉疼痹，或两胫小满，或行起忽弱，或小腹不仁，或时冷时热，皆其候也。不即治，转上入腹，便发气，则杀人……取好豉一升，三蒸三曝干，以好酒三斗，渍之三宿可饮，随人多少。欲预防，不必待时，便与酒煮豉服之。"

### （二）葛洪养生抗衰"治未病"发酵经验方十九方

**1. 杜仲黄酒外涂治腰痛方**

参见上文。

**2. 嚼葛根治疗腰痛方**

参见上文。

**3. 鲜生地黄榨汁治腰痛方**

参见上文。

**4. 麻仁治疗腰痛方**

参见上文。

**5. 鹿茸治腰痛方**

参见上文。

**6. 威灵仙治腰痛方**

参见上文。

**7. 补骨脂治腰痛方**

参见上文。

**8. 生栗子食治腰痛方**

参见上文。

**9. 菟丝子治腰痛方**

参见上文。

**10. 大豆蒸热装入枕头内治疗失眠方**

参见上文。

**11. 调虚劳治未病汤药预防方**

参见上文。

**12. 乌母鸡食疗调理预防方**

参见上文。

**13. 麻雀蛋治男女肾虚食疗方**

参见上文。

### 14. 龙骨、远志宁心安神方

参见上文。

### 15. 牡蛎治疗阴虚盗汗方

参见上文。

### 16. 治疗肾虚体弱、阳气衰弱食疗方

参见上文。

### 17. 补骨脂酒醋糊丸

参见上文。

### 18. 固阳丹治肾虚方

参见上文。

### 19. 淫羊藿酒治疗肾虚腿膝冷痛

参见上文。

这些名医的智慧和经验，为后世中医药的发展奠定了坚实基础。发酵中药不仅提高了药效，减少了毒性，还为现代养生保健提供了新的思路和方法。

## 三、《寿世保元》中养生抗衰理念论述

### (一)《寿世保元》"抗衰老"理念

夫二五之精，妙合而凝，两肾之间，白膜之内，一点动气，大如箸头，鼓舞变化，开阖周身，熏蒸三焦，消化水谷，外御六淫，内当万虑，昼夜无停，八面受攻。由是神随物化，气逐神消，荣卫告衰，七窍反常，啼号无泪，笑如雨流，鼻不嚏而涕，耳无声蝉鸣，吃食口干，寐则涎溢，溲不利而自遗，便不通而或泄。由是真阴妄行，脉络疏涩，昼则对人瞌睡，夜则独卧惺惺。故使之导引按摩，以通彻滞固，漱津咽液，以灌溉焦枯。虽云老者非肉不饱，肥则生气，非人不暖，暖则生淫。侥幸补药者，如油尽添油，灯焰高而速灭。老子云：以其厚生，所以伤生也，况有明修礼貌，暗伏奸雄，麦蘖腐其肠胃，脂粉惑其清真，孤阳独盛，水谷易消，自恃饮啖过人，恣造欺天之罪，宿缘既尽，恶根临头。其或厌饮沉酣，身居勤俭，志益贪婪，方聚龟毛之毡，忽作女子之梦，倾天下之色不足止其欲，遍天下之财不足御其贪。论年高之人，阴虚筋骨痿弱无力，面无光泽或暗惨，食少痰多，或喘或咳，或便溺数涩，阳痿，足膝无力者，并治形体瘦弱无力，多因肾气久虚，憔悴盗汗，发热作渴，并皆治之。

### (二)《寿世保元》"抗衰老"两大名方

#### 1. 八仙长寿丸

大怀生地黄（酒拌，砂锅内蒸一日至黑，掐断，慢火焙干，八两），山茱萸（酒拌

蒸，去核，四两），干山药（四两），白茯神（去皮木筋膜），牡丹皮（去骨）（各三两），益智仁（去壳盐水炒，二两），辽五味子（去梗，二两），麦门冬（水润，去心，二两）。

上忌铁器，为细末，炼蜜为丸，如梧桐子大，空心温酒或炒盐汤送下，夏秋白滚汤下。腰痛加鹿茸、当归、木瓜、续断。消渴加五味子、麦门冬各一两。老人下元冷，胞转不得小便，膨急切痛四五日，困笃欲死者，用泽泻，去益智。诸淋沥，数起不通，倍茯苓，用泽泻，去益智。夜多小便加益智一两，减茯苓一半。治虚壅牙齿痛浮，治耳聩及肾虚，如耳鸣，用全蝎四十九枚，炒微黄色，为末，每服三钱，酒调送下百丸，空心服。

论此膏填精补髓，坚骨强筋，万神具足，五脏盈溢，髓实血满，发白变黑，返老还童，行如奔马，日进数服，终日不食亦不饥，开通强志，日诵万言，神识高迈，夜无梦想。人生二十七岁以前服此一料，可寿三百六十岁，四十五岁以前服者，可寿二百四十岁。五十岁以前服者，可寿一百一十岁，六十三岁以上服之，可寿至百岁。服之十剂，绝其欲，修阴功，成地仙矣。一料分五处，可救五人痛疫，分十处，可救十人痨瘵。修合之时，沐浴志心，勿轻示人。

### 2. 琼玉膏

人参（拣好者，去芦，十二两），真怀生地黄（十斤，洗净，捣取其汁），白茯苓（坚白者，去皮及筋膜，二十五两），白砂蜜（五斤）。

上将参、苓为细末，忌铁器，蜜用生绢滤过，地黄取自然汁，去渣，同药一处拌和匀，入瓷器内封固，净纸二十余重密封，入重汤煮，用桑柴火煮六日，如连夜火即三日夜取出，蜡纸数重包瓶口，入井内去火毒，一伏时取出，再入旧汤内煮一日，出水气，取三匙，作三盏，祭天地百神，焚香设拜，至诚端心，每清晨以二匙温酒化服，不饮者白汤化下。忌鸡犬声及妇人、孝子见之。

瞿仙曰：予所制此方，加沉香、琥珀各五钱，其功效异于世传之方。干咳嗽者，有声无痰之名也，火乘于肺，喉咙隐隐而痒，故令有声。病原于脾者，有痰；病不由脾，故无痰也。《易》曰：燥万物者，莫熯乎火，相火一熯，则五液皆涸，此干咳嗽之由也。生地黄能滋阴降火，蜜能润燥生津，损其肺者益其气，故用人参，虚则补其母，故用茯苓，又地黄、白蜜皆润，铢两又多，茯苓甘而属土，用之以佐二物，此水位之下，土气乘之之义，乃立方之道也。

论阳春白雪糕。凡年老之人，当以养元气、健脾胃之主，每日三餐，不可缺此糕也。王道之品，最益老人（方见内伤）。

### （三）论男女两性与养生的不同特点

齐大夫褚澄曰：赢女则养血，宜及时而嫁，弱男则节色，宜待壮而婚。男子破阳太早，则伤其精气，女子破阴太早，则伤其血脉。

书云：精未通而御女以通其精，则五体有不满之处，异日有难状之疾。书云：男子以精为主，女子以血为主，故精盛则思室，血盛则怀胎。若孤阳绝阴，独阴无阳，欲心炽而不遂，则阴阳交争，乍寒乍热，久则成劳。

彭祖曰：美色妖丽，娇姿盈房，以致虚损之祸，知此可以长生。《阴符经》云：淫声美色，破骨之斧锯也。世之人，若不能秉灵烛以照迷津，仗慧剑以割爱欲，则流浪生死之海，害生于恩也。书云：年高之人，血气既弱，觉阳事辄盛，必慎而抑之，不可纵心恣意。一度不泄，一度火灭，一度增油，若不制而纵欲，火将灭，更去其油。

春秋秦医和视晋侯之疾，曰：是谓近女室，非鬼非食，惑以丧志。公曰：女不可近乎？曰：节之。

《灵枢经》曰：元气者，肾间动气也，右肾为命门，精神之所舍，爱惜保重，则营卫周流，神力不竭，与天地同寿。

书曰：恣意极精，不知惜，虚损生也。譬枯朽之木，遇风则折，将溃之岸，值水先颓。苟能爱惜节情，亦长寿也。

《抱朴子》曰：才不逮，强思之，力不胜，强举之，伤也，甚矣强之一字，真戕生伐寿之本。夫饮食，所以养生也，然使醉而强酒，饱而强食，未有不疾害其身，况欲乎？欲而强，元精去，元神离，元气散。戒之！

书云：饱食过房，劳损血气，流溢渗入大肠时，便清血腹痛，病名肠癖。又云：大醉入房，气竭肝伤，丈夫则精液衰少，阳痿不举，女子则月事衰微，恶血淹留，生恶疮。

书云：忿怒中尽力行房事，精虚气竭，发为痈疽。恐惧中入房，阴阳偏虚，自汗盗汗，积而成劳。远行疲乏入房，为五劳。月事未绝而交接生驳，又冷气入内，身面痿黄，不产。

金疮未瘥而交会，动于气血，故令金疮败坏。忍小便而入房者，得淋疾，茎中疼，面失血色，致胞转，脐下急痛死。书云：时疾未复犯房者，舌出数寸长而死。

**（四）论摄养**

薄滋味，省思虑，节嗜欲，戒喜怒，惜元气，简言事，轻得失，破忧沮，除妄想，远好恶，收视听。

惜气存精更养神，少思寡欲勿劳心。食唯半饱无兼味，酒至三分莫过频。每把戏言多取笑，常含乐意莫生嗔。炎凉变诈都休问，任我逍遥过百春。

## 四、《老老恒言》中养生抗衰理念摘要

《老老恒言》是清初文苑之秀曹庭栋撰写的一本老年养生专著，书中主张养生要适应日常生活习惯，不可有半点勉强；养生实践要寓于日常生活起居琐事之中；重视调摄脾胃，推崇食粥，列粥谱达百余方；强调老年养生要重省心养性。

《老老恒言》认为日常生活应顺乎自然，调摄要按时，衣帽"适体"就好；"寒热饥饱，起居之常"，要注意保暖，须"随时审量"。"衣可加即加，勿以薄寒而少耐"，"热即脱，冷即着"；并主张用兜肚暖腹，认为腹为五脏之总，故腹本"喜暖"。老人下元虚弱，更宜加意暖之。要重视气候的变化，遇大风、大雨和大寒、大热时，非特不可出门，即居家亦当"密室静摄，以养天和"。切忌疲困，当午后微倦时，应"卧室安枕移时"，醒、寐则"任其自然，欲起即起，不须留恋"；亦可"坐而假寐，醒时弥觉神清气爽，较之就枕而卧，更次受益"。劳逸必须适度，"老年气弱，运动久则气道涩"，宜"寝以节之"，"倦欲卧而勿卧，醒欲起而勿起，勉强转多不适"。养生不求助于医药，唯以顺应自然为宗法，以求颐养天和，克享遐寿。

《老老恒言》认为老年人脏腑功能衰退，脾胃薄弱，强调饮食必须以"量腹"为原则。食取称意，所需多少，"非他人所知，须自己审量"。"早饭可饱，午后即宜少食，至晚更必空虚"；"勿极饥而食，食不过饱；勿极渴而饮，饮不过多。但使腹不空虚，则冲和之气，沦浃肌髓"。曹氏认为粥对老年人最宜。每日空腹食粥一瓯，能推陈致新，生津快胃，并指出煮粥要注意选米、择水，掌握火候。其指出五味需要调和，冷热必须适当，"食物之冷热，当顺乎时之自然"，但宁可过热，因"胃喜暖，暖则散，冷则凝，凝则胃先受伤，脾即不运"；对于"瓜果生冷诸物，亦当慎"。

《老老恒言》是老年人养生的集大成者，集中体现了我国历代养生家的养生思想和养生方法，对目前指导老年人养生和预防"亚健康"等现代卫生保健重大问题，均有重要的现实意义。全书没有晦涩难懂的医学知识，有的只是操作性很强的养生方法及指导性很强的养生感悟。只要我们养成健康的生活习惯，坚持下去，人人都有能力获得健康和长寿。

## 五、《寿亲养老新书》中养生抗衰理念论述与验方

### （一）饮食调治

主身者神，养气者精，益精者气，资气者食。食者，生民之天，活人之本也。故饮食进则谷气充，谷气充则气血盛，气血盛则筋力强。故脾胃者，五脏之宗也。四脏之气，皆禀于脾。故四时皆以胃气为本。《生气通天论》云："气味辛甘发散为阳，

酸苦涌泄为阴。"是以一身之中，阴阳运用，五行相生，莫不由于饮食也。若年少之人，真元气壮，或失于饥饱，食于生冷，以根本强盛，未易为患。其高年之人，真气耗竭，五脏衰弱，全仰饮食以资气血，若生冷无节，饥饱失宜，调停无度，动成疾患。凡人疾病，未有不因八邪而感。所谓八邪者，风、寒、暑、湿、饥、饱、劳、逸也。为人子者，得不慎之？若有疾患，且先详食医之法，审其疾状，以食疗之，食疗未愈，然后命药，贵不伤其脏腑也。凡百饮食，必在人子躬亲调治，无纵婢使慢其所食。老人之食，大抵宜其温热熟软，忌其黏硬生冷。每日晨朝，宜以醇酒先进平补下元药一服。女人则平补血海药一服。无燥热者良，寻以猪羊肾粟米粥一杯压之。五味、葱、薤、鹑臛等粥皆可。至辰时，服人参平胃散一服。然后次第以顺四时软熟饮食进之。食后引行一二百步，令运动消散。临卧时，进化痰利膈人参半夏丸一服。尊年之人，不可顿饱，但频频与食，使脾胃易化，谷气长存。若顿令饱食，则多伤满。缘衰老人肠胃虚薄，不能消纳，故成疾患。为人子者，深宜体悉，此养老人之大要也。目止可进前药三服，不可多饵。如无疾患，亦不须服药。但只调停饮食，自然无恙矣。

### （二）《寿亲养老新书》男女通用抗衰老发酵药物参与方

#### 1. 旋覆花散

其主治老人因风热上攻所致头晕目眩、精神倦怠嗜卧、心悸心慌，起身时似欲倾倒，背部拘挛、身体僵直等症。其药物组成包括旋覆花半两、前胡一两、去心麦门冬一两、蔓荆子半两、白术三分、去瓤麸炒枳壳三分、甘菊花三分、姜汁煮半夏半两、防风半两、地黄（体虚者以石膏代之）、独活半两、甘草半两。将上述药材研为粉末，每次取三钱，加入一中盏水及半分生姜，一同煎煮至六分，去滓后趁热服用，服用时间不限。

#### 2. 羌活丸

其主要功效为补壮老年人之筋骨，对风邪所致的游走性疼痛及风气在体内上下窜动之病证具有治疗作用。所用药材包括羌活、经酒浴后焙干的牛膝、川楝子、白附子、舶上茴香、去皮锉碎的黄芪、青盐、去心的巴戟天、炮制后去皮脐的黑附子、沙苑子、白蒺藜。以上诸药材取等量，共同研磨成粉末，以酒煮面糊制成如梧桐子大小的药丸。每次服用十丸，于空腹或临睡前，用盐汤送服，可依据老年人年龄大小适当调整用药剂量。

#### 3. 木香人参散

其可调和老年人的脾胃之气，增进食欲，止痰逆，治疗腹痛，起到调理身体之效，男女皆适用。由半两木香、半两去芦头的人参、一分去黑皮的茯苓、半两微炒的白术、一分去皮的肉豆蔻、一分去毛的枇杷叶、用姜汁炮制去粗皮的厚朴、半两丁香、一分藿香叶、半两炙甘草、半两炮干姜、半两汤浸去瓤的陈皮这十二味药材组成。将这些药材按要求处理后，称取相应分量，研磨成粉末。每次服用二钱，取一盏水，放入一片生姜和两枚大枣，一同煎煮至六分，滤去药渣后趁热服用。此药老年人经常服用对身体有益。

### 4. 枳壳木香散

其用于调和老年人脾胃，对胸膈烦闷不舒、心腹刺痛、食欲不振等症状具有治疗作用，男女均可使用。药材包括一两木香、四两杵末炒过的神曲、四两炮过的京三棱、三两去瓤的青橘皮、三两炮过的甘草、三两去皮的益智仁、一两白芷、三两桂心、三两炮过的莪术、二两微炒的白术、麸炒炮制过的枳壳。将这些药材研磨成粉末，每次取二钱，加一盏水，放入少许生姜和盐，一同煎煮至七分，连药渣一起趁热服用。

### 5. 四顺散

其可解除老年人四季的伤寒病证，男女通用。由去节的麻黄、去皮的杏仁、炙甘草、荆芥穗各等份组成。将它们共同捣碎研磨成粉末，每次服用一钱，用盐汤冲调后趁热服用。

### 6. 黄芪散

其能治疗老年人心脾积热，或流注至腿脚导致的疼痛，男女皆适用。药材包含黄芪、赤芍、牡丹皮、香白芷、沙参、炙甘草、去皮的肉桂、去苗的柴胡、洗净后炙过的当归。这些药材取等量，研磨成粉末。每次服用二钱，取一盏水，加入三片生姜，煎至五分，每日服用两次。在春季和冬季煎药时，加入半匙蜜蒸瓜蒌煎。

### 7. 橘皮煮散

其有益元气、调和脾胃、治疗伤寒的功效，亦称为不换金散，对心腹各种疾病均有疗效，男女通用。所用药材有一两去瓤的橘皮、一两人参、一两茯苓、一两白术、一分木香、炮干姜、半两去皮的官桂、一两鸡心槟榔、两个去皮的草豆蔻、一分麸炒的半夏、半两加入一分生姜同杵碎炒干的厚朴、半两去瓤麸炒的枳壳、五个煨熟去核的诃黎勒、半两甘草。将这些药材研磨成粉末，每次服用一大钱，取一盏水，加入生姜和大枣，一同煎煮至七分，趁热服用，饭前饭后均可，需注意遵循常规忌口。

### 8. 香白芷散

其用于治疗老年人脏腑冷热不调，出现里急后重、阑门不和的症状，男女通用。药材有三钱洗净的当归、三钱洗净的白芷、三钱去皮的茯苓、三钱麸炒的枳壳、一钱木香。将这些药材制成粉末，每次服用一钱，取半盏水，加入少许生姜，一同煎煮至四分，温服。

### 9. 匀气散

其用于治疗老年人大小便不通。用半两生姜、一整根带根叶的葱、一捻盐、三十粒豉，将这四味药材捣烂后，置于肚脐中，良久可通便。

### 10. 七圣散

其治疗老年人脚膝疼痛，严重至无法行走的病证。药材有杜仲、续断、萆薢、防风、独活、酒浸一宿的牛膝、甘草各一两。将这些药材制成粉末，每次服用二钱，用酒送服。

### 11. 温白丸

其治疗老年人脾胃的一切病证，包括脾胃不能承受食物，出现吐逆、泻痢，以及宿食不消化等情况。由二两汤洗后用姜汁浸的半夏、一两炮白术、一分丁香组成。将这些药材制成粉末，用生姜自然汁和飞面调成糊，与前面的药末混合，制成如梧桐子大小的药丸。用浓煎生姜汤送服十丸，空腹服用。若有腹痛并呕吐的情况，则在饭后服用。

### 12. 藁本散

其可治疗妇人血气问题，男人筋骨风、四肢软弱、突发急风，以及寸白虫等病证，经常服用还能发汗解伤寒。药材有藁本、酒浸一宿焙干的牛膝、当归、去节的麻黄各一两，羌活、独活、防风、去粗皮的肉桂、芍药、菊花、续断、五加皮、芎䓖、甘草、赤箭、麸炒去瓤的枳壳各半两，一个大的炮制去皮脐的黑附子，一分去叶的细辛。这十八味药材，均需选用产地优良者，先水洗，再细锉焙干，然后研磨成粉末。空腹时用温酒送服二钱，若不饮酒，可用薄荷汤送服。发汗解伤寒热时，用葱白和酒送服二钱，服用三五次效果更佳。

### 13. 人参半夏丸

其具有坠痰、化涎、调和脾胃的功效。用一两半夏（先以汤洗七遍，用四两生姜取汁浸泡三日后，在日内煎干，切作饼子，焙干）、一两白矾、一两人参、一两去皮茯苓，将这些药材制成粉末，把蒸饼用水浸过，再用纸裹着煨熟，制成如绿豆大小的药丸。每日在空腹和临睡前，用淡生姜汤送服十五丸。若欲开胃口，可用姜枣汤送服；有风涎时，用一条皂角、三片姜、三片萝卜同煎汤送服。

### 14. 丁香丸

其能暖食、消食，治疗一切气闷、醋心腹胀，使胸膈通畅，消除积滞，男女通用。药材有一个有裙襕的大乌梅、一个新肥带皮的巴豆、半钱炒过的香墨末、五个新的拣丁香、五粒黑胡椒、半钱先炒为末的干漆末、半钱桂花末（香墨、干漆、桂花三

味研细后加入 )。将这些药材制成粉末，用马尾罗子筛过，用醋面糊制成剂，在臼中杵匀，制成如绿豆大小的药丸。用温酒送服五到七丸，也可用茶送服，加入三钱蜡茶末效果更为显著。

### 15. 北亭丸

其治疗男女久积虚败，能壮元、补血、健胃、暖脾、止痰逆、消饮食。药材有二两去除沙石的北亭，半两与硇砂研细醋化去沙石的阿魏，洗净去苗梢的川当归、去皮姜汁炙至黄色的厚朴、去瓢用红的陈橘皮、去皮的官桂、炮干姜、炙甘草、川芎、拣好的胡椒、去皮的缩砂、炮去皮脐的大附子各四两，二两茯苓、二两与硇砂、阿魏同醋研去沙土的青盐、米泔水浸一宿切作片子焙干的白术、一两半去沙土的五味子。将这些药材依法处理后制成粉末，把硇砂、阿魏、醋加入面粉中，视情况煎成稀糊，加入药末，再炼好蜜，一起搅拌均匀，放入臼中杵千百下，制成如酸枣大小的药丸。每次服用一丸，空心时，用盐汤、茶、酒送服，嚼碎。女人的一切病患皆适合服用此药。

### 16. 镇心丸

其能养护老年人心气，使人不健忘，耳聪目明。药材有一两辰砂、一两桂、一两去心的远志、一两人参、二两茯苓、一两半去心的麦门冬、一两半石菖蒲、一两半干地黄。除辰砂外，将其他药材制成粉末，混合均匀。然后炼蜜制成如梧桐子大小的药丸。空心时，用薄荷酒送服十到十五丸，留下少许朱砂作为药丸的外衣，常服对益心气、养神有益。

### 17. 枇杷叶散

其治疗老年人脾肺有热、上焦有痰，能凉心润肺、消除壅滞，男女通用。药材有炙去毛的枇杷叶、人参、茯苓、白术、羌活、黄芪各一两，炙甘草、汤洗去滑切破焙干的半夏各半两。将这些药材制成粉末，每次服用二钱，取一盏水，加入生姜和薄荷，煎至七分。在饭后或临睡前温服。

## 六、西医学养生抗衰理念论述

### （一）衰老的本质

人为什么会衰老？衰老的本质是什么？这是一个几千年来许多学者努力探索的问题。但到目前为止，还没有一种单一的理论能够解释所有已知的事实。

### （二）衰老的学说

衰老的学说多种多样，归纳起来主要包括以下几种：①程序衰老学说；②体细胞突变学说；③错误成灾学说；④自由基学说；⑤神经内分泌学说；⑥免疫衰老学说。

## （三）衰老的因素

现代科学研究指出，衰老与遗传因素、环境因素、个体心理因素及营养因素等有关。

# 第三节 发酵中药养生健身汤、饮、羹、膏经验方

世界医学高度发展，在为人类带来福音的同时，也看到了它对人体的诸多损害，因而寻求对人体无损害的自然疗法，就成了人们亟待解决的课题。"药膳"作为自然疗法的一个重要组成部分，就越来越被人们提到了重要的位置。"药膳"是在中医理论指导下，将中药与食物相配伍，运用传统的饮食烹调技术和现代加工方法制成味、色、形俱佳的，更具有保健和治疗作用的食品，其内容广泛，品名颇多，迄今已有3000多年的历史。所谓"药食同源"更是集中而深刻地体现了"药膳"的重要之处。"药膳"之方来源极广，取材方便，使用安全，并可"医食兼优""自医自疗"，对于年老体弱与慢性病者，尤为相宜。

中药发酵是一种传统的中药加工方法，通过微生物的发酵作用，使中药中的有效成分更易被人体吸收，同时增强其保健和治疗效果。中药发酵养生健身汤、饮、羹、膏的制作使用，不仅保留了中药的药用价值，还通过发酵工艺增强了其保健功效，适合各类人群食用，通过合理搭配食材和中药材，可以达到养生健身、延年益寿的效果。

## 一、感冒

### 1. 荆芥粥

【出处】《食疗百病》。

【组成】荆芥、淡豆豉各 5g，薄荷 3~5g，粳米 100g。

【用法】先将荆芥、淡豆豉、薄荷共煎 5 分钟后取汁去渣。粳米洗净煮粥，待粥将熟时加入药汁，再煮一二沸成稀粥。作早晚餐温热服。

【主治】感冒、咽痛音哑。

### 2. 发汗豉粥

【出处】《太平圣惠方》。

【组成】淡豆豉 15~20g，荆芥 3~6g，麻黄 2~4g，葛根 20~30g，山栀子 5g，生石膏末 60~90g，生姜 3 片，葱白 2 个，粳米 100g。

【用法】先将诸药煎后去渣、取汁，后入粳米煮作稀粥，煎煮时间不宜过久，

5~10分钟即可。服后卧床温覆，取微汗为度。

【主治】感冒或稍见风热者。

### 3. 荆芥荷豉粥

【出处】《养老奉亲书》。

【组成】荆芥5~10g，薄荷3~5g，淡豆豉10g，粳米5~10g。

【用法】先将前三味药煎沸5分钟，不宜久煎，取汁去渣；另将粳米煮粥，待粥米将熟时，加入药汁，同煮为稀粥。温热服食。

【主治】风寒感冒。

【按注】《医余录》一方单用薄荷煮粥，治风热感冒。

## 二、中暑

### 1. 银花绿豆汁

【出处】民间方。

【组成】生绿豆80g，金银花40g。

【用法】用水5碗，煎一二沸，取汁，略加砂糖频饮。

【主治】中暑。

【按注】一方单用绿豆煮汤作茶饮服也效。一方用绿豆、滑石。

### 2. 竹叶粥

【出处】《太平圣惠方》。

【组成】竹叶切片，石膏150g，砂糖50g，粳米100g。

【用法】竹叶洗净切成3cm长的节，石膏加水约2000mL，先煎30分钟，再下竹叶同煎约20分钟后，滤出药汁，静置候冷，澄清后再过滤汁，备用。然后将粳米淘净后，加入药汁，在中火上徐徐煮粥至熟，加入适量砂糖搅匀即成。

【主治】暑热伤津之身热。

【按注】还可治疗风热目赤、流泪。

### 3. 梅苏糖

【出处】中医验方。

【组成】白砂糖500g，乌梅肉200g，苏叶细粉50g。

【用法】白砂糖加水少许，以小火煎熬至较稠厚时，加入乌梅肉、苏叶细粉调匀，即停火。趁热将糖倒在表面涂过食用油的大搪瓷盘中，待稍冷，将糖压平，用刀划成小块。冷却后即成棕色砂板糖。

【主治】预防中暑发热，口渴，呕恶，腹泻。

### 4. 洋参冬瓜鸭汤

【出处】《四季养生大众食谱》。

【组成】西洋参 25g，光鸭、冬瓜各 500g，石斛 60g，眉豆、荷梗鲜品各 90g，大枣 20g，精盐 5g，生姜末、味精各 2g。

【用法】将上述用料及姜末一齐放入煲内，加水适量，先用旺火煮沸后，再改用文火煲 3~4 小时，加入味精、精盐调味，离火即成。单食或佐餐食用。

【主治】夏日伤暑，日射病。

## 三、疟疾

鳖甲胶糖

【出处】中医验方。

【组成】鳖甲胶适量，黄酒与砂糖各适量。

【用法】鳖甲胶加黄酒与砂糖隔水炖烊，每次一匙，开水化服，每日 1~2 次。

【主治】癥瘕疟母。

## 四、咳嗽

### 1. 枇杷叶粥

【出处】《老老恒言》。

【组成】枇杷叶 10~15g，粳米 50~100g，冰糖少许。

【用法】先将枇杷叶用布包入煎，取浓汁后去渣，入粳米煮粥，粥成后入冰糖少许，煮成稀薄粥。

【主治】肺热咳嗽、咳吐黄脓痰或咯血、衄血及胃热呕吐。

### 2. 止咳梨膏糖

【出处】民间方。

【组成】鸭梨 1000g，百部 50g，前胡、杏仁、川贝母、制半夏、茯苓各 30g，款冬花 20g，生甘草 10g，白砂糖 500g，橘红粉 30g，香橼粉 10g。

【用法】除白砂糖、橘红粉、香橼粉外，诸品加水适量煎煮，每 20 分钟取煎液 1 次，加水再煎，共取煎液 4 次，合并煎液。再以小火煎煮浓缩，至煎煮液较稠厚时加白砂糖调匀，继续煎熬至稠黏时，加入橘红粉、香橼粉调匀。再煎熬至用铲挑起即成丝状，而不黏手时，停火。趁热将糖倒在表面涂过食用油的大搪瓷盘中，待稍冷，将糖分割成条，再分割约 100 块，外部撒细白糖粉一层即可。

【主治】肺热型外感、支气管炎、气喘多黄痰、口渴等。

### 3. 七星剑花炖猪肺

【出处】《饮食疗法》。

【组成】七星剑花干品 25~30g，猪肺 250~300g。

【用法】加清水适量炖 1~2 小时即可，饮汤食猪肺。

【主治】肺燥干咳。

### 4. 百部蜜汁饮

【出处】《续十全方》。

【组成】鲜或干百部适量，蜂蜜等量。

【用法】用鲜百部汁或百部干品煎浓汁，加入等量蜂蜜，文火煎成膏，每次 5mL，开水冲服，每日 3 次。

【主治】各种咳嗽。

### 5. 冬参瘦肉汤

【出处】《四季养生大众食谱》。

【组成】麦冬 15g，北沙参 20g，瘦猪肉 200g，花生油、料酒、酱油、精盐、味精各适量。

【用法】前两味加水适量，用旺火烧开，加入猪肉片，改用文火煮 3 小时后，加入精盐、味精调味，即可。佐膳随量食用。

【主治】干咳，身热口燥。

### 6. 紫菀猪肺汤

【出处】《四季养生大众食谱》。

【组成】猪肺 1 个，紫菀 25g，白菜干 45g，蜜枣 8 枚，南北杏（南杏仁、北杏仁）50g，精盐适量。

【用法】煲中加水适量，放入猪肺、白菜干，待水煮沸后再放入洗净的紫菀、蜜枣、南北杏，改用文火煲 4 小时，加精盐调味即成。单食或佐餐食用。

【主治】久咳，咯血。

### 7. 蜂蜜川贝粉

【出处】民间方。

【组成】蜂蜜 20g，川贝母粉 3g。

【用法】蜂蜜化入温开水中，冲服川贝母粉，早晚各服 1 次。

【主治】久咳无痰。

【按注】一方用川贝母加大米煮粥食用。

**8. 萝卜柿霜饮**

【出处】民间方。

【组成】大白萝卜 500g，饴糖 15g，柿霜 9g，川贝母粉 6g。

【用法】白萝卜绞汁，盛碗内，加入饴糖，蒸化，趁热缓缓呷下。临服时将柿霜、川贝母粉调入，一并服之。

【主治】阴虚肺热之咳嗽。

**9. 川贝粉肠汤**

【出处】《四季养生大众食谱》。

【组成】猪粉肠 150g，川贝母 20g，枇杷叶 15g，蜂蜜 50g。

【用法】煮猪粉肠，熟后下后两味中药，再放入蜂蜜调匀即可服用。单食，随量饮用。

【主治】久咳。

**10. 柚肉煮猪肉汤**

【出处】民间方。

【组成】柚肉 4 瓣，黄芪 9g，猪肉 200g。

【用法】上述各品同煮，调味后食用。

【主治】肺燥咳嗽。

**11. 参母桑杏汤**

【出处】《四季养生大众食谱》。

【组成】北沙参 12g，梨皮、桑叶、南杏仁各 10g，淡豆豉、浙贝母、山栀皮各 9g，白糖适量。

【用法】上品共煮，去渣留汁，用白糖调味即可，分 2 次服用。

【主治】干咳无痰，咽干口渴。

**12. 沙杏参柿汤**

【出处】中医验方。

【组成】柿饼 15g（或柿霜 5~10g），南沙参、苦杏仁各 9g，黄芩 6g。

【用法】同煎服。

【主治】肺热咳嗽。

**13. 藕汁蜜**

【出处】民间方。

【组成】鲜藕适量洗净，榨汁 100~150mL，蜂蜜 15~30g。

【用法】调匀内服。每日 1 次，连服数日。

【主治】肺热咳嗽、咽干咽痛、咳痰带血、血热鼻衄等。

### 14. 沙参怀药煲猪肉

【出处】《食疗百病》。

【组成】瘦猪肉 500g，玉竹 25g，沙参 20g，百合 15g，怀山药 30g，料酒、精盐、葱、姜、胡椒粉各适量。

【用法】将玉竹、沙参、百合洗净装入纱布袋中，葱、姜拍破，猪肉洗净切成块。所有原料一同下锅，注入适量清水，大火烧沸，撇去浮沫，再用文火炖至肉烂熟。吃肉饮汤。

【主治】干咳咽燥，消瘦乏力。

【按注】一方用瘦猪肉、玉竹。

### 15. 蛤蚧散

【出处】《食疗百病》。

【组成】蛤蚧数只，蜂蜜 30g，鲜萝卜适量。

【用法】将蛤蚧焙干研末，加蜂蜜冲匀，萝卜入锅内煮汤，用萝卜水配冲好的药汁，饮汁。

【主治】久咳气喘。

### 16. 杏仁蒸肉

【出处】《食疗百病》。

【组成】猪五花肉（带皮）500g，甜杏仁 18g。

【用法】将猪肉切成见方的肉块，杏仁用开水浸泡后去红衣，用纱布包好，锅放旺火上，倒入猪油，加冰糖 15g 炒成深红色，再放入肉块一起翻炒，当肉块上色时，即下葱段、姜块、料酒、清水和杏仁。待汤开后，倒入砂锅内，放微火上炖，并随时翻动，勿使糊底。待肉块炖至六七成烂时，再加入冰糖 15g，炖到九成烂时将杏仁取出，去掉纱布，将杏仁平铺在碗底，把炖好的肉块摆在杏仁上，倒入一些原汤上笼蒸，蒸烂后扣盘，用剩下的原汤烧开勾芡即成。每日 2 次，随量食。补肺润肠。

【主治】咳嗽气喘。

### 17. 人参蛤蚧粥

【出处】中医验方。

【组成】人参粉 3g，蛤蚧 2g，粳米 100g，白糖适量。

【用法】先将粳米加清水适量，煮成粥，再加人参粉、蛤蚧粉、白糖调味。稍煮一二沸，趁热服食。

【主治】肺肾两虚，咳嗽喘促。

### 18. 豆腐蒸麻黄

【出处】民间方。

【组成】一块豆腐，麻黄 1.5g。

【用法】将麻黄插在豆腐上，加冰糖少许，隔水蒸熟后服。

【主治】老年慢性支气管炎。

【按注】一方用侧柏叶易麻黄。

## 五、哮喘

### 1. 老鸭虫草汤

【出处】《中医脏器食疗学》。

【组成】老鸭 1 只，冬虫夏草 15g，生姜 10g，食盐少许。

【用法】将老鸭去杂，冬虫夏草放入鸭腹内，加生姜、食盐，隔水炖熟，调味后服食。每周 1~2 次，连服 4 周。

【主治】哮喘。

### 2. 麻雀虫草汤

【出处】中医验方。

【组成】麻雀 5 只，冬虫夏草 9g，生姜 50g，食盐少许。

【用法】将麻雀去杂，洗净，切块，与余药加水一同煎煮，文火炖至熟烂后，调味服食。每周 2~3 次，连服 10~15 次。

【主治】哮喘。

### 3. 哮平丹

【出处】中医验方。

【组成】活蟾蜍 10 只，白胡椒 60g，法半夏末 50g，陈皮末 20g，蛤蚧 2 条，田七末 12g。

【用法】将活蟾蜍去皮及内脏，每只腹中纳入白胡椒 6g、法半夏末 5g、陈皮末 2g，用线缝好，黄泥包裹，置炭火上煅存性，取出，去黄泥，研末；另将蛤蚧置瓦上焙黄、脆，研末；将以上二药末与田七末混合调匀。分成 30 包，瓶装密封备用。哮喘发作时，每天晨起及晚睡前各服 1 包。待病情稳定后，则每晨服 1 包。临床效果颇佳。

【主治】哮喘。

### 4. 五味子鸡蛋

【出处】民间方。

【组成】红皮鸡蛋 7 个，五味子 120g。

【用法】先将五味子放入容器中，加水浸泡 2 小时，再放入鸡蛋浸泡 1 周以上。至五味子发霉，凝结在一起，清水变浊，鸡蛋壳全部变软，将五味子去除，将鸡蛋放入砂锅，文火煮之，然后剥壳再煮片刻，连汤空腹一次服下。如感恶心难吞，可分二三次服。一般服 1 剂即可见效果。可隔一二个月再服 1 剂以巩固疗效。

【主治】哮喘。

【按注】一方用五味子冰糖配北瓜，将北瓜挖空去子，装入五味子和冰糖，蒸熟，然后取出五味子不用，每日吃一个，数次可见功效。久服除根。

### 5. 虫草全鸭

【出处】《本草纲目拾遗》。

【组成】冬虫夏草 10g，老公鸭 1 只，绍酒 15g，生姜 5g，葱白 10g，胡椒粉 3g，食盐 3g。

【用法】鸭去毛洗净，剁去脚爪，再用凉水洗净。冬虫夏草、生姜、葱白洗净切片待用，先将鸭头顺颈劈开，纳 8 枚冬虫夏草于鸭头内，再用棉线缠紧，余下的冬虫夏草同姜、葱一起装入鸭腹内，放入罐子中，再注入清汤，加食盐、胡椒粉、绍酒调好味，用湿棉纸封严其口，上笼蒸约 1.5 小时鸭即熟，加味精即可。

【主治】肺肾两虚之喘咳。

### 6. 南瓜川贝膏

【出处】民间方。

【组成】桃南瓜 1 个（重约 500g），川贝母 50g。

【用法】先将桃南瓜切碎，加水煮至极烂，去渣取汁；川贝母加水适量，煎煮 2 次，将两次药汁合并，再将川贝母汁与桃南瓜汁同入锅内，并加入麦芽糖 500g，用文火煎熬至膏状，冷却后装瓶备用。每日 1 汤匙，沸开水冲服，每日 2~3 次。

【主治】慢性哮喘性支气管炎。

## 六、胃脘痛

### 1. 茯苓鸡肉馄饨

【出处】民间方。

【组成】茯苓 30g，鸡肉 60g，馄饨皮适量。

【用法】前两味加适量调味品做成馅，包馄饨煮食。

【主治】呃逆。

### 2. 羊乳饮

【出处】《药膳治百病》。

【组成】羊乳 1 茶杯，竹沥水 2 茶匙，蜂蜜 2 茶匙，韭菜汁 1 茶匙。

【用法】先煮羊乳，熟后放入竹沥水、蜂蜜及韭菜汁，调匀，待温，频频饮之。

【主治】呕吐胃阴不足者。

### 3. 三仙粥

【出处】《药粥治百病》。

【组成】炒麦芽 10g，炒山楂片 5g，神曲 10g，红糖适量，粳米 100g。

【用法】神曲用纱布包好，与麦芽、山楂同煎取汁，粳米煮粥将熟时兑入药汁再煮二沸，加入适量红糖即可食用。

【主治】外邪犯胃，突发呕吐。

### 4. 公丁香梨

【出处】民间方。

【组成】梨 1 枚，公丁香适量。

【用法】将梨遍体均匀挖出 14 个小洞，每洞嵌入公丁香 1 粒，煨熟食之。

【主治】反胃、呕吐、呃逆。

### 5. 鲫鱼羹

【出处】《饮膳正要》。

【组成】砂仁 10g，荜茇 10g，陈皮 10g，大鲫鱼 1000g，大蒜 2 头，胡椒 10g，泡辣椒 10g，葱、盐各适量。

【用法】将鲫鱼去鳞、腮和内脏，纳以上药物与调料于鱼腹中，按烧鱼的烹饪方法炖煮为羹，空腹食之。

【主治】脘腹冷痛。

【按注】还可治疗呕吐泄泻。

### 6. 羊肉羹

【出处】《饮膳正要》。

【组成】羊肉 250g，萝卜 1 个，草果 3g，陈皮 3g，高良姜 3g，荜茇 3g，胡椒 3g，葱白 3 根，生姜少许。

【用法】羊肉洗净、焯去血水后切丁，萝卜切片，草果、陈皮、高良姜、荜茇用纱布包好，胡椒、生姜拍破，葱白切成节。上述各品加入清水，旺火烧沸后，改用小火煨 2~3 小时，至肉熟烂，捞去药包，除去姜、葱，略调味即可。

【主治】脾胃虚寒之脘腹冷痛。

【按注】还可治疗呕吐、腹泻。一方无羊肉、萝卜。

### 7. 老年胃痛方

【出处】中医验方。

【组成】五倍子 1 个，杏仁 7 枚，大枣 7 枚。

【用法】水煎服，米醋少许为引。

【主治】老年胃痛。

### 8. 丹参蜂蜜汤

【出处】中医验方。

【组成】丹参 15g，檀香 10g，炙甘草 6g，蜂蜜 30g。

【用法】先将前三味中药煎汤去渣取汁，调入蜂蜜服用。

【主治】慢性胃炎。

### 9. 荜茇头蹄

【出处】《备急千金要方》。

【组成】荜茇 30g，羊头 1 个，羊蹄 4 个，干姜 30g，胡椒 10g，葱白 50g，食盐与豆豉各适量。

【用法】按清炖肉食的烹饪工艺制作，食肉喝汤。

【主治】脘腹冷痛，胀闷不舒。

## 七、胃溃疡

### 1. 草橘皮膏

【出处】民间方。

【组成】干橘皮、甘草各 100g，蜂蜜少许。

【用法】将干橘皮、甘草加水浸泡发透后煎煮，再以文火煎熬浓缩或稠膏，加蜂蜜 1 倍，至沸停火冷却后备用，每次 1 汤匙，每日 2 次，热水冲服。

【主治】胃、十二指肠溃疡。

### 2. 牛奶蜜及方

【出处】《家庭食疗手册》。

【组成】牛奶 250g，蜂蜜 50g，白及粉 10g。

【用法】牛奶煮沸，调入蜂蜜、白及粉，顿服，每日 1 次。

【主治】胃、十二指肠溃疡。

【按注】一方无蜂蜜。

### 3. 春砂乳鸽汤

【出处】《野菜美味大众食谱》。

【组成】乳鸽 1 只，怀山药 30g，春砂仁 60g，胡椒 20g，生姜 4 片，精盐、味精各适量。

【用法】把乳鸽洗净，抹干血水；起油镬用姜片，爆乳鸽至微黄。将怀山药、胡椒洗净，与乳鸽放入清水锅，先用武火煮滚，改为用文火煲 2 小时。放入春砂仁（打碎），再继续煲 20 分钟，加入精盐、味精调味，即可食用。

【主治】胃溃疡，胃痛，胃炎。

### 4. 建中鸡

【出处】《中医脏器食疗学》。

【组成】母鸡 1 只，桂枝、生姜各 9g，白芍 12g，大枣 7 枚（去核），甘草 6g（炙），饴糖 100g。

【用法】将鸡宰杀后去杂，洗净，上药共塞入鸡腹内，蒸熟后食用。

【主治】胃病，胃溃疡。

### 5. 白及粥

【出处】《食疗百病》。

【组成】白及粉 15g，糯米 100g，大枣 5 枚，蜂蜜 25g。

【用法】用糯米、大枣、蜂蜜加水煮，至粥将熟时，将白及粉加入粥中，改用文火稍煮片刻，待粥汤稠黏即可。每日早晚餐温热食。

【主治】溃疡病。

### 6. 归参炖母鸡

【出处】《食疗百病》。

【组成】母鸡 1 只，当归、党参各 15g，葱、姜、料酒、食盐各适量。

【用法】将鸡去掉内脏，把当归、党参、葱、姜、料酒、食盐加入鸡腹中，小火煨炖至烂熟。吃肉喝汤。

【主治】胃溃疡出血。

## 八、胃下垂

### 1. 茯苓香菇饭

【出处】《食疗百病》。

【组成】茯苓 10g，大米 700g 左右，干香菇 10 个，油豆腐 3 块，青豌豆 30g 左右，另备葡萄酒适量。

【用法】先将茯苓制成粉状。干香菇水发后切成细丝，油豆腐切成小丁备用。大米加适量酱油、食盐、葡萄酒及清水，再放茯苓粉、香菇、油豆腐混匀，上锅煮至水将干时撒入青豌豆即可。作三餐食用。

【主治】胃下垂。

### 2. 牛肚橘枳汤

【出处】中医验方。

【组成】牛肚500g，橘皮10g，枳壳9g，茯苓15g，白术9g，生姜3片。

【用法】洗净牛肚，诸药布包，共煮，待熟后去渣取肚，调味服食，食肚饮汤。

【主治】胃下垂，胃脘胀闷。

【按注】一方用猪肚易牛肚，仅配白术。一方再加砂仁。一方用牛肚、黄芪。

### 3. 马蹄茯苓饮

【出处】《中医脏器食疗学》。

【组成】马蹄、胡萝卜各250g，茯苓15g，生姜2片。

【用法】先将马蹄洗净，加水炖煮，将熟后纳入诸药，至熟，调味服食。

【主治】胃病，胃下垂。

## 九、脾虚泄泻

### 1. 莲肉糕

【出处】《士材三书》。

【组成】莲肉125g，粳米125g，茯苓60g，砂糖适量。

【用法】将莲肉、粳米炒香熟，与茯苓共磨为细粉，调和砂糖做糕空腹食之，每服30g，白汤送下。

【主治】脾胃虚弱之消化不良。

【按注】还可治便溏泄泻。一方加怀山药。

### 2. 苓术扁豆山药汤

【出处】中医验方。

【组成】炒扁豆12g，茯苓9g，白术9g，怀山药15g。

【用法】将以上诸药用水煎服。

【主治】腹泻。

### 3. 五香鹅

【出处】《食疗百病》。

【组成】肥鹅肉150g，干姜6g，吴茱萸3g，肉豆蔻3g，肉桂2g，丁香1g，酱油、黄酒、白糖、味精各适量。

【用法】鹅肉切块，干姜、吴茱萸、肉豆蔻、肉桂、丁香共研细末，将药末涂在鹅肉表面，放入适量酱油、黄酒、白糖、味精调成的汁中浸泡 2 小时，然后放入烤箱内，文火反复烤 30 分钟，熟透即可。佐餐。

【主治】久泻不愈，脾胃虚寒。

### 4. 栗子茯苓粥

【出处】民间方。

【组成】栗子肉 30g，大枣 10 枚，茯苓 12g，大米 60g。

【用法】共煮为粥，加白糖调食之。

【主治】脾虚泄泻。

### 5. 羊肉黄芪羹

【出处】中医验方。

【组成】羊肉 250g，黄芪 15g，乌梅 15g，食盐少许。

【用法】将黄芪、乌梅入锅加水 1000mL，浸透，煎 20 分钟，去渣留汁，加入羊肉（均小块）、食盐，文火煮至熟烂，食肉喝汤。

【主治】慢性结肠炎。

### 6. 消化粥

【出处】《药膳治百病》。

【组成】山楂 30g，苍术 10g，木香 10g，粳米适量。

【用法】前三味共研粉过细筛，粳米煮粥送服。每服 6~10g，每日 3 次，连服 5 日。

【主治】食积腹泻。

### 7. 芪蒸鹌鹑

【出处】《药膳治百病》。

【组成】鹌鹑 2 只，黄芪 10g，姜 2 片，葱白 1 段，胡椒粉、盐各 1g，清汤 250g。

【用法】鹌鹑煺毛洗净，从背部剖开，挖去内脏，斩去爪，冲洗干净，入沸水中焯 1 分钟捞出；黄芪用湿纱布擦净，切薄片，纳入鹌鹑腹中。将鹌鹑放入碗中，注入清汤，加葱、姜、胡椒粉，用湿棉纸封口，上笼蒸 30 分钟，取出，滗出汤汁，调入盐，鹌鹑扣入另一汤碗内，浇上汤汁。单食或佐餐食。可间断常食。

【主治】脾虚泄泻，气少乏力。

## 十、便秘

### 1. 猪心炖柏子仁

【出处】民间方。

【组成】猪心 1 个，柏子仁 15g。

【用法】隔水炖熟吃，3 天左右 1 次。

【主治】便秘。

### 2. 二参银耳汤

【出处】中医验方。

【组成】银耳 10g，太子参 15g，玄参 10g，冰糖适量。

【用法】将银耳、太子参、玄参、冰糖水煎内服。

【主治】气阴不足型便秘。

### 3. 猪肝羹

【出处】民间方。

【组成】当归身 15g，冬葵菜 250g，肉苁蓉 15g，猪血 125g，香油、熟猪油、葱白、食盐、味精各适量。

【用法】当归身、肉苁蓉洗净，加水适量，煮取药液待用，冬葵菜放入锅内，将待用的药液加入，煮至冬葵菜熟时，将煮熟的猪血切片，同熟猪油、葱白、食盐、味精、香油一并加入，混合均匀，趁热空腹食之。

【主治】血虚肠燥的大便秘结。

### 4. 沙参玉竹煲老鸭

【出处】《药膳治百病》。

【组成】沙参、玉竹各 50g，老公鸭 1 只，调料适量。

【用法】鸭去毛及内脏、洗净，与沙参、玉竹同入砂锅内，加葱、姜，水烧沸，文火焖煮 1 小时，至鸭肉熟烂，加入盐、味精，随意食用。

【主治】胃阴不足，肠燥便秘。

### 5. 芒硝莱菔汤

【出处】《医学衷中参西录》。

【组成】芒硝 10g，鲜萝卜 1000g。

【用法】萝卜洗净，切厚片，与芒硝共煮至熟透，并加适量盐调味，尽量食之。

【主治】燥热积滞，便坚不下。

【按注】还可治疗高热烦躁，以及心经痰火郁结所致的癫狂。

### 6. 肉苁蓉粥

【出处】《药性论》。

【组成】肉苁蓉 15g，羊肉 50g，粳米 100g。

【用法】先煎肉苁蓉与羊肉，去渣取汁，入粳米煮作粥，空腹温服。

【主治】冷秘。

## 十一、眩晕

### 1. 菊花酒

【出处】《饮食辨录》。

【组成】菊花、地黄、当归、枸杞子各等分。

【用法】将菊花、地黄、当归、枸杞子加水煮取汁后，与曲药与米酿造成酒。每次饮一小盅，不拘时限。

【主治】头目眩晕，容易疲倦，夜寐不实，多梦纷纭。

【按注】一方滤汁加大米煮粥食用。

### 2. 虫草猪肉母鸡汤

【出处】民间方。

【组成】冬虫夏草 10g，瘦猪肉 100g，母鸡 1 只。

【用法】母鸡去毛杂、切块，瘦猪肉洗净、切块。三者加清水同炖，待沸后调入食盐、味精、葱花、生姜末、花椒，煮熟后即可服食。

【主治】眩晕、失眠、头昏等症。

### 3. 补虚正气粥

【出处】《圣济总录》。

【组成】炙黄芪 30~60g，人参 3~5g，粳米 100~150g，白糖适量。

【用法】先将黄芪、人参切成薄片，用冷水浸泡半小时，煎煮，沸腾后改用文火煎成浓汁，取汁后，再加冷水如上法煎煮第二次，取汁去渣，将一、二煎的药汁合并，分两份，于每日早、晚用药汁加适量水煮粥，粥成后，加适量白糖，稍煮即可食用。

【主治】头晕乏力，自汗。

### 4. 鹧鸪杞杜汤

【出处】民间方。

【组成】鹧鸪 1 只，枸杞子 50g，杜仲 7g。

【用法】鹧鸪去毛及内脏，与枸杞子、杜仲共水煎，待肉熟后，去药食肉喝汤。

【主治】肝肾两虚之头昏眼花。

### 5. 鳝鱼补气汤

【出处】民间方。

【组成】鳝鱼 1 条，瘦猪肉 100g，黄芪 15g。

【用法】上述三味共煮熟，去药调味食用。

【主治】气血亏虚之头昏眼花。

### 6. 兔肝杞贞煎

【出处】民间方。

【组成】兔肝 1 具，枸杞子 9g，女贞子 9g。

【用法】先煎药取汁，煮兔肝，调味后，吃肝喝汤。

【主治】肝肾阴虚之头晕眼花。

### 7. 鹿尾巴炖鸡

【出处】中医验方。

【组成】鹿尾巴 20g，黄芪 15g，龙眼肉 6g，党参 12g，枸杞子 12g，仔鸡肉 500g，食盐、味精各适量。

【用法】先将鹿尾巴洗净，切片，用姜汁、料酒拌匀，略炒，同仔鸡、黄芪、党参、枸杞子、龙眼肉隔水炖 4 小时左右，再加食盐、味精调味，即可佐餐食用。

【主治】肾阳虚损，头晕耳鸣，遗精、滑精，腰膝酸软。

### 8. 天麻炖童子鸡

【出处】民间方。

【组成】童子鸡 1 只，天麻 30g。

【用法】童子鸡（重 1000g 左右）1 只，杀后去内脏洗净，将天麻 30g 放入鸡腹腔，加佐料、酒、姜、葱适量，用棉线把鸡腔缝合，放在砂锅内，加水适量炖煮。

【主治】梅尼埃病。

### 9. 天麻鱼头

【出处】《食疗百病》。

【组成】天麻 50g，川芎、茯苓各 10g，鲜鲤鱼 1 尾（约 1500g）。

【用法】将天麻、川芎、茯苓放入鱼头和鱼腹内，然后放入葱、生姜，加入适当清水后，上笼蒸约 30 分钟。将鱼蒸好后，拣去葱和生姜，另用水豆粉、清汤、白糖、食盐、味精、胡椒面、香油烧开勾芡，浇在鱼上即可佐餐。

【主治】眩晕，高血压。

### 10. 菟丝五味酒

【出处】中医验方。

【组成】菟丝子 30g，五味子 30g，白酒 500mL。

【用法】先将菟丝子、五味子加白糖浸泡，经 7~10 天后服用。每次 20~30mL，日服 2~3 次。

【主治】肝肾不足所致头晕眼花、遗精、滑精、腰膝酸软等症。

【按注】一方用菟丝子易粳米煮粥。

### 11. 黄芪炖羊脑

【出处】中医验方。

【组成】黄芪 30~40g，羊脑 1 具，佐料、黄酒、姜、葱各适量。

【用法】放入砂锅，加水炖煮烂熟，吃羊脑饮汤汁。

【主治】梅尼埃病。

### 12. 鲳鱼补血汤

【出处】中医验方。

【组成】鲳鱼 500g，党参 15g，当归 15g，熟地黄 15g，怀山药 30g。

【用法】先煎后四味药，滤取药汁，再放入鱼共煮，熟后食肉喝汤。

【主治】血虚头晕。

【按注】还可治疗心悸失眠。

### 13. 芪杞炖乳鸽

【出处】《家常药膳》。

【组成】黄芪 30g，枸杞子 30g，乳鸽 1 只。

【用法】杀鸽去杂，放适量葱、姜，40g 黄酒及少许盐和味精，加 1500g 清汤，再入黄芪和枸杞子蒸 40 分钟左右即成。

【主治】体虚眩晕目花，性欲降低。

【按注】一方用鹌鹑代乳鸽。

### 14. 茺蔚子粥

【出处】《百病饮食自疗》。

【组成】茺蔚子 10g，枸杞子 15g，粳米 100g。

【用法】先煎茺蔚子、枸杞子，取汁，与粳米煮粥。

【主治】眩晕目糊。

### 15. 天麻茶

【出处】民间方。

【组成】天麻 3~5g，绿茶 1g。

【用法】将天麻切成薄片，与绿茶一起置于杯中，用沸水冲泡，加盖焖 10 分钟，不拘时当茶饮。

【主治】梅尼埃病。

### 16. 虫草炖猪脑

【出处】中医验方。

【组成】冬虫夏草 10g，猪脑 1 个。

【用法】将猪脑洗净，与冬虫夏草一起，加黄酒 1 匙，冷水 2 匙，盐少许，隔水蒸 2 小时，先饮汁水，早、晚分服，猪脑佐餐。

【主治】梅尼埃病。

### 17. 猪骨荷花生地黄汤

【出处】民间方。

【组成】猪骨 100g，荷花 15g，生地黄 30g。

【用法】将三味一起加水煎汤，每日 1~2 次，饮服。

【主治】梅尼埃病。

### 18. 炖猪腰子

【出处】《食疗百病》。

【组成】猪腰 1 对，杜仲 30g，核桃仁 30g。

【用法】猪腰洗净，与杜仲、核桃仁同入锅加水煮 30 分钟后去杜仲，加油，盐少许调味。饮汤吃猪腰、核桃仁。

【主治】眩晕，梅尼埃病。

## 十二、高血压

### 1. 玉带荸荠

【出处】中医验方。

【组成】荸荠 10 只，海带、玉米须各 25g。

【用法】将荸荠、海带与玉米须用水煎服。

【主治】高血压。

### 2. 草决明海带汤

【出处】《江西草药》。

【组成】草决明、海带各适量。

【用法】将草决明、海带煮汤服用。

【主治】高血压、肝火头痛及眼结膜炎等。

【按注】一方用西瓜皮易海带。一方再加瘦猪肉共煮食之。一方用茄子易海带。

### 3. 麻椹粥

【出处】中医验方。

【组成】天麻 10g，桑椹 15g，菊花 10g，粟米 100g。

【用法】先煎天麻、桑椹，后入菊花，取汁去渣，入粟米煮粥，日 1 剂，分 2

次服。

【主治】高血压，眩晕。

### 4. 车前玉米粉粥

【出处】民间方。

【组成】玉米粉适量，车前子 15g，粳米 60g。

【用法】车前子布包煎汁，去布袋，加适量水，入粳米煮粥，玉米粉用冷水搅和，调入粥内煮熟吃。每日 1 剂。

【主治】高血压。

### 5. 清蒸老母鸭

【出处】民间方。

【组成】老鸭 1 只，天麻 30g，黄酒、醋各少许。

【用法】鸭洗净，腹内填入天麻，加黄酒、醋隔水蒸，每日 2 次。

【主治】高血压，头晕目眩，四肢麻木。

### 6. 菊花炒鸡片

【出处】《食疗百病》。

【组成】鸡肉 150g，菊花瓣 60g，鸡蛋 3 个。

【用法】鸡肉洗净，切成薄片，菊花瓣用冷水轻轻洗净，葱切成小片，鸡蛋去黄留清，鸡片用蛋清、盐、料酒、胡椒面、玉米粉调匀拌好。用盐、白糖、味精、胡椒面、麻油兑成汁。锅烧热，倒入猪油 700g，待油五成热时，放入鸡片滑散滑透，捞出，沥去油。再把锅烧热，放进 30g 热油，下葱、姜稍煸炒，即倒入鸡片，烹入料酒炝锅，把兑好的汁倒入锅内翻炒几下，随即把菊花瓣投入锅内，翻炒均匀即可佐餐。

【主治】高血压。

## 十三、中风

### 1. 莲子茯苓糕

【出处】中医验方。

【组成】莲子肉、茯苓、麦冬各等份，白糖、桂花各适量。

【用法】将前三味共研成细面，加入白糖、桂花拌匀，用水和面蒸糕，晨起当早餐食之，每次吃 50g。

【主治】中风。

### 2. 蛇肉丸

【出处】民间方。

【组成】蟒蛇肉 500g，羌活 30g，糯米 500g。

【用法】将蛇肉、羌活用纱布包好，糯米蒸热，放酒曲于缸内，置蛇肉于曲上，然后下糯米饭，密盖。待熟取酒服用，另取蛇肉焙干研细为丸。每次随量温饮数杯，每日服 2~3 次，另吞服蛇肉丸，每次 6~9g。

【主治】中风瘫痪。

### 3. 冬虫夏草炖鸭

【出处】《食疗荟萃》。

【组成】鸭 1 只，冬虫夏草 12 枚。

【用法】鸭去肚杂，冬虫夏草 12 枚置鸭腹中，加佐料炖熟食。

【主治】中风后体弱。

## 十四、心悸

### 1. 猪心枣仁汤

【出处】《四川中药志》。

【组成】猪心 1 具，茯神 15g，酸枣仁 15g，远志 6g。

【用法】将猪心剖开洗净，与洗净打破的酸枣仁及茯神、远志一起加清水适量，先用武火烧沸，打去泡沫后改用文火炖至心熟透，饮汤食猪心。食时可加适量食盐调味。

【主治】心悸，怔忡，失眠。

【按注】一方以远志、茯神与粳米煮粥食用。

### 2. 参芪羊肉羹

【出处】《中医脏器食疗学》。

【组成】党参、黄芪、当归各 25g，羊肉 500g，调味品适量。

【用法】将羊肉洗净，切片，余药布包，与葱、姜、羊肉一起放锅内，加适量水、料酒、食盐等，武火烧开后，改文火煨至羊肉酥烂去药渣，稍加调味品，食肉饮汤，一剂分 3 日食完。

【主治】心气不足之心动悸、脉结代，西医之心律失常。

### 3. 参归猪肝汤

【出处】《四川中药志》。

【组成】猪肝 250g，党参 15g，当归 15g，酸枣仁 10g，生姜、葱白、料酒、食盐、味精各适量。

【用法】先将党参、当归、酸枣仁洗净打碎，加清水适量煮后取汤，然后将猪肝切成片，与料酒等拌匀，放入汤内煮至肝片散开，加入葱、姜，食肝片与汤。

【主治】心肝血虚之心悸、失眠、面色萎黄。

### 4. 石菖蒲拌猪心

【出处】《医学正传》。

【组成】石菖蒲 30g，猪心 1 个。

【用法】将石菖蒲研为细末，猪心切片，加水适量煮熟，每次以石菖蒲粉 3~6g 拌猪心，空腹食，每日 1~2 次，忌铁器。

【主治】心悸失眠，健忘痴呆。

【按注】本方还可治疗失眠健忘、癫狂和痫证等。一方用芭蕉花易石菖蒲可治心绞痛。

### 5. 参耳饮

【出处】《家庭食疗手册》。

【组成】白木耳 9g，太子参 15g，冰糖适量。

【用法】水煎饮用。

【主治】气短、心悸、失眠。

### 6. 远志莲粉粥

【出处】《良方》。

【组成】远志 30g，莲子 15g，粳米 50g。

【用法】先将远志泡去心皮为粉，莲子亦研为末，再煮粳米粥候熟，入远志粉和莲子粉，再煮一二沸，随意食用。

【主治】失眠。

### 7. 养心粥

【出处】《百病饮食自疗》。

【组成】人参 10g（或党参 30g），麦冬 10g，茯神 10g，红枣 10 个，糯米 100~150g，红糖适量。

【用法】前四味水煎取汁，与糯米同煮为粥，调入红糖，早晚食。

【主治】心悸怔忡。

### 8. 天冬枣仁粥

【出处】《百病饮食自疗》。

【组成】天冬 10g，麦冬（连心）10g，酸枣仁 10g，粳米 100g，白蜜适量。

【用法】先煎天冬、麦冬、酸枣仁（微炒），取汁与粳米煮粥，粥熟调入白蜜稍煮即可。睡前服。

【主治】心悸。

### 9. 龙牡粥

【出处】中医验方。

【组成】龙骨 10g，牡蛎 10g，白术 I5g，粳米 15g。

【用法】前三味水煎取汁，入粳米煮为稀粥。每日 2 剂，早晚服。

【主治】心悸失眠。

### 10. 归参山药猪腰

【出处】《百一选方》。

【组成】猪腰 500g，当归、党参、山药各 10g。

【用法】猪腰切开洗净，加入当归、党参、山药、水各适量，清炖至猪腰熟透。捞出猪腰，待冷，改刀切成薄片，浇酱油、醋、姜丝、蒜末、香油等调料即可食用。

【主治】气血亏损所致心悸、气短、腰酸痛、失眠、自汗等症。

【按注】一方以丹参易山药，效更佳。一方再加枸杞子。

### 11. 芡实茯苓粥

【出处】中医验方。

【组成】芡实 15g，茯苓 10g，粳米 100g，白糖适量。

【用法】先将芡实、茯苓捣烂如泥，加水适量，用中火煮至软烂时，再加入粳米、清水适量煮粥，待粥将稠时，加白糖调味，稍煮一二沸即可。每次 1 小碗，日服 2 次，温热服食。

【主治】心悸怔忡，失眠健忘，遗精早泄。

【按注】一方再加莲子则效更佳。

### 12. 山药酒

【出处】中医验方。

【组成】怀山药 25g，五味子 25g，山茱萸肉 25g，灵芝 25g，米酒 1000mL。

【用法】将怀山药、五味子、山茱萸肉、灵芝用棉纱布包好，置于瓶中，用米酒浸泡，经 10~15 天后打开，滤渣装瓶备用。每次 10mL，日服 2 次。

【主治】心悸怔忡，失眠健忘。

### 13. 首乌胡桃炖猪脑

【出处】《中医脏器食疗学》。

【组成】何首乌 15g，胡桃仁 15g，天麻 6g，猪脑 1 具。

【用法】将天麻切片，与何首乌布包，猪脑去筋膜，将胡桃仁、天麻等加水炖开后，下猪脑，炖熟后去药包，调入猪脂、味精、精盐少许服食。

【主治】心血亏虚所致的心悸、失眠、多梦、记忆力减退等症。

### 14. 参枣汤

【出处】《药膳治百病》。

【组成】人参 5g，茯神 15g，酸枣仁 10g，砂糖 30g。

【用法】将人参、茯神、酸枣仁煎汤，调入砂糖，频服代茶饮。人参用纱布包煎，可连续煎用 3 次。每日 1 次，连服 10 日。

【主治】惊恐心悸。

【按注】一方加大米煮粥食之。

## 十五、不寐

### 1. 人参鸡

【出处】民间方。

【组成】母鸡 1 只，人参 100g。

【用法】先将人参浸泡 4~8 小时，洗净切片，放入鸡腹内，将鸡放入砂锅内，清水淹过鸡体，放入酒、姜、葱，旺火烧开后，改文火清炖，鸡熟后加盐即成。每日 2 次，食鸡肉喝汤。

【主治】不寐。

### 2. 麦味粥

【出处】民间方。

【组成】五味子粉 5g，粉碎小麦 50g。

【用法】同煮粥，加冰糖渣 1 匙，睡前 2 小时服。

【主治】失眠。

### 3. 养心粥

【出处】《药膳治百病》。

【组成】人参 10g，麦冬、茯苓各 10g，大枣 10 枚，糯米 100~150g，红糖适量。

【用法】前四味水煎取汁，与糯米煮粥，调入红糖。早、晚食，连服 10 日。

【主治】健忘失眠。

### 4. 柏子仁炖猪心

【出处】《饮食疗法》。

【组成】柏子仁 10~15g，猪心 1 个。

【用法】将柏子仁捣碎入猪心内，隔水炖熟服用，每日 1 次。

【主治】心血不足，心神失养，失眠。

【按注】一方加大米共煮粥。

### 5. 参芪丹心汤

【出处】中医验方。

【组成】猪心 1 个，党参 15g，黄芪 10g，丹参 10g。

【用法】上述各品加水炖熟后吃肉饮汤。

【主治】失眠、心悸。

### 6. 何首乌煨鸡

【出处】中医验方。

【组成】制首乌 30g，母鸡 1 只，生姜、料酒、食盐、花椒各适量。

【用法】将制首乌研成细末备用，母鸡宰杀去杂，以布包制首乌末，纳入鸡腹内，加清水适量，小火煨熟烂。取出制首乌末，加入调味品适量即可，食肉并喝汤，每日 2 次。

【主治】血虚、肝肾不足所致失眠多梦、头昏眼花、子宫脱垂、脱肛等症。

【按注】一方用酸枣仁与母鸡共煮食用。

### 7. 参归白水猪心

【出处】《证治要诀》。

【组成】猪心 1 个，人参、当归各 100g。

【用法】煮熟去药食之。

【主治】心虚失眠自汗。

【按注】一方再加玉竹。一方无当归。一方不用猪心，用羊肉。

### 8. 栀豉汤

【出处】中医验方。

【组成】淡豆豉 15g，栀子 10g。

【用法】淡豆豉与栀子加水煎服。

【主治】虚烦不得眠。

### 9. 参枣归蛋

【出处】中医验方。

【组成】鹌鹑蛋 2 只，党参 9g，当归 6g，大枣 10 枚。

【用法】水煎服，每天服 1 剂。

【主治】体弱神经衰弱、失眠。

### 10. 鲈鱼五味子汤

【出处】民间方。

【组成】鲈鱼 1 条，五味子 50g。

【用法】鲈鱼洗净，五味子浸湿，共煮熟食用。

【主治】失眠。

### 11. 乌灵参炖鸡

【出处】《食疗百病》。

【组成】母鸡 1 只，乌灵参 100g，料酒、姜、精盐各适量。

【用法】乌灵参用温水浸泡 3~4 小时，洗净切片，放入鸡腹内。锅中放入酒、姜、葱各适量，旺火烧开后改文火清炖，待鸡熟后加盐少许。食鸡肉，饮汤汁。

【主治】神经衰弱。

## 十六、尿频遗尿

### 1. 羊肾粥

【出处】民间方。

【组成】羊肾 1 对，杜仲 15g，大米 60g，调味品适量。

【用法】羊肾切片，加大米、杜仲（布包），放入锅中待水烧开后，改文火，并加葱、姜、花椒、酱油、食盐等，煮至粥成，温热服食。

【主治】肾气亏虚所致老年人小便频多、余沥不尽等症。

【按注】一方用韭菜籽易杜仲。

### 2. 补骨脂炖羊小肚

【出处】《饮食疗法》。

【组成】补骨脂 15g，羊小肚 150~200g。

【用法】上品切成小块，加水炖汤，食盐调味，饮食羊小肚。

【主治】肾阳不足之遗尿、尿频、多尿、遗精。

【按注】一方用覆盆子，不用补骨脂，加白果。

### 3. 药胞

【出处】《食疗荟萃》。

【组成】鸡内金 10g，新鲜猪膀胱 1 具，益智仁 10g，小茴香 10g，乌药 10g。

【用法】以上诸药物装入猪膀胱用棉线将口扎紧，砂锅文火煮至膀胱烂，倒出药渣，加盐 10g，早晚空腹分两次吃猪膀胱，喝汤。连服 5 剂为 1 个疗程。

【主治】夜尿。

### 4. 狗肉炖肉桂

【出处】《食疗荟萃》。

【组成】母狗肉 1kg，肉桂 20g。

【用法】上品共放入陶制品容器内炖，至狗肉脱骨为止，把狗肉取出撕烂，放铁锅内用素油炒，加入盐和佐料，再将原汤汁和肉桂一起倒入，重新煮开即可食用，连吃 3 天。

【主治】夜尿。

【按注】一方以雄鸡肝代狗肉。

### 5. 韭菟鸡肉汤

【出处】民间方。

【组成】雄鸡 1 只，韭菜籽 12g，菟丝子 12g。

【用法】将雄鸡宰杀后，去杂，洗净、切块，韭菜籽、菟丝子布包，料酒、生姜、食盐、味精、水各适量共煮，肉烂后，食肉饮汤。

【主治】肾虚所致的小便频数、遗精、耳鸣等症。

### 6. 覆盆炖牛肉

【出处】《食疗百病》。

【组成】黄牛肉 1000g，覆盆子 50g，植物油、料酒、酱油、茴香各适量。

【用法】牛肉洗净、切块，覆盆子洗净用黄酒湿润。铁锅放植物油 2 匙，大火烧热后倒入牛肉翻炒约 5 分钟，加黄酒 2 匙、酱油 4 匙，再焖 5 分钟以后，加覆盆子和少许茴香，加少量水煮熟后饮汤食肉。

【主治】小便失禁。

### 7. 芡实茯苓粥

【出处】民间方。

【组成】芡实 15g，大米 30g，茯苓 10g。

【用法】前两味淘洗，茯苓打碎。锅内加水，先煮芡实、茯苓，至芡实软烂，再下大米煮成粥。温热服食，每日 2 次。

【主治】遗尿，小便不禁。

### 8. 苁蓉羊肾粥

【出处】《圣济总录》。

【组成】羊肾（腰子）1 具，肉苁蓉 15g，羚羊角屑 3g，磁石、薏苡仁各 100g。

【用法】肉苁蓉酒浸洗，刮去鳞，再用清水洗净切片；磁石置于火内烧红，取出放入醋内淬后，捣烂，与苁蓉片同装入纱布袋内，扎口；先煎羚羊角屑，30 分钟后，放入肉苁蓉药袋，再煎取汁，煎取 3 次，合并药汁，入薏苡仁、肾片煮粥，空腹食用。

【主治】肾虚遗尿、尿失禁。

### 9. 补骨脂小茴香煨猪肾

【出处】民间方。

【组成】补骨脂（酒蒸）10g，小茴香（盐炙）10g，猪肾1个，碎米50g。

【用法】上述三品加水文火共煨，去药渣，加碎米煨熟，食盐调味，饮汤食肉。

【主治】肾虚之小便频数无度。

### 10. 五茴猪泡

【出处】民间方。

【组成】猪尿泡1个，五味子10g，茴香2g。

【用法】煮熟后吃。

【主治】夜尿。

### 11. 夜尿警觉汤

【出处】《中西医结合儿科试用新法》。

【组成】益智仁12g，桑螵蛸15g，麻黄9g，石菖蒲9g，鸡内金粉6g，鸡肠1副。

【用法】将鸡肠与前四味一同炖汤，以药汤冲服鸡内金，1日内分2~3次服食。

【主治】遗尿。

### 12. 附子牛肉汁

【出处】民间方。

【组成】附子10g，牛肉100g。

【用法】将牛肉洗净、切块、附子布包，加料酒少许，文火炖8~10小时，取牛肉汁，加盐适量，睡前温服。

【主治】肾气不固所致夜尿频多、小儿遗尿等症。

### 13. 巴戟炖鸡肠

【出处】《饮食疗法》。

【组成】巴戟天15g，鸡肠2~3副。

【用法】鸡肠剪开洗净，加清水2碗煎至1碗，用食盐少许调味，饮汤食鸡肠。

【主治】肾虚所致夜多小便、阳痿早泄。

### 14. 鱼肚炖黄芪羊肉

【出处】民间方。

【组成】鱼肚30g，羊肉100g，黄芪10g。

【用法】上品同炖服食，每日1剂。

【主治】阳虚遗尿。

# 第四节　常见疾病宫廷代茶饮方、养生保健方

## 一、宫廷代茶饮方

### 1. 疏风清热代茶饮

【组成】紫苏叶二钱，防风三钱，荆芥一钱五分，陈皮二钱，香白芷三钱，川芎一钱五分，建曲二钱，香薷一钱。

【功用】疏风解表，祛湿化饮。

【主治】内蓄湿饮，外感风凉，无汗头闷，憎寒腿软。适用于感冒。

【按语】光绪二十一年闰五月二十一日，皇上脉息左寸关浮弦，右关见滑，蓄有湿饮，感受风凉，无汗头闷，憎寒腿软。御医予疏风清热代茶饮调治。方集紫苏叶、防风、荆芥、白芷等辛温解表药以疏风散寒，陈皮、建曲、香薷理气化湿和中，川芎辛温味烈活血调营，营卫和，卫气易于宣通，则外邪易去，颇具特点。

### 2. 清胃代茶饮

【组成】甘菊花二钱，桑叶二钱，川芎一钱，茅术（炒）一钱五分，谷芽（炒）二钱，神曲（炒）二钱，赤苓三钱，甘草七分。

【功用】清热解表，化湿和中。

【主治】中焦湿滞，外感风热，发热，纳呆，动则头晕。适用于肠胃型感冒。

【按语】光绪某年四月十六日，光绪帝胃经湿滞、外感风热，动则头晕，证属胃经湿饮不净，上焦浮热未清。御医给予本代茶饮调治。方中甘菊花、桑叶清热解表，川芎和营，茅术、赤苓祛湿化饮，神曲、谷芽、甘草消导和中，诸药共奏清热解表、化湿和中之效。

### 3. 加减和胃化湿代茶饮

【组成】建曲二钱，荆芥一钱五分，姜连一钱，赤苓三钱，茅术一钱五分，厚朴二钱，枳壳二钱，陈皮一钱五分，天花粉二钱，蔓荆子一钱五分，香附一钱五分，生甘草六分。

【功用】疏风解表，理气化湿。

【主治】外感风邪，内有湿热，发热，恶风，头痛，头晕，咽干口渴。

【按语】本代茶饮是光绪某年二月二十九日光绪皇帝用方。经二十八日调治后，光绪皇帝仍感头晕、头痛，舌上口疮未消，证属湿热未清，表邪不尽，故御医在上方基础上加平胃散以理气燥湿。湿为阴邪，其性缠绵难去，加味平胃散理气祛湿，湿除

则热孤易去。同时仍用冰硼散调敷患处，内外同治。

### 4. 加味三仙代茶饮

【组成】焦三仙各三钱，橘红一钱，竹茹二钱，鲜青果（研）七个。

【功用】清热化滞，止咳化痰。

【主治】胃有郁热，肺气上逆，咳嗽痰黏，胸膈满闷，不思饮食。适用于咳嗽。

【按语】光绪二十八年十一月十九日，懿嫔（后来的慈禧皇太后）咳嗽，咳痰黏稠，胸膈不畅，饮食不香，御医庄守和、张仲元予清热化滞之法治疗，诸症好转，继以加味三仙代茶饮清解余热，消导和胃。方中焦三仙、竹茹消食泄热导滞，青果、橘红清热化痰，理气宽胸。

### 5. 祛风除湿代茶饮

【组成】白鲜皮三钱，地肤子三钱，威灵仙一钱五分，秦艽二钱，次生地黄三钱，黄芩（酒）二钱，枳壳（炒）二钱，蝉蜕二钱。

【功用】疏风除湿，止痒。

【主治】肺胃有热，血脉湿郁，外感风邪，咽干口渴，遍身皮肤瘙痒，手背微有浮胀。适用于风疹。

【按语】本方见于光绪皇帝医案。光绪十二年三月十一日，光绪皇帝咽燥口干，周身皮肤瘙痒，手背微有浮胀，脉左寸浮缓，右寸关浮弦。御医庄守和认为证属肺胃有热，血脉湿郁，外受风邪，予以祛风除湿代茶饮内服。方中白鲜皮、地肤子、蝉蜕、威灵仙、秦艽祛风除湿止痒，黄芩清热燥湿，枳壳行气宽中，生地黄清热养阴，兼能通血痹，诸药合用，共奏祛风胜湿、止痒之效。

### 6. 和胃代茶饮一

【组成】白术（土炒）三钱，陈皮二钱，川贝母八分，茯苓二钱，竹茹二钱，甘草六分。水煎代茶。

【功用】健脾益气，行气和中，化痰止咳。

【主治】脾胃虚弱，食少倦怠，脘腹胀满，咳嗽痰多。适用于痞满。

【按语】道光朝彤贵人医案所载此方，有健脾和胃、止咳化痰之效，与患者症见脾胃素弱，饮食不能消化，以致食后满闷，倦怠嗜卧，咳嗽痰壅等，可谓方证相合。

### 7. 和胃代茶饮二

【组成】陈皮一钱，焦三仙各二钱，麦冬（去心）二钱，茯苓二钱。水煎代茶。

【功用】健脾和胃，消食理气，养阴生津。

【主治】脾胃虚弱，胃纳减少，饮食不消，脘腹胀满，口干舌燥。适用于胃脘痛。

【按语】本方见于光绪皇帝医案，患病系胃气不和，蓄停水饮，微感寒凉闭伏之证。用药治疗后，诸症俱好，唯余湿稍有未净，胃气欠和，以致脘腹微觉作痛，而用本方代茶饮调理善后。光绪五年正月十二日，光绪皇帝外感寒凉伤风之证，经治疗后诸症俱好，唯湿饮稍有未净，胃气欠和，以致偶有微嗽，所服代茶饮方：茯苓二钱，焦三仙各二钱，陈皮八分，杏仁二钱。后方与前方只差一味药（前方为麦冬，后方用杏仁），只因偶有微嗽，故用杏仁宣肺止嗽。两方健脾和胃消食之主要作用和所用主要药物完全相同，可见此基本方在宫中常用。

### 8. 清热和胃代茶饮

【组成】竹茹三钱，麦冬三钱，小生地黄三钱，天花粉三钱，赤苓三钱，神曲三钱，焦山楂各一钱，谷芽三钱，灯心草五十寸。

【功用】清热和胃。

【主治】胃有积热，气失和降，胸膈满闷，胁肋胀痛，身倦肢软。适用于痞满。

【按语】道光三年四月初十日，皇后脉息浮数，发热恶寒，胸膈满闷，胁肋胀痛，身倦肢软。系内停饮热，外受风凉之证。经服疏解化饮之剂后脉息和缓，诸症渐好，唯余热不净，胃气欠和。十二日又予本代茶饮清热和胃以善其后。方中竹茹、赤苓、灯心草清热利水，神曲、焦山楂、谷芽消滞和胃，麦冬、生地黄、天花粉顾护胃阴，诸药合用，共奏清热化饮、导滞和胃之效。

### 9. 和胃调脾代茶饮

【组成】生於术三钱，陈皮一钱，云苓三钱，薏苡仁四钱，谷芽（炒）二钱，神曲二钱，甘菊花二钱，甘草八分。

【功用】除湿导滞，调和脾胃。

【主治】脾胃失调而致的胃脘胀满、纳呆食滞等症。适用于痞满。

【按语】和胃调脾代茶饮方见于光绪皇帝脉案：二月初三日，守和请得皇上脉息左部见平，右寸关滑缓。脾胃欠调，谷食消化较慢，偶有头晕。今用和胃调脾代茶饮调理。方中谷芽、神曲和胃导滞；薏苡仁、云苓淡渗利湿；甘草调和诸药。至于选用菊花者，恐与光绪帝头晕，用之清头明目有关。据考，光绪皇帝平素脾胃亏弱，脾胃不足则健运失司，以致水谷不化精微，聚湿生痰，阻滞中州，则升降失和，诸症遂作。所以，本方虽为除湿导滞，实则亦寓调和脾胃之意。

### 10. 行气和胃代茶饮

【组成】厚朴花一钱五分，陈皮一钱五分，茅术（炒）二钱，木香（煨）八分，焦三仙各二钱，赤芍一钱五分。

【功用】行气导滞，和胃除湿。

【主治】胃脘满闷，恶心欲呕，腹中坠胀或时作痛。适用于胃脘痛。

【按语】行气和胃代茶饮常用于食滞气结，湿痰内停之病证者，如光绪皇帝脉案：三月二十日庄守和请得皇上脉息和缓，证势俱好，唯肠中稍加湿郁气滞，以致腹中微觉闷坠，有时窜痛。今用行气和胃代茶饮调理。斯时，光绪帝身体日差，经常外感风寒，此次亦感寒日久，经治疗已有好转，但其胃气稍有欠和，腹中微觉闷坠，有时窜痛，故用行气和胃方调治。方中木香、陈皮行气和胃，焦三仙消食导滞，厚朴花既可行气，又能化湿，助苍术除湿之力；至于选用赤芍乃因光绪帝眼边肿痛，以之清血热解肿痛之故。

### 11. 加味三仙饮一

【组成】焦三仙各三钱，槟榔（炒）三钱，郁金（研）二钱。

【功用】行气导滞，解郁消食。

【主治】脘腹胀痛，大便不爽，食纳欠佳。适用于胃脘痛。

【按语】本方为慈禧太后所用代茶饮。四月初九日，老佛爷加味三仙饮，焦三仙各三钱，槟榔（炒）三钱，川郁金（研）二钱。方中焦三仙消食导滞，槟榔行气消食，郁金行气解郁，三药共用，达到行气导滞之效。

### 12. 加味三仙饮二

【组成】焦三仙各六钱，橘红（老树）二片。

【功用】消食导滞，燥湿化痰。

【主治】饮食留滞，痰浊内停，食积、伤酒者亦可用。适用于便秘。

【按语】此代茶饮为慈禧太后晚年所用方，据脉案分析，当为御医姚宝生所拟：正月三十日，老佛爷加味三仙饮：焦三仙各六钱，橘红（老树）二片。焦三仙之用量颇大，旨在导滞消积，橘红苦辛温，功能燥湿化痰，消食宽中，尚可治咳，故合而用之。因是平素代饮之方，故应用其的目的是调理。

### 13. 加味三仙饮三

【组成】焦三仙各二钱，枳壳二钱，槟榔炭二钱，大腹皮三钱，厚朴（炙）一钱五分，黄芩（酒）二钱，赤茯苓四钱，藿梗八分。

【功用】清热导滞，理气和胃。

【主治】脾胃失和，腹胀脘闷，大便秘结，小便赤短。适用于便秘尿赤。

【按语】清热导滞类代茶饮的特点，仍是以导滞为主，清热为辅，主要用于内有积滞，余热未净，或因湿蕴热者，如慈禧脉案中五月二十四日张仲元、姚宝生给慈禧拟的加味三仙饮属此类。方中焦三仙、枳壳、槟榔炭、大腹皮、厚朴相配，具有行气导滞之功效，酒芩清热，茯苓渗湿，藿梗兼具理气化浊之作用，诸药共达导滞清热化湿之目的。

### 14. 安神代茶饮

【组成】茯神（研）三钱，酸枣仁（炒，研）三钱。

水煎，冲朱砂面三分。

【功用】补益心脾，镇惊安神。

【主治】心脾两虚，惊悸怔忡，虚烦不寐。适用于失眠。

【按语】本方系同治皇帝患天花初期所服用，当时毒滞熏蒸，肺胃阴分不足，此代茶饮只是作为辅助治疗。方中冲服朱砂者，不仅在于镇心安神，更重要的还在于其清热解痘毒的作用。同治皇帝患天花后期，还用过朱茯神、炒酸枣仁水煎代茶饮，亦称安神代茶饮，与本文基本一致，只是运用了朱茯神（即朱砂拌茯神），无需另冲服朱砂面。

### 15. 清化代茶饮

【组成】荆芥穗八分，甘菊花二钱，桑叶二钱，陈皮一钱，谷芽三钱，神曲二钱，竹茹一钱五分，甘草八分。

【功用】健脾化湿，清热疏邪。

【主治】上焦有伏热，中焦有痰湿，湿热上扰，头晕时作，心烦易怒。适用于眩晕。

【按语】光绪某年四月初十日，光绪皇帝仍时有头晕，脉左部和平，右关滑缓。据《清宫医案研究》记载，光绪皇帝原系胃经湿热，上焦有热之证，用清热化湿法调治，湿邪得去，上焦邪热未去，故予清化代茶饮调治以化湿清热散邪。方中陈皮、神曲、竹茹健脾化湿，消食除痰，荆芥穗、甘菊花、桑叶疏散上焦热邪。中焦痰湿，上焦伏热，治以疏清伏热，兼顾里湿，此方水煎代茶，清轻散热，兼顾中焦痰湿，深得用药之妙。祛中焦痰湿用谷芽、神曲消导和胃，俾胃消脾运，湿邪易去，亦为清宫医案调治中焦湿痰的重要特点。

### 16. 清热化湿代茶饮

【组成】甘菊花二钱，桑叶二钱，黄芩（酒）一钱五分，川芎一钱五分，神曲三钱，谷芽三钱，藿梗一钱，竹茹一钱五分。

【功用】清泻肺胃，消食化痰。

【主治】肺胃湿热，痰食内阻，咽干口渴，不思饮食，恶心，烦躁。适用于眩晕。

【按语】本方见于光绪某年二月十六日医案，光绪皇帝晨起头晕，稍有心中懊恼，脉左寸关弦数，右寸关滑缓。御医庄守和认为证属肺胃蓄有湿热，予清热化湿代茶饮内服。方中酒芩、甘菊花、桑叶清泻肺胃湿热，藿梗、竹茹清热化痰，神曲、谷芽消食导滞，川芎引药上行。二十七日《清宫医案》记载，皇帝服药后诸症俱减，唯湿热内滞难化，小水欠利，御医去谷芽、藿梗、竹茹，加用清热利水的赤苓、泽泻、益元散水煎代茶，以取清热利水之效。以后几日，御医恐湿热或渗利诸药伤阴，又于方中加入养阴清热而不滋腻的养阴药麦冬、天花粉，水煎代茶调理，随症加减，因病施治，秩序井然，值得认真研究。

### 17. 醒脾化湿代茶饮

【组成】扁豆（炒）三钱，藿梗三分，生於术八分，茯苓三钱，广陈皮（炙）一钱，紫朴七分，车前子二钱（包煎），泽泻（盐炒）八分，盐广砂（研）一钱。

水煎代茶温服。

【功用】健脾化湿，行气利水。

【主治】脾虚纳呆，湿邪壅盛，水肿胀满。适用于水肿。

【按语】光绪三十二年五月十五日，慈禧太后曾用此代茶饮方。次日，又以原方加生薏苡仁四钱，进一步加强健脾化湿之力。慈禧太后素有脾胃之疾，从五月中旬前后医案记载来看，当时慈禧太后肺胃蓄有湿热，中气欠舒，阻滞，不易运化，饮食不香，因而以该代茶饮方健脾化湿助运是非常恰当的。

### 18. 和解清胃代茶饮

【组成】柴胡一钱五分，薄荷一钱，地骨皮三钱，青皮二钱，条芩三钱，胡黄连一钱，蔓荆子三钱，常山三钱，次生地黄六钱，玄参五钱，焦三仙各三钱，厚朴一钱五分。

【功用】和解养阴清胃。

【主治】疟邪未清，内蓄饮滞，头闷眩晕，口黏作渴，胸膈不爽。适用于疟疾。

【按语】光绪某年六月初二，御医诊得皇上头闷眩晕，口黏作渴，胸膈不爽，谷食无味，身肢酸倦，脉息左寸稍浮，关部沉弦，右寸关滑数，乃暑湿疟邪未清，气道不畅，饮滞化而未净，故予本代茶饮治之。方中柴胡、条芩、胡黄连清解少阳疟邪，合薄荷、蔓荆子以清热和解透邪，常山截疟，生地黄、玄参养阴清热，青皮、厚朴、焦三仙理气和中，诸药合用，奏和解清热、理气和中之效。切中皇上病机。

### 19. 清热代茶饮

【组成】黄芩（酒）三钱，黄连八分，栀子三钱，焦三仙各二钱，次生地黄五钱，木通三钱，川大黄一钱五分。

【功用】清泄胃热。

【主治】郁热滞胃，牙龈肿痛。适用于牙痛。

【按语】本方见于咸丰十二年十一月十一日吉嫔医案。据医案记载，吉嫔原系牙痛之证，经用清热化滞汤治疗后，牙龈肿痛渐轻，腮颊红肿亦渐消退，唯阳明郁热未尽，故御医用此代茶饮、外吹牛黄冰苏散以清胃泻火，消肿止痛。方中酒芩、黄连、栀子清泄邪热，生地黄养阴凉血清热，木通清热利水，川大黄泻火通便，使邪有出路，全方用药配伍精当，切中病机。

## 二、宫廷常用养生保健方

### 1. 长春益寿丹

【组成】天冬（去心）、麦冬（去心）、大熟地黄（不见铁）、山药、牛膝、大生地黄（不见铁）、杜仲、山茱萸、云苓、人参、木香、柏子仁（去油）、五味子、巴戟天各二两，川椒（炒）、泽泻、石菖蒲、远志各一两，菟丝子、肉苁蓉各四两，枸杞子、覆盆子、地骨皮各一两五钱。

以上共为极细面，蜜丸桐子大。

【用法】初服五十丸，一个月后加至六十丸，百日后可服八十丸便有功效，每早空心以淡盐汤送下。

【主治】适用于抗衰老。

【按语】长春益寿丹由古方杨氏还少丹与华佗方打老儿丸进退而成。方名益寿，又称长春，当与慈禧太后曾住长春宫有关。又此方出自打老儿丸，传说因老妇年逾百龄，打其老儿子不肯服此丸而名，又称仙姑打老儿丸。妇女亦可用，所谓服之可暖子宫，泽颜色。

### 2. 益寿膏

【组成】附子（制）一两，肉桂一两，法半夏三钱四分，陈皮三钱四分，白附子三钱四分，羊腰子一对，虎骨二两七钱，吴茱萸（盐水）三钱四分，川椒三钱四分，小茴香三钱四分，白术一两，苍术七钱，艾绒三钱四分，当归（酒洗）一两，补骨脂七钱，香附五钱，川芎五钱，杜仲（盐炒）一两三钱四分，续断七钱，巴戟天三钱四分，黄芪五钱，党参五钱，酒芍三钱四分，天生黄（飞好）一两，益智仁七钱，干鹿尾一条，川楝子三钱四分，桂枝三钱四分，五加皮五钱，云苓七钱，胡芦巴三钱四分，川乌三钱四分，鹿角二两七钱，蒺藜五钱，川草薢三钱四分，肉豆蔻五钱，菟丝子三钱四分，干姜三钱四分，茵陈三钱四分，胡桃仁七钱，公丁香三钱四分，生姜一两，五味子三钱四分，枸杞子七钱，大葱头一两，缩砂仁三钱四分，甘草三钱四分。

【用法】用麻油五斤将药炸枯去渣，熬至滴水成珠，再入飞净黄丹，老嫩合宜。

【主治】适用于抗衰老。

3. 保元益寿丹

【组成】人参三钱，於术（炒）三钱，茯苓五钱，当归四钱，白芍（炒）二钱，干地黄四钱，陈皮一钱五分，砂仁一钱，醋柴胡（炙）一钱，香附二钱，桔梗二钱，杜仲（炒）四钱，桑枝四钱，谷芽（炒）四钱，薏苡仁（炒）五钱，炙甘草一钱。

共研极细面。

【用法】每用一钱五分，老米汤调服。

【主治】适用于抗衰老。

【按语】观光绪八年西太后约八个月之脉案，可知其气血久亏，脾元素弱。脉案中载"饮食半不香""夜寐欠实，晚膳消化较慢，时有头晕，夜间倒饱，嘈杂作呕"，以及"精神软倦""大便带溏""腹中作痛"等。此方以八珍丸加减，补养气血中兼疏肝和胃理脾，标本并治，可起保护扶植气血之元的作用。

4. 五芝地仙金髓丹

【组成】人参二两，生於术二两，云苓三两，甘菊二两，枸杞二两，大生地黄六两，麦冬三两，陈皮二两，葛根二两，蔓荆子二两，神曲三两。

共为细面，蜜丸如绿豆大。

【用法】每服三钱，白开水送服。

【主治】适用于抗衰老。

【按语】本方取"四君""三才""异功""增液"诸方化裁，用枸杞、生地黄滋肾水，甘菊清头目，风药通肝气，配以余药，使心肝脾肺肾五脏得养，久久服之，似能益寿延龄。方名五芝地仙者，旨在突出本方神奇的长寿轻身之力。全方药味，虽补五脏，仍侧重在肾，因肾主骨，肾生髓，而脑为髓海，因而补之能生养脑气而通目系，故曰金髓。

5. 扶元和中膏

【组成】党参一两五钱，於术（炒）一两，茯苓（研）一两，砂仁（研）四钱，归身（土炒）一两，杜仲（炒）一两，香附（制）六钱，黄芪（生）一两，谷芽（炒）一两，鸡内金（焙）一两，半夏（姜炙）八钱，佩兰草六钱，生姜六钱，红枣肉二十枚。

共以水熬透，去渣，再熬浓，兑冰糖二两为膏。

【用法】每服三钱，白水冲服。

【主治】适用于抗衰老。

【按语】此方似由古方和中散加减改制成膏剂者。对久病脾虚食少，胸闷干哕，倒饱嘈杂，食物不消者有效。扶元者，当系指补脾肾而言。

449

### 6. 加减扶元和中膏

【组成】党参一两五钱，於术（土炒）一两，茯苓（研）一两，砂仁四两，归身（土炒）一两，续断（酒炒）一两，香附（炙）六钱，生黄芪一两，谷芽（炒）一两，鸡内金（焙）一两，半夏（炙）八钱，佩兰草四钱，生姜八钱，大熟地黄（炒）六钱，红枣二十枚。

共以水熬透，去渣，再熬浓，兑冰糖为膏。

【用法】每服三钱，白水冲服。

【主治】适用于抗衰老。

【按语】此方较前方增加生姜用量，减佩兰草药量，加大熟地黄六钱，易杜仲为续断而成。加熟地黄者，当为增强补益肝肾作用之意。

### 7. 龟龄集方

【组成】鹿茸、生地黄、补骨脂、人参、急性子、细辛、砂仁、杜仲、丁香、蚕蛾、肉苁蓉等。

【用法】将上药研末，制成紫色为度，每服五厘，黄酒送下。

【功效】滋肾阴，培土生金。

【主治】适用于抗衰老。

【按语】乾隆帝本人喜服此方，还经常以此方赏赐各大臣。本方主要用于肾阳不足，兼有气血亏损者。

### 8. 琼玉膏

【组成】地黄四斤，人参六两，白蜜二斤。

【用法】先将地黄熬汁去渣，入蜜炼稠，再将人参为末和入瓷罐中。水煮半日，白汤化服。

【功效】滋肾阴，培土生金。

【主治】适用于抗衰老。

【按语】雍正帝喜用此方，本方对肾肺两虚，内热劳嗽干咳诸症颇效，无病服之可润滋内脏，强健体魄。

### 9. 松龄太平春酒

【组成】熟地黄四两，当归一两，茯神一两，枸杞子四钱，红花四钱，龙眼肉八两，松仁一斤。

【用法】上药加玉泉酒二十斤，白酒二十斤，干烧酒四十斤煮制而成。

【功效】滋补心肾，养血活络。

【主治】适用于抗衰老。

### 10. 泡酒方

【组成】石菖蒲（鲜、一窝）计六钱，鲜木瓜六钱，桑寄生一两，小茴香二钱，九月菊（根、一窝）计六钱。

如腿疼加川牛膝二钱。

【用法】烧酒三斤，泡七日，早服一杯。

【主治】适用于高血压。

【按语】据光绪三十二年九月脉案载：皇太后脉息左部沉弦而细，右寸关沉滑，肾元素弱，脾不化水，郁遏阳气，以致眩晕、恶风、谷食消化不快、步履无力、耳鸣。御医张仲元等曾拟理脾化饮之法调理。除汤剂外，辅以药酒方，清心柔肝补肾，以冀对慈禧太后病情有所裨益。

### 11. 夜合枝酒

【组成】夜合枝（生锉）五两，柏枝（生锉）五两，槐枝（生锉）五两，桑枝（生锉）五两，石榴枝（生锉）五两，糯米五升，黑豆五升，防风二两，羌活五钱，细曲七斤半。

先以水五斗煎枝，取二斗五升，浸米、豆蒸熟，入曲、防风末、羌活末，如常酿酒法封三七日，压汁。

【用法】每饮五合，勿过醉致吐，常令有酒气也。

【主治】适用于中风挛缩。

【按语】《本草图经》载："合欢，夜合也。"夜合枝即合欢树枝，其叶似皂角，极细繁密，叶则夜合故名。

# 第十二章 发酵食品与养生防病

## 第一节 发酵食品基本情况简介

食品发酵是一种古老的食品制作技术，利用微生物将原材料转化为具有特定风味和营养价值的食物。从最早的酒类发酵到现代的酸奶和面包制作，食品发酵技术在食品工业中占有重要地位。本书将从食品发酵的原理、发酵食品的种类、营养价值、制备工艺、安全性及市场前景等方面对食品发酵进行深入探讨。

### 一、食品发酵的原理

食品发酵的基本原理是利用微生物的代谢活动，将原材料中的糖类、淀粉等物质转化为酒精、乳酸等有机物，同时产生特定的风味和香气。根据微生物种类和发酵条件的不同，食品发酵会产生不同的产物和风味。

### 二、发酵食品的种类

#### 1. 酒类
利用酵母菌将糖类转化为酒精，如白酒、啤酒、葡萄酒等。

#### 2. 乳制品
利用乳酸菌将牛奶发酵为酸奶、酸乳等。

#### 3. 面包
利用酵母菌将面粉发酵，做出松软的面包。

#### 4. 酱油、醋
通过谷物发酵做出调味品。

#### 5. 酱类
利用微生物将蔬菜等原料发酵，如豆瓣酱、豆豉等。

**6. 豆腐乳**

利用毛霉发酵制作豆腐乳。

**7. 泡菜**

利用乳酸菌将蔬菜发酵，做出酸爽可口的泡菜。

## 三、发酵食品的营养价值

发酵食品在营养价值上具有独特的特点。首先，发酵过程有助于食物中的营养成分消化吸收。其次，微生物在发酵过程中会产生一些对人体有益的物质，如维生素 B 族、抗氧化物质等。此外，某些发酵食品还具有降低胆固醇、预防心血管疾病等功效。

## 四、发酵食品的制备工艺

### 1. 选择合适的微生物

根据所需发酵食品的风味和营养价值选择合适的微生物种类。

### 2. 原材料处理

对原材料进行清洗、粉碎、混合等预处理操作，以便微生物更好地发挥作用。

### 3. 发酵条件控制

根据所选微生物的特点和发酵食品的要求，控制适当的温度、湿度、pH 等条件，以保证微生物的生长和代谢活动顺利进行。

### 4. 成熟与保存

在发酵过程中，要定期检查发酵食品的状态，确保其达到理想的成熟度。同时，要注意保存方法，避免食品变质和污染。

## 五、发酵食品的安全性

在发酵食品的制备过程中，要严格控制原料质量、卫生条件和微生物种类，确保食品安全。此外，对于市售的发酵食品，消费者应选择正规厂家生产的产品，注意查看产品的生产日期、保质期等信息，确保购买到安全可靠的发酵食品。

## 六、发酵食品的市场前景

随着人们对健康饮食的追求和对传统美食的热爱，发酵食品市场具有广阔的发展前景。通过不断研发新品种、优化制备工艺和提高产品质量，发酵食品行业将在满足消费者需求的同时推动食品工业的可持续发展。

# 第二节 发酵食品研究的新进展

## 一、发酵的原理

发酵反应的过程依据不同糖的利用与产物的生产而不同。以下以葡萄糖为例，说明两种常见的发酵反应：乙醇发酵和乳酸发酵。

### 1. 乙醇发酵

乙醇发酵是一种无氧呼吸过程，主要由一些厌氧微生物（如酵母菌）进行。乙醇发酵可以将葡萄糖分解成乙醇和二氧化碳，并释放少量能量。乙醇发酵可以用下面的化学方程式表示：

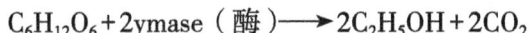

$$C_6H_{12}O_6 + 2ymase（酶）\longrightarrow 2C_2H_5OH + 2CO_2$$

乙醇发酵的具体过程可以分为两个阶段：糖酵解和乙醇生成。糖酵解是指在细胞质中，葡萄糖在酶的作用下分解成两个丙酮酸分子，同时产生两个 ATP 分子和两个还原型的辅酶 NADH。乙醇生成是指在细胞质中，丙酮酸在另一种酶的作用下分解成乙醛和二氧化碳，然后乙醛利用 NADH 的还原力还原成乙醇，同时再生成 $NAD^+$。这样，$NAD^+$ 可以循环利用，维持糖酵解的进行。

乙醇发酵在实际中有很多应用，例如制作面包、啤酒、葡萄酒等。在制作面包时，二氧化碳使面团膨胀起来，形成松软多孔的结构；在制作啤酒和葡萄酒时，乙醇是酒精度的来源，同时也影响酒的风味。

### 2. 乳酸发酵

乳酸发酵也是一种无氧呼吸过程，主要由一些厌氧微生物（如乳酸菌）进行。乳酸发酵可以将葡萄糖分解成乳酸，并释放少量能量。乳酸发酵可以用下面的化学方程式表示：

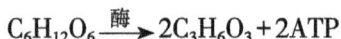

$$C_6H_{12}O_6 \xrightarrow{酶} 2C_3H_6O_3 + 2ATP$$

乳酸发酵的具体过程也可以分为两个阶段：糖酵解和乳酸生成。糖酵解与乙醇发酵相同，都是将葡萄糖分解成两个丙酮酸分子，并产生两个 ATP 分子和两个还原型的辅酶 NADH。乳酸生成是指在细胞质中，丙酮酸直接利用 NADH 的还原力还原成乳酸，并再生成 $NAD^+$。这样，$NAD^+$ 也可以循环利用，维持糖酵解的进行。

乳酸发酵在实际中也有很多应用，例如制作奶酪、酸奶、泡菜、豆腐等。在制作奶制品时，乳酸使牛奶变酸，从而使牛奶中的乳清蛋白和乳球蛋白凝固沉淀，形成凝乳；在制作泡菜和豆腐时，乳酸也有助于增加食物的风味和防腐效果。

## 二、发酵的主角

发酵的主角是一些能够在有氧或无氧条件下进行生命活动的微生物，主要包括细菌、真菌和原生动物等。这些微生物有着不同的特性和功能，可以利用各种有机物作为碳源和能源，产生各种有用的代谢产物。根据微生物的不同，发酵可以分为以下几种类型。

### 1. 酵母发酵

由酵母菌进行的发酵，主要产生乙醇和二氧化碳，如面包、啤酒、葡萄酒等。

### 2. 乳酸菌发酵

由乳酸菌进行的发酵，主要产生乳酸和少量乙醇、乙酸、丁酸等，如奶酪、酸奶、泡菜、豆腐等。

### 3. 醋酸菌发酵

由醋酸菌进行的发酵，主要将乙醇氧化成乙酸，如食用醋、果汁等。

### 4. 丁酸菌发酵

由丁酸菌进行的发酵，主要将糖类或其他有机物分解成丁酸、二氧化碳和氢气，如奶油、黄油等。

### 5. 丙酮丁二醇发酵

由丙酮丁二醇菌进行的发酵，主要将糖类或其他有机物分解成丙酮、丁二醇和二氧化碳，如日本清酒等。

### 6. 混合型发酵

由多种微生物共同进行的发酵，产生多种代谢产物，如泰国椰子糖、印度咖喱等。

## 三、什么是发酵

发酵是一种利用微生物在有氧或无氧条件下进行生命活动，从而制备微生物菌体本身或其代谢产物的过程。通常所说的发酵，多是指生物体对于有机物的某种分解过程。在生物化学界、生理学界，它被狭义地定义为：生物体内在无氧条件下，借由酶催化一系列氧化还原反应，降解碳水化合物从中释放少量能量的代谢过程。在食品生产界、生物技术界，它可更广泛地指利用微生物的酶催化，并控制适宜的工艺条件，使食品或饮料产生人类所需的或满足口感的变化。

发酵是人类较早接触的一种生物化学反应，如今在食品工业、生物和化学工业中均有广泛应用；其也是生物工程的基本过程，即发酵工程。对于发酵工程的机制及过程控制的研究，还在继续。

### 四、发酵食品的好处

发酵食品除了能够增加食物的风味和保存期外，还有以下几方面的好处。

**1. 提高食物的消化吸收率**

发酵过程中，微生物可以分解食物中的淀粉、蛋白质、脂肪等大分子物质，使之变成小分子物质，如糖类、氨基酸、脂肪酸等，这些小分子物质更容易被人体消化吸收，提高食物的营养价值。

**2. 增加食物的营养成分**

发酵过程中，微生物可以合成一些人体所需的营养成分，如维生素、氨基酸、有机酸等，这些营养成分可以补充人体的需要，增强人体的抵抗力和免疫力。

**3. 产生一些有益的生理活性物质**

发酵过程中，微生物可以产生一些具有抗菌、抗氧化、降血压、降血糖、降血脂、抗癌等作用的生理活性物质，如乳酸菌素、醋酸菌素、丁酸菌素等，这些物质可以调节人体的内环境，预防和治疗一些疾病。

**4. 调节肠道菌群平衡**

发酵过程中，微生物可以抑制肠道中的有害菌生长繁殖，促进肠道中的有益菌生长繁殖，形成一种良好的菌群平衡，这样可以改善肠道的功能，促进消化和排毒，预防便秘和腹泻等肠道问题。

## 第三节　世界各国常见发酵食品的简要介绍

发酵食品，真正的魅力在于其有与药品媲美的奇特功效。我们日常食用的发酵食品主要分为谷物类发酵制品、豆类发酵制品、乳类发酵制品。它能发挥功效的原理在于食物发酵过程中，微生物会保留原来食物中的一些活性成分，如多糖、膳食纤维、生物类黄酮等对机体有益的物质，并且还会分解某些对人体不利的因子，如豆类中的低聚糖、胀气因子等。不仅如此，发酵食品一般脂肪含量较低，因为发酵过程中要消耗碳水化合物的能量，是减肥人士的首选健康食品。我们平时喝的白酒、啤酒、米酒、食醋等就属于谷物类发酵制品；而各种酱料、酱油、腐乳、豆豉等都属于豆类发酵制品。以下介绍几种发酵食品，看看它们都有什么营养。

## 一、中国腐乳

腐乳，是由豆腐经过特定霉菌发酵后，再用盐和各式香料腌制而成的发酵豆制品，是中国流传数千年的特色传统民间美食，因其口感好、营养高，吃起来特别香而深受中国老百姓及东南亚地区人民的喜爱，是一道经久不衰的美味佳肴。腐乳有红、白、青（臭腐乳）、花等各色，更是被外国人称为"中国奶酪"。

腐乳的营养价值有以下几点。

### 1. 降低胆固醇

腐乳含不饱和脂肪酸，不含胆固醇。它所含的蛋白质疏水性成分与胆酸结合，反而可降低体内胆固醇的吸收及胆酸的再吸收。相对于含高胆固醇的奶酪，腐乳更有益于健康。

### 2. 蛋白质含量高

腐乳原材料大豆所含的蛋白质，本不易于被人体自然消化，但通过腐乳的发酵变性后，苷元型异黄酮含量增多，比豆腐、豆粉等更容易消化吸收。另外，腐乳的蛋白质含量非常高，100g 中有 10~12g 蛋白质含量。

### 3. 预防阿尔茨海默病

在发酵的过程中，腐乳会产生丰富的维生素 B 族和氨基酸。其中，维生素 $B_2$ 含量比豆腐高 6~7 倍，仅次于乳制品。维生素 $B_{12}$ 含量仅次于动物肝脏。青腐乳含的胡萝卜素比豆腐高 4 倍；含铁也比豆腐高 2~3 倍，是内酯豆腐的 8.6 倍。另外，腐乳含维生素 $B_1$、尼克酸也高于一般食品。对于常吃素食的人，经常吃些腐乳有预防恶性贫血、缺铁性贫血和阿尔茨海默病的功效。

### 4. 降血脂、抗癌

我们会看到，腐乳表面附有一层红色物质，这是红曲菌产生的纯天然色素，对人体十分安全，且是天然的血脂清道夫。腐乳含有丰富的大豆异黄酮，能有效地预防和抑制白血病，具有抗肿瘤效应。

腐乳在发酵过程中会采用霉菌或是细菌来进行发酵，所以许多人担心会引入杂菌污染。其实，如果是在正规制备的情况下，发酵菌是被纯化过的，所以不用特别担心。同时，对于发酵过程中大部分的发酵菌，如毛霉菌、青霉菌等，一般人体是可耐受的。

另外，不少人会担心腐乳中亚硝酸盐超标。其实，亚硝酸盐大多存在于加工过的肉制品或是腐烂变色的蔬菜中，腐乳中相对来说并不多。值得注意的是，部分腐乳的含盐量达到 100g 中有 10~20g 的盐。所以，如果腐乳的摄入量控制在每天 1 块，盐摄入量平均只有 1~2g，而每人每天可摄入盐量为 6g，所以平常只吃一两块，盐量是不会超标的。

值得注意的是，腐乳本身含盐和嘌呤量普遍较高，患有高血压、心血管病、痛风、肾病、消化道溃疡等患者，就需要忌口了。

## 二、韩国大酱

在古代朝鲜，做菜主要是用酱来调咸淡。酱是朝鲜民族饮食的基本调料，又是主要的副食品。大酱可用来做大酱汤，其脂肪含量少，热量低，用来做大酱汤多食易有饱腹感。酱有清酱、大酱、辣椒酱、汁酱、青苔酱、黄酱等种类。烤肉、烤鱼有时要抹上辣酱或大酱，还可以用酱烧制各类菜肴和汤汁。

韩国女人以做大酱为荣，大酱就是他们的国食。从医书《东医宝鉴》到内命妇的《饮食杂记》里，都少不了大酱的影子。宫女们为了改善大酱的味道，甚至想出在大酱里加木炭，在大酱里放入槐树花蕊，在野外做大酱祭。对制酱的过程也有详细描述：先将大豆煮到呈烟色后，在石臼里舂碾成豆沙状之后制成酱坯。大酱坯一般制成方块形或圆形，重三五斤，放置在阴凉通风处，风干三五天，然后用稻草等将大酱坯系好，悬挂在房梁上，晾晒 40 天左右取下来，再一层酱坯、一层稻草摆放在温度、湿度适宜之处，使其自然发酵而成。

韩国大酱的营养价值有以下几点。

### 1. 天然植物激素降低乳腺癌患病风险

大酱是由黄豆经过特殊工艺加工而成的。作为黄豆的发酵制品，大酱中主要含有大豆异黄酮和类植物雌激素，其对女性子宫、乳腺疾病都有明显的预防作用。日本国家癌症研究中心发表了一个大型的实验报告指出，只要女性每天喝三四碗大酱汤，患乳腺癌的概率可以下降 40%。此外还能降低与激素相关的肿瘤的发病率。

### 2. 大酱在发酵过程中还会产生维生素 E、皂苷等

维生素 E 可提高女性的雌激素水平，具有美容养颜的作用。皂苷则对心血管有一定的保护作用。据调查，每天喝一碗大酱汤，胃溃疡的发病率降低，因为大酱中还含有乳酸菌和酵母等多种利于蛋白质消化的微生物。但是，大酱的食用价值类似于中国的豆瓣酱，作为调味品需注意使用过程中的盐超标。

## 三、日本纳豆

纳豆是黄豆经纳豆菌（枯草杆菌）发酵制成的豆制品。纳豆起源于中国，自唐朝鉴真东渡时期传入日本，并在日本得到发展。纳豆含有皂素、异黄酮、不饱和脂肪

酸、卵磷脂、叶酸、食用纤维、钙、铁、钾、维生素及多种氨基酸、矿物质。据统计，日本全国 89.4% 的人习惯吃纳豆，纳豆是日本最具有民族特色的食品之一，食用时用筷子夹其有长长的拉丝现象。纳豆因其独特的风味、制作方便和有效的营养和保健功效，深受日本国民的喜爱。纳豆发酵过程中产生的纳豆激酶，具有良好的抗血栓功能。

日本纳豆的营养价值有以下几点。

### 1. 溶栓保护血管，有益长寿

纳豆不仅保留了大豆的营养价值，而且更重要的是可以提高纳豆蛋白质的消化吸收率。其中最引人注目的成分便是纳豆激酶，它是分解大豆蛋白质而产生的纳豆黏丝。纳豆激酶是别的豆制品所没有的。它的主要作用是溶解血栓，在保护血管健康，起到降脂作用的同时，也有益长寿。纳豆激酶抗氧化能力特别强，是维生素 C 的 20 倍、维生素 E 的 50 倍。自由基是极不稳定的氧分子，它以猎取人体中其他物质的电子为乐趣，使人的细胞组织受到破坏，特别是人类的微细血管特别容易遭到自由基的攻击，使之产生瘀伤和曲张，血液微循环受阻，导致各种心脑血管疾病的发生。由于纳豆激酶有着超强的抗氧化作用，可以保护微细血管免受攻击，保持微细血管的畅通，延缓衰老和预防阿尔茨海默病的发生。

### 2. 润肠通便、调节血糖血脂

纳豆中的黏液素有水溶性膳食纤维的性质，可以大量吸收肠道内水分，起到良好的润肠通便作用。其与纳豆菌协同作用，可增强肠胃功能，改善便秘。纳豆同时具有辅助降血糖的功效。一是纳豆菌吞噬葡萄糖和黏物质的作用，二是纳豆中的高弹性蛋白酶，抑制了血糖增加。纳豆中含有的纳豆木质素是一种植物纤维素，在蔬菜、水果中很难发现它的身影。它是公认的降解胆固醇的最佳物质之一，可以调节血脂，非常适宜高血脂、高血压人群食用。

### 3. 纳豆虽营养，但不是人人适宜吃

纳豆虽好，但不是人人都适合食用。纳豆含有较高的蛋白质及嘌呤等物质，可诱发痛风、加重肾脏负担，患有嘌呤代谢紊乱的痛风患者和血尿酸浓度增高的患者最好不要多吃；慢性肾功能不全的患者也不宜食用；纳豆激酶抗血液凝结力强，手术后及伤口未愈合的凝血功能障碍患者不宜食用，易造成伤口出血；急性胰腺炎发作时，严禁食用一切能刺激胃液和胰液分泌的食物，由于纳豆能促进胃液分泌，所以也不适宜食用。另外，由于纳豆激酶不耐热，应尽可能不加热食用，可以把它当作调料拌着蔬菜吃，而且晚餐吃纳豆保健效果最好。

## 四、印尼丹贝

丹贝起源于印度尼西亚，是一种发酵的大豆食品，又称天培、天贝等。传统丹贝是接种根霉属真菌至煮过的脱皮大豆，再以香蕉叶包覆接种过的大豆，经过一至两天发酵，所得到的一种高蛋白大豆发酵食品，丹贝营养丰富，外观新奇，因含有丰富的蛋白质，可作为肉类的代用品，是素食人士摄取蛋白质的主要食品之一，备受东南亚人民的青睐。

印尼丹贝有以下几点营养价值。

### 1. 有益蛋白及氨基酸高于肉禽鱼类

原料大豆制成丹贝后，蛋白质含量从 45.11% 增加到 53.4%，蛋白质消化率从60% 提高到 93.8%。科学家专门对丹贝做了研究，结果发现，每人每天吃 166g 丹贝，可以满足人体所需 62% 的蛋白质、35% 的维生素 $B_2$ 和 46% 的铜元素。它的有益蛋白及氨基酸含量甚至高于燕窝和一些高级肉禽鱼类，所以可以用丹贝来代替肉制品，在同样具有肉类部分口感的同时，减少动物脂肪的摄入。由于部分丹贝为无盐发酵，所以其单次食用量较其他发酵豆制品为多，可将其制成豆制品的零食。

丹贝中游离氨基酸的含量为总氨基酸含量的 76%，是发酵前水泡过大豆的 6 倍。丹贝中核黄素、泛酸和维生素 $B_{12}$ 的含量都比发酵前大豆多，尤其是维生素 $B_{12}$ 的含量增加更为明显，是原来的 60 倍左右。

### 2. 防治三高

发酵后的丹贝，甘油三酯 1/3 被分解，而不饱和脂肪酸亚麻酸、油酸、亚油酸等益于人体的游离脂肪酸有显著增加。丹贝本身不含胆固醇，含纤维素，经动物实验发现，丹贝能降低血液中 60%~70% 的胆固醇，并降低甘油三酯，对防治肥胖、糖尿病、高血脂、高血压和心脑血管病变均有明显作用。丹贝中的丹贝激酶，能有效溶解血栓，清除血管壁上粥样斑块，明显改善动脉硬化；它还能分解血中胆固醇和甘油三酯，从而降低血压、防治心脑血管病变。

由于丹贝具有鲜美的风味、低廉的价格、丰富的营养、发酵周期短、制作方法简易，且具有一定保健功能，所以引起世界各国的关注和兴趣，美国人把丹贝看作"肉的代用品"，日本人称丹贝是"田里的肉"。我国人民的膳食多以植物性食品为主，长期食用植物性食品将会引起贫血症。在我国贫血症患者中有相当一部分人是由于缺乏维生素 $B_{12}$ 而引起的。根据我国的国情，如果平均每人每天食用 100g 天然发酵的丹贝，就可以满足维生素 $B_{12}$ 的最低需要量。因此，利用我国丰富的大豆资源制取廉价的丹贝食品，对于我国人民的健康同样有着重要的现实意义。

# 第四节 山西省晋南地区的无碱发酵蒸馍

晋南无碱馍是山西运城著名的传统小吃。山西南部的老百姓把馒头叫馍，把无碱馒头叫作"无碱馍"。山西南部地区的老百姓制作发酵后的蒸馍时有不在面里放碱的传统做法。这种做法已传了数千年，发酵后的面虽然不放碱，但蒸出来却甜香可口，个头大，吃着比放过碱的味道还要好。

在白面发酵时，首先要掌握发酵的程度。把发酵的"叫子"，即含有酵母菌的面团和到新面中去，在夏天只要发酵三到四个钟头，面已经充分膨胀时，即停止发酵。把生面加入发酵的面中，最大量的生面也须控制在发酵过的面的三分之一内。把这三分之一以内的面掺到发酵过的面中，连续揉搓，反复加工，使生面与发酵面完全和匀后，稍稍停放几十分钟到个把钟头，可做成馍的形状上笼蒸制，蒸出来的馍即是无碱馍。把馍制作成各种各样的动物形状，那就是著名的"晋南面塑"了。

自然发酵的面团会有酸味，这是发酵过程中的乳酸菌带来的味道。蒸馒头时为了去掉酸味，通常都是用碱来中和。把食用碱用少量的水溶解，渐渐掺入发酵好的面团，这是一个需要经验和耐心的过程，也是馒头成败的关键环节之一。

晋南人蒸馍确实有一手，他们使用自然发酵的方法，不用掺碱，蒸出馍来味道香甜，又耐存放。据说秘籍就在用来发酵的老酵头上。在晋南的乡村里，现在仍旧沿袭着用传统的方法来制作老酵头：用预先保留下来的老面掺入一定比例的水和玉米面粉，揉成面团让其发酵成熟；再重复一次这个过程。为什么一定要用玉米面粉作为原始材料，我想和使用黑麦粉或全麦粉来做酵种的道理是一样的，因为它们更适合野生酵母的生长。把发酵成熟的酵种面团分成鸡蛋大小，放在太阳下自然风干，这样老酵头就做好了，做好的老酵头可以保存一段时间，使用时用水化开，掺入所需小麦面粉和一定比例的水揉成光滑均匀的面团，再次发酵成熟就可以蒸馍了。这个过程，与用天然酵母烘烤面包的过程有些相似。

# 第十三章　食品发酵与酿造

## 第一节　食品发酵与酿造概述

### 一、食品发酵与酿造的特点

发酵这一概念在不同的领域有不同的含义，对微生物学家来说，是个广义的概念，微生物进行的一切活动都可以称为发酵；而对生物化学家来说，发酵是微生物在无氧条件下对各种有机化合物进行不彻底分解代谢并释放能量的过程。本书中的发酵都是广义的，酿造则是我国劳动人民对一些特定产品进行发酵生产的一种称谓，通常把成分复杂、风味要求较高的产品，如黄酒、白酒、啤酒、葡萄酒等酒类，以及酱油、酱、食醋、腐乳、豆豉等副食佐餐调味品的生产称为酿造，而将成分单一、风味要求不高的产品，如酒精、柠檬液、谷氨酸、单细胞蛋白等的生产称为发酵。

### 二、食品发酵与酿造和现代生物技术（工程）的关系

现代生物技术是应用生物学、化学和工程学的基本原理，利用生物体（微生物、动物细胞、植物细胞）或其他组成部分（细胞器、酶），在最适宜条件下，生产有价值的产物或为人类提供某种服务的技术。生物技术（工程）是由基因工程、细胞工程、发酵工程、酶工程和生化工程这五大技术体系支撑的。

## 第二节　食品发酵与酿造分类

按产品性质进行分类，则其研究对象可分为以下几类。

### 1. 生物代谢产物发酵

生物细胞将外界物质吸收到体内，一面进行分解代谢，另一面又利用分解代谢的

中间代谢产物及能量去合成体内所需成分，此过程称为新陈代谢。在代谢过程中，生物体进行着复杂的生物合成作用，获得了许多代谢产物。以生物体代谢产物为产品的发酵与酿造生产是该工业中数量最多、产量最大的部分，产品包括初级代谢产物、中间代谢产物和次级代谢产物。

通常发酵产物的不同类型是和生物的生长过程密切相关的，比如以发酵与酿造中应用的微生物发酵为例。根据微生物的生长特点，经过最初的迟滞期进入对数生长期，细胞生长，使发酵很快开始并能在短时间内结束。一般认为，微生物对数生长期形成的产物是细胞自身生长所必需的，如各种氨基酸、核苷酸、蛋白质、核酸、脂类及糖类等，称中间代谢产物。由于在野生菌株中初级代谢产物是供菌体生长繁殖使用的，所以初级代谢产物的量在满足自身需要后，就受到许多调节机制的控制而停止合成。为了提高产量，要了解菌株在合成产物中所受到的调节机制控制，研究修饰菌体的遗传基因，改良培养条件。

随着对数生长期的结束，细胞增长停止而进入稳定期，这时细胞数量大致保持不变，部分细胞继续繁殖，一部分细胞则自溶消失。这个时期有些微生物合成的化合物，在对数生长期是没有的，而且对细胞代谢也没有明显的意义，虽然生长速率很低，但代谢产物却具有明显的优势，这类自发产生的化合物被称为次级代谢产物。只有在继续培养过程中，细胞在不生长或缓慢生长状态时，才能实现次级代谢。因此可以推断，微生物在自然界中，是生长速率相对较低的稳定期占主要地位的。

次级代谢产物是由初级代谢的中间体或产物合成的。初级代谢途径往往是大多数微生物代谢中常见的途径，而次级代谢产物是只有少数微生物才能合成的。通常，丝状菌、真菌、产芽孢的细菌能进行次级代谢，而肠道细菌则不能。按生理学作用来研究，许多次级代谢产物具有拮抗微生物的活性，有些是特殊的酶抑制剂，有些是生长促进剂，许多具有药物疗效。次级代谢产物发酵与初级代谢产物发酵一样，受到许多代谢调节机制的控制，如分解代谢产物阻遏和反馈调节等。因此，要提高产量，就要设法解除其控制，或提高合成基因的量。

总之，食品发酵与酿造研究中较重要的部分是生物细胞的代谢研究，要判定所需的产品是初级代谢产物还是次级代谢产物，其代谢调节的机制如何，如何解除菌株自身的调节而实现人为调节等。

### 2. 酶制剂发酵

酶普遍存在于动植物细胞和微生物细胞内，可以说，所有生物细胞都含有酶。开始时，人们主要是从动植物组织中提取酶，自 1894 年日本化学家高峰让吉从米曲霉中提取高峰淀粉酶以来，利用发酵法制备生产并提取微生物的各种酶已是当今发酵工业的重要组成部分。这与从动植物组织提取酶相比，既易于大规模生产，又便于改善工艺、提高产量。

目前，工业用酶大多来自微生物发酵生产的酶，如：α–淀粉酶、β–淀粉酶、葡萄糖苷酶、脱支酶、转化酶、葡萄糖异构酶、纤维素酶；碱性蛋白酶、酸性蛋白酶、中性酶；果胶酶；脂肪酶；凝乳酶；过氧化氢酶；青霉素酰化酶；胆固醇氧化酶；葡萄糖氧化酶；氨基酰化酶等。工业生产上所用的酶，大部分是利用微生物生产的胞内酶或胞外酶加以分离提取得到的酶制剂。现在已有很多酶制剂被加工成固定化酶，使酶制剂行业前进了一大步，促进发酵工业和酶制剂工业的应用范围发生了重大变化。另外，酿酒工业、传统酿造工业等生产中应用的各种"曲"的生产也相当于酶制剂的生产，其实质在于培养多种微生物并使其分泌多种酶，在生产中发挥其分解淀粉和蛋白质等原料的作用。因此，"曲"的生产也可以看成复合酶制剂生产。

### 3. 生物转化发酵

生物转化是指利用生物细胞中的一种或多种酶，作用于一些化合物的特定部位（基团），使它转变成结构类似但具有更大经济价值的化合物的生化反应。生物转化的最终产物并不是生物细胞利用营养物质经代谢而产生的，而是生物细胞的酶或酶系作用于底物某一特定部位（基团），进行化学反应形成的。生长细胞、休止细胞、孢子或干细胞均能进行转化反应，为提高转化效率、降低成本、减少产物中的杂质，现在越来越多地采用固定化细胞或固定化酶。在转化反应中，生物细胞的作用仅仅相当于一种特殊的生物催化剂，只引起特定部位（基团）发生反应。

可进行的转化反应包括脱氢、氧化、脱水、缩合、脱羧、羟化、氨化、脱氨、异构化等，生物转化反应与化学反应相比具有许多优点，如工艺简单、操作方便、反应条件温和、对环境污染小等。生物转化反应明显的特点就是反应的特异性强，包括反应特异性（反应类型）、结构位置特异性（分子结构中的位置）和立体特异性（特殊的对映体），其中以反应的立体特异性显得尤为重要。

### 4. 菌体细胞物质发酵

这是以获得具有特定用途的菌体细胞为目的产品的一种发酵，包括单细胞蛋白（SCP）、藻类、食用菌、人畜防治疾病用的疫苗、生物杀虫剂等的生产。菌体细胞物质发酵生产的特点是菌体细胞的生长与产物积累呈平行关系，生长速率最大时期也是产物合成速率最高阶段，刚进入生长稳定期时菌体细胞物质浓度最大，同时也是产量最高的收获时期。

# 第三节　食品发酵与酿造技术

发酵技术的第一个核心部分——生物催化剂。在迄今所研究的大部分实例中，用于发酵技术过程最有效、最稳定和最方便的生物催化剂形式之一是整体生物细胞，目前广泛采用的是微生物细胞，所以发酵工程一度被称为微生物工程，许许多多的发酵技术都是围绕着微生物工程进行的。随着现代生物技术（工程）的发展，尤其是基因工程的发展，越来越多的携带着高等动植物基因的"工程菌"或经过基因改造的动植物细胞在发酵技术中发挥着日益重要的作用，因此现代发酵技术已超越了微生物工程的范畴。由此可见，发酵工程（包括酶工程）与细胞工程、基因工程，谁也离不开谁，发酵工程（包括酶工程）需要基因工程、细胞工程为它提供良好的生物细胞（或酶），而基因工程、细胞工程得到的良好的细胞（或酶）必须经过发酵工程（包括酶工程）才能实现其价值。

发酵技术的第二个核心部分——生物反应系统。若采用的生物催化剂是酶、休止细胞或固定化细胞，则反应系统比较简单，只需考虑温度、pH 等容易控制的条件；若采用的是生物活细胞，则要为该细胞提供最优生长条件、最优生成产物的可控系统和环境，使温度、pH、通气、搅拌、罐压、溶解氧、CO 含量等物理、化学条件得到有效的维持和控制，从而使该生物细胞呈现出最佳的性能，生成和积累大量产物。这就充分反映出生化工程是发酵工程转化为生产力必不可少的重要环节。

第七篇

现代中药发酵炮制技术篇

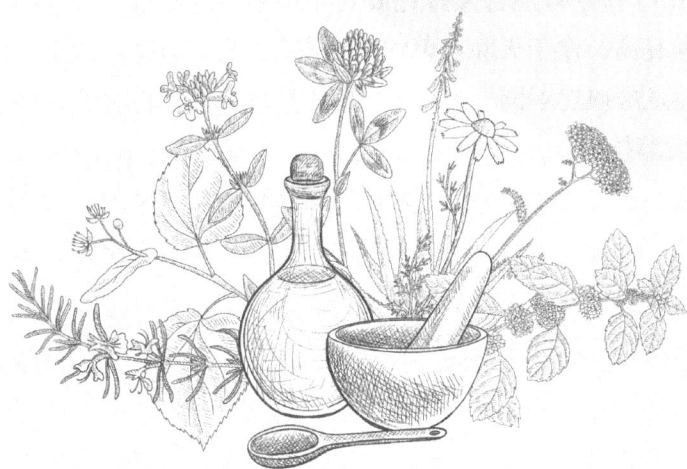

# 第十四章 现代中药发酵炮制技术概述

## 第一节 现代发酵技术的演变及分类

发酵技术在人类生命活动中的应用有着悠久的历史，几千年前的酿造实质上就是典型的微生物发酵过程。19世纪人类开始有意识地利用酵母进行大规模发酵生产。近百年来，随着科学技术的进步，发酵技术产生了划时代的变革，从利用自然界中原有的微生物进行发酵生产的阶段，进入到按照人的意愿对微生物进行改造，使其具有特殊性能以生产人类所需要的发酵产品的新阶段。

### 一、现代发酵技术的演变

#### 1. 第一代微生物发酵技术

1887年，德国细菌学家科赫建立了微生物纯培养技术，为大规模工业发酵生产奠定了基础，大大推动了发酵过程的控制，提高了发酵生产效率，更重要的是推动了微生物学科的发展。

这一阶段从利用自然界的微生物进行混合发酵进展到利用单一菌种进行纯种发酵，微生物培养和分离技术不断提高，便于灭除杂菌的密闭式发酵罐及其他灭菌设备已逐渐开始使用，与传统的自然发酵迥然不同，可称为发酵工程的第一个里程碑。

#### 2. 第二代（近代）微生物发酵技术

近代发酵技术始于20世纪40年代。1928年，英国细菌学家弗莱明发现了青霉素，并证明了其在医学上的作用。但是，由于当时发酵技术的制约，难以发酵得到大量青霉素，在相当长一段时间内限制了青霉素的临床应用。

经过努力，一个崭新的青霉素沉浸培养工艺生产过程终于诞生了。这是发酵技术一次划时代的飞跃，发酵工业从昔日以厌氧发酵为主的工艺转变为深层通风发酵为主的工艺，称为发酵工程的第二个里程碑。在这一阶段，发酵技术的主要特点是采用深层培养技术，增殖时间短，产量高。

20世纪50年代，氨基酸发酵工业逐渐兴起。1957年，日本协和发酵公司成功地进行谷氨酸发酵，继而掀起了氨基酸发酵研究的热潮。随着生物化学、分子遗传学、分子生物学的进一步发展，代谢控制发酵作为一门新兴的学科蓬勃发展起来，已形成一个重要的研究分支——代谢工程。这一时期，以微生物代谢调控发酵技术为主要特征，称为发酵工程的第三个里程碑。

### 3. 第三代（现代）微生物发酵技术

20世纪80年代以来，随着基因工程技术的发展，可定向地改变微生物的性状与功能，创造新的物种，使发酵工业能够生产出自然界微生物所不能合成的产物。

基因工程是中药发酵不同的进程阶段基础上诞生的最新的发酵技术，是当前发酵研究的重点，应予以关注。

## 二、现代发酵技术的分类

根据发酵的特点和微生物对氧需求的不同，发酵方式可分为若干类型。

1. 按微生物对氧的需求，可分为好氧发酵和厌氧发酵。厌氧发酵又称为嫌气发酵，是以厌氧菌为生产菌株进行的发酵生产，如丙酮、丁醇、乳酸、乙醇的生产。整个发酵过程在密闭条件下进行，无需通入空气。好氧发酵又称通风发酵，是利用需氧微生物进行的发酵生产，在发酵过程中需不断供给氧气（或空气），以满足微生物呼吸代谢的需求。目前，多数工业发酵生产属好氧发酵。

2. 按发酵工艺操作的方式，可分为分批发酵、连续发酵和补料分批发酵。

3. 按培养基的形态，可分为液体发酵和固态发酵。液体发酵是指将营养物质溶于（或分散于）液体中，灭菌后进行培养的发酵方式，是目前工业生产普遍采用的方法。固态发酵是微生物在没有或基本没有游离水的固态基质上发酵的方式，固态基质中气、液、固三相并存，即多孔性的固态基质中含有水和水不溶性物质。

传统中药发酵炮制均采用固态发酵方式。现代固态发酵的应用具有巨大的潜能，但与液体发酵相比，目前固态发酵在传质、传热等方面还缺乏全面的详细研究，因而对工业化大规模的最优化生产仍有一定的影响。因此，如何解决这些技术上的难点，更好地完善现代固态发酵技术，还有许多工作亟待广大科研工作者去探索。

# 第二节 发酵炮制技术

中药发酵工程的全部环节包括菌种的选育、培养基的配制、灭菌、扩大菌种的培养和接种、发酵、产品的分离、提纯等过程。

## 一、菌种选育及保藏

微生物是发酵过程中的决定性因素。优良的微生物菌种是高质高产的保证。关于微生物的选择要求：性能稳定，不易变异及退化，不产生有害的生物活性物；抗杂菌及噬菌体的能力强；培养条件易于培养控制；目的产物产量高；培养基原料廉价。

### （一）工业生产常用的微生物

#### 1. 细菌

细菌主要包括枯草芽孢杆菌、醋酸杆菌、棒状杆菌、短杆菌等，用于生产淀粉酶、乳酸、醋酸、氨基酸和肌苷酸等。

#### 2. 酵母菌

酵母菌主要有啤酒酵母、假丝酵母、类酵母等，用于酿酒、制造面包、生产脂肪酶，以及生产可食用、药用和饲料用酵母菌体蛋白等。

#### 3. 霉菌

霉菌如根霉、毛霉、犁头霉、红曲霉、曲霉、青霉等，用于生产多种酶制剂、抗生素、有机酸及甾体激素等。

此外，还有放线菌，如链霉菌属、小单孢菌属和诺卡氏菌属等；担子菌，即通常所说菇类微生物，用于多糖、橡胶物质和抗癌药物的开发；藻类，用作人类保健食品和饲料，如螺旋藻。

### （二）菌种技术

菌种是发酵过程能否成功的前提。在进行发酵之前，必须从自然界分离，并经纯化、选育或经基因工程改造后，才能用于大规模工业生产。菌种技术主要包括四部分内容：①菌种的分离筛选：挑选符合生产要求的菌种。②菌种选育：改良已有菌种的生产性能，使产品的质和量不断提高，或使它更适应于工艺的要求。③菌种保藏：一切生产菌种都要使它避免死亡和生产性能的下降。④退化菌种的复壮：如果发现菌种的生产性能下降，要设法使它恢复。

#### 1. 菌种的分离筛选

自然界的微生物资源非常丰富，广泛分布于土壤、水和空气中，尤以土壤中最多。

分离筛选菌株一般包括以下几个步骤：采样、初步分离、富集培养、纯培养、菌落的选择及毒性试验。

（1）采样

主要从土壤中采集。

（2）初步分离

采用物理、化学等预处理方法杀灭或去除非目标微生物，最大限度地保留所需微生物。

（3）富集培养

通过控制养分或培养条件，使所需菌种增殖，在数量上占优势。①控制碳源种类：以目标微生物能够利用的碳源为唯一碳源，使得这一微生物大量生长，其他微生物则被淘汰。②添加抑制剂或促进因子：根据杂菌的种类选择性添加。如添加一定浓度的抗真菌剂可抑制真菌生长。分离放线菌时，通常在培养基中加入 1~5mL 天然浸出汁（植物、岩石、有机混合腐殖质等的浸出汁）作为促进因子，由此可以分离出更多不同类型的放线菌。③控制培养条件：包括营养成分、pH、培养温度和通气条件等。

（4）纯培养

经过增殖培养后，进行菌种的分离纯化。常用的纯种分离的方法有划线分离法、稀释分离法。划线分离法是用接种针挑取样品，在培养基平板上划线，并确保培养出单个菌落。稀释分离法是将样品进行适当稀释，然后将稀释液涂布接种于培养基平板上进行培养，待长出独立的单个菌落，进行挑选分离。在纯培养过程中，还应进一步控制条件，使目标菌落更好地生长。

（5）菌落的选择（性能鉴定）

所得菌种必须进行生产性能测定。这些特性包括形态、培养特征、营养要求、生理生化特性、发酵周期、产品品种和产量、耐受最高温度、生长和发酵最适温度、最适 pH、提取工艺等。

（6）毒性试验

某些微生物在一定条件下会产生有毒物质，将其作为生产菌种，尤其与食品有关的生产菌种具有潜在的危险。因此，除啤酒酵母、脆壁酵母、黑曲霉、米曲霉、枯草杆菌等少数已经过长期使用的菌种外，用于食品工业的微生物均需通过两年以上的毒性试验方可使用。

**2. 菌种选育**

目前常用的育种方法主要包括自然选育、诱变育种、杂交育种、原生质体融合、基因工程等。其中自然选育和诱变育种是工业生产中常用的方法，属于经典育种范畴。

（1）自然选育

自然选育是一种简单易行的选育方法，但是由于依赖自发突变，效率较低，尚不能满足菌种选育工作的需要，因而，还需进行诱变育种。

（2）诱变育种

诱变育种使用诱变剂对菌种进行人工诱变，提高突变频率和扩大变异谱，再从中筛选出具有优良特性的突变菌株。其具有操作简便、速度快、收效大等优点，是当前菌种选育的一种主要方法。

1）出发菌株的选择

出发菌株是指用于诱变的原始菌株，选择产量高、对诱变剂敏感、变异幅度大的菌株作为出发菌株，以提高变异频率和高产突变株出现的概率。

通常可作为出发菌株的有以下三种：①从自然界分离得到的野生型菌株。该类菌株虽产量低，但对诱变因素敏感，变异幅度大，正突变率高。②由自发突变获得的高产菌株。③已经诱变过的菌株。有些菌株在发生某一变异后会提高对其他诱变因素的敏感性。

2）菌悬液的制备

为使每个细胞都能均匀地接触诱变剂，通常需将出发菌株先制备成单细胞或单孢子悬液。细胞生理活性既要同步，又要处于最旺盛的对数期，这样突变率高，重现性也好。控制细胞同步生长的方法有两种：①通过环境条件来诱导同步性，如变换温度、光线。②采用物理方法挑选同步生长的细胞，如将非同步的细菌培养液通过微孔过滤器，将大小不同的细胞分开，分别取滤液培养。

菌悬液一般用无菌生理盐水或缓冲液配制，缓冲液可克服化学诱变处理过程中 pH 变化带来的干扰。细胞浓度一般可控制在 $10^6 \sim 10^8/mL$。此外，还应注意菌悬液的分散度。可采用玻璃珠振荡分散，再用脱脂棉或滤纸过滤。

3）诱变处理

诱变育种中使用的诱变剂包括物理诱变剂、化学诱变剂和生物诱变剂三大类。

物理诱变剂包括各种射线，如紫外线、X 射线、γ 射线、快中子等。其中紫外线使用最为方便且有效，对于一般实验室、中小型工厂都适用，也很安全。

化学诱变剂包括碱基类似物、烷化剂、脱氨剂（亚硝酸）、羟化剂（羟胺）等。其中使用最多、最有效的是烷化剂。

当诱变的菌种单一诱变因素重复使用效果不佳时，可利用复合诱变因素来扩大诱变幅度，提高诱变效果。

在实践中，诱变剂种类、剂量、处理时间等因素，都要视具体情况和条件，并经过实验而定。

4）筛选变异菌株

通过尽可能少的工作，将诱变后可能出现的正突变菌株从大量突变菌株中分离鉴别出来。首先要设计良好的筛选培养基，其营养成分、配比、浓度、pH 等都要有利于突变株优良性状的表现。其次还应制订科学的筛选方案，一般采用初筛和复筛两个阶段。初筛以迅速筛出大量达到初步要求的菌落为目的，复筛则以精确筛选出高产优质菌株为目的。初筛可以在平皿上进行，挑选菌株时，一般应从菌落形态、变异类型着手，去发现与产量有关的特性。可利用菌落的代谢产物在平皿上发生的较为直观的变化来进行快速筛选。复筛时应尽可能采用与工业生产相同的培养基和培养条件，才能使选育的菌株应用于工业大生产。

### 3. 菌种保藏

当选育出一个优良的菌种后，为确保其不被杂菌污染、不死亡，且保持其生产性能的稳定，需进行菌种保藏。一般将菌种置于低温、干燥、缺氧、缺营养的环境中，使菌体的代谢活性处于最低状态。

科学研究和工业生产的菌种除了可从自然界分离筛选外，也可从菌种保藏机构获取。

### 4. 工业微生物菌种的衰退与复壮

菌种连续传代导致自发突变或回复突变而发生菌种退化。不良的培养条件如营养成分、温度、湿度、pH、通气量，不良的保藏条件如营养、含水量、温度、氧气等，也会引起菌种的退化。

（1）防止菌种衰退的措施

针对菌种衰退的原因，可采取以下措施预防：①控制传代次数：尽量避免不必要的移种和传代。②创造良好的培养条件。③选用不易衰退的细胞传代，选择放线菌和霉菌的单核孢子用于接种，可避免接种多核的菌丝出现的衰退。④采用有效的菌种保藏方法。

（2）菌种的复壮策略

①纯种分离：菌种发生衰退时，并不是所有的个体都同时退化，其中未衰退的菌体往往是经过环境条件考验的、具有更强生命力的菌体。因此，采用稀释涂布法或平板划线法对菌株进行分离，以取得单细胞生长的菌落，再通过菌落和菌体的特征分析、性能测定，获得具有原有性状的菌株，甚至性能更好的菌株。

②宿主体内复壮法：对于寄生性微生物的衰退菌株，可通过接种到相应昆虫或动植物宿主体内来提高菌株的毒性。

③淘汰法：将衰退菌种进行一定的处理（如药物、低温、高温等），往往可淘汰衰退个体而达到复壮的目的。

## 二、培养基的配制

培养基是指可供微生物细胞生长繁殖的营养物质。所有发酵培养基都必须提供微生物生长繁殖和产物合成所需的能源、碳源、氮源、无机盐和微量元素、生长因子，并能为微生物提供除营养外的其他生长所必需的条件（如水、$O_2$ 等）。

### （一）培养基的类型

培养基种类繁多，根据其成分、物理状态和用途可分成多种类型。

#### 1. 按成分分类

按培养基的成分，将其分为天然培养基和合成培养基。常用的天然有机营养物质包括牛肉浸膏、蛋白胨、酵母浸膏等。天然培养基成本较低，多用在实验室，大规模工业发酵生产也适用。

合成培养基由化学成分已知的物质配制而成，也称化学限定培养基。此类培养基化学成分明确、稳定，但其成本较高，微生物在其中生长速度较慢，一般用于实验室中进行有关微生物营养需求、代谢、分类鉴定、生物量测定、菌种选育及遗传分析等的研究工作。

#### 2. 按物理状态分类

根据培养基的物理状态，可分为固体培养基、半固体培养基和液体培养基三种类型。

① 液体培养基常用于大规模工业生产，以及在实验室进行微生物的应用研究。它可通过振荡或搅拌等方式增加培养基的通气量，同时使营养物质均匀分布。

② 半固体培养基含少量（一般为 0.2%~0.7%）凝固剂，琼脂是理想的凝固剂，可用来观察微生物的运动特征、分类鉴定及噬菌体效价滴定等。

③ 固体培养基凝固剂的含量一般为 1.5%~2.5%。可用来进行微生物的分离、鉴定、活菌计数及菌种保藏等，也广泛应用于有子实体的真菌类，如香菇、白木耳等的生产。此外，由天然固体基质制成的培养基也属于固体培养基，如由马铃薯块、小米、麸皮及米糠等制成固体状态的培养基。

#### 3. 按用途分类

培养基分为斜面培养基、种子培养基和发酵培养基。

（1）斜面培养基

斜面培养基供给细胞生长繁殖所需的各类营养物质，特点是富含有机氮源，而碳源较少。通常用来进行保藏菌种的活化。

（2）种子培养基

种子培养基有较完全和丰富的营养物质，特别是充足的氮源和生长因子，可以使微生物快速生长，以获得大量强壮、健康、活性高的细胞。

（3）发酵培养基

发酵培养基是发酵生产中主要的培养基，其各种营养物质的浓度应尽可能高，以提高单位容积发酵罐的利用率。此外，发酵培养基需耗用大量原料，对其原料来源、质量及价格等必须予以重视。

**（二）发酵培养基的成分及来源**

发酵培养基的组成主要包括碳源、氮源、无机盐及微量元素、生长因子、水等。

**1. 碳源**

碳源是组成培养基的主要成分之一。其主要功能有两个：一是为微生物菌种的生长繁殖提供能源和合成菌体所必需的碳成分，二是为合成目的产物提供所需的碳成分。

（1）糖类

糖类应用广泛，分为单糖、寡糖和多糖。单糖如常见的葡萄糖、果糖，寡糖包括蔗糖、麦芽糖、棉子糖，多糖包括淀粉、纤维素、半纤维素等。工业生产中常用的糖类为葡萄糖、糖蜜、淀粉和糊精等。

葡萄糖几乎能被所有的微生物利用。

糖蜜是制糖时的结晶母液，除含有丰富的糖、氮类化合物外，还含有无机盐、维生素等，可作为微生物发酵培养基价廉物美的碳源。

淀粉、糊精等多糖一般需经过菌体产生的胞外酶水解成单糖后再被吸收利用。

（2）油和脂肪

油和脂肪可被微生物分泌的脂肪酶水解为甘油和脂肪酸，然后被氧化成水和 $CO_2$，并释放出大量的能量。

（3）有机酸

常用的有机酸包括柠檬酸、琥珀酸、苹果酸等，以及甲酸、乙酸、丙酸、丁酸等低级脂肪酸。油酸和亚油酸等高级脂肪酸是一些放线菌和真菌的碳源和能源。低浓度的高级脂肪酸可刺激细菌生长，但浓度较高时往往有毒害作用。

（4）烃和醇类

石油及其裂解产物如正烷烃也可用作微生物发酵的碳源。据研究发现，自然界中能同化乙醇的微生物和能同化糖质的微生物一样普遍，种类也相当多。

**2. 氮源**

氮源主要用于构成菌体细胞物质（氨基酸、蛋白质、核酸等）和含氮代谢物，常用氮源有有机氮源和无机氮源两大类。

（1）有机氮源

有机氮源含有丰富的蛋白质、多肽和游离的氨基酸，还含有少量的糖类、脂肪、无机盐、维生素及生长因子等。实验室中常用的有机氮源有蛋白胨、牛肉膏、酵母膏等，工业生产上常用的有机氮源有玉米浆、豆饼粉、花生饼粉等。

①玉米浆：是玉米淀粉生产中的副产物，长期以来一直是发酵工业重要的培养基原料。

②蛋白胨：是用蛋白水解酶水解肉、大豆等制成的蛋白水解物。主要有鱼蛋白胨、牛肉蛋白胨、大豆蛋白胨等。

③牛肉膏：是牛肉浸出液的浓缩物。

④酵母膏：是啤酒酵母或面包酵母在低温下的自溶浸出汁经低温真空蒸发而成。

（2）无机氮源

微生物吸收利用无机氮源更快。常用的无机氮源有铵盐、硝酸盐、氨水等。无机氮被利用后常会引起 pH 的变化，可同时调节培养基的 pH。

**3. 无机盐和微量元素**

无机盐和微量元素是生物生命活动不可缺少的物质。主要元素包括 P、S、Mg、K、Ca 等，微量元素包括 Fe、Cu、Mn、Zn、Mo、Co 等。

无机盐和微量元素是生理活性物质的组成物或生理活性作用的调节物。如磷是核酸和蛋白质的必要成分，也是重要的能量传递者——三磷腺苷的成分。在代谢途径调节方面，磷起着重要作用。磷能促进微生物生长，但过量时，许多产物的合成受抑制。镁是组成某些细胞叶绿素的成分。处于离子状态时，镁是许多酶的辅酶的激活剂，不但影响基质的氧化，也影响蛋白质的合成。镁通常以硫酸镁的形式加入，但在碱性溶液中会形成沉淀。钙离子能控制细胞的通透性。当培养基中钙盐过多时，会形成磷酸钙沉淀，可将钙盐与培养基分别灭菌。

通常无机盐在低浓度时对微生物生长和产物合成有促进作用，在高浓度时常表现出明显的抑制作用。而不同微生物及同种微生物在不同的生长阶段对这些物质的最适浓度要求均不相同。在复合培养基中，由于天然原料都含有微量元素，一般不再单独加入。

**4. 生长因子**

狭义的生长因子仅指维生素。广义上讲，微生物生长必不可少的微量有机物质均称为生长因子，包括氨基酸、嘌呤、嘧啶、维生素等。如谷氨酸生产菌均为生物素缺陷型，以生物素为生长因子。生长因子对发酵的调控起到重要的作用。

有机氮源是这些生长因子的重要来源，多数有机氮源含有较多的维生素 B 族、微量元素及生长因子。如玉米浆中含有丰富的氨基酸、磷、微量元素和生长素，是多数发酵产品良好的有机氮源。

## 5. 水

水在微生物代谢过程中占着极其重要的地位。不仅直接参与许多代谢反应，还是微生物代谢反应的场所。此外，水是热的良导体，有利于散热，可调节细胞的温度。

水中存在的各种因素，如水的 pH、可溶性固体、污染程度、矿物质组成及含量等，对发酵结果会产生较大影响，因此，发酵过程选择合适、恒定的水源对于液体发酵的工业化生产而言至关重要。

### （三）培养基的配制要求与过程

培养基是决定产品优良的重要因素。适宜的发酵培养基是确保生产菌种充分发挥其优良性能，达到最佳发酵效果的基础。首先应确定培养基的成分，其次确定各成分之间的最佳配比。除此之外，还需考虑培养基的缓冲能力、黏度、灭菌效果、灭菌后营养破坏程度及原料中杂质的含量等对菌体生长和产物合成的影响。

另外，在进行培养基配制之前，需对培养基原料进行适当的预处理，是保证灭菌效果及后续生产顺利的重要工作。具体要求：原料预处理首先去除杂质，如小铁钉、泥块、石头等。然后将原料粉碎成粉末状，有利于培养基颗粒的吸水膨胀、糊化，以增加灭菌过程中原料的受热面积，提高热处理效率，缩短热处理时间。此外，粉末状原料加水混合后易于流动输送。为了使底物更容易被微生物利用，需对底物进行化学或机械预处理。

### 1. 培养基配制需考虑的因素

#### （1）微生物的营养需求及配比

不同微生物所需要的营养成分是不同的，需根据不同菌种的生理生化特征、一般营养要求、培养条件、代谢产物的化学性质等确定培养基。不同种类微生物细胞的化学组成具有统一性和差异性。其主要组成元素均为 C、H、O、N、P、S 等，但在不同微生物中所占比例又有所差异。

微生物所需营养物质之间应有适当的比例，培养基中碳氮的比例在发酵工业中尤其重要。培养基中碳氮比对微生物生长繁殖和产物合成的影响极为显著，碳氮比不当，将影响菌体吸收营养的平衡。碳源过多，容易导致 pH 偏低，碳源不足则易引起菌体的衰老和自溶。氮源过多使菌体生长过于旺盛，pH 偏高，不利于代谢产物积累。氮源不足，则菌体繁殖量少，从而影响产量。一般工业发酵培养基的碳氮比为 100：（0.2~2）。在某些产物含氮较多的发酵过程中，可适当改变碳氮比，如谷氨酸发酵碳氮比为 100：（15~20）。对于固态发酵工艺，最适碳氮比在（10~100）：1 范围内变化。

培养基中某些元素的含量往往超过微生物代谢的需要量，如 P 和 K。许多培养基中增加磷酸盐浓度的目的是增加培养基的缓冲容量。

（2）渗透压

配制培养基时，应注意营养物质要有合适的浓度，浓度太低不能满足微生物生长对营养物质的需求，且不利于提高发酵产物的产量和设备的利用率。

（3）pH

微生物的正常生长需要合适的 pH。一般来说，霉菌和酵母菌较适合微酸性环境，放线菌和细菌适于中性或微碱性环境。配制培养基时，需对 pH 加以调节。如微生物培养过程中培养基的 pH 会改变而不利于自身生长时，应考虑在配制培养基时加入缓冲剂。

（4）氧化还原电位

对大多数微生物而言，适合其生长的培养基氧化还原电位范围较广。但对于厌氧菌，氧的存在对其有毒害作用，因而需向培养基中加入还原剂以降低氧化还原电位。

（5）营养成分的加入顺序

在配制培养基时，为了避免产生沉淀而造成营养成分的损失，营养成分加入的顺序一般为先加入缓冲化合物，溶解后加入主要物质，然后加入维生素、氨基酸等生长素类物质。

**2. 培养基设计过程**

其过程一般包括以下几个步骤。

（1）明确目的，如用作种子培养基还是发酵培养基。初步确定可能的培养基成分。

（2）通过单因素试验确定最为适宜的培养基成分。此时不考虑浓度的影响。

（3）培养基成分确定后，采用实验设计方法确定各成分的最适浓度，可采用正交设计、均匀设计等多因素试验设计方法进行实验。

另外，还需考虑其经济成本。

**（四）固态发酵培养基配制**

固态发酵培养基多为天然基质或工农业生产的副产物。由于固态发酵培养基不仅提供微生物生长代谢所需营养物质，还提供微生物适宜的生长环境，因此，固态发酵的原料包括两个部分：一是供给养分的营养料，如小麦、稻米、大豆、无机盐、水分等；二是促进通风的填充料，如谷糠、木屑及其他一些天然纤维素和固体废料。填充料的作用是调整淀粉浓度，增加疏松性，调节酸碱度，以利于微生物的生长和酶的作用。

### 1. 常用的固态发酵培养基原料

（1）麸皮

麸皮是固态发酵中经常使用的一种原料。

（2）豆粕

豆粕是大豆提取油脂后的副产物，一般呈颗粒片状。

（3）花生饼粉

花生饼粉是花生经加工提取油后所剩余的副产物。花生饼容易污染黄曲霉而产生黄曲霉素，因此以其为原料时，应选择没有霉变者，确保安全。

（4）米糠及米糠饼

米糠是大米加工后的副产物。

（5）玉米

玉米子粒中淀粉含量高达 70% 以上，除此之外，还含有粗蛋白、粗脂肪、粗纤维素等。

（6）其他谷物原料

固态发酵中还常用到高粱、大米、小麦等谷物原料。

（7）木薯

木薯是多年生植物，生产于我国的广东、广西、福建和台湾等地。

（8）甘薯及甘薯渣

甘薯又称红薯、地瓜、番薯等，我国南北各地均有栽培，含有大量淀粉。

（9）棉籽饼

棉籽饼是棉籽经压榨提取油脂后的饼状产物，蛋白质含量较高。棉籽饼中含有有毒物质棉酚，作为原料时，必须先去除此物质。

（10）其他原料

固态发酵还可利用许多农副产品及固体废料作为原料，比如木薯渣、麦糟等。还有一些主要用作固态发酵的填充料，如稻壳、玉米皮、棉籽壳、花生皮、玉米芯、小米壳等。

（11）无机盐和微量元素

在固态发酵原料中含有足量的无机盐和微量元素，因此，固态发酵过程中一般无需单独添加。

### 2. 固态发酵培养基预处理

在固态发酵中，微生物要在底物上进行生长代谢，必将受到底物自身的物理因素

（颗粒大小、形状、孔隙率、纤维含量、黏度、颗粒间扩散率等）和化学因素（聚合度、疏水性、结晶度及电化学性质等）的影响，其中底物颗粒的尺寸及湿度在固态发酵中对微生物的生长最为重要。

固态发酵之前，为了使发酵原料更容易被微生物利用，需对发酵原料进行化学或机械预处理。预处理的目的是使原料经过一定程度的变形（如蛋白质适度变性及水解，淀粉颗粒吸水充分并适度糊化，改变纤维素类原料晶体结构及去除部分疏水物质），使之更适宜微生物生长。原料预处理阶段的关键技术要点：选择合适的原料及配比，蒸煮或灭菌彻底，物料水分含量适宜，并顺利输送到发酵反应器中。固态发酵基质可以是散状的，有的也需要制作成一定形状（砖形、球形）。

培养基预处理方法很多，包括汽爆、浸提、粉碎、裂解、研磨等机械处理及碱化学处理。底物颗粒的大小直接影响单位体积反应表面积，也会影响颗粒间菌体的生长、氧的供给率及代谢产物的释放速率等。大颗粒由于存在较大间隙，有利于提高传质和传热效率，但发酵设备利用率较低。但原料粉碎过细，容易造成底物积团，颗粒间孔隙率也减小，导致阻力增大，对传热、传质产生不利影响。

## 三、灭菌技术

为确保整个发酵过程没有杂菌的污染，需对发酵培养基和发酵设备进行灭菌，对好氧发酵中使用的空气也应进行除菌处理；发酵设备应严密并维持正压环境，以防外界微生物的侵入；发酵过程中加入的物料应经过灭菌；接入的种子应未被污染。

常用的灭菌方法主要分为物理法和化学法。常用的化学灭菌剂有甲醛、氯、高锰酸钾、季铵盐、臭氧等，主要用于实验器具、环境等的灭菌。物理法包括射线灭菌法、干热灭菌法、湿热灭菌法和过滤除菌法。

### （一）培养基的灭菌

培养基的灭菌通常采用湿热灭菌法。运用高温短时连续的灭菌方法，在灭菌的同时减少营养成分的破坏。影响培养基灭菌的因素有很多，为了使发酵结果具有良好的重现性，在灭菌操作中对这些技术细节都应加以注意。

#### 1. 微生物种类及数量

不同的微生物，其耐热性不同，灭菌的条件也需不同。此外，微生物的菌龄不同，其灭菌难易程度也不同。低龄细胞水分含量高，易于被杀灭。

#### 2. 培养基成分及物理状态

培养基成分影响热穿透。培养基中的糖、脂肪和蛋白质均影响传热，尤其是浓度较高的有机营养物质。相反，无机盐、酸、碱等则可削弱微生物的耐热性。

### 3. pH

pH 影响微生物的耐热性。

### 4. 蒸汽中空气的存在

在进行灭菌时，若蒸汽中的空气没有完全排除，则影响蒸汽压的升高。

### 5. 加热与降温速度

加热与降温阶段的速度也对灭菌效果和培养基成分产生影响。

#### （二）补料液的灭菌

灭菌的方法视料液的性质、体积和补料速率而定。若补料液量较小，通常是向盛有补料液的容器中直接通入蒸汽灭菌，其所有附属设备和管道都要经过灭菌。如果补料量较大，且具有连续性，则采用相应的设备在通入发酵罐时高温短时连续灭菌。若补料液中有热敏性物质，也可利用过滤法除菌。

#### （三）发酵罐的灭菌

发酵罐的灭菌也采用湿热灭菌法。通常以蒸汽加热发酵罐的夹套或蛇管，并从空气分布管中通入蒸汽，充满整个容器后，再从排气管中缓缓排出。在保温结束后，须立刻通入无菌空气，使容器保持正压，防止形成真空而吸入带菌的空气。

#### （四）空气除菌

典型的空气过滤除菌流程包括粗过滤、压缩、冷却、除湿等预处理环节及过滤除菌环节，具体如下：①采风。②粗过滤较大的灰尘。③空气压缩以克服后续设备的阻力。④冷却除湿。⑤过滤除菌。

为了提高过滤效率，可根据地域、季节等因素对空气预处理流程进行调整。

## 四、菌种的扩大培养

菌种的扩大培养又称种子制备，是将保存在砂土管、冷冻干燥管中处于休眠状态的生产菌种接入试管斜面活化后，再经茄子瓶或摇瓶及种子罐逐级扩大培养以获得一定数量和质量的纯种培养物的过程。这些纯种培养物称为种子。

#### （一）种子制备工艺

种子制备首先在实验室中大量繁殖制备成种子，然后在生产车间将种子扩大培养。

### 1. 实验室种子制备

（1）对于产孢子能力强的及孢子发芽、生长繁殖快的菌种，将保藏在砂土管或冷冻干燥管中的菌种接入适合于孢子发芽或菌丝生长的斜面培养基中，经培养成熟后挑选菌落正常的孢子，采用固体培养基培养孢子，也可直接作为种子罐的种子。

（2）对不产孢子或孢子发芽慢的菌种，将保藏菌种接入斜面培养基活化后，再接入摇瓶的液体培养基中，恒温振荡，使其繁殖成大量菌丝或菌体，作为摇瓶种子。选用氮源丰富的培养基有利于菌丝生长。原则上各种营养成分不宜过浓，子瓶培养基浓度比母瓶略高，更接近于种子罐的培养基配方。

### 2. 生产车间种子制备

在生产车间，采用种子罐进一步扩大培养，所需扩大培养的次数称为种子罐级数。根据菌种的性质、菌丝生长速度及发酵规模，确定种子制备的级数。

在生产车间种子制备阶段，要注意接种龄和接种量的选择。

（1）接种龄

接种龄是指种子罐中培养的菌丝体开始移入下一级种子罐或发酵罐时的培养时间。在工业发酵生产中，一般都选在生命力极为旺盛的对数生长期，菌体量尚未达到最高峰时移种。

最适接种龄因菌种不同而有很大差异：细菌接种龄一般为 7~24 小时，霉菌接种龄一般为 16~50 小时，放线菌接种龄一般为 21~64 小时。

（2）接种量

移入的种子液体积和接种后培养液体积的比值称为接种量。发酵罐的接种量的大小与菌种生长特性、种子质量和发酵条件等有关。种子量多，种子液中含有大量体外水解酶，有利于对基质的利用和产物的合成，缩短发酵罐中菌丝体繁殖到达高峰的时间。生产菌迅速占据了整个培养环境，减少了杂菌生长的机会。

### （二）固态发酵种子扩大培养

固态发酵常用微生物主要有细菌、酵母菌和霉菌。细菌包括醋酸杆菌、乳酸杆菌、枯草芽孢杆菌等。酵母菌包括酿酒酵母、异常汉逊酵母、假丝酵母等。霉菌包括根霉、毛霉、曲霉、青霉等。

固态种子通常采用三角瓶进行扩大培养。若需进行多级培养，则可采用小型的固态发酵设备。传统采用曲盒、竹匾和金属盘，置于消毒较彻底的培养室内。这种方式并非严格的纯培养，培养过程中仍有可能染菌，操作上也以人工操作为主。为保证纯培养，现代则越来越多地采用完全密闭，通入无菌空气的种曲机作为三级种子的培养装置，浅盘式或搅拌式固态发酵罐为其主要形式。

### （三）种子质量的控制

### 1. 影响种子质量的因素及其控制

（1）培养基

种子培养基选择有利于孢子发芽和菌丝生长的培养基，营养成分要适当地丰富和全面，氮源和维生素含量要高。培养基的营养成分要尽可能和发酵培养基接近，这样种子移入发酵罐后能比较容易适应发酵罐的培养条件。此外，水中含有的无机离子不能忽视。

（2）培养温度和湿度

不同菌株要求的最适温度和湿度不同，需经实践考察确定。

## 2. 种子质量的判断

种子质量判断的主要标准是菌体或细胞的形态。以单细胞菌体作为种子，要求菌体健壮、菌形一致、均匀整齐；以霉菌、放线菌为种子的质量要求是菌丝粗壮、对某些染料着色力强、生产旺盛、菌丝分枝情况和内含物情况良好。

除此之外，还有一些易于检测的生化指标，如种子液的糖、氮、磷含量，pH，产物生成量等。对某些发酵过程，还可通过测定酶活力来评价种子质量。

## 3. 种子的异常状况

（1）菌丝结团。由于在种子培养过程中搅拌效果不好、泡沫过多及种子罐装料系数过小等，使菌丝逐步黏在罐壁上，结果使培养液中菌丝浓度减少，最后就可能形成菌丝团。

（2）种子过于年轻，往往会出现前期生长缓慢，整个发酵周期延长，产物合成时间推迟，甚至会因菌丝量过少而在发酵罐内结球，造成异常发酵情况。过老的种子会引起生产能力下降，菌丝过早自溶。

（3）种子接种量过多，往往使菌丝生长过快，造成溶解氧不足而影响产物合成。

## 4. 种子质量的控制措施

（1）菌种稳定性检查

为确保种子的质量，在生产过程中要定期对菌种的生产能力进行检查。可取少许保藏菌种用无菌生理盐水逐级稀释（稀释度以长成的菌落不至于过密为宜），划线培养，挑出形态整齐、孢子丰满的菌落进行摇瓶试验，测定其生产能力。以不低于其原有的生产活力为原则，并取生产能力高的菌种备用。

（2）无（杂）菌检查

在种子制备过程中每移种一步均需进行杂菌检查。方法有种子液显微镜观察，肉汤或琼脂斜面接入种子液进行无菌试验。

# 五、发酵过程

发酵是发酵技术的核心，对发酵工程成败、质量优劣起关键作用。发酵是在无菌状态下对微生物进行纯种培养以大规模生产产物的环节，是整个发酵工程的中心环节。发酵过程除确保所用的培养基和培养设备都经过灭菌，通入的空气或中途补料均无菌，转移种子也采用无菌接种技术外，对发酵罐内部的代谢变化还需进行控制，如菌丝形态、菌浓度、糖含量、氮含量、pH、溶氧浓度和产物浓度等变化比较复杂，特别是次级代谢产物发酵，其影响因素更为复杂。

### （一）液体发酵及质量控制

#### 1. 液体发酵方式

液体发酵分为分批发酵、补料分批发酵和连续发酵等几种方式。

##### （1）分批发酵

分批发酵是指向发酵罐或一个密闭培养系统内投入有限数量的营养物质后，接入少量的微生物菌种进行发酵，在发酵过程中除通入空气外，不再补加任何营养物质。

分批发酵是目前微生物培养基本的方式，属于非稳态的培养方法。在整个发酵过程中，底物、微生物、产物均处于不断变化的状态。分批发酵过程微生物的生长可分为停滞期（适应期）、指数生长期、稳定期、衰亡期等几个阶段。

分批发酵的优点是操作简单，周期短，染菌机会少，发酵过程易于控制。缺点是为了提高生产效率，一次性投入的基质浓度过高，会产生基质抑制问题，不适于次级代谢产物的生产。

##### （2）连续发酵

在发酵过程中，当微生物菌体达到某一特定状态时，如菌体浓度、生长速率、产物的生成速率等达到较为合适的状态，连续向发酵罐中补入新鲜料液，同时以相同的流速放料，维持发酵液体积恒定的发酵方式称为连续发酵。连续发酵过程中，微生物细胞的生长速度和代谢活性处于恒定状态，可达到稳定高速培养微生物或产生大量代谢产物的目的。

连续发酵的优点是为微生物提供了恒定的生长环境，提高了生产效率，产物质量比较稳定，便于实现自动化。缺点是菌种容易发生变异，发酵过程易染菌，发酵罐内的混合效果将影响营养物质的利用。

从理论上讲，这种方式是高效率的微生物培养方式，但其对设备及控制的要求较高。目前，能够实现工业化连续发酵的品种较少，主要是啤酒发酵和酒精发酵。

##### （3）补料分批发酵

补料分批发酵又称流加培养，是在分批发酵过程中，间歇或连续地补加新鲜培养基的发酵方法。

与连续发酵相比，补料分批发酵不需要严格的无菌条件；不会产生微生物菌种的老化和变异；最终产物浓度较高，有利于产物的分离。与分批发酵比较，补料分批发酵可解除培养过程中的底物抑制、产物抑制和葡萄糖分解阻遏效应；可避免氧供给不足问题；在某种程度上可减少微生物细胞的生成量、提高目的产物的转化率；避免培养基积累过多有害代谢物。因此，补料分批发酵是目前工业生产中普遍使用的一种发酵方法。

（4）半连续发酵

在补料分批发酵的基础上，间歇放掉部分发酵液的培养方式称为半连续发酵。其优点是可消除补料分批发酵有害代谢产物的积累及产物合成的抑制。缺点是损失了未利用的养分及生长旺盛的菌体，使发酵液稀释。

**2. 发酵过程的优化与控制**

对发酵过程的温度、pH、溶氧等参数进行监测，通过参数间互相协调予以有效的优化控制。

（1）温度的变化及控制

1）温度对发酵的影响

①温度对酶促反应的影响：微生物发酵过程是一个酶促反应过程，根据酶促反应动力学，温度越高，酶促反应速度越快，菌体增殖、产物合成的时间均可提前。但是，温度越高，酶越易失活，菌体易衰老，整个发酵周期缩短，影响发酵的最终产量。

②温度对发酵液性质的影响：温度影响着发酵液的性质，如发酵液的黏度、氧的溶解度、氧和热量的传递速率。

③温度对菌体代谢调节机制的影响：近年来的研究表明，温度对菌体的调节机制有着重要影响。

2）最适温度的选择

应依据菌种自身的生长代谢特性，并结合发酵不同阶段的需求来进行最适温度选择。

温度的选择还应考虑其他发酵条件。如在供氧较差的情况下，最适温度应比良好的供氧条件下低一些。此时氧的溶解度稍大一些，菌的生长速率相对小一些，对氧的需求减少，从而克服了因供氧不足造成的代谢异常。

此外，还应考虑培养基的成分和浓度。使用较易利用或浓度较低的培养基时，提高发酵温度会使养分过早消耗，导致菌丝提前自溶，降低产量。

（2）氧传递与控制

氧对于好氧微生物的培养是必需的，也是目前各种生物反应器设计的主要参数之一。

1）氧对发酵的影响

①影响酶活性。②影响代谢途径：缺氧将导致丙酮酸积累和乳酸的形成，往往伴随着发酵液的 pH 下降。

过高的溶氧对生长仍有可能不利，如有些带巯基的酶对高浓度的氧敏感。因此，控制氧浓度适量是必要的。

2）提高氧传递效率的途径

对培养液氧的供应，是将氧分子从气相传递到发酵液中的过程。为提高氧的传递效率，可从两方面入手：一是克服传递过程的阻力，提高传质系数；二是提高传递过程的推动力，即提高发酵液中的饱和氧浓度。

①提高传质系数

（A）搅拌：在液体深层培养过程中，机械搅拌是加速氧溶解的重要条件之一。搅拌可促进氧的溶解与传递。此外，搅拌还可减少菌丝结团等现象，增加发酵液的均一性。在固态发酵中，采用搅拌翻动发酵基质也能使通风更加顺畅。但是，提高搅拌转速产生的高剪切力不利于菌体的生长。

（B）通风：增加通风量即增加了单位发酵体积中的气体量，可增大溶氧系数。采用空气分布管来分散空气，可使空气分布均匀，增加传质面积，提高通气效率。

②提高饱和氧浓度

饱和氧浓度受到体系的温度、发酵液的浓度、黏度、pH 等因素的影响，受到菌体生长和发酵工艺的限制。目前，通过改变饱和氧浓度来提高溶氧浓度没有太大的空间。

（3）pH 的变化及控制

通过观察 pH 变化规律可以了解发酵的正常与否。而控制 pH 对获得最佳生产能力是十分重要的。

1）pH 对菌体生长和产物合成的影响

①影响酶的活性。

②影响菌体细胞膜的带电状态，从而影响了细胞膜的渗透性，必将影响营养物质的吸收与代谢产物的排泄。

③影响基质中的营养成分和中间性代谢产物的电离状态，从而影响基质对这些物质的正常利用。

④影响代谢方向：pH 不同，菌体代谢途径将发生变化，代谢产物也不同。

⑤影响细胞形态。

2）引起发酵液 pH 变化的因素

①基质代谢：若发酵过程糖消耗速度过快，特别是糖酵解速度过快，打破了糖酵

解与三羧酸循环之间的平衡，导致丙酮酸积累形成乳酸，pH 下降。生理酸性、碱性物质的利用也会引起 pH 的变化。

②产物形成：某些代谢产物自身呈酸碱性，如柠檬酸。

③杂菌污染：发酵过程污染杂菌，产生与生产菌不同的代谢。

④供氧不足：使乳酸等酸性物质积累，引起 pH 下降。

⑤菌体自溶：在发酵后期，菌体死亡并产生菌体自溶，释放出胞内物质，导致 pH 上升。

3）pH 的控制

①培养基配制：在配制培养基时，通过调节碳氮比，选用不同的生理酸性和生理碱性物质，加入具有缓冲性的物质，可有效控制培养基的 pH。常用的缓冲性物质有碳酸钙、柠檬酸盐、磷酸盐等。如以碳酸钙作为缓冲剂可中和发酵过程产生的酸，使 pH 处于较稳定的水平。需要指出的是，缓冲性物质在灭菌的过程中易与金属离子、大分子物质形成沉淀，这种情况下可单独对这类物质进行灭菌。

②发酵过程中的 pH 控制：发酵过程补加料液可改变发酵液的 pH。当补料与调节 pH 发生矛盾时，只能通过加入酸、碱来进行 pH 控制。

（二）固态发酵过程的控制

**1. 工业上常用的固态发酵方法**

在工业生产上，好氧菌的固态发酵，简单的方式是将接过种的固体培养基薄薄地摊铺在容器表面，既可使微生物获得充分的氧气，又可让微生物在生长过程中产生的热量及时释放。这就是曲法培养的基本原理。根据制曲的容器形状和规模的大小，可将制曲方法分为瓶曲、袋曲、盘曲、帘子曲（用竹帘制曲）、转鼓曲和通风曲等。其中通风曲采用的是机械程度高的现代化制曲设备。它一般由曲槽、曲槽上的曲架和用适当材料编织成的筛板构成，其上可摊一层较厚（30cm 左右）的曲料。曲架下不断通以低温、潮湿的新鲜过滤空气，以此来进行半无菌的固体培养。

工业上对厌氧菌进行固体培养的应用较少。厌氧菌一般采用堆积培养法。

**2. 固态发酵过程的影响因素**

在固态发酵过程中，由于是以固态基质为连续相，发酵体系为气、液、固三相不均匀体系，因此存在严重的浓度梯度，传热、传质困难。对发酵过程产生影响的主要因素与液体发酵过程有所不同，主要包括温度、湿度、pH 和气相组成。

（1）水

水对物料的理化性质有复杂的影响。一方面，水在固态发酵中为微生物生长提供营养充足的水环境；另一方面，水的存在影响微生物对氧的利用。底物的性质、最终产物的类型及微生物的需求共同决定底物的含水量。一般而言，细菌要求水活度为0.9~0.99；酵母菌要求水活度为0.8~0.9；而真菌和少数酵母菌要求水活度为0.6~0.7。

水活度的控制除在底物中加无菌水的方式外，还可通过加湿空气（调整空气的湿度）或安装喷湿器来调节。

（2）温度与热量传递

由于固态基质多为有机质，导热性能差，没有自由流动的液相，热量在固体培养基颗粒内的传递过程，主要为热量在颗粒表面到颗粒间气相的传递。如果没有强制通风，热量从固体培养基表面到气相的传递主要以热传导的方式进行，导致在固态发酵过程中热量传递困难，料层内存在着较大的温度梯度，不利于微生物的生长代谢。由于固态发酵反应器内部传热和传统夹套散热的局限性，传热问题是固态发酵过程中最大的障碍。固态发酵过程多采用强制通风来改善发酵体系的换热，也可用冷凝蛇管或夹套冷却。通常是将通气与温度、湿度控制相耦合。

（3）通气与传质过程

虽然从微观上看微生物对氧的利用发生在细胞水平上，但从宏观上来看，传质发生在空气进入和排出生物反应器时空气流动而发生的自然对流、扩散过程中。氧从基质空隙向微生物的转移取决于基质自身的性质（如多孔性）、颗粒大小和含水量，以及通气率、料层厚度、反应器几何特征、搅拌转速等操作因素。为改善传质状况，可以颗粒状多孔或纤维状物质作底物，减小底物厚度，增大底物间空隙，并采用搅拌通气等方法。

（4）pH

固态发酵中pH的测定方式较为独特，需取出湿料插入pH探头，用手轻轻挤压使之在pH探头处挤出少许物料中吸附的水分，然后读取pH。或取少量蒸馏水加到物料中充分混匀，用pH探头直接测量。发酵过程pH的控制可通过在培养基中添加缓冲液来实现。

## 六、产品分离及纯化

发酵结束后，要对发酵液或微生物细胞进行分离和提取精制，将发酵产物制成符合要求的成品。用适当的方法和手段将含量较低的产物从反应液中提取出来（指胞外产物）或从细胞中（指胞内产物）提取出来，并加以精制以达到规定的质量要求。

# 第十五章　中药发酵炮制技术概述

## 一、中药发酵炮制的工业化生产技术

中药发酵炮制的工业化生产技术主要有三个组成部分：上游工程技术、发酵工程技术和下游工程技术。

### 1. 上游工程技术

其包括发酵药材的选择，优良种株的选育、诱变，最适发酵条件（培养基、发酵过程最适温度、最佳 pH、溶氧）的确定等。

### 2. 发酵工程技术

其主要指在最适发酵条件下，发酵罐中大量培养细胞和生产代谢产物的工艺过程。中药发酵炮制的工业化生产包括固态发酵工程与液体发酵工程。固态发酵是我国特有的发酵工程技术。

中药液体发酵工程技术是在抗生素工业发展起来后，逐渐运用到药用真菌的发酵中的。我国是在 1958 年开始研究蘑菇、侧耳等的液体发酵。到了 20 世纪 60 年代末，我国才大规模地利用深层发酵生产菌类。四川抗生素研究所、三明真菌研究所、中国医药研究所和上海新型发酵厂等单位分别将灵芝、天麻蜜环菌、银耳芽孢等进行深层发酵，用于医药工业。20 世纪 70 年代我国开始研究猪苓、香菇、冬虫夏草、黑木耳、云芝、麦角菌、猴头菌等应用液体发酵工程进行商品化生产菌丝体或其代谢产物。研究表明，有多种药用真菌液体发酵产物中的蛋白质、氨基酸、核苷类、多糖类及甘露醇等含量，远远高于天然或人工栽培的大型真菌子实体或菌核。

中药深层发酵技术是近代大规模工业生产微生物菌体及其代谢产物的主要方法。整个发酵过程是在容量为几吨至几百吨的发酵罐内进行的。由于食用真菌等微生物是在液体培养基里生长繁殖，因此也称液体发酵工程，一般要有严格的无菌生长环境，包括发酵开始前采用高温高压对发酵原料和发酵罐，以及各种连接管道进行灭菌的技术；在发酵过程中不断向发酵罐中通入干燥无菌空气的空气过滤技术；在发酵过程中根据细胞生长要求控制加料速度的计算机控制技术；还有种子培养和生产培养的不同工艺技术。发酵工艺上，根据不同的需要，有分类批量发酵、流加批量发酵、连续发酵等。在进行任何大规模工业发酵前，应在实验室规模的小发酵罐进行大量的实验，得到产物形成的动力学模型，并根据这个模型设计中试的发酵要求，最后从中试数据再设计更大规模生产的动力学模型。在从实验室到中试，从中试到大规模生产过程中会出现许多问题，这就是发酵工程工艺放大问题。

### 3. 下游工程技术

其指从发酵产物中分离和纯化产品的技术。包括固液分离技术（沉淀分离、离心分离、过滤分离等工艺），细胞破壁技术（超声、高压剪切、渗透压、表面活性剂、溶壁酶等），蛋白质纯化技术（沉淀法、色谱分离法和超滤法等），产品的包装处理技术（真空干燥和冰冻干燥）等。

## 二、中药发酵炮制技术

中药发酵炮制技术主要由三个因素构成，即发酵菌种、发酵基质（以中药为主，称为药性基质）、发酵条件。发酵菌种和发酵基质两个因素共同构成发酵组合，发酵条件通常为水分、温度、空气等。中药发酵炮制技术是用一定的药用菌菌种接种在一定的固体基质上，在一定的环境条件下，经过一定的时间发酵（发酵周期），在特定的质量指标控制下，达到发酵终点，获得中药发酵炮制品，实现中药炮制减毒、增效的作用，有效控制中药发酵炮制饮片的质量。

现代中药发酵炮制技术包含了生物发酵工程的全部环节。如菌种的选育、培养基的配制、灭菌、扩大培养和接种、发酵、产品的分离提纯等过程。

### （一）中药发酵炮制的菌种技术

中药发酵炮制的菌种技术主要包括适合中药发酵炮制生产要求的菌种的分离筛选、菌种选育（包括诱变育种、杂交育种等）、菌种保藏、退化菌种的复壮等。

### 1. 中药发酵炮制菌种的筛选、提纯

优良发酵菌种的选育是中药发酵炮制技术的基础和关键。发酵工业中使用生产菌株进行多次改良和选育过程之后，成为有工业应用价值的生产菌株。

可采用孢子分离法、组织分离法、基内菌丝分离法分离药用真菌。

（1）孢子分离法

利用药用真菌成熟的有性孢子或无性孢子萌发成菌丝来获得纯菌种。

（2）组织分离法

利用药用真菌子实体的幼嫩组织或菌核、菌索，在适宜的培养基和生长条件下，促使它恢复到菌丝生长阶段，长成没有组织分化的菌丝体，从而获得药用纯种真菌。

（3）基内菌丝分离法

直接从菌丝生长的基质内（木料或土壤）进行菌丝分离。

### 2. 中药发酵炮制菌种选育技术

中药发酵炮制菌种选育技术包括诱变育种、杂交育种等。

（1）诱变育种

诱变育种是利用物理化学诱变技术、原生质体融合技术或基因工程技术进行优良菌种的选育。

（2）杂交育种

杂交育种是指人为利用真核微生物的有性生殖或准性生殖促使两个具不同遗传性状的菌株发生基因重组，以获得性能优良的生产菌株。由于杂交育种是选用已知性状的不同亲本进行杂交，通过这种选择，我们能够得到融合亲代优点而除去亲代缺点的优良菌株。药用真菌杂交育种的方法有单孢子杂交、多孢子杂交及原生质体融合等。

### 3. 退化菌种的复壮

如果出现菌种退化的现象，首先要鉴定是否由于染菌引起产量下降或菌种生长延缓，可直接进行镜检判断或采用划线分离来确定是染菌还是菌种退化；其次要判断是否是由于培养条件引起的暂时性变化，可通过培养几批菌种观察生长代谢情况来确定。如果发现菌株已经发生退化，产量下降，则要进行分离复壮。

菌种复壮的具体操作如下：①用含氮源较多或含有维生素的培养基转管培养。②选取保藏菌种生长最旺盛的部位进行转管培养。③采用木屑培养基保藏菌种。配料为阔叶树木屑 78%、豉皮 20%、石膏粉和糖各 1%，加适量水拌匀，装入试管，装料量为试管总长度的 3/4。然后经过灭菌、接种，待菌丝长至瓶或试管的 2/3 时，将管口用石蜡封棉塞。

### （二）菌种制作中的一些新技术及其应用

近年来，生物技术、新材料、新能源、加工技术等领域的新技术、新发明、新方法不断渗透到发酵生产各环节，菌种制作技术不断地融合新的技术与方法。

### 1. 成型（胶囊）菌种生产技术及应用

成型（胶囊）菌种生产技术在食用菌的研究、生产中，一定范围内进行了推广应用。其生产工艺是把菌丝生长达到一定阶段的固体基质在无菌操作下装入特定的成型容器（如胶囊）中培养而成的菌种。成型菌种具有生产控制严格、质量更稳定、接种后发菌速度快、污染率低、接种效率高、操作简单等优点。

### 2. 塑料膜（袋）激光微孔加工技术

"料袋式"栽培是目前国内食用菌的主导技术模式，这种模式在食用菌制种工艺中也同样得到了普遍应用。"塑料袋+套环+海绵塞盖"是大多数菌种制种采用的生产方式。

随着激光加工技术的发展和新型激光器的应用，塑料膜激光微孔加工技术开始出现，我国已开始探索将这一新技术产品引入到菌种制作领域。

利用激光加工技术制造的微孔塑料栽培袋在食用菌菌丝繁殖生长过程中，既可以优化 $O_2$ 和 $CO_2$ 气体含量比例，由于微孔孔径极小，又能够阻抑外源杂菌侵入和抑制水分的散失，促进菌丝的生长。

上述部分新技术在菌种制种工艺中的应用尚处于研究和探索阶段，但是却孕育着菌种制作、发酵生产等产业的发展方向。

## 三、发酵外部条件的选择与控制

现代中药发酵炮制应该力求准确地控制发酵成品质量的稳定性，严格控制发酵菌种的种类、数量和浓度（液体发酵），防止杂菌污染，同时对发酵培养基、发酵温度、湿度、酸碱度、通气等工艺因素进行动态控制，使生产菌种处于最佳的产物合成条件下，达到最佳发酵效果，要设计合理的发酵工艺，从而获得最高的产品收获率。

### 1. 培养基对中药发酵炮制的影响

各种营养物质及浓度配比对微生物生长繁殖和代谢产物的合成都重要。天然培养基中添加适量中药成分的混合培养基的研究有望成为未来的研究热点。

（1）碳源的影响及控制

按照被微生物利用的速度，碳源可以分为速效碳源和迟效碳源。速效碳源能被微生物快速利用，合成菌体，但过多的分解代谢产物有时会对目标产物的合成产生分解代谢阻遏作用，不利于产物的合成。迟效碳源则被菌体缓慢利用，有利于延长代谢产物的合成，特别有利于延长抗生素的分泌期。

（2）氮源的影响及控制

按照被微生物利用的速度，氮源也分为速效氮源和迟效氮源。氨基态氮和玉米浆属速效氮源，能被菌体快速利用，促进菌体生长，但对某些代谢产物的合成，如抗生素的合成产生调节作用，影响产量。迟效氮源如黄豆饼粉、花生饼粉、棉籽饼粉等，对延长次级代谢产物的分泌期、提高产量十分重要。

发酵培养基一般选用含速效氮源和迟效氮源的混合氮源。在发酵过程中，除基础培养基中的氮源外，还要在发酵过程中补加氮源调节菌体生长，以防止菌体衰老自溶。另外，氮源的种类和含量也能影响产物合成的方向和产量。

（3）补料的控制

当菌体在高浓度基质下，其生长受到抑制，或发酵周期较长（5~10天），产物的生物合成时间也较长，就需要在发酵过程中补加基质和前体，称为补料。补料包括碳源（葡萄糖、蔗糖、糊精、淀粉、作为消沫剂的油脂等）、氮源（氨水、硫酸铵、蛋白胨、花生饼粉、玉米浆等）、水和其他物质，如磷酸盐、前体等。补料最大的量为使放罐时发酵液体积达到罐有效体积的80%~90%。中途补料对发酵起到了重要作用，如丰富了培养基，避免了菌体过早衰老，使产物合成期延长；控制pH和代谢方向；改善通气效果；补足因发酵过程中通气和蒸发而减少的发酵液体积等。

通常补料在菌体生长旺盛后期，发酵液泡沫液位下降后开始。这时耗氧量较大，溶氧水平往往接近临界点。若一次补料量过多，将造成溶氧水平突然明显下降，因此以少量多次为宜。通常补料以使用两种或两种以上的基质效果较好，如四环素的发酵过程补加葡萄糖、玉米浆、硫酸铵等。

另外，控制磷酸盐的浓度也是保证微生物正常生长所必需的。发酵生产最适宜的磷酸盐浓度由菌种、培养条件、培养基组成和来源等因素而决定，须结合具体条件和适用的原材料进行实验确定。

（4）以中药渣为主要培养基的中药固态发酵技术

研究表明，利用中药渣为主要培养基，进行中药发酵炮制，可以防止中药资源的浪费，定向强化药用真菌的药效，也可以产生新的药用资源。

（5）以中药为主要培养基的中药液体发酵技术

不同中药为培养基，对药用真菌发酵过程中化学成分的含量有不同的影响。

过去发酵技术用于中药生产仅局限于简单的炮制加工和一些菌类药物的发酵。现在随着发酵技术的不断改进，必定会更多地运用到中药的生产与研究中，以推动中药现代化的进程。同时为了提高发酵的效能，我们已经发现将中药作为发酵基质会取得很好的效果。相信在不久的将来，这方面的研究与应用也会不断增多，从而使发酵工程技术在提高中药药用效能方面发挥更大的作用。

**2. 发酵温度、发酵时间对中药发酵炮制的影响**

温度对中药发酵炮制的影响是多方面的：①温度影响各种酶的反应速率。②温度能影响微生物的代谢调控机制。

中药发酵炮制过程中，引起发酵温度变化的因素有生物热、搅拌热、蒸发热、辐射热和显热。生物热、蒸发热和显热，特别是生物热在发酵过程中是随时间变化的，因此在整个发酵过程中发酵温度发生波动。发酵生产中，最适生长温度和最适生产温度往往不一致。最适温度的选择既要适合菌体的生长，又要适合代谢产物合成，因此，需要综合考虑各方面的因素，通过实验来确定。

中药发酵炮制温度的选择还应考虑菌种及生长阶段的因素。①发酵前期：目的是要尽快得到大量的菌体，因此取稍高的温度使菌生长迅速。②发酵中期：菌量已达到合成产物的最适量，这时需要延长菌体生长的稳定期，从而提高产量，因此发酵中期要降低温度以推迟菌衰老，同时在稍低温度下氨基酸合成蛋白质和核酸的正常途径关闭，有利于产物合成。③发酵后期：产物合成能力降低，可提高温度，利于产物合成，提高中药发酵炮制品有效成分的含量。

发酵炮制的时间对中药发酵炮制品的质量同样具有很大的影响。例如，关于神曲的最佳发酵时间，传统认为微生物的生长繁殖受环境温度、湿度及营养状况等多种因素影响，在保持各条件基本稳定的情况下，神曲的发酵周期应基本相同。实验研究结果表明发酵7天的样品，其酶活力均较高，与发酵5天样品相比有显著性差异；与发酵9天的样品相比无显著性差异。因此可以初步认为，神曲的最佳发酵周期约为7天。

### 3. 菌体浓度、染菌对中药发酵炮制的影响

（1）菌体浓度的影响及控制

中药发酵过程中，菌体浓度是一个重要的参数。发酵菌体浓度的大小主要取决于两方面的因素：①与菌体的生长速率密切相关，生长速率大的菌体，菌体浓度增长也迅速，如霉菌、酵母的生长速率小于细菌的生长速率。②菌体的增长与营养物质和环境条件有关。在一定的限度内，菌体的生长速率与营养物质（碳源和氮源）的浓度成正比，但超过此上限，浓度继续增加，反而会引起生长速率下降。影响菌体生长的环境条件有温度、pH、渗透压和水等因素。

中药发酵炮制生产中，基础培养基要保证适当的配比，避免菌体浓度过高或过低，再通过中间补料来调整。如当菌体生长缓慢、菌体浓度太低时，可补加一部分磷酸盐和碳源以促进其生长。

（2）染菌对发酵的影响

纯种发酵中，除菌种以外的微生物都被视为杂菌，防止杂菌和噬菌体的污染是保证发酵正常进行的关键之一。染菌后可根据具体情况采取措施。种子罐染菌后，可从备用种子中，选择生长正常无染菌的种子移入发酵罐中。发酵前期染菌，可通入蒸汽灭菌。如果危害性不大，可用重新灭菌、重新接种的方式处理，如果营养成分消耗较多，可放掉部分培养液，补入部分新培养基后进行灭菌，重新接种。在发酵后期染菌，可加入适量的杀菌剂，如呋喃西林或某些抗生素以抑制杂菌的生长，也可降低培养温度或控制补料量来控制杂菌的生长速度。

发酵过程中污染噬菌体后，应立即将发酵液加热灭菌后再放罐，严格控制培养液的流失，清除噬菌体载体。生产环境用含氯石灰、苯扎溴铵等灭菌。实践证明，设备穿孔和渗漏、空气净化系统带菌是导致染菌的主要因素。因此，对设备的要求是发酵罐及其附属设备应做到无"渗漏"，无"死角"；对空气净化系统的主要措施有提高空气进口的空气洁净度，除尽压缩空气中夹带的油和水，保持过滤介质的除菌效果。

### 4. 其他因素对中药发酵炮制的影响

在中药的液体发酵工艺中，pH 是微生物代谢状况的综合反映，同时又影响代谢的进行，因此，通过观察 pH 变化规律可以了解发酵是否正常。不同菌种最适的和能耐受的 pH 范围不同，大多数细菌生长的最适 pH 范围在 6.3~7.5，霉菌和酵母菌生长的最适 pH 为 6，放线菌生长的最适 pH 范围在 7~8。微生物生长阶段和产物合成阶段的最适 pH 往往也不同，这与菌种的特性、产物的化学性质都有一定的关系。

pH 不仅影响酶的活性、中间代谢物的解离，更重要的是影响中药发酵炮制代谢和化学成分转化方向。pH 不同，往往引起菌体代谢过程不同，使代谢产物的质量和比例发生改变。例如黑曲霉在 pH<3 时发酵产生枸橼酸，在 pH 近中性时，则产生草酸。

除了上述要求外，中药发酵炮制过程中，还应注意 $CO_2$ 的影响及控制、溶氧的影响和控制、泡沫的影响及控制等。

发酵过程中必须适当加糖，并补充氮、硫和前体。加糖主要控制残糖量，前期和中期在 0.3%~0.6% 范围内，加入量主要决定于耗糖速度、pH 变化、菌丝量及培养液体积。发酵过程的 pH，前期 60 小时内维持在 6.8~7.2，以后稳定在 6.7 左右。发酵过程中的泡沫控制，前期泡沫主要是花生饼粉和麸质水引起的，在前期泡沫多的情况下，可间歇搅拌，油不能多加；中期泡沫可加油控制，必要时可略为降低空气流量，但搅拌应充分，否则影响菌丝体呼吸；发酵后期尽量少加消沫剂。

下面以百药煎发酵炮制工艺的改进为例加以说明。

采用正交设计法，优选百药煎制备工艺条件。选取发酵前冰片量、冰糖量、药粉水液 pH、甜酒曲量四个对发酵效果影响较大的因素进行正交设计，原因如下：①处方中冰片通窍、散郁作用强，但冰片抑制细菌和真菌生长的作用较强，又具有挥发性，因此宜发酵后、压片前加入。②冰糖是发酵基质的一种成分，同时可调整口感，但含量过高会抑制细菌和真菌的生长。③霉菌、酵母等真菌的生长繁殖适于偏酸（4.0~6.0）的环境。④甜酒曲中含根霉、酵母等微生物作为菌种，利于发酵。

采用平皿打洞灌药法进行的体外抗菌试验结果显示：改良百药煎不同浓度对绿脓杆菌、变形杆菌、乙型链球菌、金黄色葡萄球菌四种实验菌均有不同程度的抗菌作用，且较百药煎更强。筛选得改良百药煎的最佳发酵工艺：发酵前不加冰片，药粉水液 pH 5.4~5.7，甜酒曲 0.2%，冰糖 5%。结合体外抗菌试验表明：发酵品优于不发酵品。

## 四、中药发酵炮制设备及工艺

中药发酵炮制设备包括菌种制备设备、主发酵设备（发酵罐）、辅助设备（无菌空气和培养基制备）、发酵液预处理设备、产品提取与精制设备和废物回收处理设备。其中，发酵罐是中药发酵炮制设备中重要的设备，是进行生物反应的核心设备。

从发酵的方式上，中药发酵分为液体发酵和固态发酵两种。两者由于培养基质所含自由水量的不同而区分为两种工艺类型，各具特色。液体发酵具有生产量大、占地少、周期短、可分离纯菌丝体等优点；固态发酵具有设备简单、发酵条件易控制、培养物中全部营养和保健成分均可充分利用等优点。中药发酵炮制设备的应用，目前仍以固态发酵设备为主。

### 1. 固态发酵设备与工艺

近几年来，随着固态发酵过程数学模型化的不断建立和完善，重要的热和质量传递、菌体生长等动力学模型，为固态发酵反应器的设计放大提供了理论基础。同时，国外也对用于大规模固态发酵培养的系统不断地进行研究。

（1）浅盘发酵器

对传统的浅盘发酵进行了改进，培养基经灭菌冷却后装入浅盘，可通入经过滤的无菌空气，满足菌体生长对氧的需求。浅盘发酵，散热效果不理想，发酵物料的厚度有一定限制；浅盘发酵中还涉及氧气消耗问题，因而设计时应考虑强制通风。浅盘发酵器优点是操作简便，产率较高，产品均匀；缺点是体积大，无法进行机械化操作，不适宜在中药发酵工业生产中应用。

（2）箱式发酵装置

这种发酵装置结构简单，造价低，翻料可用专用设备，实现机械化翻料，但该装置占地面积大，出入料难以实现机械化，劳动强度大。敞开式装置保温保湿困难，将加盖方式变成密封式改善了发酵条件，易于控温控湿，但投资偏大，监测、操作较麻烦。

（3）转鼓式发酵器

转鼓式反应器适合固态发酵的特点，可满足充足的通风和温度控制。利用无因次设计因数（DDF）来研究设计转鼓式发酵器（RDB），它能够预测给定条件下反应床中能达到的最大温度值，得出发酵期间最大耐受温度，并结合操作变数做出相应的控制措施。运用 DDF 方法进行反应器放大设计也可适用于其他固态发酵生物反应器，如浅盘发酵器、流动床反应器及填充床反应器等放大设计。

新设计的转鼓式发酵器配有搅拌轴、料气进出口及接种口等，培养基灭菌、接种、通气培养和干燥可在发酵器内进行，可有效防止杂菌污染，恒温水浴控制温度，恒温冷水喷雾冷却旋转鼓，发酵时温度波动小，机械化程度高。通过实验比较了静置式与搅拌式对大豆根霉发酵效果的影响，结果表明，该发酵反应器操作隔离性能好，可通过传感器对操作参数进行检测和控制，但反应器体积放大有一定的局限性。

此外，还有旋转圆盘式发酵机、搅拌式发酵反应器、压力脉动固态发酵反应器等多种新的发酵设备。

### 2. 固态发酵技术

（1）固体旋转发酵设备与工艺

固体旋转发酵技术是指利用固体旋转发酵设备进行微生物固态发酵的上游工程技术。固体旋转发酵技术的发展与应用，将会对一直以来以固态发酵为特点的传统中药发酵带来新的发展。原来一直被认为科技含量较低的固态发酵技术将通过固体旋转发酵技术，用来生产许多低成本、高附加值的中药发酵品，甚至在生物降解和生物循环有毒物质等方面表现出很大的作用。

固体旋转发酵设备采用了发酵工程液体发酵技术通用设备的基本原理，通过设计的特殊机械搅拌系统，并结合计算机自动化控制技术，确保发酵过程中的热能传递和质量传递，缩短发酵周期，实现量化生产。

固体旋转发酵设备的选型与技术性能指标会直接影响固态发酵产物的产量及水平。例如，转轴式固态发酵罐，其结构由转轴式卧式罐体、双螺旋桨叶搅拌系统、温湿控制系统、通气流量控制器组成。发酵罐内的培养基物料直接通入蒸汽，辅助以特殊搅拌系统，达到在位高温灭菌的目的。搅拌系统和通气装置是设备的关键部分。动力驱动采用交流电机定速或者调速搅拌物料，使不同物性的物料、不同特性的菌种均能进行良好的发酵。通过高效除菌系统获得的无菌空气由罐底部、轴孔进入，轴上、搅拌桨上设有特殊的空气分布孔进入发酵罐，保证空气与物料混合均匀，达到均匀稳定发酵。罐体设有大面积视镜，方便观察物料情况。

固体旋转发酵技术在菌种制种中的应用广泛。虽然固体旋转发酵罐可以提高发酵效率，但它对固体基质的形态、水分和物化特性有着不同的要求，传统的药用菌菌种生产方法并不适合固体旋转发酵工艺。而药用菌新型颗粒菌种的制备却能够很好地适用本培养工艺，且可大大提高生产效率和菌种品质。

药用菌新型颗粒菌种生产是选用面粉、麸皮等主要原料，添加一定比例的保水树脂，在特殊黏合剂作用下人工造粒制备营养颗粒，再以营养颗粒为基质接种食用菌菌丝体进行固态发酵培养，即成颗粒菌种。由于该工艺制备的颗粒抗压强度大、不易崩解，发酵过程需要控制适宜的通风和温度、湿度条件，因此非常适用固体旋转发酵罐。灭菌、接种、培养均在罐内完成，简化了工艺，提高了效率，同时通过罐体的自动化控制系统实现发酵过程的在线检测与调控，保证了培养条件的最优及参数的稳定与一致，从而确保了产品的优良品质及质量稳定。

实验表明，采用固体旋转发酵罐生产颗粒菌种较传统的浅盘培养发酵，可节省劳动力、缩短生产周期2~3天、颗粒表面菌丝生长均匀旺盛、污染率低、不同批次产品质量稳定。工艺路线如下：人工造粒→入罐→灭菌→接种→旋转培养→在线检测→无菌包装→颗粒菌种成品。

（2）固态发酵–水煮耦合发酵炮制

利用固态发酵–水煮耦合炮制，在牛蒡子的发酵炮制中，牛蒡子苷元含量显著提高。

牛蒡子来源于菊科两年生草本植物牛蒡属牛蒡的干燥成熟果实，为常用中药，具有利尿、泻下、降血压、抗癌抗突变、抗阿尔茨海默病和治疗肾病综合征等作用，始载于《名医别录》，牛蒡子主要有效成分为牛蒡子苷和牛蒡子苷元。牛蒡子药代动力学研究表明，牛蒡子苷经口服后在肠道菌的作用下转变为苷元的脱甲基化物，此脱甲基化物在肝脏中的儿茶酚对甲基转移酶（COMT）的作用下恢复为苷元。苷元被血液输送到各个器官而发挥作用，即牛蒡子苷元为牛蒡子中的主要有效成分。

牛蒡子苷元在牛蒡子中的含量并不高，只有0.19%左右，而牛蒡子苷含量则达到3%~5%。牛蒡子苷属木脂素类化合物，遇酸、碱会发生异构化，从而改变药理活性，因此不宜用化学法进行水解。目前也有学者利用蜗牛酶对牛蒡子苷进行分解，生成牛蒡子苷元，但成本较高、工艺较为复杂，不利于推广应用。采用微生物发酵法转化牛蒡子苷，有效地避免了上述两种方法存在的缺陷。方法是从牛蒡子药材中筛选到一株具有转化牛蒡子苷能力的菌株HB-2，对牛蒡子进行发酵，利用其产生的β-葡萄糖苷酶将牛蒡子苷转化为牛蒡子苷元。通过实验证实了经过HB-2发酵牛蒡子能够在温和条件下转化其牛蒡子苷生成牛蒡子苷元，将天然牛蒡子中含量甚微的牛蒡子苷元含量提高数十倍，并有效地避免了传统酸水解手段引起的化合物构型改变、污染环境等缺陷。同时研究了该菌株对牛蒡子的发酵动力学，HPLC测得转化率达95%以上。

利用β-葡萄糖苷酶产生菌黑曲霉ZJUT 712的固态发酵耦合传统中药水煮工艺炮制牛蒡子，有效地提高了牛蒡子有效成分的溶出率，为牛蒡子提供了一条生物炮制新技术。具体方法如下。

1）将净制牛蒡子颗粒磨成粉末。

2）制备培养基。①斜面培养基（PDA）的配制：称取马铃薯200g，洗净去皮切碎，加水1000mL煮沸0.5小时，用纱布过滤，加20g葡萄糖和20g琼脂，充分溶解后趁热用纱布过滤，分装试管，在$1 \times 10^5$Pa下灭菌30分钟。②Mandels营养液的配制：称取2g $KH_2PO_4$，1.4g（$NH_4$）$_2SO_4$，0.3g尿素，0.3g $MgSO_4 \cdot 7H_2O$，0.3g $CaCl_2$，5mg $FeSO_4 \cdot 7H_2O$，1.56mg $MnSO_4 \cdot H_2O$，1.4mg $ZnSO_4$和0.2mg $CoCl_2$溶于蒸馏水中定容至1000mL。

3）转化培养基制备：在250mL三角瓶中加入牛蒡子粉0.5g，麸皮3g，甘蔗渣2g，蛋白胨0.3g和Mandels营养液10mL，调节固液比时采用蒸馏水补足水分，pH5.6（自然）。

4）牛蒡子的固态发酵–水煮耦合炮制工艺：将菌体接种在斜面培养基上，在30℃培养7天，于4℃冰箱中保藏。将斜面保藏菌种接种到转化培养基中，于20~50℃转化2~9天后，将转化培养体系加水煮沸1小时，以使β–葡萄糖苷酶失活，水解反应停止，并将牛蒡子粉中的牛蒡子苷和牛蒡子苷元提取到水中，同时杀灭微生物的营养细胞使炮制过程更加安全，将水提液定容至100mL，获得炮制品。

用HPLC分析炮制品中牛蒡子苷和牛蒡子苷元含量，实验结果显示，黑曲霉ZJUT 712表现出较佳的转化牛蒡子苷生成牛蒡子苷元的能力。

### 3. 液体发酵设备及工艺

中药发酵的液体发酵主要设备为液体发酵罐。

根据培养液的深浅，中药的液体发酵分为表面培养法（浅盘培养）和深层培养法（深层发酵）。表面培养法存在劳动强度大、生产效率低、产品易污染等缺点。深层培养法采用通气（无菌空气）搅拌技术，发酵周期短，产量高，成为现代中药液体发酵工业的主要发酵方法。

适用于中药发酵的液体发酵罐主要包括机械搅拌式发酵罐、气升式发酵罐（包括气升环流式、鼓泡式、空气喷射式等）、自吸式发酵罐等。

机械搅拌式发酵罐的优点：靠通入的压缩空气和搅拌叶轮实现发酵液的混合、溶氧传质，同时强化热量传递。生产效率、经济效率高。缺点：搅拌需要的机械功率大，浪费能源，容易对细胞造成损伤。

气升式发酵罐常见的类型有气升环流式、鼓泡式、空气喷射式等。气升式发酵罐优点：①气体从罐的下部通入，可带动流体在整个反应器内循环流动，使反应器内的溶液容易混合均匀。②由于不用机械搅拌桨，省去了密封装置，使污染杂菌的机会减少，同时降低了机械剪切作用对细胞的伤害。③由于液体循环速度较快，反应器内的供氧及传热都较好，利于节约能源。需要指出的是，气升式环流反应器不适宜于在黏度大或含有大量固体的培养液中应用。

自吸式发酵罐的优点：不需要空气压缩机提供压缩空气，省去了空气系统而使设备成本降低；溶氧的效率较高、能耗较低；生产效率、经济效益高。缺点：进罐空气处于负压状态，容易增加杂菌侵入的机会；搅拌容易导致转速提高，有可能使某些微生物的菌丝被切断，影响细胞的正常生长；必须配备低阻力损失的高效空气过滤系统。

### 4. 液固耦联发酵技术

液固耦联发酵技术，是根据生产需求在工艺上将液体发酵与固态发酵串联在一起形成新的技术流程，以实现两种工艺优势的互补，提高发酵终产物的获得率。通常是利用液体发酵技术培养微生物菌种，利用固态发酵技术实现产物合成。

虽然液体菌种比传统固体菌种在某些方面具有较明显的优势，如液体菌种具有生产周期短，流动性好，接种后菌丝萌发点多、蔓延迅速，菌龄整齐等优点，但是液体菌种在生产和实际应用中还存在一些急需解决的问题：①液体菌种的生产对设备水平、场地环境及能耗有较高要求，稍有不当就会发生严重污染。②液体状态的菌种不易保存，必须及时使用。③由于影响食用菌液体发酵过程的因素构成复杂，难以制定统一的液体菌种质量标准，不利于液体菌种的市场推广和监督管理。液体菌种的开发还需要更多的科技工作者开展更深入细致的研究。而将液固耦联发酵技术应用于食用菌制种，既可利用液体发酵的优势，又避免液体菌种存在的问题和风险。

利用液固耦联发酵技术生产菌种，是将整个制种过程分成液体培养菌丝体（前发酵）和固体培养菌种（后发酵）两个技术单元，充分利用液体发酵菌丝生长快、效率高及固态发酵成本低、质量稳定的综合优势。由于液体流动性好，菌丝萌发快，可在较短时间内长满固体基质；同时，通过固态发酵可以确保不同生产批次菌种质量的稳定性；在固态发酵过程中可以借鉴和采用传统方法随时进行菌种质量的检测与调控，并可以依据现行（固体）菌种标准进行菌种质量的监督与管理，利于菌种的标准化生产和商品化流通。

药用菌的新型颗粒菌种的生产中，设计了由"斜面菌种→液体培养→固态发酵"的耦联工艺。研究表明：在此工艺中食用菌液体培养基最佳碳源为玉米粉和葡萄糖，最佳氮源为豆饼粉和酵母膏，在液体发酵培养过程中菌丝体"快速生长期—稳定生长期"是转接固体颗粒的最佳时期；颗粒接种后，采用旋转式固态发酵罐培养，促进菌丝生长。用此工艺生产的颗粒菌种在使用时分散度好，可以缩短栽培料发菌期；由于菌龄一致、菌丝活力强，生物学转化率及各项技术指标均超过传统生产工艺，且保质期长，适合商品化生产经营。

# 第十六章 中药发酵炮制相关的发酵工程技术

现代发酵工程技术是基因工程、酶工程、细胞工程技术等实现产业化的桥梁，具有巨大的发展空间，体现在：①利用基因工程等先进技术，人工选育和改良菌种，实现发酵产品产量和质量的提升。②采用发酵技术进行高等动植物细胞培养，具有诱人的前景。③随着酶工程的发展，固定化（酶和细胞）技术被广泛应用。④不断开发和采用大型节能高效的发酵装置，计算机自动控制将成为发酵生产控制的主要手段。⑤发酵法生产单细胞蛋白，将是产量最大、最具广阔前景的产业，寄希望于解决人类未来粮食问题。⑥应用代谢控制技术，发酵生产氨基酸、核苷酸。⑦现代发酵工程技术的发展，有利于将生物技术更广泛地用于环境工程。

## 一、中药发酵炮制相关基因组学

### （一）发酵菌种选育中的基因组学

基因工程技术在中药发酵炮制中具有极为重要的作用，尤其体现在诱变育种工作中。诱变育种方法有物理诱变（主要是采用辐射，如紫外线、X 射线、γ 射线、激光、快中子和微波电磁辐射诱变等）、化学诱变、低能离子束诱变、原生质体融合育种、基因工程育种和代谢工程育种等。这里介绍的是两种利用基因工程选育菌种的新方法。

#### 1. 重组工程技术

传统的重组 DNA 技术都建立在必须有单一限制酶位点的基础之上，无论是构建表达载体还是进行基因打靶，都需要繁琐的酶切、连接、纯化等步骤，实验周期相当长。重组工程技术是一种独立于宿主重组系统外的噬菌体重组酶作用的同源重组技术，它不需要限制性内切酶和连接酶就可以进行克隆，并能快速改造质粒、细菌人工染色体及细菌和酵母基因组染色体，有目的地改变其遗传性状。

重组工程技术在中药发酵炮制菌种改良中具有很好的应用前景，被称为第二代

DNA 重组技术。重组工程技术的发展，使对微生物基因打靶系统的研究进入了新的阶段，将大大提高同源重组效率。由于重组工程技术可完全撇开传统 DNA 重组技术中的连接酶和限制酶并且完全利用体内重组，故在克隆中发生的突变率接近于零，是一类更为广泛和精确的克隆技术，是基因工程技术的一大突破。重组工程技术为微生物的基因打靶技术提供了一个全新、高效手段，无论在基础理论研究领域还是在微生物菌种改良的实际应用中都有广阔的前景，创造出更多有利于中药发酵工业生产的微生物菌种。

### 2. 全基因组改组技术

全基因组改组技术是把传统微生物诱变育种技术与细胞融合技术结合，通过诱变手段获得若干正性突变株，并采用细胞融合方式使之全基因组发生重组，经过递推式多次融合，使基因组在较大范围内发生交换和重排，将引起正性突变的不同基因重组到同一个细胞株中，最终获得具有多重正向进化标记的目标菌株的一项对整个微生物全基因组进行重排的定向育种技术。全基因组改组技术是一种新型的菌种选育方法，能优化大多数工业微生物的代谢途径和表型，极大地改良菌种的生产性状，并缩短育种周期。为一些经过多年诱变、对理化诱变因素已不太敏感及不便于利用 DNA 重组等技术改进的工业菌株提供了新的改良方法。

与常见的育种方法相比，全基因组改组技术具有快速有效、简单易行和实用性强等特点，广泛应用于各种工业微生物菌种的选育，呈现出良好的应用发展前景。

### （二）工业发酵中的基因组学

工业微生物的生长和产品形成之间的关联是提高产品形成的限制性因素，因此有必要将产品形成过程和微生物生长这一不受限于生物质的过程分离开进行研究。利用基因组学手段可以建立一个零生长产品形成状态，以达到以上目的。零生长状态指的是在维持产品形成性能的情况下，微生物处于有代谢活性但无生长活动的状态，与代谢饥饿和停滞状态有根本的不同。在分批细胞悬浮液和细胞回流并底物恒速加料的反应器中，对植物乳杆菌和酿酒酵母进行了零生长状态实验，对植物乳杆菌生产山梨醇过程中产生的糖酵解中间产物进行了分析。在生长细胞中磷酸盐中间产物的量增多，而在未生长细胞中丙酮酸盐的量有所增多。向细胞中复制可溶性的三磷腺苷酶以人工增加所需的三磷腺苷（ATP）的量，尽管这对生长没有影响，但山梨醇的产量有所下降。对植物乳杆菌和酿酒酵母进行长时间细胞回流并底物恒速加料式培养，两菌种的存活率均超过 80%，具体情况视其代谢活性而定。微阵列实验结果显示，细胞壁完整性和糖原基因在这种情况下会上调。同时，这种生长方式会使植物乳杆菌的种群呈现非均匀性。

## 二、中药发酵炮制相关代谢工程

微生物有着一套可塑性极强和极精确的代谢调节系统，以保证上千种酶能准确无误、有条不紊地进行极其复杂的新陈代谢反应，通常不会过量合成某一代谢产物。但是，在工业生产中往往需要单一地积累某种产物，并能达到生产所需的尽可能高的浓度，而这个浓度常常超过细胞正常生长代谢所需的范围。因此，要达到过量积累某种产物的目的，提高生产效率，就必须打乱微生物原有的调节系统，在保证微生物适当生长的条件下，建立新的代谢方式，有目的地积累所需的代谢产物。生产上常采用的代谢调控的方法有两种：①通过诱变育种的手段筛选各种突变株，从根本上控制微生物的代谢。②控制微生物的培养和生长环境，影响其代谢过程。

随着基因工程技术的发展，利用基因工程方法改变代谢流，扩展和构建新的代谢途径，或将两个相关的代谢途径通过相关酶连接成新的代谢流，这种涉及多个基因的基因工程称为代谢工程或途径工程。代谢工程是指利用多基因重组技术有目的地对细胞代谢途径进行修饰、改造，改变细胞特性，并与细胞基因调控、代谢调控及生化工程相结合，为实现构建新的代谢途径，生产特定目的产物而发展起来的一个新的学科领域。

近年来，随着微生物分子遗传学和代谢调控研究的深入发展，为代谢工程的发展奠定了基础。DNA 重组等分子生物学技术为代谢途径操作引入了崭新的理念和方法，它允许利用 DNA 重组技术修饰甚至引入新的特定生化反应序列，以改善细胞的遗传特性尤其是活性物质的生物合成过程。一旦待操作的途径反应靶点被确定，先进的分子生物学技术就可用于相关基因或酶分子操作，包括基因调控元件的更换、基因编码序列的修饰，甚至新基因或基因簇的导入和表达。可以说，代谢工程是基因工程的高级阶段。代谢工程研究的目的在于构建具有新的代谢途径、能生产特定的目的产物或具有过量生产能力的工程菌，用于工业生产。根据微生物具体代谢特性可以采用不同的设计，可分为改变代谢流、扩展代谢途径和构建新的代谢途径等三种。

### 1. 初级代谢与次级代谢

微生物的初级代谢包括分解代谢和合成代谢两方面的复杂过程。初级代谢对生长、分化、繁殖都是必需的。从合成代谢的中间产物出发，细胞又可合成一些生理功能不明确，化学结构特殊，而且对细胞生命显然并非必需的产物，这一过程称细胞的次级代谢。初级代谢和次级代谢都受菌体代谢调节，初级代谢接受菌体调控比次级代谢更严格一些。次级代谢产物的化学结构多种多样，但是其生源是由少数几种初级代谢产物构成，是以初级代谢产物为母体衍生而来。在代谢过程中还存在着许多分叉中间体，既可用来合成初级代谢产物，又可用来合成次级代谢产物。

次级代谢具有维持初级代谢的平衡的生理功能，它将初级代谢积累下来的中间产物进行另一种形式的转化，从而消除物质过量对细胞的不利。次级代谢产物是贮存初级代谢物质的一种形式，当然并不是所有的次级代谢产物都是一种储藏物质；某些次级代谢产物可以抑制或杀死其他微生物，使自己在生存中占优势；还有一些次级代谢产物与微生物细胞的分化有一定的关系。

**2. 代谢产物合成的调控**

控制微生物代谢产物合成的调控方式有两种：①通过各种诱变选育突变株。②控制培养和发酵条件。通过这两种方式可以控制发酵产物生成的途径，使之按所需的方向进行，从而达到高浓度积累所需要产物的目标。

（1）控制培养和发酵条件可以采用如下方法

① 使用诱导物：在培养和发酵过程中加入适当的诱导物可以增加酶的产量。如青霉素酰化酶用苯乙酸作为诱导剂。

② 改变细胞通透性：产物的反馈调节产生的根本原因是胞内代谢产物的浓度过高，从而对合成的有关酶产生反馈抑制或反馈阻遏作用。在发酵过程中，可以控制使用能影响细胞膜通透性的物质，以利于代谢产物分泌到胞外，从而减少胞内浓度，避免末端产物的反馈调节。如在利用棒状杆菌 α-酮戊二酸脱氢酶缺失突变株发酵生产谷氨酸时，当谷氨酸浓度达到 50mg/g（干细胞），由于反馈调节作用，谷氨酸的合成便终止。可通过改变细胞膜通透性，使胞内的谷氨酸释放出细胞，解除反馈抑制，使谷氨酸继续合成。改变细胞膜通透性的方法有多种，如采用生物素限量，影响脂肪酸的合成，从而形成了有利于谷氨酸向外渗透的磷脂不完整的细胞膜；添加青霉素抑制细胞壁后期合成也是有利于谷氨酸渗透的有效方法；加入吐温 80 等表面活性剂，将脂类从细胞壁中溶解，使细胞壁疏松，通透性增加；采用选育油酸缺陷型或甘油缺陷型的方法也可以实现谷氨酸的高产。

③ 添加生物合成前体：在发酵液中加入某些物质，它们没有显著的改变就成为产物分子组成的一个部分，而显著增加产量或改良产物的组分，这些物质称为前体。生产抗生素时，常加入一些前体物质于发酵液中试图增加产量，或获得新抗生素。放线菌素发酵时，随着不同的氨基酸加入，可相应产生某种主要放线菌素组分，或产生新组分，如加入 L-缬氨酸，放线菌素Ⅳ从 10% 增加到 85%。

④ 解除末端产物反馈调节：在中药发酵炮制的生物合成途径中，存在反馈调节作用，即末端产物抑制合成途径第一个酶的活性，降低产物合成代谢的能力。为了减少反馈抑制，增加产物产量，在发酵过程中，可以不断移去末端代谢产物，降低其在发

酵系统中的浓度。近年来生物反应和产物分离耦联技术得到了发展。该技术又称原位产物分离耦联技术，根据生物反应和产物特性，结合产物分离单元操作技术的特点，以及时移去发酵液中的代谢物。其原理：一方面解除产物（或副产物）对发酵过程中细胞生长或产物（包括胞内和胞外产物）形成的抑制作用，提高发酵和生产效率，另一方面可以从复杂的分离系统中及时回收产物，简化生产过程。在生物反应和产物分离耦联技术中，使用的分离技术主要有吸附、沉淀、萃取及膜分离等。

吸附发酵是一种常用的发酵分离耦联技术，在发酵过程中，加入对发酵过程产生的产物（副产物）具有特异性或非特异性吸附作用的吸附剂，使具有抑制作用的产物（副产物）从发酵系统及时移去，达到回收产物和减少抑制作用的目的。最常使用的吸附剂主要有离子交换吸附剂、亲和吸附剂和一般的吸附剂，如活性炭、硅藻土、氧化铝、高分子聚合物等。发酵结束后将吸附剂分离回收，经洗涤除去吸附和混杂的细胞和杂质，然后将吸附剂洗脱，即可得到一定纯度的产品。除了吸附发酵，在发酵和分离耦联系统中，还有膜分离发酵、有机溶剂萃取发酵和双水相发酵等。

⑤解除分解代谢物阻遏：葡萄糖虽是微生物生长所需的一种良好的碳源和能源，但对于次级代谢产物的发酵生产反而不佳，这种现象在许多次级代谢产物如青霉素、头孢菌素、丝裂霉素、赤霉素等的生产中都可见到，具有一定的普遍性。除葡萄糖外，该现象在其他易于利用的碳源和氮源的培养基中也有所发现。但也有例外，如链霉素的发酵需长期保持高浓度的葡萄糖，因为此时葡萄糖不仅作为碳源，而且是链霉素三糖碳架的前体。

对于具有次级代谢的微生物而言，一般菌体在生长期之后才进入次级代谢产物的合成阶段，这主要是由于碳源的分解产物产生的阻遏作用的结果。在菌体的生长阶段，被菌体快速利用的碳源如葡萄糖、枸橼酸等会产生大量的分解产物，这些分解产物阻遏次级代谢酶系的合成，只有当这类碳源被消耗完后，阻遏作用被消除，菌体才由生长阶段转入次级代谢产物合成阶段。这种发酵过程中的次级代谢产物在葡萄糖、甘油等易被利用的碳源被消耗尽时才产生和积累的现象称为分解代谢物阻遏。微生物次级代谢物的工业发酵中，一般采用两种方式解除分解代谢物阻遏：一是变更碳源或氮源的配比，如不采用单一碳源如葡萄糖，而加入相当比例的多糖如淀粉作为碳源；二是采用流加方式将葡萄糖逐步加入发酵罐内，以利于前期产生菌体细胞的增殖和后期次级代谢产物的产生和累积。

（2）通过各种诱变选育突变株

反馈调节是微生物防止合成代谢产物过量产生的重要机制，为了解除反馈调节以大量积累各种代谢产物，除上述方法外，还可改变微生物的遗传特性，即改变酶的活性或酶的合成，使之对反馈调节不敏感，也能达到过量生产代谢产物的目的。解除反馈抑制的方法之一是选育营养缺陷型突变株，即选育丧失合成途径中的某一种酶的突变株。使用这种菌株发酵时，因代谢途径中缺少某一种酶，代谢过程不能进行到底，末端产物不能合成。而且这种微生物的生长也会受到影响，必须在发酵培养基中加入少量的缺失酶的产物，突变株才能生长，但因产生的末端产物很少，不会产生反馈抑制，而使另一种代谢产物过量积累。

### 三、中药发酵品定位问题的研究与探讨

中药本身的复杂性加之发酵体系的更趋复杂性，导致中药的发酵炮制研究一直难以在短期内取得重大突破。主要问题在以下几个方面。

1. 中医药自身体系的模糊性及中药成分的复杂性。

2. 发酵理论的发展与完善。发酵工程是在科学实验和生产实践的基础上发展起来的，通过积累大量经验，总结归纳，逐步上升为理论，指导生产而使发酵工程得到进一步发展。如通过大量生产实践和科学实验所形成的发酵机制、发酵动力学、连续发酵的理论，使得微生物工业生产中遇到的许多实际问题得到了很好的解决。但目前存在着发酵理论相对滞后的问题。例如，霉菌、放线菌是发酵工业中占有重要地位的微生物，而霉菌、放线菌的发酵理论又相对滞后，还没有形成完善的发酵理论，因而就不能很好地对发酵过程进行进一步设计和放大。又如，连续发酵的理论虽然研究得很多，可实际生产中遇到的许多问题目前仍然未能很好解决。同时，由于菌种的突变、微生物的复杂性和多样性，以及试验工艺条件的稳定性较差的原因，导致大规模发酵工程生产上应用连续发酵方式还是较少。这些问题在发酵工程实际操作和理论研究中仍然需要进一步深入研究。发酵理论的发展与完善，必然会推动中药发酵研究与产业的迅速发展。

3. 中药发酵机制的不明确性。目前微生物发酵中药的机制已有一些基础和推断，但由于中药化学成分的复杂性和作用机制的不明确性，中药的有效成分、一些非有效成分及特殊的基质环境与微生物的相互作用尚有待研究；针对具体的中药及复方，要明确其发酵作用机制，揭示发酵中药的科学内涵，其发酵体系的特点和作用机制仍待进一步研究。

4. 微生物生长特性的多样性。微生物生长特性的多样性，使中药发酵过程更具复杂性。因此，需要明确微生物的性质及变化过程，建立起统一的能应用于大多数中药发酵的通用方法与共性技术体系，为实现发酵中药的现代化、科学化、国际化提供新的途径和方法。

菌种的选育是中药发酵的关键和基础。因此，应该加大发酵菌种的选育和评价工作，使更多优良的菌种能够最大限度地作用于中药，从而为更多有价值的发酵中药产品的研制奠定基础。

现代复合微生物发酵（多菌种发酵）较单一菌种发酵具有更强的生物转化能力，但也是发酵研究的难点。传统中药发酵多是自然界混合菌种天然发酵的结果，但由于那时并不了解微生物和发酵的关系，从而很难人为控制发酵过程。

5. 中药发酵炮制如何贯彻中医药理论指导的问题。中药发酵炮制学是中药学的重要分支，因此，中药发酵炮制的研究与应用，都必须在中医药理论的指导下进行。无论以中药材为基质的发酵、中药经药用菌的深层发酵还是中药复方经不同菌种不同药性基质的发酵，都会影响或改变其药性、药理及临床作用，因此，需要弄清其变化的机制，赋予准确的药性及临床适应证、用法、用量等一系列复杂问题。因此，中药发酵过程中如何贯彻中医药理论指导的问题，是中药发酵研究中的难点，也是亟待解决的关键问题。

# 第十七章 中药发酵炮制品质量控制

中药发酵炮制得到的中药饮片，既可以给患者直接配方使用，又可以作为中药制剂生产厂家的原料药进行中成药的生产，其质量的优劣对中药临床应用的效果具有极大的影响。

对中药发酵炮制品的质量控制目前尚未形成明确的个性标准，通常直接用药材进行发酵者参照《中华人民共和国药典》有关要求进行检测；而用药材与面粉混合发酵者则参照六神曲等相关中药发酵制品的要求检测。其中值得注意的是卫生学检查、有害化学物质限量检测及有效成分的含量测定等问题。

随着现代科学技术的发展，为中药炮制品质量控制水平的提高提供了有效的方法。采用经典检测方法与现代检测技术相结合，从饮片的形、色、气、味等外观指标到内含成分的质量，从定性鉴别到定量测定开展了大量工作，使中药炮制品的质量更趋规范化和科学化。

中药发酵炮制品的质量控制，主要包括对炮制品的定性检测、含量检测、对生产过程的在线控制及炮制品的防腐措施等内容，以下分别对其进行介绍。

## 一、定性检测

《中华人民共和国药典》2010 年版一部附录的"药材和饮片检定通则"中，对药材的定性检测内容有如下阐述。

性状：包括形状、大小、色泽、表面及断面质地特征、气味、味感、外观等。

鉴别：包括经验鉴别、显微鉴别及理化鉴别。

检查：对纯净程度、可溶性物质、有害或有毒物质进行限量检查，包括水分、灰度、杂质、毒性成分、重金属及有害元素、农药残留、黄曲霉素等。

浸出物测定：系指用水或其他适宜溶剂对药材和饮片中可溶性物质进行测定。

由此可知，发酵炮制品的定性检测，主要包括外观质量和内在质量两部分内容。外观质量主要指饮片的净度及形、色、气味、包装等；内在质量主要包括饮片的水分、灰分，浸出物、有毒成分、卫生学检查等。

## （一）外观质量

### 1. 性状

性状是质量标准中最直观的一项。依据性状，可初步评判发酵炮制品质量的优劣。

### 2. 净度

净度系指炮制品的纯净度，以及炮制品中所含杂质及非药用部位的限度。

### 3. 片型及粉碎粒度

经挑选整理或经水处理后的药材，通常会根据药物特征和炮制要求切制成一定规格的片型，使之便于调剂、炮制、干燥和储藏。

### 4. 色泽（含光泽）

中药炮制对制品的色泽有特殊的要求。饮片的色泽是反映其质量要求的一项指标，以色泽变化作为评价要求。在炮制操作中常以饮片表面或端面的色泽变化作为控制炮制程度的直观指标，药材经炮制后应显其固有色泽。炮制品色泽的不正常变化说明其内在质量的变异。

### 5. 气味

炮制品的气和味与治疗作用有一定的关系，往往也是鉴别品质的重要依据。

## （二）显微及理化鉴别

显微及理化鉴别是利用显微镜、化学方法或仪器来观察、分析鉴定炮制品的真伪、纯度或质量。

### 1. 显微鉴别

显微鉴别系指利用显微镜来观察炮制品的组织结构或粉末中的组织、细胞，内含物等特征，鉴别炮制品的真伪优劣。显微鉴别主要分组织鉴别及粉末鉴别两个方面。

（1）组织鉴别

炮制后的饮片，由于已进行了净选、切制和特殊炮制工艺处理，其组织结构、细胞特征及其排列已非正常，应与生药饮片做相应的对照，从而对其进行鉴别。

（2）粉末鉴别

炮制后的药物粉末与生药粉末差异较大，对其研究可作为鉴别炮制品质量的佐证。

### 2. 理化鉴别

理化鉴别系指用化学与物理的方法对炮制品中所含某些化学成分进行的鉴别试验，通常只做定性试验，少数可做限量试验。理化鉴别主要包括显色反应与沉淀反应、荧光鉴别、升华物鉴别及薄层色谱鉴别等。

### （三）检查

#### 1. 水分

若水分控制不当，炮制品中水分含量过高，则极易导致炮制品的霉烂变质。由于发酵炮制过程通常需加入水分，因此对炮制品中水分含量的检查是一项重要的内容。

#### 2. 灰分

将干净而又无任何杂质的炮制品加高热灰化，所得灰分称为"生理灰分"。炮制品的生理灰分往往在一定的范围内，可通过对灰分的测定来评价炮制品的质量和净度。

#### 3. 有毒成分

由于药物中所含的毒性成分会引起药物的不良反应，因此，须建立有毒成分的限量指标，以保证临床用药安全。有毒成分的限量指标一般应包括不良反应成分、重金属的含量、砷盐含量、农药残留量等，因为这类成分直接威胁着人体健康。

#### 4. 卫生学检查

对炮制品进行卫生学检查也是必不可少的。应该对饮片中可能含有的致病菌、大肠杆菌、细菌总数、霉菌总数及活螨等做必要的检查，并客观地进行限量要求。

#### 5. 包装的检查

无菌包装能防止微生物、害虫等的侵蚀，以及避免外界温度、湿度、有害气体、阳光的影响。包装可保护药物在贮存、运输和装卸过程中的完整性和清洁。

因此，检查炮制品的包装是否完好无损，对于炮制品的贮存、保管及运输起着保质、保量的重要作用。

### （四）浸出物

浸出物分为水溶性浸出物与醇溶性浸出物（干浸出物）两大类。对于有效成分尚不完全清楚或尚无精确定量方法的炮制品，测定浸出物的含量是表示其质量的一项指标。向炮制品中加入一定的溶媒，经过浸润、渗透、解吸、溶解、扩散等作用，可将炮制品中的某些成分，包括有效成分提取出来。

## 二、含量检测

《中华人民共和国药典》2010年版一部附录的"药材和饮片检定通则"中，对药材的定量检测内容有如下阐述：含量测定系指用化学、物理或生物的方法，对供试品含有的有关成分进行检测。

中药化学成分是其发挥疗效的物质基础。中药经炮制后，其所含化学成分的数量乃至组成均会发生变化。测定炮制品中化学成分的含量，是评价炮制品质量的最可靠、最准确的方法之一，同时也是控制药物在炮制过程中有效成分的流失、检查炮制方法与工艺是否合理、科学的评判，为炮制过程质量的控制和工艺的改进提供依据。

对于中药发酵炮制品而言，由于传统炮制过程主要是利用环境中的微生物进行的自然发酵，随着地域、季节、环境的改变，环境中的微生物会有所差异，因而发酵结果也往往不同。因此，应制定出中药炮制品有效成分的含量标准，使炮制工艺、炮制品质量稳定可控，从而确保临床疗效。

中药发酵炮制品的含量测定工作，一般要比中药材更加复杂和困难，这是由于炮制时通常会加入大量辅料，因而对提取、分离及后续的定量条件产生了干扰，增加了测定的难度。常用的含量测定方法有光谱法、色谱法等。

### （一）紫外-可见分光光度法

紫外-可见分光光度法简便快捷，广泛用于中药炮制品的含量测定。

### （二）色谱法

#### 1. 薄层扫描法

薄层扫描法是以薄层色谱法为基础发展起来的薄层色谱组分原位分析方法及薄层色谱的记录方法，又称薄层色谱扫描法（TLCS）。根据薄层扫描的测定方式分为薄层吸收扫描法和薄层荧光扫描法两种方法。

（1）薄层吸收扫描法

薄层吸收扫描法适用于在可见、紫外区有吸收的物质，以及通过色谱前或色谱后衍生成上述化合物的样品组分，可分别以钨灯和氘灯为光源，在200~800nm范围内选择合适波长进行测定。

（2）薄层荧光扫描法

薄层荧光扫描法适用于本身具有荧光或经过适当处理后可产生荧光的物质的测定，光源用氙灯或汞灯，采用直线式扫描。

#### 2. 高效液相色谱法

高效液相色谱法是中药质量控制领域最为常用的一种方法。样品经色谱柱分离后进入检测器进行检测，这种先分离后检测的方式使其具有良好的定量能力。随着样品纯化技术的发展，如采用液液萃取、液固萃取等方法，使得具有高分离效率的高效液相色谱法能准确定量中药成分。在《中华人民共和国药典》（2010年版一部）中，含量测定项下的测定方法绝大多数都为高效液相色谱法。

### （三）指纹图谱

中药炮制品的组成复杂，对其所含成分的定量分析虽能在一定程度上反映饮片的质量，但难以表征其整体质量。因此，需采用与之相适应的，能提供丰富信息的检测方法对其进行质量评价。指纹图谱是一种综合的、可量化的检测手段，它是建立在中药化学成分系统研究的基础上，主要用于评价中药产品质量的真实性、优良性和稳定性，具有"整体性"和"模糊性"的特点。建立指纹图谱，能较为全面地反映饮片中所含化学成分的种类与数量，进而对其质量进行整体描述和评价，从而鉴别产品真伪，控制产品批间质量差异，评价工艺的合理性。

中药指纹图谱技术涉及众多方法，包括薄层扫描（TLCS）、高效液相色谱法（HPLC）、气相色谱法（GC）和高效毛细管电泳法（HPCE）等色谱法，以及紫外光谱法（UV）、红外光谱法（IR）、质谱法（MS）、核磁共振法（NMR）和X射线衍射法等光谱法。其中色谱方法为主流方法，尤其是HPLC、TLCS和GC已成为公认的三种常规分析手段。由于HPLC具有分离效能高、选择性高、检测灵敏度高、分析速度快、应用范围广等特点，中药成分绝大多数可在高效液相色谱仪上进行分析检测，且已积累了较丰富的应用经验。因此，HPLC法已成为中药指纹图谱技术的首选方法。随着HPLC-MS和GC-MS等联用技术的应用，中药指纹图谱技术将更趋完善。

## 三、过程控制

为了提高产品质量，降低生产成本，减少污染与能耗，需对生产过程中各种与产品质量相关的物化参数及中间产品的质量进行监测，以准确判定中间产品和最终产品的质量状况，从而分析和控制生产加工过程。这种方式即为生产过程的在线控制。

与其他行业不同，发酵过程具有强烈的时变性，即过程的动力学特征随发酵时间或批次的变化而变化，因此，每批发酵过程都无法完全依照以往的经验进行控制，导致产品质量波动大，错误和故障不易早期发现，一旦发现，发酵过程已不可逆转，造成原料的浪费。传统的发酵炮制过程主要依靠人工经验进行控制，控制方法简单，不需特殊的附加装置，投资费用较少，但劳动强度大，而且可能因人为控制不当增大误差。随着新型传感器技术的发展，发酵过程各参数的在线测量得以实现，发酵工业已逐步向生产过程质量控制的方向发展。

### （一）发酵过程监控的主要指标

#### 1. 物理指标

液体发酵过程主要监控的物理指标包括温度、压力、搅拌转速、功耗、泡沫、气体流速、黏度等，固态发酵过程主要监控温度、通气量、湿度。

#### 2. 化学指标

液体发酵过程主要监控pH、氧化还原电位、溶解氧、二氧化碳、糖含量等，固

### 3. 生物学指标

液体发酵过程主要监控菌体浓度、ATP、各种酶活力、中间代谢产物等。固态发酵过程通常难以对上述参数进行检测。

并非所有产品的发酵过程都需要检测上述全部参数，而是根据该产品的特点和可能条件，有选择地检测部分参数。

### （二）发酵过程常规参数的控制

#### 1. 温度

液体发酵过程中，为了维持生长的合适温度，必须在发酵过程随时调节发酵罐传热装置内的传热介质（冷却水或蒸汽）来维持发酵液的温度。手动控制的方式是观察发酵罐壁上的温包内的温度计，然后，对照工艺规程，罐温偏高/偏低时，开启/关闭冷却水的阀门，使发酵液温度调至规定的温度。当发酵液体积较大时，对温度的控制会存在滞后现象。适时合理的控制往往需要一定的经验和技巧。

温度的自动控制是采用热电偶或热电阻等热敏元件，将温度信号转化为电信号，然后与控制仪表相连，并且经各类控制开关或回路将指令传给执行元件，同样可以开启或关闭冷却或加热装置，使罐温维持恒定。

固态发酵过程热量的控制主要是通过加强发酵过程对流、传导和蒸发来实现的。目前较普遍的控温方式是把通气、温度、湿度控制相耦合，但对物料颗粒内部的散热和换气效果仍有限。

#### 2. 湿度

固态发酵体系中所含的水分包括两部分，即基质含水量与气相中含有的水分。空气湿度太小，物料容易因水分蒸发而变干，影响生长；湿度太大，影响空气中的含氧量，造成环境缺氧。同时，因冷凝使物料表面变湿，影响菌体生长或污染杂菌，影响产量。另外，微生物能否在底物上生长取决于该基质的水活度。因此，为维持微生物的生理活性，应控制基质的水活度。具体措施是向底物加无菌水、加湿空气、安装喷湿器等方法来调节水活度，以保证菌体正常生长。在固态发酵中，通气、散热和含水量控制耦合可以比较有效地调节水活度。

#### 3. pH

pH 的变化主要取决于培养基的成分和微生物的代谢特性。在固定的培养条件下，微生物发酵过程中的 pH 变化是有一定规律的，掌握这种变化，对于判断和控制发酵生产有相当重要的意义。

传统的手动控制发酵过程中，pH 的测定可用试纸测定，精确测定用 pH 计。目前，现代化的生产企业大部分是采用 pH 的在线检测、控制方式，其核心部件是可耐受高温灭菌的 pH 检测电极，装入发酵罐内直接测定培养基的 pH，同时可与控制仪表连接，通过回路系统控制阀门或补料泵以送入酸碱或营养物质进行 pH 调节。

### 4. 空气流量

测定空气流量最简单的方法之一是转子流量计，通常安装在发酵罐的排气管道上。空气流量调节是通过开启阀门实现的。

固态发酵的微生物几乎都是好氧性的，空气的通气率特别重要。空气流速增加既可提供微生物所需的氧，又可以移走反应热和二氧化碳，提高传质、传热效率。在实验室和工业化大生产中，一般利用强制通无菌空气来达到通风的目的。但通风的速率由以下因素决定：微生物特性，合成产物对氧的需求程度，发酵反应产生的热量多少，底物的料层厚度，微生物产生二氧化碳和其他易挥发代谢物的量，底物间的空隙大小等。通风速率大，底物水活度降低，相应的空气加湿时间变长。可以用气相色谱或氧分析仪来分析氧浓度，根据情况及时调节控制通风的速率。

## 四、防腐措施

中药材大多来源于植物和动物，所含成分多为脂肪、淀粉、蛋白质、生物碱、挥发油、苷类等有机物质。这些成分受温度、湿度、阳光、空气等多种因素的影响，易发生走油、虫蛀、霉变等现象，以致降低质量，影响治疗效果。对中药发酵炮制品而言，其自身即为微生物作用的产品，因此，对发酵炮制品的防腐在遵循常规炮制品防腐措施的基础上，还需考虑发酵产品自身的特点。

### （一）发酵炮制品需特别注意的问题

发酵制品以曲块表面霉衣黄白色，内部有斑点为佳，同时应有酵香气味。不应出现黑色、霉味及酸败味。故应注意以下问题。

1. 在发酵前需将原料药洗净，并对原料和发酵设备进行杀菌处理，以免污染杂菌，影响发酵质量。

2. 发酵过程必须一次完成，不中断，不停顿。

3. 温度和湿度对发酵的速度影响很大，湿度过低或过分干燥，发酵速度慢甚至不能发酵，而温度过高则能杀死霉菌，不能发酵。温度、湿度等条件的控制要有利于发酵微生物，而不利于杂菌的生长。

### （二）发酵炮制品的贮存

饮片与药品同样具有保质期，其贮存保管是否得当，直接对药物的质量产生影响，进而影响临床用药的效果。从春秋战国时期，人们就开始重视对饮片的贮存。随着现代科学技术的发展，我国药学工作者在这方面做了大量的研究工作。一些新技术、新方法在中药及炮制品贮存保管上也得到应用，使贮存手段进一步科学化、合理化。

导致中药炮制品在贮存过程中发生变异现象的因素很多，总体来说有两个方面：其一是外界因素，如日光、空气、温度、湿度、霉菌、虫害等使炮制品产生复杂的物理、化学和生物化学的变化。其二是炮制品自身的性质。由于炮制品自身的性质是固有的，因此，要减少炮制品贮存过程中的变异现象还应从外界因素入手。

### 1. 传统的贮藏保管法

中药贮藏保管的传统技术具有经济、有效、简便易行等优点，仍是目前中药贮藏保管中害虫综合防治的重要基础措施。其方法大致可分为以下几个方面。

（1）清洁养护法

清洁卫生是一切防治工作的基础。经验证明，重视仓库的清洁卫生工作，是防止仓虫侵入最基本和最有效的方法之一。

（2）防湿养护法

通过保管技术来改变库房的小气候，或利用自然吸湿物，如生石灰等吸空气中的水分，可起到抑制霉菌和害虫发生的作用。

（3）密封贮藏（包括密闭贮藏）法

采用密封或密闭贮藏的目的是使炮制品与外界的空气、温度、湿度、光线、细菌、害虫等隔离，尽量减少这些因素对药物的影响，以保持炮制品的原有质量。

（4）对抗同贮法

对抗同贮法是通过将两种及以上具有特殊气味的药材共同贮存，利用相互克制作用防止虫蛀、霉变等问题。如蕲蛇或白花蛇与花椒或大蒜同贮。

### 2. 贮藏保管新技术、新方法的应用

（1）干燥技术

干燥技术有远红外辐射干燥技术、微波干燥技术等。

（2）气幕防潮技术

气幕又称气帘或气闸，是用来装在库房门上以防止库内冷空气排出库外，库外热空气侵入库内的装置，从而达到防潮的目的。

（3）气调贮藏技术

气调贮藏技术是通过控制空气中的氧浓度，以降低炮制品中成分暴露于氧气所发生的变化，同时抑制了微生物等的生长，减少其对炮制品质量的影响，从而进行中药贮藏的一种有效方法。

（4）气体灭菌技术

气体灭菌技术主要是指利用气态的灭菌杀虫剂来杀灭微生物及昆虫等的技术。如环氧乙烷是一种气体灭菌杀虫剂，对各种细菌、霉菌及昆虫、虫卵均有十分理想的杀灭作用。该法具有无菌、效果可靠、安全、操作简便等优点，但存在易燃易爆的危险。

（5）Co-γ射线辐射技术

采用Co-γ射线可对炮制品进行有效的杀虫灭菌处理，同时不引起其成分的变化。

第八篇

实践创新发展篇

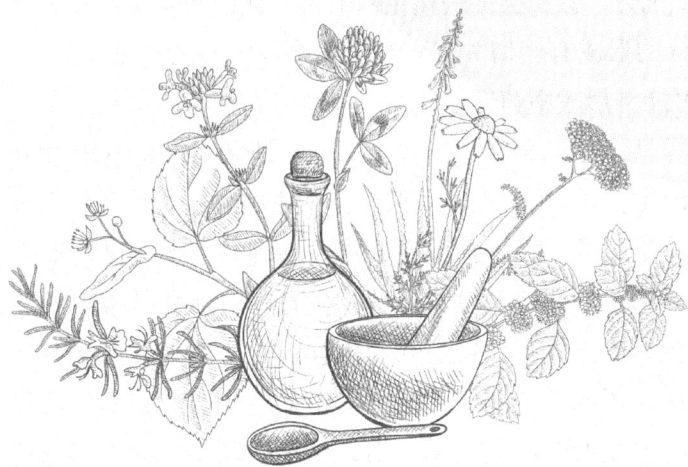

# 第十八章　发酵产品研发创新

## 第一节　发酵中药的食药产品研发成果

### 一、中药发酵一人一方、一病一方的定制方式临床观察运用

临床根据患者情况定制发酵药物，取得良好的疗效。如为幼年型类风湿关节炎患者使用中药发酵药物制作饼干，在药物治疗的同时，提供食疗食养的条件，取得了良好的治疗效果。

### 二、"腐败桑椹果"揭开了内生菌的"神奇之谜"

关于桑椹内生菌的发现源于一次偶然。桑椹腐败后，并未出现酸臭、霉变，反而出现了自然发酵现象，由此揭开了植物内生菌的"神奇之谜"。

内生菌是指生活在植物组织内的不引起任何病证的真菌，在其生活史的某一阶段存在于健康植物的组织中、不形成明显侵染的一类微生物。内生菌可以促进宿主的生长、发育，增强对不良环境的抵抗力，甚至会促进宿主植物某些代谢产物的形成。内生真菌与宿主植物某些活性成分的形成有密切关系，对于不同地区的相同物种来说，其内生真菌类群是不同的，这可能是形成中药道地性的原因之一。

内生菌具有丰富的生物多样性，深入研究中药内生菌，对研究中药的活性成分和将其用于发酵炮制可能具有重要作用。由于内生真菌与其宿主植物在长期共进化过程中能够形成一种稳定的互利共生关系，而这种关系的物质基础是内生真菌与宿主植物共同作用产生的次生代谢产物，这些物质多具有植物生长调节活性、抗虫活性和其他生物活性等，使宿主植物具备了优良的抗逆性和生长特性。内生真菌不但自身能够产生特殊的生理活性物质，还能诱导和促进宿主植物某些代谢产物的合成与积累，甚至产生与宿主植物相同或相似的次生代谢产物，在药用植物中的作用尤其明显。

植物内生菌存在于各种植物中，抗菌活性菌株分布广泛，是抗菌物质的重要潜在来源。一方面，有些内生菌能够分泌与宿主相同或相似的抗菌物质；另一方面，很多内生菌还是一个未开发的新领域，它们所产生的抗菌物质往往是新颖的，可能具有很好的应用特性。此外，由于植物本身自然地为那些对高等生物具有毒性的生物活性分子减少毒性充当了选择系统，从而使植物内生菌来源的抗生素细胞毒性减低。

利用微生物发酵技术可以产生增效、减毒、高产的内生菌，扩大药源。研究药用植物内生菌的活性成分、寻找合理的药物替代品、扩大药源，已成为当今药用植物研究的热点问题之一。目前已发现很多结构新颖的内生菌代谢产物。通过对内生菌的分泌物研究表明，它具有特殊的益生功效，能明显地增强免疫和抗疲劳效果，具有很高的医用价值。研究还表明经内生菌分泌物处理过的植物，其后代也具备了内生菌分泌物同样的提高人体免疫力和抗疲劳的功效。

关于内生菌与药用植物活性成分的研究有着极其诱人的前景。至今，对内生菌的研究还处于一个初始阶段，相对于数量庞大的内生菌种类来说，仅仅涉及了其中的很小一部分。中药发酵生产目标产物的研究已日趋成熟，但在利用植物内生真菌生产与宿主植物相同或相似化学成分的发酵培养研究方面还有诸多问题。内生真菌长期生活在宿主植物体内，接受宿主植物提供的营养成分和物理保护，并与宿主植物形成互利共生关系，一旦脱离植物体提供的稳定环境，其菌种特性、培养特性、产物含量的稳定性必将受到极大的影响。蛇足石杉内生真菌菌种在连续继代培养后易出现菌种退化现象，影响石杉碱甲的积累。因此，解决内生真菌在人工培养条件下的菌种稳定性问题，选择适合真菌发酵培养的反应器，并利用多种生物技术手段进一步提高目标产物的含量，是利用内生真菌发酵中药产业化生产所面临的重要研究课题。

内生菌是新药研究的新途径之一。据资料统计最近发现的新的生物活性物质中51%是内生菌的新品种。因此，利用植物内生菌筛选高效、新颖、低毒的抗菌活性物质潜力巨大。可以将有益内生真菌用于中药发酵炮制，提高有效成分的含量；可以将有益内生真菌进行合理的优化组合，获得相应的"内生真菌集群"；还可以增加有益内生真菌的遗传多样性，也必定产生与之相应的生理功能多样性，从而在中药发酵炮制过程中，促进有效成分的合成和积累，提高发酵品产量及品质，这是传统中药发酵炮制向高质量、高产量的现代中药生产发展的一条新的途径。

## 三、露酒辅料发酵前处理工艺获得荷兰发明专利

本发明是一种以桑椹发酵酒为酒基加入阿胶的露酒及其制备方法。

本发明提供了一种以桑椹发酵酒为酒基加入阿胶的露酒，原料组分包括主料和辅料，所述的主料为新鲜桑椹果，所述的辅料包括人参、阿胶、枸杞子。本发明还提供了一种以桑椹发酵酒为酒基加入阿胶的露酒的制备方法。第一步：主料发酵前的前处理准备，辅料的处理及制作；第二步：主料、辅料混合两次发酵；第三步：主料、辅料两次发酵液混合沉降。本发明是以桑椹发酵酒为酒基加入阿胶的露酒，桑椹的营养成分得到充分的提取和利用，每味辅料按中药炮制规范要求和产品应用目的制订发酵前处理方案，达到充分发挥原料功效，有利于改善酒的口感，不影响酒的澄清度的效果。本专利产品可强身健体、改善体质，女士使用有美容养颜的功效。

## 四、"青、红、黑"三色桑椹混合发酵酒是中医"五行五色"理论的具体体现

桑椹既是一味名贵中药，又是一种营养丰富的高端水果，国家卫生健康委员会将其列入了"药食同源目录"。

桑椹入药的历史悠久，始见于《唐本草》，《本草拾遗》《本草衍义》《本草纲目》等书都有关于桑椹的记载。《唐本草》曰："单食，主消渴。"《本草拾遗》曰："利五脏关节，通血气。"《本草纲目》曰："捣汁饮，解酒中毒；酿酒服，利水气，消肿。"

桑椹酿酒有1000多年的历史。早在938年，位于我国新疆境内的于阗国国王李圣天，宴请晋国使团时用的就是桑椹酿制的紫酒，这是紫酒用作国酒的记载。我国著名医学家、金元四大家之一的张子和，早在1000多年前就用桑椹加入中药酿酒，制成了治疗"中风诸症"（脑血管病）的"活力丹"。

桑椹含有多种活性成分，其中8种氨基酸为人体所必需。另有粗纤维、蛋白质、转化糖、游离酸、胡萝卜素、芦丁、杨梅酮、桑色素、花青素（主要为矢车菊素）、挥发油、磷脂、白藜芦醇等，以及多种维生素和钙、锌、铁、钼等矿物质及微量元素，钼元素含量高达 $4.6\mu g/kg$，为百果之首。现代药理研究表明，桑椹具有免疫调节、促进造血细胞生长、降糖、降脂、降血压、护肝等作用。桑椹中所含的白藜芦醇能刺激人体某些基因，抑制癌细胞生长，阻止致癌物质引起的三色细胞突变。白藜芦醇还有阻止血液栓塞形成、延缓衰老等作用。

桑椹是开发"营养型"普通食品、功能食品的重要原料，具有广泛的应用前景。但是由于桑椹采摘期短，难以储存，每年都有大量的桑椹腐烂，给桑农造成巨大的经济损失。如何能延长桑椹采摘期，减少浪费？为此，我们团队着手开始对桑椹进行深入研究。

首先，从中医学理论和中医药学宝库中寻找解决的办法。在此过程中我们发现，

早在《黄帝内经》中就有关于"五色命脏"内容的论述："青为肝、赤为心、白为肺、黄为脾、黑为肾。"其意为将食物的颜色分为青、赤、黄、白、黑五种，分别应对五脏，青（绿）色入肝养肝、赤（红）色入心养心、白色入肺养肺，黄色入脾健脾、黑色入肾补肾。在实践中，人们还总结出五色治病养生的完整理论体系，总结了许多五色五脏等理念和经验。以豆为例：绿豆具有清热解毒之功，入肝经为木性；红豆有补血、利尿、促进心脏活动的功效，入心经为火性；黄豆益气补脾，入脾经为土性；白豆含有较多的钙质，入肺经属金性；黑豆治消胀，下气，性寒，入肾经属水性。

受此启发，我们萌发了用青、红、黑三色桑椹制作桑椹酒的思路。根据这一思路，按照中医理论"青色桑椹入肝护肝；红色桑椹入心补血利尿；黑色桑椹补肾抗衰"，三色桑椹共同构成了补益肝肾、抗衰老、驻容颜、宁心安神之功效。中医"五色命脏"理论所述的桑椹治病范围与西医学临床应用有很大的相似性。因此，我们大胆决定用青、红、黑三色桑椹制作桑椹酒。由于三色桑椹处于不同成熟期，如青桑椹只有三至四成熟，红桑椹一般处于七至八成熟，黑桑椹达到九成半。因此，在桑椹未完全成熟，达到八成熟就要进行采摘，这样就要提前采摘，自然延长了采摘期。这就是说，该思路既解决了三色桑椹的原料问题，又延长了桑椹的采摘期。

关于用三色桑椹制酒：将采摘的不同成熟期青果、转红期、黑熟期三色桑椹果混合发酵，按照发酵工艺制成的桑椹酒口感非常好，完成小试以后，继续查阅古籍资料，进行多方位的深入研究和大量的试验观察，摸索完善了以下四个关键点技术问题：一是延长采摘期的适宜的采摘时间；二是"青、红、黑"三色桑椹果的最佳配比；三是采摘的标准与要求；四是完善发酵生产工艺。用这一方案制成的桑椹酒，澄色透亮、口感清香、风味独特。目前，该发明专利已完全具备规模化、现代化、规范化生产的条件。

## （一）该发明专利的主要创新内容

### 1. 采摘条件

采摘"青、红、黑"三色桑椹时，选择整棵树的桑椹果或者多棵树的桑椹果达到八成熟、不超过九成熟，即整棵树桑椹果的成熟度大约达到85%即可采摘。

### 2. 采摘时间

采摘桑椹要根据不同地域、不同土壤环境及温度变化来决定，这些因素会导致桑椹成熟时间不同而出现一定的差异。如北京桑椹的采摘时间一般是每年的5月初到6月中旬。四川桑椹多集中在每年的3~5月成熟。

### 3. 原料搭配比例

"青、红、黑"三种不同成熟期桑椹果分别为（1~3）：30：100。这是基本配比原则，在实际中可根据原料功效、需要达到的目的再进行调整。

### 4. 发酵工艺改进

为了使"青、红、黑"三色不同成熟期的桑椹果混合发酵制备出优质桑椹酒，对发酵工艺进行了反复摸索、改进完善。

### （二）发明该专利的意义

1. 由于在桑椹尚未完全成熟时进行采摘，提前了 7~10 天，采摘期由原来的 20 天延长到 27~30 天，桑椹加工生产的时间也随之延长，减少了桑椹腐烂浪费，使桑农增收、企业增效，带来了良好的经济效益和社会效益。

2. 本专利技术生产的桑椹酒，澄色清亮，口感醇香，风味独特，营养丰富，功效显著，养生保健作用优于市场上同类产品，深受广大消费者欢迎。

3. 本专利生产的桑椹酒相比只用黑桑椹制作的酒口感更好，风味更独特。该专利为进一步开发优质高端桑椹酒提供了新思路和技术上的支持。

4. 本专利为研发"药食同源"普通营养食品、功能食品和研制新药提供了新思路。

5. 本发明专利以中医理论和经验为基础，并与西医学、现代科学相结合，凸显了中医药优势，是植物学、发酵工程学、药理学等多学科交叉的综合体现，对防治慢性病、改善亚健康具有重要意义。

我国是桑椹种植大国，全国有 20 多个省市均生产桑椹，产量居世界第一。这一专利技术如能得到广泛推广，必将使桑农受益，也将促进当地经济发展。该专利产品是传统中医药和现代发酵技术相结合的成果，将为开发更多具有中医药特色的产品起到标杆作用。

### （三）理论依据

### 1. 中医理论依据

中医"五色主五脏"理论是开启用"三色"桑椹混合发酵制作桑椹酒思路的"钥匙"。《黄帝内经》记载"青为肝、赤为心、白为肺、黄为脾、黑为肾"理论，后人在实践中不断完善，形成以"阴阳五行、五脏五色五味"为中心的中医学理论，成为认识疾病和辨证用药的理论依据。如红花是红色，入心经走血脉，有活血化瘀之功；赤芍为红色，入血分，有活血补血之功；五味子红色，入心经，有宁心安神之功；百合为白色，入肺经，有润肺清肺之功；绿豆为绿色，入肝经，有清热解毒之功；黑豆为黑色，入肾经，有补肾之功……由此，我们大胆用"青、红、黑"三色桑椹果混合发酵，经反复试验，成功制备出优质桑椹酒。

### 2. "青、红、黑"三色桑椹果所含活性成分的差异性

桑椹含多种人体健康所需要的活性成分和营养物质，是桑椹深开发及科研的基

础。大量研究证明，不同成熟期的桑椹理化成分含量差异很大，不同成熟期的桑椹果实所含的活性成分、营养物质完全不同。通过研究不同成熟期"青、红、黑"三色桑椹所含活性成分含量，为摸索"三色"桑椹合理搭配以生产优质桑椹酒提供了依据，搭配比例是否合理，是该发明专利生产优质桑椹酒的关键因素。为了了解不同成熟期桑椹理化成分及其功效。我们将青、红、黑三色桑椹原料和制成的桑椹酒，分别送到国家认定的第三方权威检测机构——青岛科创质量有限公司、中国中医科学院、山西医科大学进行了检测。结果表明，青、红、黑三色不同成熟期桑椹果，所含活性成分有明显差异（表 8-18-1-1，表 8-18-1-2）。

表 8-18-1-1　原料中所含有机酸的检测报告

| 名称 | 青色 /mg/kg | 红色 /mg/kg | 青红混合 /mg/kg | 黑色 /mg/kg |
|---|---|---|---|---|
| 酒石酸 | 183.17 | 151.44 | 334.61 | <8.52 |
| 苹果酸 | 2102.91 | 2048.69 | 4151.60 | 3297.982 |
| 柠檬酸 | 9133.41 | 8216.85 | 17350.25 | 3222.74 |

表 8-18-1-2　原料中所含氨基酸的检测报告

| 名称 | 青色 | 红色 | 青红混合 | 黑色 |
|---|---|---|---|---|
| 精氨酸 | 0.12g/100g | 0.062g/100g | 0.182g/100g | 0.1g/100g |
| 天冬氨酸 | 0.36g/100g | 0.32g/100g | 0.68g/100g | 0.24g/100g |
| 赖氨酸 | 0.059g/100g | 0.031g/100g | 0.09g/100g | 0.068g/100g |

检测数据说明：以三种不同成熟期桑椹所含的有机酸和氨基酸的含量差异为例，青红混合期含量明显高于黑熟桑椹，搭配比例是影响产品质量、功效的重要因素，更是产品品质的根本保障。

（四）关于本专利产品的几个具体问题

1. "青、红、黑"三色桑椹混合发酵生产的桑椹酒，明显优于传统单一黑桑椹发酵产品。这一发明专利，为增强人们体质，改善亚健康状态，提供了药食两用的优质产品，将为实现"健康中国"作出贡献。

2. 实践是检验真理的唯一标准，优质产品反证了该发明的创新性。国内还没有用"三色"桑椹发酵制酒的先例，更没有大量成品的报道。我们团队为该项目付出了巨大努力，摸索出该专利的四大创新点，其内容新颖，做法具体，具有创新性、先进性、实用性，是一项具有良好社会效益和经济效益的专利。

3. 此专利是用"药食两用"原料制作的桑椹酒，执行的是露酒标准。评审中应使用普通食品标准，不应使用功能食品或中药标准。

# 第二节 发酵中药制剂的临床试验观察

## 一、发酵中药祛湿除痹方治疗类风湿关节炎

类风湿关节炎（RA）是一种常见的系统性自身免疫病，属中医"痹证""尪痹"范畴，是以肌肉、关节等处疼痛、麻木，或关节肿大、僵硬、变形、活动障碍为主要表现的病证。有时伴随着多个系统损害，主要病理改变是关节畸形，最终丧失功能。RA 疾病的临床特点主要表现在滑膜细胞浸润和生长，导致软骨损伤、滑膜增厚、骨侵蚀和关节局部炎症细胞浸润，从而出现慢性炎症。全球有 0.5%~1.0% 的人口受其影响，造成了严重的社会负担，成为一个重大的公共卫生问题。RA 的发病机制是复杂的，主要发病因素包括细胞、细胞因子、信号通路等，此外，RA 发病与遗传因素、环境因素、免疫因素都有直接关系，人体菌群在 RA 发生发展中的作用的研究也越来越受到重视。

魏中海结合西医学肠道菌群研究的新进展，提出了"多病肠治"的方法，据此在治疗风湿病方面重视脾胃和肠道的影响，按照中医的理论和临床辨证原则拟定了治疗类风湿关节炎的祛湿除痹、活血补肾方，并且在传统配方基础上加用调节肠道菌群的药物，如淡豆豉、焦三仙、大黄等。"祛湿除痹方"配方依据古代经典方"补肾活血汤""独活寄生汤""身痛逐瘀汤""升降散"化裁，结合魏中海 50 余年临床经验加减而成，经多年临床验证疗效显著。在临床根据患者具体情况加减运用，如果湿邪偏重则结合服用"着痹消口服液"，如果寒邪偏重则结合服用"痛痹消口服液"治疗。2021 年 8 月到 2022 年 10 月笔者观察，采用祛湿除痹方发酵剂和未发酵剂治疗类风湿关节炎的临床疗效及对肠道菌群的影响，总结报道如下。

### 1. 资料与方法

（1）一般资料

选择 2021 年 8 月到 2022 年 10 月于山西中医药大学附属医院治疗且诊断为类风湿关节炎患者 60 例，随机分为 2 组，每组 30 例。治疗组：男 11 例，女 19 例；年龄 10~62 岁，平均（28.57±10.34）岁。对照组：男 13 例，女 17 例；年龄 12~65 岁，平均（29.79±11.65）岁。两组患者一般资料经统计学检验具有可比性（$P>0.05$）。

（2）纳入标准

①西医诊断为"类风湿关节炎"，中医诊断为"尪痹"。②西医诊断标准参照美国风湿病学会（ARA）修订的《类风湿关节炎分类标准》（1987 年）和 ACR/EULAR

《类风湿关节炎分类标准》（2009 年）。中医诊断标准参照中华人民共和国中医药行业标准《中医病证诊断疗效标准》（ZY/T001.1-94）。③证候诊断参照国家中医药管理局"十一五"重点专科协作组《尪痹（类风湿关节炎）诊疗方案》，临床证型分为风湿痹阻证、寒湿痹阻证、痰瘀痹阻证、气血两虚证、肝肾不足证。④关节疼痛程度采用 VAS 评分，在 5 分以上。

（3）排除标准

①合并严重的心脏疾病、肺系疾病、肝脏和肾脏疾病、糖尿病、冠心病等。②合并血液系统疾病及恶性肿瘤。③妊娠或哺乳期妇女。④发热或凝血功能障碍。⑤治疗的膝关节皮肤有破溃或皮肤病者。⑥极度消瘦者。

（4）方法

①药物情况：本研究药物主要成分为鲜桑椹、独活、羌活、徐长卿、金毛狗脊、桑寄生、当归、白芍、肉桂等。具有祛风除湿、活血化瘀、补益肝肾的作用。此药扶正祛邪，祛邪不伤正，补虚不留邪。

实验组用药在选用传统祛风湿药物的基础上，采用乳酸菌等益生菌发酵中药炮制工艺制作成发酵祛湿除痹丸（每丸 9g）和口服液（每瓶 200mL）。

对照组配方相同，采用传统工艺制作成祛湿除痹丸（每丸 9g）和口服液（每瓶 200mL）。

注：药物炮制加工过程中，实验组发酵中药所用中药剂量为对照组剂量的一半。

为保证疗效，根据患者具体情况，如果湿邪偏重则结合服用着痹消口服液，如果寒邪偏重则结合服用痛痹消口服液治疗，此二药均为魏中海经验方。

药物加工制作完备后，两种药物均在中国辐射防护研究院药物安全评价中心进行了药物急性毒理试验，为服用安全。试验结论：在本实验条件下，SD 大鼠灌胃两种祛湿除痹丸/口服液的最大耐受量（MTD）大于 12g/kg，该剂量相当于人拟用剂量的 44.4 倍。

②药物服用方法：两组患者每日服药两次，早晚分服，每次服一粒丸药，用 30mL 口服液送服。连续治疗 4 周，分别在治疗前和治疗后 1 周进行常规体检，收集临床资料。

③观察指标：用药前后疼痛 VAS 评分、晨僵时间（min）、关节肿痛数目及治疗后再次发病时间间隔（天），实验室检查项目类风湿因子（RF）、红细胞沉降率（ESR）、C 反应蛋白（CRP）、抗环瓜氨酸肽抗体（抗 CCP 抗体）等基本情况；用药前后采集粪便，以 16S 宏基因测序进行肠道菌群分析。总有效率=（显效+有效）/总例数 ×100%。

（5）统计学分析

数据分析采用 SPSS 23.0 统计软件进行处理，计量资料以均数±标准差（$Sx$）表示，组间比较采用 $t$ 检验或重复测量方差分析。计数资料比较采用 $\chi^2$ 检验或 Fisher 精确概率法，等级分类计量资料使用秩和检验进行统计，$P<0.05$ 认为差异有统计学意义。

## 2. 结果

（1）疗效

两组患者治疗后，实验组患者治疗总有效率为 90.00%，对照组为 83.33%，差异无统计学意义（$P>0.05$）（表 8-18-2-1）。

表 8-18-2-1　两组患者临床疗效比较　　　　　　　　　　　　　　　　　　［例（%）］

| 组别 | 例数 | 显效 | 有效 | 无效 | 总有效 |
|---|---|---|---|---|---|
| 实验组 | 30 | 16（53.33） | 11（36.67） | 3（10） | 27（90.00） |
| 对照组 | 30 | 13（43.33） | 12（40.00） | 5（16.67） | 25（83.33） |
| $\chi^2$ | | | | | 0.1442 |
| $P$ | | | | | 0.7041 |

（2）临床症状情况

治疗前、后，两组患者晨僵时间、关节疼痛指数、关节肿胀数目比较均无明显差异（$P>0.05$）；治疗后，实验组患者再次发病时间间隔（天）均明显长于对照组，差异具有统计学意义（$P<0.05$）（表 8-18-2-2）。

表 8-18-2-2　两组患者临床症状缓解情况比较

| 组别 | 例数 | 晨僵时间（min） | | 疼痛指数 | | 肿胀关节数目 | | 治疗后再次发病时间间隔（天） |
|---|---|---|---|---|---|---|---|---|
| | | 治疗前 | 治疗后 | 治疗前 | 治疗后 | 治疗前 | 治疗后 | |
| 实验组 | 30 | 157.35±18.23 | 56.30±8.27 | 7.32±1.26 | 2.36±0.17 | 5.72±0.78 | 0.35±0.15 | 92.14±5.73 |
| 对照组 | 30 | 160.07±10.52 | 53.23±6.23 | 6.89±0.41 | 1.98±1.52 | 4.21±0.56 | 0.72±0.23 | 17.16±3.15 |
| $t$ 值 | | 0.708 | 0.190 | 1.777 | 1.361 | 8.613 | 7.380 | 62.807 |
| $p$ 值 | | 0.482 | 0.120 | 0.081 | 0.179 | 5.794 | 6.727 | 0.000 |

（3）相关检验指标情况

两组患者治疗前后 RF、ESR、CRP 水平及抗 CCP 抗体阳性情况对比无明显差异

（$P>0.05$）（表 8-18-2-3）。

表 8-18-2-3　两组患者相关检验指标比较

| 组别 | 例数 | RF（IU/mL） | | ESR（mm/h） | | CRP（mg/dL） | | 抗CCP抗体（+） | |
| --- | --- | --- | --- | --- | --- | --- | --- | --- | --- |
| | | 治疗前 | 治疗后 | 治疗前 | 治疗后 | 治疗前 | 治疗后 | 治疗前 | 治疗后 |
| 实验组 | 30 | 136.07±23.16 | 76.37±15.28 | 46.72±6.20 | 10.53±5.93 | 21.65±3.25 | 8.74±2.06 | 23 | 5 |
| 对照组 | 30 | 138.73±22.54 | 80.45±17.02 | 48.59±4.16 | 11.02±6.08 | 22.07±3.76 | 9.02±1.54 | 24 | 6 |
| $t$ 值 | | 0.451 | 0.977 | 1.400 | 0.316 | 0.463 | 0.596 | $\chi^2$0.098 | $\chi^2$0.111 |
| $p$ 值 | | 0.654 | 0.332 | 0.167 | 0.753 | 0.645 | 0.553 | $P$0.754 | $P$0.739 |

（4）肠道菌群分析

经患者治疗前、后粪菌宏基因测序，使用 Krona 软件进行群落分类学组成的交互展示，通过缩放、多层饼图来探索分层情况以分析患者治疗前后肠道菌群变化。Krona 圈图从内到外依次代表域、门、纲、目、科、属、种七个分类水平，扇形的大小反映了不同分类单元的相对丰度高低，并给出具体数值。治疗后两组患者乳酸杆菌、双歧杆菌占比升高（图 8-18-2-1），且实验组与对照组乳酸菌占比相比较有统计学意义（$P<0.05$），实验组占比升高情况明显优于对照组（表 8-18-2-4）。

表 8-18-2-4　两组患者肠道双歧杆菌、乳酸杆菌比较

| 组别 | 例数 | 双歧杆菌 | | 乳酸杆菌 | |
| --- | --- | --- | --- | --- | --- |
| | | 治疗前 | 治疗后 | 治疗前 | 治疗后 |
| 实验组 | 30 | 13% | 26% | 3% | 24% |
| 对照组 | 30 | 11% | 16% | 3% | 6% |
| $\chi^2$ | | 0.189 | 3.019 | 0.000 | 12.706 |
| $P$ | | 0.663 | 0.083 | 1.000 | 0.000 |

### 3. 讨论

类风湿关节炎是一种以慢性、侵袭性关节炎为主要表现的自身免疫性疾病，未经正规治疗，可导致关节畸形、功能丧失。RA 早期病机是关节慢性炎性滑膜，引发局部组织受损，患者则出现关节功能障碍、疼痛，降低患者生活质量。西医学证明，RA、肠道菌群及免疫细胞三者休戚相关。目前临床尚无 RA 特效根治法，主要采取非甾体抗炎药、糖皮质激素、免疫抑制剂等药物治疗，能够缓解症状，但药物本身的肝肾损害等不良反应困扰着多数患者。中医采用辨证治疗，取得良好的效果，且基本

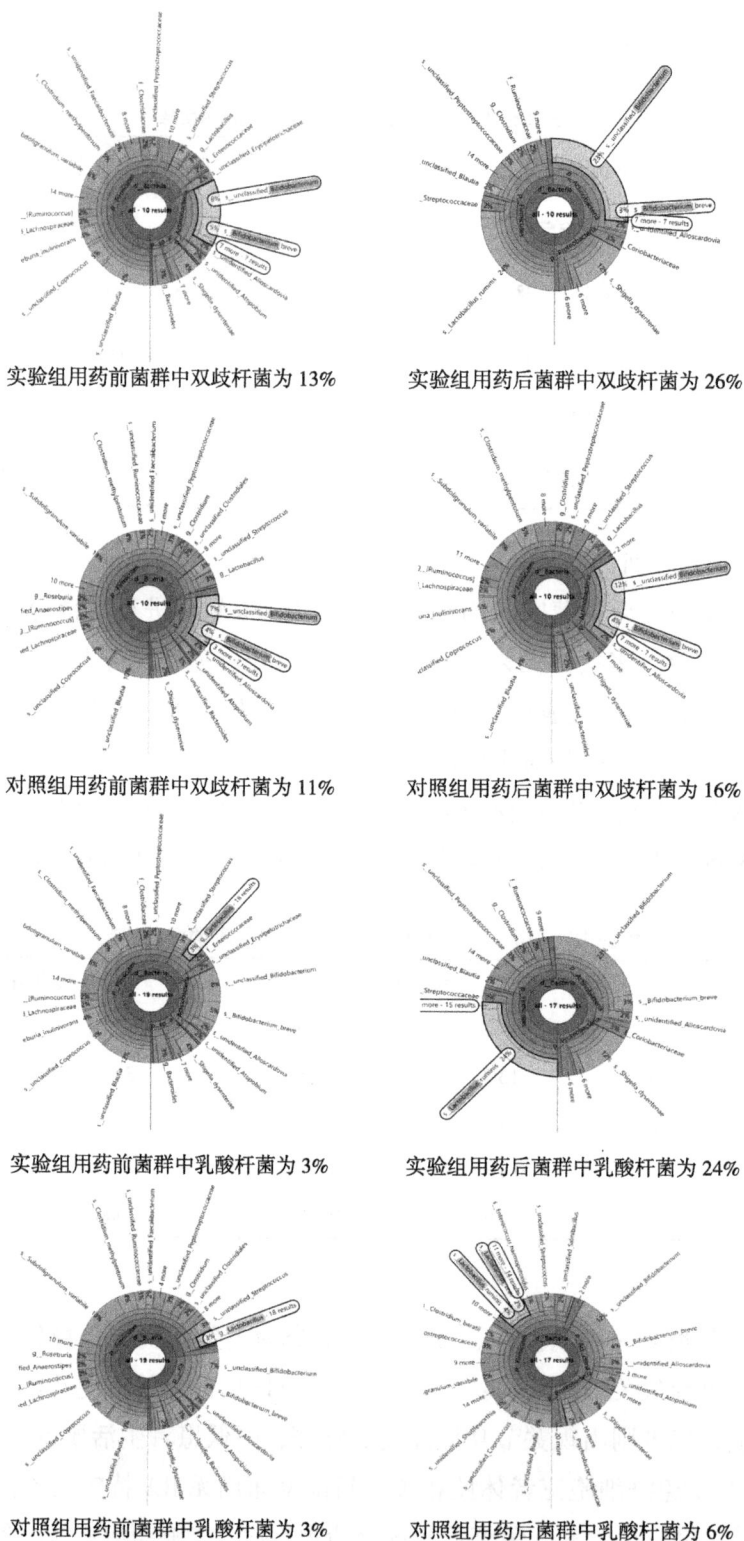

实验组用药前菌群中双歧杆菌为 13%　　实验组用药后菌群中双歧杆菌为 26%

对照组用药前菌群中双歧杆菌为 11%　　对照组用药后菌群中双歧杆菌为 16%

实验组用药前菌群中乳酸杆菌为 3%　　实验组用药后菌群中乳酸杆菌为 24%

对照组用药前菌群中乳酸杆菌为 3%　　对照组用药后菌群中乳酸杆菌为 6%

**图 8-18-2-1　治疗前后患者肠道菌群变化**

安全。本实验使用魏中海的经验方"祛湿除痹方""痛痹消""着痹消",具有祛湿除痹、补肾活血、散寒通络的作用,药物组成:鲜桑椹、独活、羌活、徐长卿、当归、白芍、黄芪、防己、姜黄、制附子、麻黄、淡豆豉、杜仲、牛膝、肉桂、大黄、焦三仙等,实验组用药采用乳酸菌等益生菌发酵中药炮制工艺制作而成,且实验组药物剂量为对照组的一半量。中药经过发酵处理,可减轻药物不良反应,有效成分生物利用度提高、药效增强,可以保证相同药效的同时减少药材使用量,且改善中药口味,更易人体吸收。

本研究显示,两组患者临床疗效良好,无明显差异。两组患者晨僵时间明显缩短,有部分患者甚至晨僵消失,关节肿痛均得到很好的控制,两组患者各项典型症状均得到了良好改善。最重要的是,实验组使用发酵中药的患者经过1个疗程治疗后,再次发病的间隔时间较对照组明显推迟两个多月,这点对RA患者治疗来说难能可贵。两组患者临床检验指标情况均有明显改善,且两组在各指数控制方面效果基本同等有效。肠道菌群分析,服用发酵中药组可以更好地改善肠道微生态,有效提高人体乳酸杆菌和双歧杆菌益生菌的比例,这可能是实验组患者推迟再次发病的时间的一个重要因素。因为,已有实验证明一些用于治疗RA的药物的起效途径之一就是调节患者的肠道菌群。还有研究发现RA患者粪便中的乳酸杆菌、双歧杆菌均显著低于正常人,且双歧杆菌及乳酸杆菌与CRP、相关炎症因子呈负相关,说明了肠道菌群对炎症因子的影响。

综上所述,益生菌发酵中药仅用常规治疗量1/2的饮片药源,就可以安全有效地治疗RA,为节省资源提供了思路;在利用名老中医经验方的探索过程中,复方中药的益生菌发酵炮制做法有明显优势,值得进一步研究、推广;发酵中药产生新的药用资源,为中药制剂剂型的改进、临床应用范围的扩大及新药研发提供新的思路。发酵中药对促进患者康复,改善肠道微生态具有一定临床实践价值。

## 二、苦参淡豆豉发酵方治疗痛风性关节炎

### (一)中医痛风治则

以扶正祛邪,抗衰固本为主旨,同时升清降浊,疏导气机,祛湿泻浊,活血化瘀。基本方法为"以通为用"。

### (二)组方及解析

#### 1. 组方

黄芪,白蒺藜,苦参,蛇床子,菟丝子,淡豆豉。

## 2. 组方解析

全方各药相互配合的主要作用为扶正固肾而抗衰老，利尿燥湿行血而祛污浊凝滞。黄芪统领一身正气，升清降浊，运筹帷幄；白蒺藜治恶血、破癥结、消积聚，抗衰轻身，能攻能守，帅动攻伐四方邪浊；苦参、蛇床子坚阴助阳，且燥湿杀虫，其药力为攻湿浊先锋；菟丝子固精补肾；淡豆豉宣散卫外瘀滞。守里与宣外相结合，使本方内外兼顾、表里得当。

### （三）案例简介

**案1**

王某，男，35岁。初诊时间：2019年10月29日。

主诉：间断左侧踝部肿痛2年余。

病史：患者2年前晨起时无明显诱因出现左侧踝部疼痛肿胀，左脚大蹬指麻木，不能活动，遂就诊于某医院，查血尿酸778μmol/L，予西药对症治疗，疼痛有所缓解，但仍不能走路，之后又间断口服中药治疗，症状好转，但症状时好时坏。现口服非布司他40mg，日1次，碳酸氢钠片1片，日3次。现症见：左踝部受累后肿胀，压之稍痛，双下肢发凉，右膝关节疼痛，口干，多痰，纳可，眠差，二便调。脉弦细，舌体瘦，舌尖红，舌苔薄白稍腻。实验室检查：尿酸345μmol/L。

中医诊断：浊瘀痹。

辨证：肝肾亏虚，湿阻中焦。

西医诊断：痛风性关节炎。

处方：痛风消合宣痹汤。黄芪20g，苦参10g，白蒺藜15g，蛇床子6g，菟丝子20g，淡豆豉10g，防己12g，杏仁10g，滑石20g，连翘15g，栀子10g，炒薏苡仁20g，清半夏10g，蚕沙10g（包），赤小豆30g，日1剂，水煎服，7剂。

2019年11月6日二诊：诉左踝肿胀减轻，压之稍痛，双下肢发凉改善，右侧膝关节疼痛缓解，纳眠尚可，二便调。脉弦细，舌体瘦，舌尖红，舌苔薄白。

处方：黄芪20g，苦参10g，白蒺藜15g，蛇床子6g，菟丝子20g，淡豆豉10g，日1剂，水煎服，7剂。

其后服用痛风消发酵药物，临床观察1个月，症状持续改善，尿酸波动于320~385μmol/L。随访3个月症状未复发。

**案2**

闫某，男，49岁。初诊时间：2020年5月19日。

主诉：间断双膝、双踝、双足蹬指疼痛8年。

病史：患者8年前无明显诱因出现双膝、双踝、双足蹬指肿痛，查尿酸540μmol/L，曾在外院治疗，口服秋水仙碱、苯溴马隆等药，反复发作，近1周复发来诊，二便正常。脉沉迟，舌暗胖，有齿痕，苔白腻。

中医诊断：浊瘀痹。

辨证：血瘀，脾肾两虚。

处方：黄芪20g，苦参10g，白蒺藜15g，蛇床子6g，菟丝子20g，淡豆豉10g，制何首乌9g，日1剂，水煎服，7剂。

2020年6月2日二诊：自觉症状较前减轻。舌淡胖暗，苔白腻，脉沉细。守方继服7剂。

2020年6月9日三诊：自觉偶有单侧足踝部疼痛，舌胖有齿痕，苔白腻，脉沉弦。

口服痛风消发酵药物临床观察1个月。诸症缓解，尿酸波动于410~560μmol/L。随访3个月症状未复发。

**案3**

赵某，男，45岁。初诊时间：2021年7月13日。

主诉：尿酸高1年余。

病史：患者诉2020年6月出现右侧第1足趾肿胀疼痛，自行于医院检测尿酸，最高达800+μmol/L（具体不详），口服非布司他后症状缓解，近1年上症未发作，但尿酸仍高，欲调理。舌体胖，舌质暗，苔黄腻，脉沉细。

2021年7月12日血尿酸537.4μmol/L，血脂未见明显异常。

中医诊断：浊瘀痹。

辨证：肾虚血瘀。

西医诊断：高尿酸血症。

处方：黄芪20g，苦参10g，白蒺藜15g，蛇床子6g，菟丝子20g，淡豆豉10g，车前子20g（包），乳香5g，日1剂，水煎服，7剂。

2022年10月25日泌尿系彩超：前列腺回声欠均匀，右肾结晶。同房时腰困减轻，大便不爽。脉沉濡，舌体稍胖，苔稍黄腻（较前薄），舌质红。尿酸511.4μmol/L。

口服痛风消发酵药物临床观察1个月。尿酸波动于387~470μmol/L。

# 附录　古今度量衡对照表

## 一、古今重量换算

### （一）古称以黍、铢、两、斤计量

汉、晋：1 斤=16 两，1 两=4 分，1 分=6 铢，1 铢=10 黍。

宋代：1 斤=16 两，1 两=10 钱，1 钱=10 分，1 分=10 厘，1 厘=10 毫。

元、明、清沿用宋制，很少变动。

**附表 1　古代药物质量与市制、法定计量单位换算表**

|  | 古代用量 | 折合市制 | 法定计量 |
|---|---|---|---|
| 秦代 | 1 两 | 0.5165 市两 | 16.14 克 |
| 西汉 | 1 两 | 0.5165 市两 | 16.14 克 |
| 东汉 | 1 两 | 0.4455 市两 | 13.92 克 |
| 魏晋 | 1 两 | 0.4455 市两 | 13.92 克 |
| 北周 | 1 两 | 0.5011 市两 | 15.66 克 |
| 隋唐 | 1 两 | 0.0075 市两 | 31.48 克 |
| 宋代 | 1 两 | 1.1936 市两 | 37.30 克 |
| 明代 | 1 两 | 1.1936 市两 | 37.30 克 |
| 清代 | 1 两 | 1.1940 市两 | 37.31 克 |

注：以上换算数据系近似值。

### （二）市制（十六进制）重量与法定计量的换算

1 斤（16 市两）=0.5 千克=500 克，1 市两=31.25 克，1 市钱=3.125 克，1 市分=0.3125 克，1 市厘=0.03125 克。

（注：换算时的尾数可以舍去。）

### （三）其他与重量有关的名词及非法定计量

古方中"等分"的意思是指各药量的数量多少全相等，大多用于丸、散剂中，在汤剂、酒剂中很少使用。其中，1 市担=100 市斤=50 千克，1 公担=2 担=100 千克。

## 二、古今容量换算

### （一）古代容量与市制、法定计量单位的换算

附表2　古代容量与市制、法定计量单位换算表

| 时代 | 古代用量 | 折合市制 | 法定计量 |
|------|----------|----------|----------|
| 秦代 | 1升 | 0.34市升 | 0.34升 |
| 西汉 | 1升 | 0.34市升 | 0.34升 |
| 东汉 | 1升 | 0.20市升 | 0.20升 |
| 魏晋 | 1升 | 0.21市升 | 0.21升 |
| 北周 | 1升 | 0.21市升 | 0.21升 |
| 隋唐 | 1升 | 0.58市升 | 0.58升 |
| 宋代 | 1升 | 0.66市升 | 0.66升 |
| 明代 | 1升 | 1.07市升 | 1.07升 |
| 清代 | 1升 | 1.0355市升 | 1.0355升 |

注：以上换算数据系近似值。

### （二）市制容量与法定计量单位的换算

附表3　市制容量与法定计量单位的换算表

| | 市撮 | 市勺 | 市合 | 市升 | 市斗 | 市石 |
|------|------|------|------|------|------|------|
| 市制换算 | — | 10市撮 | 10市勺 | 10市合 | 10市升 | 10市斗 |
| 法定计量 | 1毫升 | 1厘升 | 1公升 | 1升 | 10升 | 100升 |

### （三）其他与容量有关的非法定计量

如刀圭、钱匕、方寸匕、一字等。刀圭、钱匕、方寸匕、一字等名称主要用于散剂。方寸匕，作匕正方一寸，以抄散不落为度；钱匕是以汉五铢钱抄取药末，以不落为度；半钱匕则为抄取一半；一字即以四字铜钱作为工具，药末遮住铜钱上的一个字的量；刀圭即十分之一方寸匕。

1方寸匕≈2克（矿物药末）≈1克（动植物药末）≈2.5毫升（药液），1刀圭≈1/10方寸匕，一钱匕≈3/5方寸匕。

# 主要参考文献

［1］南京中医药大学.黄帝内经素问译释［M］.4版.上海：上海科学技术出版社，2009.

［2］张超中.《黄帝内经》的原创之思［M］.北京：中国医药科技出版社，2013.

［3］王怀隐.太平圣惠方［M］.北京：人民卫生出版社，1958.

［4］钱超尘，温长路.张子和研究集成［M］.北京：中医古籍出版社，2006.

［5］徐江雁，许振国.张子和医学全书［M］.北京：中国中医药出版社，2006.

［6］翁藻.医钞类编［M］.北京：中国中医药出版社，2015.

［7］周一谋，萧佐桃.马王堆医书考注［M］.天津：天津科学技术出版社，1988.

［8］严健民.五十二病方注补译［M］.北京：中医古籍出版社，2005.

［9］王纶，薛己.明医杂著［M］.北京：中国医药科技出版社，2019.

［10］（明）孙一奎.医旨绪余［M］.北京：中国医药科技出版社，2010.

［11］陈无择.三因极一病证方论［M］.北京：中国医药科技出版社，2011.

［12］（明）万全.养生四要［M］.北京：中国医药科技出版社，2011.

［13］（清）徐灵胎.医学源流论［M］.2版.北京：中国医药科技出版社，2019.

［14］胡馨.明医馆丛刊27：许公岩口述临证精要［M］.北京：北京科学技术出版社，2016.

［15］王肯堂.证治准绳（一）：杂病证治准绳［M］.倪和宪，点校.北京：人民卫生出版社，2014.

［16］张锡纯.医学衷中参西录［M］.石家庄：河北人民出版社，1974.

［17］徐灵胎.徐灵胎医学全书［M］.太原：山西科学技术出版社，2014.

［18］（明）龚信.古今医鉴［M］.北京：中国中医药出版社，2006.

［19］陈涤平.中医治未病学概论［M］.北京：中国中医药出版社，2021.

［20］杨波，于纯淼，修国辉.药食同源与治未病［M］.北京：中国中医药出版社，2021.

［21］邓铁涛.邓铁涛医论集［M］.广州：广东科技出版社，2020.

［22］姬领会.逐层讲透中药——揭示中药用法不传之秘［M］.北京：中国医药科技出版社，2015.

［23］谢惠波，刘克林.中国养生文化概论（饮食篇）［M］.成都：四川科学技术出版社，2011.

［24］蔚华.中华养生宝典［M］.西安：三秦出版社，2007.

［25］陶兴无.发酵工艺与设备［M］.2版.北京：化学工业出版社，2015.

［26］石法武.慢性病治疗现状与对策［M］.北京：人民军医出版社，2013.

［27］张颖冬.帕金森病精准诊断与治疗［M］.南京：东南大学出版社，2020.

［28］张文宏.病菌简史［M］.上海：上海教育出版社，2020.

［29］王好古.此事难知［M］.李永民，注释.北京：中国医药科技出版社，2011.

［30］李景南.肠胃病的治疗与调养［M］.北京：中国医药科技出版社，2019.

［31］吴茂江.微量元素保健康［M］.北京：金盾出版社，2012.

［32］肖波.神经内科临床心得［M］.北京：科学出版社，2011.

［33］陈可冀，张京春.清宫医案精选［M］.北京：中国中医药出版社，2013.

［34］冯时可.众妙仙方［M］.北京：中国中医药出版社，2016.

［35］忽思慧.饮膳正要［M］.北京：中国医药科技出版社，2011.

［36］黄福开.藏医养生图说［M］.北京：人民卫生出版社，2006.

［37］何少初，张婉容.源说中医药［M］.北京：中国中医药出版社，2017.

［38］张丽萍，夏猛.情志病证古今验案集萃［M］.北京：中国中医药出版社，2021.

［39］楼英.医学纲目［M］.赵燕宜，校注.北京：中国医药科技出版社，2011.

［40］苏佳灿.医学起源与发展简史［M］.上海：上海大学出版社，2020.

［41］徐春甫.古今医统大全［M］.北京：人民卫生出版社，1556.

［42］胡道静，陈莲笙，陈耀庭.道藏要籍选刊［M］.上海：上海古籍出版社，1989.

［43］周乃玉，谢幼红.周乃玉风湿病临证精要［M］.北京：北京科学技术出版社，2016.

［44］姜丽娟.你的身体是一切的开始［M］.南京：江苏凤凰科学技术出版社，2016.

［45］陈可冀.慈禧光绪医方选议［M］.北京：中华书局，1981.

［46］曹东义.扁鹊文化与原创国医：走向中国文化的医学时代［M］.北京：中国医药科技出版社，2017.

［47］赵佶敕，程林纂.圣济总录精华本［M］.北京：科学出版社，1998.

［48］王梦兰.秘方集验［M］.北京：中医古籍出版社，1990.

［49］徐德志，黄若婷.中医里的养生智慧［M］.西安：陕西师范大学出版社，2008.

［50］董建华.中医内科急症医案辑要［M］.太原：山西科学教育出版社，1988.

［51］李济仁，仝小林.痹证痿病通论［M］.北京：中国医药科技出版社，2014.

［52］胡献国.药食同源对症速查手册［M］.北京：中国中医药出版社，2021.

［53］刘波.中国药用真菌［M］.太原：山西科学技术出版社，1994.

［54］杨福英，张正太.延缓衰老 现代中老年保健［M］.广州：广东世界图书出版公司，1998.

［55］恽树珏.药盦医案全集［M］.太原：山西科学技术出版社，2012.

［56］缪希雍.神农本草经疏［M］.北京：中医古籍出版社，2017.

［57］张年顺，宋乃光.实用中医时间医学［M］.上海：上海中医学院出版社，1991.

［58］徐怀德.药食同源新食品加工［M］.北京：中国农业出版社，2002.

［59］刘国正.日本历代名医秘传汉方宝典［M］.郑州：河南科学技术出版社，2020.

［60］顾观光.神农本草经［M］.哈尔滨：哈尔滨出版社，2007.

［61］陶弘景.名医别录辑校本［M］.北京：中国中医药出版社，2013.

［62］田间来是庵.灵验良方汇编［M］.北京：中医古籍出版社，2004.

［63］王忠.医案学［M］.北京：中国中医药出版社，2014.

［64］张三齐，林云.最新长寿之道［M］.西安：陕西科学技术出版社，1987.

［65］印会河.印会河中医学基础讲稿［M］.北京：人民卫生出版社，2008.

［66］高福，刘欢.流感病毒：躲也躲不过的敌人［M］.北京：科学普及出版社，2018.

［67］江云，任玉珍，高慧.中药发酵技术［M］.北京：中国中医药出版社，2020.

［68］蒋跃绒，张京春.陈可冀学术经验传承实录［M］.北京：中国医药科技出版社，2014.

［69］龚千锋.中药炮制学［M］.北京：中国中医药出版社，2007.

［70］乔延江，王延年，史新元.中药发酵炮制学［M］.北京：科学出版社，2013.

［71］钟赣生.中药学［M］.北京：中国中医药出版社，2012.

［72］韩仲成.随印会河侍诊记［M］.北京：中国中医药出版社，2012.

［73］程士德.程士德中医学基础讲稿［M］.北京：人民卫生出版社，2008.

［74］任应秋.任应秋内经研习拓导讲稿［M］.北京：人民卫生出版社，2008.

［75］任应秋.任应秋中医各家学说讲稿［M］.北京：人民卫生出版社，2008.

［76］邓铁涛.邓铁涛医话集［M］.北京：中国医药科技出版社，2014.

［77］路志正.路志正医林集腋［M］.北京：人民卫生出版社，2009.

［78］卢祥之.国医圣手蒲辅周经验良方赏析［M］.北京：人民军医出版社，2012.

［79］湖北中医药大学.国医大师李今庸医学文集［M］.北京：中国中医药出版社，2014.

［80］邱礼新，巢国俊，王影.国医大师唐由之［M］.北京：中国医药科技出版社，2011.

［81］吴嘉瑞，张冰.国医大师颜正华［M］.北京：中国医药科技出版社，2011.

［82］陈四清.周仲瑛临证医案精选［M］.北京：人民军医出版社，2011.

［83］卢祥之.国医大师何任经验良方赏析［M］.北京：人民军医出版社，2012.

［84］（明）江瓘.名医类案［M］.北京：人民卫生出版社，2005.

［85］朱震亨.丹溪心法［M］.北京：人民卫生出版社，2005.

［86］刘振民.益生菌［M］.北京：化学工业出版社，2022.

［87］（明）万全.幼科发挥［M］.北京：中国中医药出版社，1957.

［88］余瀛鳌.中医临床必读名著30种［M］.北京：人民卫生出版社，2010.

［89］陈杰.回生集［M］.周霞，欧阳兵，校注.天津：天津科学技术出版社，2000.

［90］张秀玲.果酒加工工艺学［M］.北京：化学工业出版社，2015.

［91］曾洁，郑华艳.果酒米酒生产［M］.北京：化学工业出版社，2018.

［92］张智，符群.食用菌栽培与加工技术［M］.北京：中国林业出版社，2011.

［93］王强虎.会吃的人才健康［M］.成都：四川科学技术出版社，2012.

［94］张清华，罗伟凡.长寿老人的养生之道［M］.北京：中国社会出版社，2012.

［95］何青，刘德平.高尿酸血症［M］.2版.北京：人民卫生出版社，2013.

［96］曾凡瑞，覃显灿.洗涤剂生产技术［M］.北京：化学工业出版社，2021.

［97］胡献国.太平圣惠方——食养疗病智慧方［M］.沈阳：辽宁科学技术出版社，2014.

［98］龚廷贤.寿世保元［M］.太原：山西科学技术出版社，2006.

［99］葛飞，王书甲，赵健.精选导读内科古典医籍［M］.北京：中国医药科技出版社，2023.

［100］张家超.肠道微生物组与人类健康［M］.北京：原子能出版社，2018.

［101］刘如意.临床免疫学［M］.西安：西安交通大学出版社，2008.

［102］张文彭，陈康林.药用真菌治肿瘤［M］.北京：中国中医药出版社，2014.

［103］胡永红.益生芽孢杆菌生产与应用［M］.北京：化学工业出版社，2014.

［104］李春深.医祖扁鹊奇方妙治［M］.天津：天津科学技术出版社，2024.

［105］尤廉，庄汉.食粥养生与治病［M］.上海：上海科学技术文献出版社，1991.

［106］郭维峰.强身祛病延年益寿的汤谱［M］.太原：山西科学技术出版社，1993.

［107］刘炎.中华古今药膳食疗［M］.北京：北京工业大学出版社，2001.

［108］王剑.李时珍大传［M］.北京：中国中医药出版社，2011.

［109］吕晓滨.中草药种植技术［M］.呼和浩特：内蒙古人民出版社，2022.

［110］余龙江.发酵工程原理与技术应用［M］.北京：化学工业出版社，2006.

［111］孙思邈.备急千金要方［M］.太原：山西科学技术出版社，2010.

［112］（宋）赵佶敕撰.圣济总录［M］.北京：中国中医药出版社，2018.

［113］张印生，韩学杰.孙思邈医学全书［M］.北京：中国中医药出版社，2009.

［114］赵献可.医贯［M］.北京：人民卫生出版社，2017.

［115］张景岳.景岳全书［M］.太原：山西科学技术出版社，2006.

［116］葛洪.肘后备急方（抱朴子内篇）［M］.北京：中国中医药出版社，2018.

［117］梅朝荣.人类简史：我们这300万年［M］.武汉：武汉大学出版社，2006.

［118］陈士铎.辨证录［M］.太原：山西科学技术出版社，2013.

［119］陈坚，堵国成.发酵工程原理及技术［M］.北京：化学工业出版社，2012.

［120］赵鹏，于雅婷，孙为民，等.中医日常饮食养生法［M］.北京：人民卫生出版社，2011.

［121］李时珍.本草纲目［M］.昆明：云南出版集团公司，2011.

［122］陈秀瑗，倪健俐.中药炮制技术［M］.北京：中国中医药出版社，2018.

［123］朱坤福，祝蕾.老神奇的古中医美容经［M］.北京：中医古籍出版社，2019.

［124］李中梓.本草通玄［M］.北京：中国中医药出版社，2017.

［125］何国庆.食品发酵与酿造工艺学［M］.2版.北京：中国农业出版社，2012.

［126］韩德权，王莘，赵辉.微生物发酵工艺学原理［M］.北京：化学工业出版社，2019.

［127］范文斌，池永红.发酵工艺技术［M］.北京：清华大学出版社，2021.

［128］陈忠军.发酵工程［M］.北京：中国农业大学出版社，2018.

［129］李利.健康必读［M］.北京：人民卫生出版社，2020.

［130］林标声，郑新添.发酵技术及其应用［M］.北京：化学工业出版社，2023.

［131］范文斌，张俊霞.发酵技术［M］.北京：清华大学出版社，北京交通大学出版社，2021.

［132］王春梅，万海同.中药制药工程学［M］.北京：化学工业出版社，2019.

［133］董瑞华，陈伟国.实用养蚕技术200问［M］.北京：中国农业出版社，2010.

［134］龚垒，任德基，王勇.桑树高产栽培技术［M］.北京：金盾出版社，2007.

［135］洪丕谟.中外名人长寿法［M］.合肥：黄山书社，1982.

［136］刘星.中医整体观发微［M］.北京：人民卫生出版社，2022.

［137］王桢.食物疗法精萃［M］.太原：山西人民出版社，1985.

［138］蔡美琴.医学营养学［M］.2版.上海：上海科学技术文献出版社，2007.

［139］卡珀·简.延缓衰老——延缓和逆转衰老进程的基本策略［M］.北京：新华出版社，2001.

［140］罗永明.中药化学成分提取分离技术与方法［M］.上海：上海科学技术出版社，2016.

［141］马建兵.拒绝骨关节炎［M］.西安：陕西科学技术出版社，2021.

［142］刘从明.黄帝外经译注［M］.北京：华龄出版社，2024.

［143］秦国政.中医内分泌代谢病学［M］.北京：中国中医药出版社，2017.

［144］倪泰一.中华养生宝典［M］.南京：江苏人民出版社，2011.

［145］张炳鑫.中药炮制品古今演变评述［M］.北京：人民卫生出版社，2011.

［146］赵恩俭.中医证候诊断治疗学［M］.天津：天津科学技术出版社，1984.

［147］倪朱谟.本草汇言［M］.上海：上海科学技术出版社，2005.

［148］陈士铎.本草新编［M］.北京：中国中医药出版社，2011.

［149］陈自明.妇人大全良方［M］.北京：中国医药科技出版社，2011.

［150］（元）危亦林.世医得效方［M］.田代华，校注.北京：人民卫生出版社，2006.

［151］陈直，邹铉.寿亲养老新书［M］.北京：中华书局，2013.

［152］张清.长寿有道:《老老恒言》养生智慧［M］.天津：天津科学技术出版社，2013.

［153］王居易.食疗百病［M］.北京：中国轻工业出版社，2019.

［154］张铁元.大众美食系列第2辑:新编四季养生食谱（专家指导版）［M］.北京：华龄出版社，2017.

［155］刘立昌，吕宏伟.药粥治百病［M］.长春：吉林科学技术出版社，1993.

［156］孙洪洋，王者悦.药膳治百病［M］.长春：吉林科学技术出版社，2002.

［157］倪世美.中医脏器食疗学［M］.北京：中国中医药出版社，2009.

［158］马淑然，肖延龄.家庭食疗手册［M］.北京：中央编译出版社，2012.

［159］王增.野菜美味大众食谱［M］.北京：人民军医出版社，1995.

［160］陶弘景.陶隐居药性论［M］.北京：人民卫生出版社，1982.

［161］章穆.饮食辨录［M］.北京：人民卫生出版社，1984.

［162］谢永新，李晓湘，王敬.百病饮食自疗［M］.北京：中医古籍出版社，1987.

［163］梁进芳.食疗荟萃［M］.北京：中医古籍出版社，2005.

［164］《四川中药志》协作编写组.四川中药志［M］.成都：四川人民出版社，1979.

［165］虞抟.医学正传［M］.北京：人民卫生出版社，1965.

［166］（宋）王璆.是斋百一选方［M］.北京：人民卫生出版社，1983.

［167］戴思恭.证治要诀［M］.北京：人民卫生出版社，2006.

［168］刘炎.中华古今药膳荟萃［M］.北京：北京医科大学·中国协和医科大学联合出版社，1998.

［169］龚廷贤.万病回春［M］.张效霞，整理.北京：人民卫生出版社，2007.

［170］（清）汪昂.医方集解［M］.苏礼，整理.北京：人民卫生出版社，2006.

［171］（清）吴谦.医宗金鉴下册［M］.郑金生，整理.北京：人民卫生出版社，2006.

［172］（清）严洁，施雯，洪炜.得配本草［M］.郑金生，整理.北京：人民卫生出版社，2007.

［173］（明）李梴.医学入门·下册［M］.田代华，整理.北京：人民卫生出版社，2006.

［174］（明）李中立.本草原始［M］.郑金生，汪惟刚，杨梅香，等，整理.北京：人民卫生出版社，2007.

［175］左振素，朱孟铸，李宝惠.风湿病治疗名方验方［M］.北京：人民卫生出版社，2014.

［176］朱光宗，李留记.50年代亲献秘验效方珍集［M］.2版.北京：中国中医药出版社，2013.

［177］赵璞珊.中国古代医学［M］.北京：中华书局，1983.

# 结 束 语

中医药学博大精深、源远流长。自古以来，中医药在防病治病、养生保健方面发挥着重要作用。发酵中药作为中医药学的重要组成部分，是现代科技与传统智慧的结晶。

中药发酵历史悠久，中医药先贤们倾洒心血、奉献智慧与汗水，沿着传承发展的道路，为中医药发展作出了无私贡献。在中药发酵的历程中，从《伤寒论》中"香豉"用于治病，到五倍子中"没食子酸"的发现，尤其是诺贝尔生理学或医学奖获得者屠呦呦以青蒿素制成治疗疟疾的新药，挽救了数百万人的生命，这些里程碑式的成就，以及现代研究证实的发酵中药能将疗效提高 5~28 倍且具有减毒增效功能，构成了中药发酵技术得以发展的根本原因与动力。这些成果彰显了中药发酵在疾病治疗中的独特作用，更为中医药学的发展注入了源源不断的活力。

《发酵中药——发掘传承 创新引领》一书汇聚了众多中医名家的智慧与经验，全面系统地介绍了发酵中药的起源、发展、应用及其在现代医学中的价值。书中不仅详细阐述了发酵中药的优势，还将发掘出的历代中医药大家在中药炮制方面积累的宝贵经验，以及临床应用的经验方收录于本书。这些经验方是中医药的精髓，是中药发酵研究的基础，也为科研开发、临床应用、科普宣传提供了有价值的参考资料，是传承发展的重要内容，也是本书的重要章节。

作为一名中医药学者，我深感发酵中药在传承与创新中的重要意义。本书的成功出版，无疑为中医药学的发展注入了新活力。同时，我也期待未来能有更多关于发酵中药的研究成果涌现，为人类健康事业作出更大贡献。

在此，我要感谢所有为本书编写和出版付出辛勤劳动的专家、学者、学生及同事，感谢他们的无私奉献。同时，也要感谢广大读者对中医药学的关注与支持，正是有了你们的信任与期待，才使得这本书能够顺利编写、出版与发行。

展望未来，我坚信中医药学将在传承与创新中焕发出新的生机与活力。发酵中药作为中医药学的重要组成部分，也将在现代医学的舞台上大放异彩。让我们携手共进，为人类健康事业贡献更多的智慧与力量！

魏中海

2025 年 4 月